北京市教委共建项目资助——北京中医和谐医患关系人文内涵挖掘与模式推广研究

中医和谐医患关系模式研究

——北京中医和谐医患关系研究

主　编　王梅红　裘　梧

中国中医药出版社
·北　京·

图书在版编目（CIP）数据

中医和谐医患关系模式研究：全2册/王梅红，裘梧，程旺主编．—北京：中国中医药出版社，2019.1

ISBN 978-7-5132-4586-9

Ⅰ.①中…　Ⅱ.①王…　Ⅲ.①中医医院-人际关系-研究-北京　Ⅳ.①R197.4

中国版本图书馆CIP数据核字（2017）第281447号

中国中医药出版社出版

北京市朝阳区北三环东路28号易亨大厦16层

邮政编码　100013

传真　010-64405750

山东百润本色印刷有限公司印刷

各地新华书店经销

开本 880×1230　1/32　印张 21　字数 512 千字

2019年1月第1版　2019年1月第1次印刷

书号　ISBN 978-7-5132-4586-9

定价　145.00元

网址　www.cptcm.com

社长热线　010-64405720

购书热线　010-89535836

维权打假　010-64405753

微信服务号　zgzyycbs

微商城网址　https://kdt.im/LIdUGr

官方微博　http://e.weibo.com/cptcm

天猫旗舰店网址　https://zgzyycbs.tmall.com

如有印装质量问题请与本社出版部联系（010-64405510）

《中医和谐医患关系模式研究》

编委会

主　编　王梅红　裘　梧　程　旺

副主编　魏　鹤　张　静　袁和静　张清怡

　　　　　韩　燕

编　委　（按姓氏笔画排序）

　　　　　于潇洋　马继福　王　阳　王丹凤

　　　　　王良滨　刘　宁　刘　黎　孙帆帆

　　　　　杨　洋　李秋艳　张涛静　张馨心

　　　　　杨　婕　金智学　荣文丽　赵　丹

　　　　　赵　丽　赵　畅　侯中伟　郗　效

　　　　　郭斯伦　高　静　崔媛媛

前　言

党的十九大报告指出："不忘初心，牢记使命。"中国共产党人的初心和使命，就是"为中国人民谋幸福，为中华民族谋复兴"。党的十九大报告提出要实施"健康中国战略"，这是因为健康是幸福生活的基础和重要组成部分，是因为"人民健康是民族昌盛和国家富强的重要标志"。

医学的"初心"是什么？意大利著名医史学家卡斯蒂廖尼在其所著的《医学史》中指出："医学是随着人类痛苦的最初表达和减轻这份痛苦的最初愿望而诞生的……"维护和促进人类健康是医学的真正目的，因此，医学是人学，是充满人文内涵的学科。

习近平总书记曾指出："中医药学凝聚着深邃的哲学智慧和中华民族几千年的健康养生理念及其实践经验，是中国古代科学的瑰宝，也是打开中华文明宝库的钥匙。"党中央、国务院印发的《"健康中国2030"规划纲要》，提出了一系列在健康中国建设中振兴发展中医药的重大举措。

北京是首都，是全国医疗资源最为集中的城市，每天迎来送往全国各地的患者，因而面临较其他城市更大的医患纠纷压力。从历史到现在，北京地区中医医患关系总体呈和谐局面，其所包含的经验模式对新时期和谐医患关系的构建有着积极的

意义。

2015年，本研究团队承担了北京市教委共建项目——“北京中医和谐医患关系人文内涵挖掘与模式推广研究”，目的是通过研究，提炼出北京中医“以社会主义核心价值观、中国传统价值观和北京精神三位一体和谐精神为指引，以仁、和、精、诚医德传统为模范，以和为贵的中医药文化土壤为滋养，以多层面、多渠道医患和谐互动为促进，以预防与解决并重的医患关系法制建设为保障”的医患和谐模式，为本地区乃至全国构建和谐医患关系提供参考，促进健康中国建设。

《北京中医和谐医患关系研究》和《北京中医和谐医患关系资料选编》为本项目研究的两个成果。

《北京中医和谐医患关系研究》从人文社会科学角度，深入挖掘并提炼北京地区和谐医患关系的思想文化渊源，阐明北京中医药文化与京城名医医德修养对和谐医患关系的影响，从中医医患互动中探讨北京地区和谐医患关系的形成机制，从现代法制建设特别是中医药法治建设方面提出北京和谐医患关系的规范和模式。该书主要从五个方面展开研究。

1. 社会主义和谐观、北京精神与医患关系研究。深入发掘社会主义和谐观、北京精神与中国传统和谐观的内涵，阐发北京地区中医医患关系和谐思想的精神渊源和思想基础。

2. 北京地区中医医德与医患关系研究。对北京地区中医医德展开研究，探讨中医从业者所应秉持的道德风范，发掘北京地区中医道德的高尚风范和优良传统。

3. 北京地区中医文化与医患关系研究。北京中医药文化源远流长、积淀深厚，是培育北京地区中医和谐医患关系的土壤。本研究从文化层面诠释中医和谐医患关系产生及持续的原因。

4. 北京地区中医医患互动与医患关系研究。全方位展现

前言

党的十九大报告指出："不忘初心，牢记使命。"中国共产党人的初心和使命，就是"为中国人民谋幸福，为中华民族谋复兴"。党的十九大报告提出要实施"健康中国战略"，这是因为健康是幸福生活的基础和重要组成部分，是因为"人民健康是民族昌盛和国家富强的重要标志"。

医学的"初心"是什么？意大利著名医史学家卡斯蒂廖尼在其所著的《医学史》中指出："医学是随着人类痛苦的最初表达和减轻这份痛苦的最初愿望而诞生的……"维护和促进人类健康是医学的真正目的，因此，医学是人学，是充满人文内涵的学科。

习近平总书记曾指出："中医药学凝聚着深邃的哲学智慧和中华民族几千年的健康养生理念及其实践经验，是中国古代科学的瑰宝，也是打开中华文明宝库的钥匙。"党中央、国务院印发的《"健康中国2030"规划纲要》，提出了一系列在健康中国建设中振兴发展中医药的重大举措。

北京是首都，是全国医疗资源最为集中的城市，每天迎来送往全国各地的患者，因而面临较其他城市更大的医患纠纷压力。从历史到现在，北京地区中医医患关系总体呈和谐局面，其所包含的经验模式对新时期和谐医患关系的构建有着积极的

意义。

2015年，本研究团队承担了北京市教委共建项目——“北京中医和谐医患关系人文内涵挖掘与模式推广研究”，目的是通过研究，提炼出北京中医“以社会主义核心价值观、中国传统价值观和北京精神三位一体和谐精神为指引，以仁、和、精、诚医德传统为模范，以和为贵的中医药文化土壤为滋养，以多层面、多渠道医患和谐互动为促进，以预防与解决并重的医患关系法制建设为保障”的医患和谐模式，为本地区乃至全国构建和谐医患关系提供参考，促进健康中国建设。

《北京中医和谐医患关系研究》和《北京中医和谐医患关系资料选编》为本项目研究的两个成果。

《北京中医和谐医患关系研究》从人文社会科学角度，深入挖掘并提炼北京地区和谐医患关系的思想文化渊源，阐明北京中医药文化与京城名医医德修养对和谐医患关系的影响，从中医医患互动中探讨北京地区和谐医患关系的形成机制，从现代法制建设特别是中医药法治建设方面提出北京和谐医患关系的规范和模式。该书主要从五个方面展开研究。

1. 社会主义和谐观、北京精神与医患关系研究。深入发掘社会主义和谐观、北京精神与中国传统和谐观的内涵，阐发北京地区中医医患关系和谐思想的精神渊源和思想基础。

2. 北京地区中医医德与医患关系研究。对北京地区中医医德展开研究，探讨中医从业者所应秉持的道德风范，发掘北京地区中医道德的高尚风范和优良传统。

3. 北京地区中医文化与医患关系研究。北京中医药文化源远流长、积淀深厚，是培育北京地区中医和谐医患关系的土壤。本研究从文化层面诠释中医和谐医患关系产生及持续的原因。

4. 北京地区中医医患互动与医患关系研究。全方位展现

北京地区中医临床、中医教育、中医科普活动所体现的医患关系，探讨其理论意义。

5. 北京地区中医药法制建设与医患关系研究。阐明法律在调整医患关系中的基础性作用，探索新型医患关系机制，研究处理医患关系纠纷预防和解决的方式和程序。

这些研究对于北京地区乃至全国中医药人才培养、中医医院文化建设、大众医疗观念转变，以及和谐医患关系的法制建设都具有一定的现实价值。

该书由对中医医患关系有一定研究的人员编写，绪论由王梅红、高静编写，第一章由魏鹤编写，第二章由赵丽、袁和静编写，第三章由裘梧编写，第四章由王良滨、张清怡编写，第五章由张静、郭斯伦、赵丹编写。全书由王梅红、裘梧统稿。

《北京中医和谐医患关系资料选编》主要收集有关北京地区中医和谐医患关系的资料，研究对象具有明显的地域性、代表性和独特性，是北京地区中医和谐医患关系文化资料的第一次系统整理，既能反映中医和谐医患文化，又能从一个侧面展现北京的历史和当代文化。该书分为七章，第一章为习近平相关重要论述；第二章为和谐医患关系相关法律法规；第三章为医道医德与和谐医患关系；第四章为北京地区老字号药店与和谐医患关系；第五章为北京地区名中医和谐思想与和谐医患关系；第六章为北京地区中医医院和谐医患关系实例；第七章其他，为北京地区与中医和谐医患关系相关的资料。

将北京地区中医和谐医患关系资料汇编成书，可以说为认识和研究北京地区中医和谐医患关系提供了第一手材料，展现出北京地区生动的和谐医患关系，丰富了北京地区中医药文化内涵。资料选编注重社会效益的提升，是研究北京地区和谐医患关系和文化的基础性、工具性文献。

该书在资料选取、框架搭建和体例设计等方面群策群力，充分发挥全体编者的聪明才智，高静、孙帆帆、刘黎、张馨心、刘宁、杨婕等进行了大量的资料收集，王梅红、程旺对全书进行了统稿。

本丛书得到国家中医药管理局政策法规与监督司陈沛沛老师，北京中医药大学相关领导、专家、学者和学术界多位同仁的关心和支持，在此一并表示衷心的感谢！

《中医和谐医患关系模式研究》编委会

2018年5月

目　录
CONTENTS

北京中医和谐医患关系研究

北京中医和谐医患关系资料选编

绪　论

当前，我国依然处于社会转型时期，人民内部矛盾凸显，包括医患纠纷在内的社会纠纷频发。医患和谐是构建社会主义和谐社会重要的有机组成部分。作为首都，北京是全国优秀医疗资源最为集中的城市，面临着较其他城市更大的医患纠纷压力。从历史到现实，与全国各地相比较而言，北京中医医患关系呈现出总体和谐的局面。2015 年，本研究团队承担了北京市教委共建项目——北京中医和谐医患关系人文内涵挖掘与模式推广研究。通过开展本项目研究，探讨北京中医医患和谐模式，对于本地区乃至全国层面医患和谐的构建，具有重要的现实意义。

一、医患关系的内涵与现状

（一）医患关系与相关概念

1. 医患关系　总体而言，医患关系属于社会关系。社会关系是人们在共同的物质和精神活动过程中所结成的相互关系的总称，即人与人之间的一切关系。从关系的双方来讲，社会关系包括个人之间的关系、个人与群体之间的关系、个人与国家之间的关系；一般还包括群体与群体之间的关系、群体与国家之间的关系。从关系的领域来看，社会关系的涉及面众多，主要的关系有经济关系、政治关系、法律关系。

医患关系是医疗领域人与人之间的社会关系，也是医疗活动需要面对的核心关系。正如当代西方著名医史学家西格里斯特（H. E. Sigerist，1892—1957 年）指出的“每一个医学行动始终涉及两类当事人：医生和病人，或者更广泛地说，是医学团体和社会。医学无非是这两群人之间的多方面的关系”（古津贤，李大钦．多学科视角下的医患关系研究）。

根据所指范围大小，医患关系可以从狭义与广义上来理解。狭义的医患关系是特指医生与患者之间相互关系的专门术语，即一种个体关系，其产生于医疗实践中医方与患方之间的互动。广义的医患关系是医疗服务活动中客观形成的医患双方，以及与双方利益有密切关联的社会群体和个体之间的互动关系。“医”是指包括医生、护士、药检与管理等人员在内的医务人员群体，“患”是指包括患者及有直接或间接联系的亲属、监护人员以及其所在的工作部门、单位等群体。通常所谓的医患关系多在广义上使用。

根据内容不同，医患关系可分为技术性医患关系和非技术性医患关系。技术性医患关系是指在医疗过程中以医疗技术为媒介建立起来的以患者诊治利益为准则、对医疗效果起着重要作用的医患关系。非技术性医患关系是指医疗过程中医务人员与患方之间建立的对医疗效果有着无形作用的社会、心理等方面的关系。两者既有区别，又相互联系。

关于医患关系模式，主要有美国学者萨斯（Seaz）、荷伦德（Hollender）提出的三种医患关系模式，即主动－被动模式、指导－合作模式和共同参与模式。美国学者罗伯特·维奇（Robert Veatch）提出的纯技术模式、权威模式和契约模式。布朗斯坦（Braunstein）提出的传统模式和人道模式。

2. 中医医患关系　中医医患关系是医患关系的组成部分，可以理解为在中医诊疗活动中所形成的医患关系，其既与西医诊疗过程中的医患关系具有共性，也具有自身的一些特性，例如，医患沟通、互动更充分等。

3. 北京中医　基于本项目研究的需要，对于北京中医，可以从时间和空间两个维度进行界定。从时间维度看，中医药学历史悠久，服务于具有三千年历史的城市和六朝古都，北京中医的历史同样悠长。从空间维度看，可以包括凡是在北京地域进行过中医医疗、学术研究等的医者，即“北京土生土长的中医，或来自全国各地名医，以及御医群的中医学专家。”正是由于北京的地域特点，形成了不同于其他地区的北京中医的学术特色与优势。

基于本项目研究的开创性，受限于资料收集的难度及研究者的能力，本书主要立足于展示北京中医医患和谐的主要方面。从时间和空间上全面、系统的梳理，则需要后续的持续研究。

（二）医患关系现状

医疗活动是人类寻求健康、社会整体进步必不可少的重要组成部分。2013～2015 年间，全国医疗卫生机构的诊疗人次量从 731401.0 万人次上升至 769342.5 万人次，增长了约 5.18%，入院人数从 19215 万人次上升至 21053 万人次，增长了 9.57%。截至 2016 年 10 月全国医疗卫生机构诊疗人次 6.4 亿人次，同比提高 2.3%，环比提高 1.1%；全国医疗卫生机构出院人数达 1784.8 万人，同比提高 11.3%，环比提高 2.7%。其中：医院 1376.7 万人，同比提高 11.2%，环比提高 1.9%。由此可以看出，在医疗卫生事业发展的大背景下，医疗门诊和住院服务量持续增高。在这样巨大的一个诊疗量里面，绝大多数医患双方还是相互配合的，解决了或者解除了广大患者的病痛。此外，2016 年 7 月初，国家卫计委召开的维护医疗秩序构建和谐医患关系媒体沟通会上，国家卫计委医政医管局副局长郭燕红披露，2014 年全国医疗纠纷数量比 2013 年下降 8.7%，2015 年医疗纠纷数量继续下降 1.8%。在 2014 年下降的基础上，2015 年发生在医院的涉医案件继续下降 12.7%。由此，可以看出医患关系整体比较和谐，但也存在一定数量的医疗纠纷案件对社会的和谐稳定带来一定的影响。

这也可以从医疗纠纷诉讼与人民调解的案件量及其趋势进行分析。从诉讼上看，医疗纠纷诉讼是解决医疗纠纷的传统方式之一，在一定程度上反映了我国医患纠纷的变化趋势。根据最高人民法院大数据管理和服务平台统计数据，2014 ~ 2016 年，我国涉及医疗纠纷（案由：医疗服务合同纠纷、医疗损害责任纠纷）的一审民事案件受理量变化趋势见图 1。

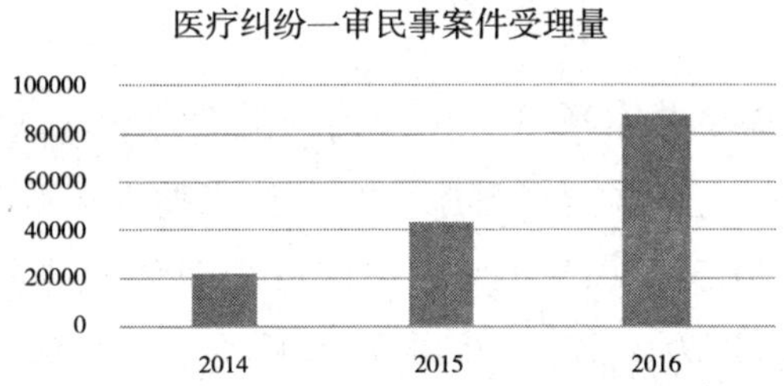

图 1　2014 ~ 2016 年医疗纠纷一审民事案件受理量变化趋势
（数据来源：最高人民法院信息中心）

2016 年涉及医疗纠纷案件的受理量约 8.9 万件，约占诉讼案件总受理量 0.72%，较同期增长 99.97%，其中案由为医疗服务合同纠纷、医疗损害责任纠纷的案件都较同期增长近一倍。2016 年，全国各级人民法院共审结医疗服务合同纠纷民事一审案件 5200 余件，同比上升 6. 84%，审结医疗损害责任纠纷民事一审案件 2. 08 万件，同比上升 17. 92%。近 3 年，医疗服务合同纠纷与医疗损害责任纠纷增长幅度见图 2。

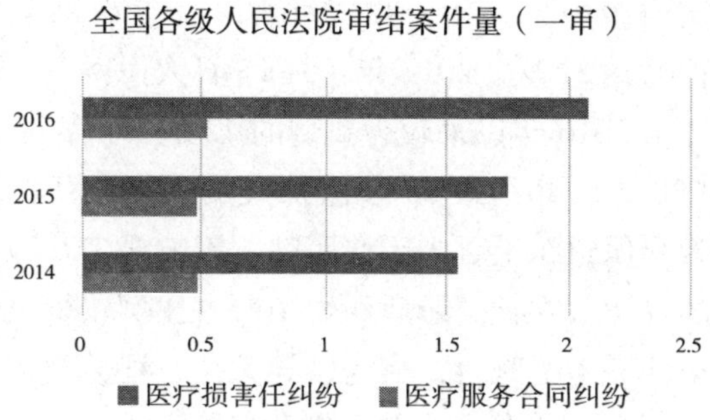

图 2　医疗服务合同纠纷与医疗损害责任纠纷增长幅度

（数据来源：最高人民法院信息中心）

由此可以看出，医疗诉讼纠纷案件占全国各级人民法院总受案量比重较小，但医疗纠纷诉讼案件呈现逐年递增的趋势，医疗损害责任纠纷增长幅度大于医疗服务合同纠纷。也就是说因为医疗过错导致患者人身、精神损害后果的侵权案件逐渐递增。

从人民调解看，医疗纠纷人民调解是解决医疗纠纷的又一主要方式，成为现今解决医疗纠纷主要途径之一。根据司法部基层工作指导司《2015 年度司法所、人民调解、安置帮教工作发展报告》，2013 年医疗纠纷调解案件数量有 62744 件，约占调解纠纷总数的 0. 65%，2014 年医疗纠纷调解案件数 72 776 件，约占调解纠纷总数的 0. 77%，医疗纠纷调解案件数量比 2013 年增长了 15. 99%，2015 年医疗纠纷 71 020 件，约占调解纠纷总数的 0. 76%，医疗纠纷量比 2014 年略有下降。

可以看出，医疗纠纷调解案件数量在社会矛盾纠纷总量具有一定占比，虽然总量不多，但是对医患关系现状也产生了一定影响。此外，据2013年8月15日发布的中国医院协会和中国医院协会医疗法制专业委员会共同完成的《医院场所暴力伤医情况调研报告》显示，我国每所医院平均每年发生的暴力伤医事件高达27次。2017年4月15日人民网消息，其舆情监测室统计了2016年以来较为典型的42起案例，发现医闹总人数超过230人，共约致60名医护人员受伤或死亡，个别案件中有患者家属组织上百人围堵医院，影响恶劣。因此，虽然医疗纠纷的发生数在社会矛盾纠纷中所占比例较少，但因其敏感性、复杂性而备受瞩目，成为领导关注、社会关切、与人民群众健康安全息息相关的热点、焦点问题。

在医患关系总体比较和谐但也存在一定问题的大背景下，中医医患关系呈现一种更为和谐的态势。根据安徽省医学会医疗技术事故鉴定办公室的统计，该室自2002年国务院《医疗事故处理条例》颁布以来，开始医疗技术事故鉴定工作，10年间共鉴定医疗事故案件609例，其中涉及中医院/科的45例，占总体案例的7.4%。

二、北京地区中医医患关系概况

北京医疗资源丰富，医疗机构云集，其中优质医疗资源更是相对集中，每日接纳的患者也居于全国前列。根据北京市公共卫生信息中心历年卫生统计简编中公布的数据，2011年至2015年，北京市医疗机构数量逐年攀升。2015年全市医疗机构10425家，较2011年增长了约7.49%，同比增长1.56%。其中，中医医院（包含中医医院、中西医结合医院和民族医院）数量增速较快，2011年中医医院数量117家，2015年增长至187家，2015年较2011年增长了约59.83%，同比增长

5.05%。在全市医疗机构总诊疗人次方面，2015 年医疗机构总诊疗约23501.6 万人次，同比增长约2.33%，其中中医医院诊疗 3674.7 万人次，同比增长约 6.00%，占医疗机构总诊疗人次的 13.39%。

在医疗机构诊疗人次不断增加的情况下，北京市医疗诉讼纠纷案件呈波浪式变化，于 2015 年诉讼案件量最多，2014 年诉讼案件接受量最低。近 5 年案件量趋势见图 3。

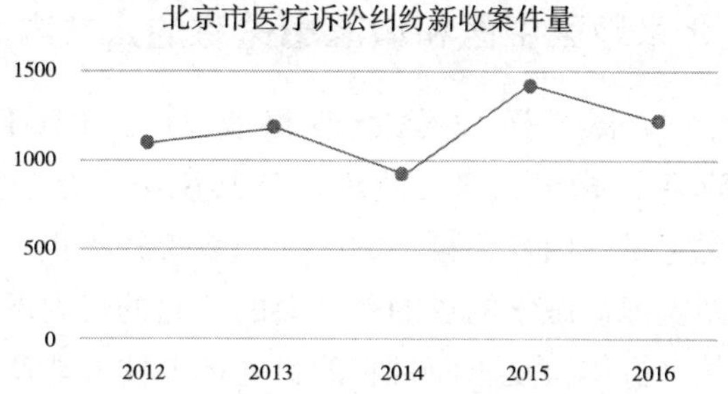

图 3　2012 ~ 2016 年北京市医疗诉讼纠纷新收案件量变化趋势
（数据来源：最高人民法院信息中心）

由上图可见，北京市医疗诉讼纠纷案件每年受案量维持在1000 件上下，其中 2016 年医疗服务合同纠纷 160 余件，同比减少 21.15%，医疗损害责任纠纷 1000 余件，同比减少 16.67%。依据最高人民法院信息中心提供的数据，2013 ~ 2016 年期间，北京市医疗诉讼纠纷已结案案件中，涉及中医医疗机构（不含中西医结合医院）的约占总体的 2.5%。

根据《2015 年度司法所、人民调解、安置帮教工作发展报告》中公布的数据，2015 年北京市医疗纠纷人民调解案件 3982 件，同比增长 100.1%。调研显示，北京市医疗纠纷人民调解委员会自 2011 年 5 月成立至 2013 年 6 月，共受理北京市三级医院医疗纠纷 1706 件，其中中医类别（中医医院和其他三级医院的中医科、按摩针灸等相关中医科室）医疗纠纷 241 件，占 14.13%。

由此可见，北京市医疗诉讼纠纷案件数量趋于稳定，医疗纠纷人民调解案件有增长趋势。总体上，北京市医患关系在高诊疗人次、服务人次的前提下，整体医患关系较为和谐。但是医患纠纷矛盾仍处于增长态势，不可小觑，其中中医医疗纠纷占医疗纠纷总量较小，整体中医医患关系和谐。

三、北京地区中医和谐医患关系的人文内涵

当代西方著名医史学家西格里斯特（H. E. Sigerist，1892—1957 年）指出："当我说，与其说医学是一门自然科学，不如说它是一门社会科学的时候，我曾经不止一次地使医学听众感到震惊。医学的目的是社会的，它的目的不仅是治疗疾病，使某个机体康复，而且它的目的还要使人能调整以适应他的环境，作为一个有用的社会成员。为了做到这一点，医学经常要应用科学的方法，但是最终目的仍然是社会的。"（古津贤，李大钦．多学科视角下的医患关系研究）著名的中国科学史家席文（Nathan Sivin）教授曾指出，中医学史中最具当代意义的一项，便是传统中医的医患关系。中医医患关系是中医人文社会科学研究的关注点之一，学者们从多学科角度切入到这一研究中。如胡妮娜、程伟等参照现代医患关系研究相关理论，对中国古代医患关系模式进行了探索；潘秋平尝试从传世的中医医案解读古代的医患关系；于河、刘建平等运用社会学定性研究方法描述中医医患交流的过程，明确中医诊疗过程中不可量化的相关因素对患者的影响；王梅红、张继旺等从法学视角讨论中医医患关系中的人文性，尝试构建"以人为本"的医患关系法律调整新模式等。学者们认为，中国传统文化对中医和谐医患关系有着密切的关系。周亚东认为中国传统文化

是和谐医患关系的思想资源，郭岱炯、李顺民、杨曙东等讨论了中国传统文化对构建和谐医患关系的影响，学者们已经认识到中医医患文化对现代医疗事业的价值，如张继、徐建云讨论了传统中医医患文化对当今构建和谐医疗环境的作用。

由北京市中医管理局主持、国家中医药管理局立项的“20世纪北京中医发展史研究”课题，形成了由谢阳谷主编、2006年化学工业出版社出版的《百年北京中医》这一研究成果，对1900～2000年北京中医百年发展进行史实论述。2016年，上海科学技术出版社出版了由张伯礼总主编、朱建平主编的《百年中医史》。该书通过史料与史论相结合，全面系统地展示了辛亥革命以来百年间中医事业的发展与学术进步。以上成果，为本项目的研究提供了非常有价值的史料与线索。

尽管学界对中医医患关系已经有所关切，取得了一系列成果，但是在充分挖掘北京中医医患模式经验、将传统中医医患模式转化应用到北京现代中医医疗事业等方面仍然大有可为空间，需要结合中医学、哲学、社会学、法学等多学科进行系统性的交叉研究。

构建和谐的医患关系对北京市医疗事业的发展乃至北京人民的安居乐业具有重要意义。本项目从人文社会科学角度切入北京中医医患关系研究，深入挖掘并提炼出北京和谐医患关系的思想文化渊源，阐明北京中医药文化与京城名医医德修养对和谐医患关系的影响和塑造，从中医医患的互动中探讨北京和谐医患关系的形成机制，从现代法制建设特别是中医药法治建设中为北京和谐医患关系提出模式和规范。

四、北京地区中医和谐医患关系的模式与推广

本项目充分利用北京名医事迹、医话医案、中医药典籍、现代医学人文研究成果，运用中医哲学、医学社会学、医学心

理学、卫生法学等理论和方法，从以下五个方面切入，开展北京中医和谐医患关系人文内涵挖掘与模式推广研究。

（一）社会主义和谐观、北京精神与医患关系研究

和谐是中华传统文化的核心价值观之一，也是社会主义核心价值观之一，同时也是正确处理医患关系的终极目的和追求。和谐思想内容丰富，融汇到中华文化与民众生活的方方面面，是中华民族思想智慧的优秀结晶。应当深入发掘北京精神与中国传统和谐观念的内涵，阐发其对现代医疗、特别是现代中医事业的价值和启迪。

（二）北京地区医德与医患关系研究

北京中医界名家辈出，如施今墨、萧龙友、孔伯华、汪逢春等名医，医术精湛，德行高尚，在北京乃至全国都享有崇高的声誉。北京中医界的高尚医德一直为人们所津津乐道。中医医德是中华民族优秀伦理道德的代表，表现出中医医家高尚的道德风范与严格的修养要求，是维系中医医家与患者、百姓的重要纽带。深入开展北京中医医德研究，从中医的品德修养角度切入医者在医事中所应掌握、秉持的道德风范，将对探讨和谐医患关系起到有力的促进作用。

（三）北京中医药文化与医患关系研究

北京中医药文化历史悠久，源远流长。北京的著名医家对中医原创思维的丰富和发展做出了突出贡献，建构起中医药基础理论和临床技术的思维框架。北京的药王庙文化、太医院文化、中医行会文化、庙会医事文化等对北京和谐医患关系传统的形成影响深远。从北京中医药文化角度展开和谐医患关系研究，将从思想根源的层面上解释中医和谐医患关系模式产生并持续的原因。

（四）北京地区医患互动与医患关系研究

中医的医患互动往往是医者与患者之间的直接交往，包括诊断、治疗、康复、治未病等多阶段、多层面。历史上北京中医界汇聚了大量名家，在诊断、治疗上有着大量妙手绝活，精准的诊断和精湛的技术极大地减轻了患者的痛苦。深入发掘北京的医者与患者在诊断、治疗、康复、治未病等环节中的互动模式，运用心理学和社会学分析对其进行理论研究，鲜活地展现中医医患互动中的和谐关系并阐明其理论意义，将促进北京中医医疗实践、中医医院治理的和谐有序。

（五）北京地区中医药法制建设与医患关系研究

北京中医药事业的现代化和可持续发展离不开法制建设。构建和谐医患关系、维护医患双方的合法权益、维持正常的医疗秩序是中医药法制建设的重要内容。阐明法律在调整医患关系中的基础性作用，探索实践新型的医患关系机制，研究医患纠纷预防、解决的方式和程序，是将中医和谐的医患关系模式法制化，并推广到整个医疗行业的重要举措。

通过研究我们认为，北京中医“以社会主义核心价值观、中国传统价值观和北京精神三位一体和谐精神为指引，以仁、和、精、诚医德传统为模范，以和为贵的中医药文化土壤为滋养，以多层面、多渠道医患和谐互动为促进，以预防与解决并重的医患关系法制建设为保障”的医患和谐模式，可以为本地区乃至全国构建和谐医患关系提供参考，也必将促进健康中国建设。

第一章
中国传统和谐思想与北京城市文化

第一节　和谐思想与北京精神

人们的精神气质，或是城市的城市精神乃至整个国家的文化形象，都显现着社会核心价值理念的力量和作用。“五四运动”以来，传统社会的生活方式、道德准则、文化修养已经淡化消失，而西方的文化和制度模式不仅不符合中国的实际，也不被人民所接受和照搬。近 40 年的改革开放取得了举世瞩目的成就，我国的经济总量已居世界第二，然而我国的文化软实力和国际影响力目前尚没有与我国经济地位相匹配。如何凝聚社会共识、引领社会风尚、在世界范围内取得较大的话语权，成为迫在眉睫的问题。西方社会理论三大奠基人之一的涂尔干曾认为，“健康的社会取决于核心的价值与规范准则的制度化”。由此看来，在不断深化改革、全面发展的过程中，社会主义核心价值观的培育和践行就显得尤为重要。2013 年 11 月，中共中央办公厅印发《关于培育和践行社会主义核心价值观的意见》，明确提出了社会主义核心价值观的基本内容，即富强、民主、文明、和谐、自由、平等、公正、法治、爱国、敬业、诚信、友善。社会和谐不仅是自古以来先辈们追求的最高价值理想，也是中国特色社会主义的本质属性，更是国家富强、民族振兴、人民幸福的重要保证。

一、社会和谐是中国特色社会主义的本质属性

党的十六届六中全会的公报中指出："社会和谐是中国特色社会主义的本质属性，是国家富强、民族振兴、人民幸福的重要保证。"党的十九大报告提出，从2035年到本世纪中叶，"把我国建成富强民主文明和谐美丽的社会主义现代化强国"。和谐是社会的核心价值，是人类追求的共同理想，每一个人都希望生活在一个和谐美好的社会。构建和谐社会，是我们党从中国特色社会主义事业的总体布局和全面建成小康社会全局出发提出的重大战略任务。从宏观角度看，这反映了国家发展的内在必然性；从微观角度看，这也反映了每一个社会个体实现发展的殷切希望。中国古代的思想家们认为，自然和人的最好状态是"天人合一"的和谐共处，社会的最好状态是治理良好、协调有序，即"和合故能谐"。

（一）和谐思想是中西方文化的优秀成果

"和谐"是中西方文化精神的重要内容，建立和谐社会也是人类的共同理想。古时"和"与"谐"同义，"和"作为哲学观念最早出现在《国语·郑语》中。"夫和实生物，同则不继。以他平他谓之和，故能丰长而物归之；若以同裨同，尽乃弃矣。故先王以土与金木水火杂，以成百物"。"和"在这里第一次作为哲学观念出现，强调了事物是多种因素的集合，它们相互依赖、协调而组成有机的整体，达到和谐的状态。可见，"和谐"内在地包含着多样性和差异性，也包含着矛盾和冲突，但最终会达成更高层次的统一协调，所以应在对立统一

关系中去把握“和谐”。从整个宇宙来看，人与自然是“天人合一”的；从人类社会来看，文明与文明、国家与国家是“协和万邦”的。“协和万邦”不仅体现了中华文明历经夏、商、周三代甚至从上古以来久远发展所累积的政治智慧、道德观念、审美精神，也是中华民族处理人与人关系的理想和原则，体现了中华文明的和谐精神和“大一统”的社会整体观念，以及追求“恰到好处”的实践智慧。在西方思想史上，古希腊哲学家们也都认为世界的本质是和谐的，赫拉克利特的“活火”说、毕达哥拉斯的“灵魂是和谐”说、亚里士多德的“中道”说等思想，都是人类文明关于和谐思想的优秀成果，是建设和谐社会的思想理论资源。

（二）社会和谐是社会主义的本质属性

马克思和恩格斯认为，未来共产主义社会的主要特征是生产力高度发达、社会高度和谐、每个人自由而全面发展的社会。马克思主义经典作家对于未来和谐社会的设想为中国构建和谐社会指明了根本方向。

党的十八大把“促进社会和谐”作为新形势下发展中国特色社会主义的基本要求。“民主法治、公平正义、诚实友爱、充满活力、安定有序、人与自然和谐相处”，既是构建社会主义和谐社会的总体要求，也是社会主义和谐社会的基本特征。李青等学者指出：“这些特征相互联系、相互作用、相互协调、相互促进，共同构成社会主义和谐社会的本质内容。和谐社会的基本特征既体现了经济、政治、文化、社会和生态等多位一体的格局，又体现了经济社会发展和人的发展的统一、民主与法制的统一、公平与正义的统一、活力与秩序的统一、科学与人文的统一、人和自然的统一……这些特质从不同方面反映和体现了社会主义的本质要求，是社会主义本质的具体表

现。所以说，社会和谐是社会主义的本质属性。”（李青，龙艳，邓明辉．和谐社会道德体系构建研究）

党的十九大报告把“坚持在发展中保障和改善民生”“维护社会和谐稳定”，作为新时代中国特色社会主义思想的基本要求。当今世界日益多元化，国家和社会发展很快，在创造了高度发达的物质文明的同时也积累了大量的社会矛盾，如何实现社会公平、保持社会稳定、促进社会和谐，是摆在我们面前的一个重大课题，这需要充分发挥社会主义核心价值观的价值支撑作用。我们党要带领人民抓住机遇、应对挑战，就必须把构建社会主义和谐社会摆在更加突出的地位，不断维护和促进社会和谐。中国共产党是中国工人阶级的先锋队，我们的国家是人民当家做主的国家，我国最广大人民的利益在根本上是一致的。我们具有建成社会主义和谐社会的根本政治前提和制度保证。

（三）和谐社会思想是城市文化的价值基础

习近平总书记在中央政治局第十三次集体学习时指出：“讲仁爱、重民本、守诚信、崇正义、尚和合、求大同，作为时代价值，不仅是涵养社会主义核心价值观的重要源泉，也构成了中华民族一直以来不断追求的道德准则。”“培育和弘扬社会主义核心价值观必须立足中华优秀传统文化……抛掉传统、丢掉根本，就等于割断了自己的精神命脉。”中国道路与中华文明是内在衔接、相互贯通的。长远历史沉淀积淀起来的中华优秀传统文化，是中华民族历史的精彩缩影和智慧结晶，是中华民族的精神脊梁，孕育着深刻而丰富的价值观。中国传统文化的精髓凝结着中华民族最根本的精神基因和最深厚的人文底蕴，规定着中国文化的本质，决定着中国文化发展和社会发展的基本方向。习近平总书记强调，培育和弘扬社会主义核心价值观，必须立足中华优秀传统文化，博大精深的中华传统文化是我们在世界文化交流和激荡中站稳脚跟的根本保证。

文化软实力的比拼，说到底也是一种核心价值观的较量。核心价值观是国家精神和意识形态的制高点，就如同一个城市的城市精神。核心价值观可以说是国家的国训。城市文化显现着城市的生命和灵魂，也体现出城市的品位、质量和实力。习近平总书记在两次视察北京之后发表重要讲话，明确了北京全国政治中心、文化中心、国际交往中心、科技创新中心的战略定位，并且提出建设国际一流和谐宜居之都的战略目标，全面部署京津冀协同发展战略，为我们指明了前进方向。

北京市深入贯彻习近平总书记系列重要讲话精神和治国理政新理念、新思想、新战略，在城市发展深刻转型、发展质量、环境治理、规划建设管理、人民生活改善、民主法治、教育医疗养老、文化建设、社会综合治理等方面全面的改善和加强。根据北京市社会科学院和社会科学文献出版社共同发布的《北京蓝皮书：北京文化发展报告（2015—2016）》，北京的城市文化发展总体实力已经位居全国首位。北京作为历史文化名城和全国文化中心，在文化竞争力、文化形象竞争力和城市科技创新力度等方面具有独特优势，北京的文化资源、公共文化服务和文化产业的综合发展程度均居全国城市首位。

二、北京文化的核心是中华优秀传统文化

（一）北京文化的核心是中国传统文化

提起北京，我们自然会想到故宫和天坛、胡同和四合院、京剧艺术、京味小说、庙会民俗、京味小吃等，但是真正体现北京文化精神的应该是北京人的生活态度、价值取向、行为方式。文化的活力在于创造，而文化的魅力是它的历史积淀。享

誉文坛的京派文学崇尚“和谐”“恰当”等具有浓厚古典色彩的艺术理性。京派文学的代表人物李长之认为：“儒家代表了一种崇尚和谐、理智与情感平衡统一的古典文化精神与美学精神，与西方文艺复兴时期所标举的古希腊文化精神相通，而儒家所奉行的‘知其不可而为之’的救世精神，正表现了一种美学的真精神——‘美学的精神在反功利，在忘却自己，在理想之追求。’”（黄键．京派文学批评研究）北京文化的自然有序、包容大气、和谐礼敬、厚德仁爱、雅俗共赏、超脱幽默正是来自于传统文化中的协和万邦、厚德载物、“天人合一”、积极入世的基本精神内涵。几千年的历史文化积淀，形成了今天的北京文化的内核。“和”是中国传统文化的特质、内在精神和价值追求。北京的颐和园、雍和宫，还有故宫里面的太和殿、中和殿、保和殿的名称，都体现了中国传统文化追求和谐的特质，因而我们可以说，“北京对任何一种人都是适合的”。（赵园．北京：城与人）

北京文化具有典型的代表性，代表着中国传统文化的精神。与中国其他城市相比，北京文化一方面表现为一种渗透着美好追求的生活艺术；另一方面又具有强烈的正统意识，包括国家意识、民族意识等，严肃而认真地关注民族前途以及文明走向，努力使传统中的积极因素薪火相传。北京文化始终保持着重义轻利的倾向，对正义、公平、真理等原则格外感兴趣，对礼仪文明也相当重视。从根本上说，北京文化是一种依靠道德维系、基于人情礼数的文化，它包含着人的尊严、人间的温情以及中国人特有的生活方式，代表着中国人传统的理想和希望。

北京文化的核心是中国传统文化。在经历了“五四运动”以来的一系列洗礼之后，北京的文化融入了更多的外来因素和时代内涵，变得更为开放、包容。但是传统文化并未从北京文化中退场，而是继续扮演着北京文化的主流角色，不断焕发着北京的城市魅力。

（二）北京文化的历史特点

1. 自然有序，恰到好处 北京这座城市从建设的那天开始，就有了“筑城卫君”的宗旨，从整体思路上体现出从上到下的等级观念，整齐划一。在中国文化里的自然就代表着有序、和谐与美感。中国古人相信“天地有大美而不言”。天地之间的大美，四时之间的序列，世间万物的生旺荣枯、生息繁衍都是因为自然的伟力，这才是真正和谐。张法说：“古代京城呈现了一个很高的标准。前朝后寝、左祖右社、坛台四环的整体结构，把中国文化京城从中杆到坛台到宗庙到宫殿的漫长演进的形成过程和历史转变的逻辑关系完美地融汇在一起，并从时代的高度进行了理性化的美学显现。整个古代京城，使中国文化的历史进程和内蕴在这一进程中的文化精神得到了一个与古代宇宙观和历史观相一致的完美体现。”（张法．北京的深邃——京城模式与象征体系）秩序和和谐的观念，意味着人们已经认识到万事万物的生长变化都是有节适度的。度，从生产实践的角度来说，指的是“和”“巧”“调”，这个标准遍及从音乐艺术到社会政治的各个领域；从认识的角度，度指的是和谐与平衡，如《论语》中讲的“文质彬彬，然后君子”；如果从生产上和认识上都能够做到适度和精巧，就会上升到“游于艺”的审美境界。这种适度节制的文化，在北京人的日常生活中表现为闲适、审慎的限度感。赵园认为：“个体的心灵状态不像酒神欢愉那样表现为公众的狂热，从而为公众所共享。这种审慎的满足，不干犯道德律和其他戒律，甚至无关乎他人的自我内心的满足。在这种审美活动、审美的人生创造中，中国人也为他们个性的被压抑、个体需求的被漠视，找到了有限的补偿。”（赵园．北京：城与人）在中国人看来，节制和恰到好处都是一种美，它来自内在自我的修养约束和人生训练，外在物质的客观制约被内在主观化了，并且上升到道德的高度，对应在实践中会产生一种“限度感”。赵园说：“限度感（未必都出于物质制约——如上流社会）也系于中国人所理解的‘合理性’。不过度，不逾分，不放佚。那种节制的、注重精神的享乐，也可谓之‘合理的享乐’。”（赵园．北京：城与人）她还认为：“限制与节制，造成内外和谐的境界，伦理规范由是人格化、日常生活化了。因而才更是一种深层文化，有深而牢的根底。‘鹪鹩巢于深林，不过一枝；偃鼠饮河，不过满腹’（《庄子·逍遥游》）。物质条件的有限性一旦被理解为物质需求的有限性，自然就有了小农社会普遍的自足心态。这一社会中处于较高文化层次的人们，则把对‘无限’的追求顺理成章地转向人生境界方面。以庄子的达观自足，而渴望作‘逍遥游’，是最完美的例子。北京人的精神追求虽不企求哲人式的高远，但那多少也可以看作对现实人生的超越，对生存的具体物质性的超越的吧。”（赵园．北京：城与人）北京人找乐所欲不奢，所费不靡。不但讲“迎时当令”，也讲“因陋就简”。他们的满足并不建立在庞大坚实的物质基础上。（赵园．北京：城与人）

2. 和谐礼敬，安然闲适　礼是按着仪式做的意思。崇尚礼仪是北京文化的一个突出特征。赵园说：“礼是相互尊重的表达，也是人际关系的人性化形式……古礼包含大量行为细节的规定，礼仪举止的规定，人在一定场景下的进退揖让、语词应答、程式次序、手足举措皆须按礼仪举止的规定而行。”（赵园．北京：城与人）礼节是构建和谐社会必不可少的规范。赵园还认为：“礼仪文明是北京魅力的重要来源，并曾构成过北京人形象的重要侧面，是其外在形象亦是内在气质。老北京人多礼，也源于满族的旗人文化。乡土社会中成熟的臣民都极明于‘分’。北京话有‘应分’。守分，不逾分，不作非分之想、非分之求，是做人的基本原则。‘礼’于是进入最日常的思想行为。忠实于自己的社会角色（本分），依循社会、公众认可的生活轨道，其结果是社会的稳态、常态。”（赵园．北京：城与人）在礼仪文明的影响下，以前的北京人从孩提时代就开始学习礼仪，在成长过程中养成一种自律的习惯，能够在待人接物时做到恭敬有礼，达到人际关系的和谐状态。

3. 包容大气，雅俗共赏　在对北京精神的表述中，“包容”是最有代表性的特征。从历史背景上看，北京城市发展的过程中既有中原政权统治下的农耕文化，也有民族不断融合而带来的游牧文化，两种文化相互交流融合；从地理特征上看，既有草原文化，也有平原文化和水乡文化；从社会政治层面上看，既有宫廷文化、士大夫文化，也有平民文化；既有多民族文化的共存，也有异域文化的不断输入。在这样一个复杂多变的过程中，“包容”成为北京文化的特征和不断发展的内在动力。包容使老北京人能够摈弃各自的阶级、阶层的立场，做到雅俗共赏。赵园说：“古城风雅在相当程度上，系于晚清贵族社会的习尚。北京人的闲逸，他们的享乐意识，他们的虽不奢侈却依然精致的生活艺术，直接或间接地源自清末以来的上层社会的奢靡之风，与旗人文化在市井中的漫漶。”（赵园．北京：城与人）《北京市志稿》中说：“宗室八旗，无贵贱贫富，上下咸以工唱为能事。其偶然登台者，名曰清串，谓之清客。”八旗宗室子弟因其包容，而成为社会文化风气的引领者。赵园指出：“北京人特有的风度，那种散淡暇豫，是要有余闲也要有一点平等感才足以造成的，生活也要这样才更艺术化……这也自然地沟通着雅俗，使不同层级上依赖不同经济背景的‘找乐’，在使生活艺术化的一点上相遇并彼此理解欣赏。"（赵园．北京：城与人）中国古代的社会，并不如欧洲封建社会那样等级森严，阶级与阶级之间充满着隔阂与沟壑，因而高雅文化与俗文化之间总是相互感应，形成对流，融合成中国文化的洋洋大观。古代的文人雅士也将混迹于俗人俗世作为隐遁飘逸的高士风范，即使是世俗生活也可过得脱俗超拔、一尘不染，即便担当着俗务琐事也保持着精神上的洒脱，甚至能从工匠式的劳作中领悟大道，实现内在的精神超越。

（三）北京建设世界城市的文化使命

北京市在坚持首都城市战略定位、推动京津冀协同发展等全局性、战略性问题上，提高了思想认识，形成了行动自觉，开创首都作为世界城市的美好明天。世界城市是指在某一个时代的人类发展进程中受到全球集中关注的综合城市体系。对全球政治经济文化具有控制力与影响力，是世界城市的两个核心功能。世界城市的控制力主要表现为对全球战略性资源、战略性产业和战略性通道的占有、使用、收益和再分配，控制力是"硬实力"，是对一国经济、军事与资源要素的控制力和扩张力；影响力是"软实力"，软实力是一国文化、制度与意识形态的吸引力和说服力。硬实力和软实力是相辅相成的。硬实力是软实力的基础，软实力是硬实力的延伸。从本质上讲，世界城市是全球战略性资源、战略性产业和战略性通道的控制中心，是世界文明融合与交流的多元文化中心，也是城市硬实力与软实力的统一体。世界城市的影响力既有文化和舆论的力量，也有组织和制度的力量，主要表现为城市综合创新体系、国际交往能力、文化软实力和全球化的治理结构。

北京是中华人民共和国的首都、直辖市和国家中心城市。中国的政治、文化、科教、交通和国际交往中心，也是中国经济、金融的决策和管理中心。北京拥有七项世界文化遗产，是世界上拥有文化遗产数量最多的城市之一。北京在世界范围内具有重要的影响力，也是世界上最大的城市之一。北京要建成世界城市，既有充分的条件基础，也有深厚的文化基础，将会充分体现人与自然和谐、人与人关系和谐的两大主题，以包容北京、智慧北京的特色屹立于未来世界的城市之林。

对于公认的世界城市典范标志而言，具有推广价值的城市文化符号系统必定是包含在内的重要内容。北京在迈向世界城市的过程中，一方面应加强已有的城市文化符号的维护和传播，另一方面也应有意识地打造一系列足以代表北京的世界城市特征的新型城市文化符号。老北京的老符号需要去重新“发现”；新的北京符号既应体现北京的地方特色，又应让这种地方特色具有世界影响力。今日的北京已发展成为一座现代化的国际大都市。798 艺术区是世界知名的当代艺术中心；金融街早已是中国名副其实的金融管理中心；北京商务中心区更是北京对外开放和经济实力的象征。此外，中国国家大剧院、北京首都国际机场 3 号航站楼、中央电视台总部大楼、鸟巢、水立方等建筑也成了新北京的现代符号。北京建设世界城市，将充分施展历史文化古都魅力，不断提炼和弘扬城市核心价值，提升城市文化品位，增强文化软实力。尽管北京作为世界级的城市已经具有了庞大的规模，但是作为世界级的文化城市与纽约、伦敦、柏林、罗马等尚有差距。因此，建设城市文化，发展北京城市的文化软实力成为北京发展的首要问题。

三、国际一流的和谐宜居之都是北京的发展目标

习近平总书记视察北京的重要讲话，明确了北京作为全国政治中心、文化中心、国际交往中心、科技创新中心的战略定位，提出了建设国际一流的和谐宜居之都战略目标，全面部署了京津冀协同发展战略。经过中华人民共和国成立 60 多年、

特别是改革开放40年的快速发展，北京这座千年古都焕发出了勃勃生机，成为现代化国际大都市。北京发展与党和国家的使命更加紧密地联系在一起。建设国际一流的和谐宜居之都，是北京这座伟大城市新的历史使命。

国际一流和谐宜居之都的打造，离不开一个城市固有的历史传承和精神风貌。一座城市的精神表明了城市本身的精神气质和精神面貌，也是城市的价值体现。北京精神就是在中国改革开放32周年之际提出的。

（一）北京精神的内涵

北京精神的完整表述为爱国、创新、包容、厚德。“爱国”是北京精神的核心。爱国是中华民族的光荣传统，是中华民族精神的核心，也是民族凝聚力的最重要特征。北京人民历来具有“天下兴亡、匹夫有责”的强烈责任感、使命感。“五四运动”等发生在北京大地上的一系列重大历史事件，北京人民无不积极参与其中，展现出心系国家发展、勇担时代使命的责任感和强烈的家国情怀。在中华民族伟大复兴的进程中，北京作为首都更加需要发扬爱国精神，爱祖国、爱人民、爱中国共产党、爱社会主义；要把这种爱国精神转化为建设首都、推动发展的满腔热情。

“创新”是北京精神的精髓。创新是民族进步的灵魂，是国家兴旺发达的不竭动力，是时代精神的核心，也是党永葆生机的源泉。创新体现了北京人民与时俱进、积极进取的精神状态，北京发展的历史在某种意义上就是一部创新的历史，永不停滞、改革创新，在弘扬优秀传统的同时，勇于创造，永攀高峰。北京发展的未来更加需要持续的创新精神，依靠创新赢得主动、赢得优势、赢得未来。

“包容”是北京精神的特征。在统一多民族国家形成和壮大的过程中，首都北京以自己宽广的胸怀和开放的心态吸引、融合着各地区各民族的文化，表现出海纳百川、雍容大度、博采众长的精神气象，积淀了丰厚的历史文化，形成了巨大的凝聚力和吸引力，成为北京发展的特殊优势。在建设中国特色世界城市进程中，北京更需要这种开放的姿态和博大的胸襟，尊重差异，包容多样，和谐发展。

“厚德”是北京精神的品质。历史不仅赋予了北京辉煌灿烂的文化遗产，也培育了北京人民文明有礼的优秀品德。尚礼、厚道、宽容、助人是北京文化的历史传承。在迈向世界城市的进程中，北京市民更加迫切需要践行社会主义荣辱观，以人为本，扶弱助残，尊老爱幼，大力弘扬诚信、友爱、互助、奉献的道德风尚，以首善之区的文明素质和精神风貌走向世界。

（二）北京精神体现了和谐社会的基本特征

作为一座城市的价值基础和文化的核心，北京精神是社会主义核心价值观的基本精神内涵和价值追求的生动体现。北京精神中爱国、创新、包容、厚德，实际上就是对社会主义核心价值观的提炼，社会主义核心价值观所强调的富强、民主、文明、和谐、自由、平等、公正、法治、爱国、敬业、诚信、友善，都内在于北京精神。可以说，北京精神也是以协调推进“四个全面”，实现“五位一体”总体布局，实现中华民族伟大复兴的中国梦为指导思想和行动指南的。

和谐社会的基本特征既体现了经济、政治、文化、社会和生态等多位一体的格局，又体现了经济社会发展和人的发展的统一、民主与法制的统一、公平与正义的统一、活力与秩序的统一、科学与人文的统一、人和自然的统一。党的十八大、十九大着眼于全面建成小康社会、实现社会主义现代化和中华民族伟大复兴，对推进中国特色社会主义事业作出经济建设、政治建设、文化建设、社会建设、生态文明建设“五位一体”的总体布局，坚持全面建成小康社会、全面深化改革、全面依法治国、全面从严治党的战略布局。“四个全面”体现了系统思维和统筹配合，标本兼治和全面覆盖；充分考虑经济、政治、文化、社会、生态各领域改革的关联性、耦合性，“四个全面”之间有机联系，相互贯通，相辅相成，相得益彰，实现了构建和谐社会基本特征的全面概括。

北京精神不仅传承了中华文化的精髓，也具有科学的时代性。北京市委书记蔡奇在北京市第十二次党代会上的报告中指出，我们国家进入了实现第一个百年奋斗目标的决胜阶段，向着第二个百年目标阔步迈进，正前所未有地走近世界舞台的中心，前所未有地接近实现中华民族伟大复兴的目标……面向未来，新一轮科技和产业革命正在孕育兴起，转型发展时不我待……今后五年是建设国际一流和谐宜居之都的关键时期。我们要抓住用好京津冀协同发展、建设河北雄安新区和北京城市副中心、筹办 2022 年冬奥会和冬残奥会等重大历史机遇，统筹推进“五位一体”总体布局和协调推进“四个全面”战略布局，奋力谱写中华民族伟大复兴的北京篇章。

（三）北京精神的价值

北京精神是在 2011 年经过 290 万人票选通过的，具有广泛的群众基础和价值认同。能得到广泛认同的社会核心价值，会加强社会的有机团结和群体的凝聚力。北京精神是北京文化的核心。张颐武认为，“爱国、创新、包容、厚德”这八个字既是公众对于北京文化和历史传承、解读、领会的结果，也是社会对于北京提出期望和要求的结果，生动地概括了城市本身的韵致和风范（张颐武 . 北京精神的价值）。北京精神不仅体现了当代的群众基础和价值认同，更多地还彰显出了北京精神的历史传承性。中华民族五千年的文化之所以从未中断，源远流长，正是因为我们的祖先们很大程度上实践了“自强不息”“厚德载物”的原则。“北京精神”的前四个字“爱国、创新”正代表了传统文化价值观的前一原则“自强不息”。后四个字“包容、厚德”正代表了传统文化价值观的后一原则“厚德载物”。北京精神要用“包容、厚德”来创建和谐社会与和谐世界。对于内部的各种不同观点、意见、倾向、思潮等要采取包容的态度，采取民主的办法，来构建和谐社会。唯有“包容、厚德”，才能使中国承担负责任大国的角色，为构建和谐世界贡献力量。

“包容、厚德”是北京城市文化传统的集中体现，也是现代北京生活的最大魅力所在。北京的包容，首先是在漫长的作为国都的历史中所积淀的气质。其他世界级的大城市也强调爱国、创新，但是包容、厚德则是中国文化中独有的精神品质和普遍理想。自古以来，中国人以儒家为代表，显示出对仁爱、礼乐价值的重视。《国语》有所谓“言仁必及人”，包容、厚德体现了这种古老精神的当代价值，国与国之间相互尊重，不谋求霸权和强权。

“包容”意味着北京经济活力的提升。城市竞争力归根结底就是城市发展经济、创造财富的能力，世界级城市形成最基本的动力就是在经济发展方面的活力。经济学家弗里德曼强调，世界城市的全球控制功能直接反映在其生产和就业结构及活力上。中国的发展道路表明，均衡性增长、包容性增长、持续性增长是必由之路。包容性的经济增长意味着不能单纯发展经济，应该实现经济社会生态全面均衡的发展，经济增长与其他方面的增长相互协调、和谐增长、可持续增长，财富公平分配，不造成贫富差距。

“厚德”是北京精神的人格化，是在北京地缘文化环境中生长起来的方正、仁义、容让和实诚相互交融共生的动态品格，是北京立德扬善的首善品质和人文精神的典型反映。中国古代把培育高尚的道德品行、施人以德以及感恩等义，称作“厚德”。在中华文化中，“厚德”被视为最高道德理念。紫禁城、中轴路、四合院这些城市文化符号，无不体现了中正和谐、自然有序的文化特质，而尚礼、厚道、宽容、助人也是北京人民代代相传的优良传统。在新时期，“厚德”就是要不断践行社会主义核心价值观，倡导互助、奉献、诚信的社会风尚，传承敬孝、仁义、感恩等传统美德，大力加强社会主义精神文明建设，不断提升市民素质和城市文明程度；不断改善民生，弘扬文明，繁荣文化，促进和谐，彰显城市人文关怀（杨生平．北京精神，社会主义核心价值体系的生动体现）。

北京有3000多年的建城史和800多年的建都史，有着厚重的道德文化积淀和良好的道德文化传承。今天，北京所面临的时代课题是：如何把这种历史文化传统的优势转化为现实的文化生产力，提升文化软实力，提升市民的良好品质，使北京的文化发展和它的政治、经济、生态和社会地位相互促进，从而跻身于世界文化城市前列，成为国际一流的和谐之都。

第二节　中国传统和谐思想

一、“协和万邦”的价值追求

著名学者陈来指出：“敬德、保民、重孝、慎罚、协和万邦，体现了中华文明历经夏、商、周四千多年甚至更久远发展所累积的政治智慧、道德观念、审美精神，成为此后中国文化发展的最主要的历史渊源。”（陈来．中华文明的核心价值）

“协和万邦”是中华民族祖先处理华夏各个邦国之间关系的原则和理想。其精神实质就是以道德修养和教化为本，以治理好自己的邦国为前提，以实现万邦的协和。西方哲学家罗素认为：“中国至高无上的伦理品质中的一些东西现代社会极为需要。这些品质中我认为和气是第一位的，以公理为基础而不以武力去解决争端。”（英·伯特兰·罗素．中国问题）由此可见，中华文化的这一观念对西方社会和现代文明也有重要的借鉴意义。

（一）“尚德不尚武”的和谐精神

六七千年前，华夏上古时代部落众多，正是所谓“诸侯万国”“天下万邦”的时代。《尚书·尧典》开篇讲述尧的功绩，尧的德行之大者在于能“协和万邦”，这是中国文化的整体和谐观的价值表现。在面对“以德服人”“以智服人”“以力服人”的方法选择时，作为中国文化主流之一的儒家思想，首先肯定了“以德服人”的方法，其次才是“以智服人”的方法，而否定“以力服人”的方法。周公告诫统治者要“以德配天”，孟子强调“仁政”，甚至专门论述军事斗争的兵家学派所推崇的都是“上兵伐谋”“不战而屈人之兵”。所谓“德”，日本历史学者平势隆郎认为，在商代原本是指佑助征伐的灵力，大国要谋求对小国的控制，需要毅然地进行征伐，而支配征伐的灵力就是德。（日·平势隆郎．从城市国家到中华——殷周 春秋战国）李泽厚先生认为：“（德）与献身牺牲以祭祖先的巫术有关，是巫师所具有的神奇品质，继而转化成为‘各氏族的习惯法规’。”（李泽厚．由巫到礼 释礼归仁）所谓的“德化”“德泽”的“德”，就是不用征伐而行遍天下。

如果新即位的王不是因血缘关系而继位的王，那么新的王凭什么能够获得王位呢？古人给出的答案是靠“德”。能判断出此人是否有德、是否是天命所归的人，就是圣人贤者。“德”的古字写作“悳”，意思是说要把心放正直，不要走向斜路上去。我们知道人立身处事应当仰仗自己的“德”，是不能无所作为地听从上天摆布的。那么应当怎样去推动这个“德”呢？关于这个问题的解答，周公又提出一个“敬”的观念。“敬”是在上古时期的巫术礼仪中产生出来的心理情感，包括恐惧、崇拜、敬畏和警惕。李泽厚是这样诠释“敬”的意义的：“它不是指向对象化的神的建立和崇拜，而是就在活动自身中产生人神浑然一体的感受和体会……‘与神同在’的神秘敬畏的心理状态，理性化为行为规范和内在品格……这即是‘德’的内向化或内在化，而最终成为首先要求于政治首领的个体品德力量。这也就是后世道德的张本。”（李泽厚.由巫到礼 释礼归仁）只要时时警惕戒惧，没有丝毫懈怠，自己的“德”就会一层一层地好上去。“敬”的反面就是沉湎于安逸懈怠，既要进德就不该贪图安逸。在商代，所有的事情都依靠占卜，受天的支配，人对此是无能为力的，周代以后则提出“福祸由人”，高度肯定了人通过修德与天命相配的主观能动作用。从此以后，德治成为中国古代政治文化的正统，神权逐渐旁落隐退，对宗教文化强调转化为对伦理文化的注重。

孔子的弟子子夏曾说：“四海之内皆兄弟也。”中国人认为，人一生下来，便与他人（如父母、兄弟）相关联起来，人终其一生，始终在与人相互关系中生活，不能离开社会。由此则知，人生实存于各种关系之上。处理种种关系的原则，即是种种伦理。伦者，伦偶之意，指人们彼此之关系。父子兄弟，是人类天然基本的关系，故伦理首重家庭。伦理关系既然是人与人的情谊关系，因而也就是相互间的义务关系。伦理之理，必须于此情与义上见之。从家庭关系扩大到社会，就有了“师父”之说，有了“徒子徒孙”之说；于官员经常称“父母官"，于百姓则有"子民"之说；于乡邻朋友，则互以伯叔兄弟相呼。举整个社会各种关系都是可以以家庭关系而化之的。中国人这种由家庭关系推广发挥，以伦理组织的社会，与西方民族国家以团体组织形成的社会是有很大差异的。中国的社会没有内在的边界，不形成对抗。因此，在中国社会的话语中，自古相传的是"天下一家""四海兄弟"的观念（杨发喜．传统文化与中国的新安全观）。

春秋战国时期的思想显示出对仁爱、礼乐等观念的重视。"仁"的原始意义是人与人之间的亲爱关系。孔子和孟子都强调仁者爱人，这里的爱人不专指爱自己的亲人，还扩展到"仁民爱物"。他们在实践"仁"的过程中强调"忠恕之道"和"己所不欲勿施于人"。孔子认为，"礼"是"德"的外在表现，也是实践"仁"的基本方式。陈来指出："中华文明的'礼'是以'敬让他人'为其精神，以'温良恭俭让'为其态度，以对行为举止的全面礼仪化修饰与约束为其节目的文明体系。"（陈来．中华文明的核心价值）古代有德者的一切正当行为方式汇聚起来便成为后代的礼，礼成为人与人之间交往行为所遵守的共同模式。

（二）"大一统"的社会整体观念

中华文化的价值偏好之一是"群体高于个人"。中国文化自西周后期兴起人文主义思潮，在春秋时期就已经明确提出了以人为本的观念。儒家把人生意义、生活价值放置在人际关系而非自我个体上，较少有自我的观念，强调天人合一或者群体利益大于一切。中国文化多强调"天人合一"，孔子讲道德境界即是超越个体小我的生存需求而成全群体的价值需要，所以中国人的生存和发展模式更依赖于与他人之间的相互关系，而不突出强调自主性和主体性。人在世界上的生存不是个体的独立生存，一定是在群体之中的生存生活，人的道德实现也一定要在社群生活中实现。中华文明特别重视家庭价值，家庭是走出个人向社会发展的第一个平台和层级。中国文化的主流思想不强调个人的权利或利益，认为个人价值不能高于社群价值，社会远比个人重要，强调个人与群体的交融、个人对群体的义务，强调社群整体利益的重要性。

在表现形式上，对社会优先的强调还往往通过“公－私”的对立而加以突出，“公”是超出私人的、指向更大社群利益的价值，如个人是私，那么家庭就是公；如家庭是私，那么社会和国家就是公等。社群的公、国家社稷的公是更大的公，最大的公是天下的公道、公平、公益，故说“天下为公”。总之，儒家伦理不是个人本位的，而是在一个向着社群开放的、连续的同心圆结果中展现的，即个人—家庭—国家—世界—自然，从内向外不断拓展，从而使得儒家伦理包含多个向度，确认了人对不同层级的社群所负有的责任。因此，中华文明的价值偏好中特别强调“责任先于自由”“义务先于权利”。中国人的伦理特别强调义务感，义务取向的德行不是声张个人的权利，而是努力实现对他人的义务、履行自己身上所负的责任。伦理的义务从家庭开始，到宗族、社区、郡县、国家，直至天下。习近平总书记在 2015 年访问德国时的一次演讲中指出：“中华民族是爱好和平的民族。一个民族最深沉的精神追求，一定要在其薪火相传的民族精神中来进行基因测序。有着 5000 多年历史的中华文明，始终崇尚和平，和平、和睦、和谐的追求深深植根于中华民族的精神世界之中。”

（三）“恰到好处”的实践智慧

从哲学理论特征上说，儒学主要是一种以实践理性为主的哲学。实用理性或者实践理性首先是一种理性精神或理性态度；这种理性重视现实实践，不追求纯粹的理论思辨，而是致力于解决问题的可行途径和办法，强调“内圣”“外王”。实践智慧产生于对情景的感知、辨别与顿悟，具有技术倾向所缺乏的价值意识，人们最早是通过生产技艺中的“和”“巧”“调”逐渐掌握的。

这样的实践智慧就是中国传统文化中所讲的“度”。中国人对“度”的操作与把握体现了实践理性，即经验的合理性。“度”不仅是在感性活动中逐渐建立起的属人的世界秩序和思维规则，还以其成功经验在理性思维层面上提炼产生辩证智慧。例如中国古人对阴阳的认知，不仅强调其对立、区分，更为强调对立性基础上的互补和平衡，因为阴阳互补平衡的实现，直接与人们在生活经验中对阴阳的把握紧密相连。“阴阳互补”“和而不同”所造成的和谐、均衡、稳定，作为“度”的产物，不仅不排斥变化和运动，而且强调获得和谐与平衡的条件恰恰是运动变化，所谓“穷则变，变则通，通则久”（李泽厚．哲学纲要）。

什么是“度”？“度”就是“掌握分寸，恰到好处”。在李泽厚看来，所谓“和”“巧”“调”的观念，都是描述人们在生产技艺中需要把握的恰到好处、无过无不及的状态和境界。中国思想一直强调“中”“和”的观念，其实就可以看作“度”的至高境界。这种境界追求在中国古代的艺术、政治乃至军事的各个领域都体现得淋漓尽致。追溯其根源，则是《周礼》中所说的“工有巧”，这种“巧”的具体内涵即生产技艺中的“和”“中”“巧”“调”。“度”归根结底是人的实践产物。“度”并不存在于任何对象中，也不存在于意识中，而存在于在人类的生产－生活活动中，即实践－实用中，是人的一种创造、一种制作。人类依靠生产技艺中的“度”的把握而生存延续，维系族类的存在，“度”便随着人类的生存、存在而不断调整、变化、扩大、改进。李泽厚说："'度'作为物质实践（操作活动及其他）的具体呈现，表征为各种结构和形式的建立。这种'恰到好处'的结构和形式，从人类的知觉完形到思维规则，都既不是客观对象的复制，也不是主观欲望、意志的表达，而是在实践－实用中的秩序构成。"（李泽厚．哲学纲要）人类依据"天时、地气、材美"进行主动创造，即美学中所说的"立美"。"立美"即是孔子所讲的"游于艺"，也就是掌握分寸，恰到好处。美树立在人的行动中，从而使人们在物质活动、生活行为中产生无往而不适的心理自由感。

这样的操作活动的规范化和秩序化，以及思维模式的不断巩固，既包含偶然性，也有大量基于创造性的必然性，在这个过程中逐渐产生了"领悟"。中医所讲"医者意也"，就是医患互动中的客观现实与医者的主观知觉理解在"度"的基础上的统一。"意"实际上就是这样的一种领悟，既不脱离现实的原型和模板，同时又超越现有，不断地创造新的理解和知觉。所以大医往往从自己的经验出发，知晓语言表达的有限性，往往出现"言不尽意"的状况，所以普遍强调"医者意也"，即所谓"在人思虑，又脉候幽微，苦其难别，意之所解，口莫能宣"。作为以意象思维为主导的中医学注重体验，内在有其真意，但又不易表达进而被人理解。在天时、地利、望闻问切等客观实际的基础之上，医家的主观知觉和理解其实是非常重要的，二者在"度"的基础上达到统一。京城四大名医之一的萧龙友认为："医，贵在'活'，对道之感悟尤重。感悟，源之广博学识，源之医学实践。中医最忌'呆'。道术分家，只能流于医匠。""萧龙友对'医者，意也'的解释，其一是'大学所谓诚其意者，勿自欺也，即学医之要诀'，即医贵于'诚'；其二是'非徒恃机械之法所能行者'，即医贵在‘活’”（萧承悰．一代儒医萧龙友）。这就是京城医家对“医者意也”的精神理解。

二、“率性自然”的人文情怀

《礼记·中庸》云：“天命之谓性，率性之谓道。”著名学者钱穆认为：“文化即人生，人生有其长成之过程。生活时时变化，而生命不变，此一不变者，中国人谓之性。此一过程与其终极目标，中国人谓之道。性道合一，乃为中国人生最高理想，亦中国文化一最大特质。性则个人小体生命所个别具有，道则人群大生命之共同趋向……生活赖于外，而生命成于己……生活不能脱离自然，而生命则必融入人文。中国人在生活中表现其生命者为礼。礼在外，属人文。仁在内，属天性，亦即属自然。由天性自然之仁，演化出人文之礼。”（李泽厚．哲学纲要）中国人的生命与生活具有高度的人文性，在人文化育中人性与天道实现了统一。

（一）“天人合一”——人与自然的和谐统一

钱穆认为，中国文化的特质就是“一天人、合内外”。他说：“天指的是自然，人指的是人文。人生在大自然中，其本身即是一自然。脱离了自然，又哪里有人生。则一切人文，亦可谓尽是自然。自然人文会通和合，融为一体，故称一天人。”张世英先生认为，“天人合一”的思想可能溯源于商代的占卜。“天人合一”之说则源出于孟子。孟子提出“知性则知天”，认为人的本性是天所赋予的，性出于天，所以天与性相通。宋代哲学家张载明确提出“天人合一”的命题，认为天道是指自然整体的总过程，人性是指人作为存在物的最根本属性，天道与人性的内容是同一的。宋代哲学家程颐将天道与人道进行了区分，但认为二者也具有同一性：天道是指自然的普遍规律，天道的内容是元、亨、利、贞，亦即生、长、遂、成；人道是指人生的最高准则，生、长、遂、成表现在人的身上就是仁、义、礼、智。

人应该如何对待自然？中国古代哲学有三种代表性的学说：第一种是以庄子为代表的因任自然说；第二种是以荀子为代表的改造自然说；第三种是以《周易》为代表的天人协调学说。庄子认为，由于人类拥有了知识和奇技淫巧，自然界的和谐被破坏了，人生的基本原则应该消除一切人为技巧的造作，回到原始的自然状态。荀子批评庄子“蔽于天而不知人”，他强调人类应该改造自然，“经纬天地而材官万物”。《易传》提出“知周乎万物而道成天下”，人们应当周全地了解万物的本质和规律，协助万物达到完满的状态。《易传·文言》提出了“夫大人者，与天地合其德”的境界理想，指出崇高伟大的人格，其品德与天地相合。邹华认为，天道与人事的结合，这实际上是中国古代审美文化对待社会生活的一种特有的态度，在这种审美文化中，社会生活转化为一种可称为“节文合序”的美。邹华认为这种美的特点是将天道下引到人间，在天道的融贯中，社会生活不再是纷繁杂乱的现象，而是呈现为井然有序的状态。因此，在中国审美文化看来，人们应当怎样生活，其实就是一个人如何适应天道的问题。北京的城市文化显然非常鲜明地体现了这一点。

中医药文化是中华优秀传统文化的重要组成部分。中国古人认为宇宙是一个不可分割的、对立统一的有机整体，处于不断运动变化之中。大宇宙包含着小宇宙，小宇宙融于大宇宙之中，自然与人要保持和谐一体的关系。萧龙友认为，应该从“天人合一”的理念出发，治病从本，本指的就是气化阴阳。正如节庆礼俗的设置，中国与西方就有着明显不同。中国节日的设置都与四时阴阳、节气变化有关，如“春节”“清明节”

“中秋节”等；而西方的节日多与人物有关，如“圣诞节”“复活节”等。所以中国人总是按照节气变化安排生活和养生，例如北京的节令民俗养生就非常有特色。北京人的生活娱乐方式不但讲究“迎时当令”，也讲“因陋就简”“因地制宜”，这种满足不必一定需要高档的物质基础。

（二）能动的现世主义——有利于城市文化的建构

作为传统文化的儒、道两家都十分重视现世生存。中国传统的实用理性用冷静现实的态度来解说事物，用理智来引导节制人们的感性欲望，不追求来世的灵魂拯救，而是更加重视现实人生的建功立业。现世主义在西方的历史上是出现较晚的事情，而在中国则是传承了几千年的主要文化价值，至少从孔子时代就是如此。孔子不愿意讨论鬼神和一切虚妄不实的抽象理念，只关注现实社会中各种关系的处理。早期儒家的核心思想是仁者爱人的仁爱精神，以及建立和维护社会稳定与和谐的社会秩序。按照梁漱溟的观点，中国社会是一个“伦理本位的社会”，从西周到春秋，社会的基本特点就是宗法一体、家国同构。在宗法型社会中，一切社会关系都家族化了，在文化上表现为重孝、亲人、贵民、崇德。

中国的现世主义具有特别的能动力量，它产生一种向前的意向，非常有利于城市生活的快节奏。现世主义的实质就是高扬人的主体性。春秋时期的政治思想家子产认为，“天道远，人道迩”；孔子少言天道，重人道，是哲学史上第一个提出人生论的思想家。孔子主张行“恭、宽、信、敏、惠”于天下，达到仁的境界。宋元以后的哲学十分重视人为，张载提出“天能为性，人谋为能”，王夫之主张人生应“以人道率天道”。可见中国哲学的思考主张“天人合一”，主张人世生活，较少关注虚无缥缈的彼岸世界。佛教中国化以后，也强调教徒信众在家的伦理，主张在日常的洒扫应对中领悟妙道。道教追求长生不老，也主张“一人得道，鸡犬升天”的观点，认为人们即使到了仙界也要享受人间的快乐。道教的斋醮活动受到民间的欢迎，就是因为这些仪式大多是为了祈保人们的现世利益。

宋代大儒范仲淹留下“不为良相，便为良医”的佳话，成为中医学广为接受的理念。元代戴良说“医以活人为务，与吾儒道最切近”，为良相或为良医皆体现了君子儒利泽苍生的理想。例如医圣张仲景就曾做过长沙太守，但中年卸职后，以行医济世为务。李泽厚认为：“实实在在的‘人活着’即人的物质性的生命、生存和生活，才是第一位的现实和根本，是第一原则和首要符号。这也才是真正的‘生命哲学’”。（李泽厚. 由巫到礼 释礼归仁）中国传统既叹人生之虚无，又叹人生之苦心，并由此奋力生存，不怨天，不尤人，下学而上达。

由上可见，爱国、创新、包容、厚德之所以成为北京精神，不仅是历史的必然，也是创造历史的人民群众的选择。北京精神折射出的传统文化的精髓，历经几千年成就了现代的北京，成为现代北京的精神底色，也成为百姓的精神依托。每个人都在历史文化中确立了自己的生命存在，生生不息，既追求自己的现世安稳，又能够与大同德，实现境界的超越。

（三）“诗、礼、乐”的和谐人格塑造

由于文明发展的多样性，中华文明一开始并没有形成西方意义上的宗教信仰观念。中国人的“终极关怀”精神并不体现在宗教，而是主要体现在儒道两家的人生哲学中。早期儒家哲学的主要内容是讲为人之道，包括探讨人的本性、人的道德修养、人生的价值、处理人际关系的原则等。面对有限的人生，孔子从现世主义的立场出发，提出“为仁由己”。将仁看作是一种慈悯的情怀，即亲亲、仁民、爱物，以此实现社会的义务。志于此道，依靠个体的品德力量和操守，通过规范的礼乐文化，以及人的生存、人的生命活动把握超验的天道。仁是一种内心神圣的情感状态，包括了敬、畏、忠、诚，散落在世俗生活的衣食住行之中。

李泽厚认为，孔子最大的贡献是为礼乐找到了自我意识的根基——仁（李泽厚. 哲学纲要）。《论语》一书提到“仁”达百余次。孔子把“仁”的最后根基归结为以亲子之爱为核心的心理情感，即对人道的自觉意识。孔子说：“礼，与其奢也，宁俭；丧，与其易也，宁戚。”这种关于礼的心理情感就是“敬”。“敬”作为孝、仁的内在原则，便是由“礼乐”所塑造培育出来，使人区别于犬马的人情、人性或人道。尽管这必须以亲子这种自然生物性的血缘事实为基础，但是这种自然生物关系经由“礼乐”被赋予人道的意义，所以才不同于“犬马”。

古代中华文明被称为“礼乐文明”，礼在古代儒家文化中占有重要的地位。孔子强调，礼的实践是行仁的基本方式。陈来指出：“礼的文化包括三个层面，礼的精神、礼的态度、礼的规定。春秋时代仁人志士的思想和行为，共同构建了一种文化与道德的遗产……贤人君子的道德榜样和言论成为影响后世的重要文化资源，在不同层次上成为后人的道德典范和人格范型。”（陈来. 中华文明的核心价值）古代的礼包含大量行为细节的规定，人在不同场景下的进退揖让、语词应对、手足举措都要按照礼的规定进行。在儒家看来，道德是在人与人交往的具体行为中实现的，这些行为的共同模式是礼。礼是人与人之间相互尊重的表达，也是人际关系的外在化形式。

就“礼”“乐”二者说，“乐”与仁的情感心理联系更为直接和密切。正如《乐记》所说：“仁近乎乐，义近乎礼。”

“乐”可以直接从陶冶、塑造人的内在情感来维护人伦政教。孔子要求弟子们多多学习《诗》《书》等经典，在此基础上，他还要求弟子们学习以六艺为主的社会文化知识和技能，不断提高自身的文化素养。乐不只在使人快乐，还在于通过追寻快乐本身的意义成就成为人生的最高理想和人格的最高境界。孔子讲“兴于诗，立于礼，成于乐”。诗启发人的语言智慧，礼培育人的外在规范，乐给人以内在心灵的完成。所以“成于乐”表明了人格塑造的完成，即只有学习礼乐，才能成为一个完全的人，才能“从心所欲不逾矩”。

京城名医萧龙友特别提倡医家要有诗书礼乐的修养，提出“道德为师仁义为友，礼乐是悦诗书是教”的观点。萧龙友本人国学底蕴深厚，文化修养甚高，不仅医术精湛，而且博通经史，工于书画，誉满京华。在书法造诣上，萧龙友真、草、隶、篆无一不精，很多人不仅向他求医，还向他求字。萧龙友与著名画家溥心畬、齐白石、张大千等都是好友。他还留下了很多诗作，因而被人们称为文史学家、书法家、中医学家、中医教育家。

虽然那个以“礼乐”知天下的时代已经远去，但是这种以“礼乐”追求人性提升的思想深深地影响着后人。把这种人性追求与安邦治国、治理社会的事业紧密相连，便具有了崇高的使命感和历史责任感。这种“为仁由己”的“爱人”精神，具有了生命动力的深刻性。不同于西方“个性解放”之类的情感，人际关怀的共同情感成为历代儒家士大夫生活存在的内在动力。对人际的诚恳关怀、对大众的深切同情、对人们遭受苦难的感同身受，成就了儒家士大夫的社会担当。

三、“普度众生”的佛教文化

城市生活是传统和礼俗构成的整体，城市精神是生活其中的人们集体心理的体现。北京的城市文化不仅体现着儒学、道学的传承，也体现出佛教文化的影响。构建和谐社会需要从中华优秀传统文化中吸收一切优秀成果，不仅要从儒学道学中汲取养分，也要从其他传统文化优秀思想中获得养料，而佛教文化无疑提供了丰厚的和谐文化资源。

（一）北京的寺庙文化

宗教文化是一个城市文化不可或缺的组成部分。北京城市文明的标志，不仅体现在那金碧辉煌的紫禁城、京城民居四合院，而且也体现在宗教仪典场所——寺庙宫观。佛教传入中国后，在北京地区得到了广泛传播。北京佛教寺院多种风格并存，反映出“包容合流”的宗教色彩，更揭示了北京地区“兼容并蓄”的文化品格。北京的寺庙宫观遍布内外城，供奉着佛教、道教的神祇，也有伊斯兰教的清真寺和耶稣会的教堂。可以说，多元共存、相互包容，既是北京宗教文化的特点，也是北京宗教文化的突出优势。佛教寺院是北京佛教文化的物质载体，赋予了北京极为丰富的佛教文物遗存，较好地保存了建筑、雕塑、碑刻、壁画、音乐等文化资源，承载和传播北京传统文化。

佛教是世界三大宗教之一，从成立至今已经有 2500 多年的历史。佛教具有崇尚和平、和谐、慈悲、劝善、普度众生等教义思想和价值取向，可以提高人的思想道德素质，最终达到人与自我、人与社会以及人与自然的和谐，使人类达到一种良好的生存状态。人与自我的和谐，即个体有机体系统的内在和谐，是包括饮食、气血、经脉、精神的均衡，特别是个体精神世界的和谐。

（二）佛教的自利利他与临终关怀

大乘佛教主张自利利他，中国的佛教尤其倡导这一思想理念。“自利利他”出自《佛遗教经·众生得度》。该经中有“自利利他，法皆具足”的提法。自利是指消除自我精神上的烦恼痛苦，达到阿罗汉或者佛菩萨果位，实现解脱；利他是指给他人以利益，解除他人的烦难与痛苦。佛教以利他为本，特别是大乘佛教以自利利他为己任，不仅解脱自己，更要普度众生、饶益有情。

面对生死，佛教关于临终关怀的理论与实践同样具有独特的价值。大乘佛教从佛性普具、众生平等的宗教理念出发，把临终关怀施受于一切愿意接受的人们。无论一个人生前具有什么样的是非善恶、贫富贵贱，佛教都希望临终之人心带善念，以摆脱临终身心的苦痛，得以善终。佛教的生死观强调生命的连续性，否定生命的断灭与必逝。在这样的背景下，佛教的临终关怀便抹去了对“死亡”的恐惧，其所探讨的是一种指向“生”的技术，是对“重生”的肯定与助力。一方面看，佛教对生活的淡然态度可以帮助临终者放下对当下世界的留恋与不舍，以获得内心的平静；另一方面，它又提供了具体的方法，使病患、亲属及医师三方，达到平静状态。这个过程被威廉·詹姆斯称作“宗教的秘密”，即宗教从来没有否认过苦难的存在，但它有能力把苦难转变为一种幸福。

（三）佛教文化的积极作用

历史上，北京寺庙的风土人情和文化习俗在各方面丰富了京城人们的文化生活。佛教文化教人止恶行善，克制贪欲，淡泊名利，自利利他，以慈悲、戒贪、宽容、诚实、忍让等道德规范要求自己，并且致力积德行善，以关怀人、帮助人为乐，在人与人之间建立和睦协调的关系。

佛教并非中国本土宗教，在传播过程中不可避免地与中国本土文化相互融合，发展成为具有中国文化突出特点的中国佛教。早期来华弘法的众多西域高僧，大多数是身怀“绝技”之人。他们通过符咒、星占、禳灾、祈祷、预言祸福等手段来吸引信徒群众，利用自身的医术治病救人。医术之所以成为佛教徒弘法最重要的辅助手段之一，是因为医疗技术和人的生命健康密切相关，也和佛教解脱人的痛苦的教义相吻合。释迦牟尼明确规定，不可以医谋求供养，否则就是犯戒。但是，如果行医不是为了获得供养，而是为了解除病人的苦痛、为了弘扬佛法、布施无畏，则是允许的，甚至应该得到鼓励。

佛教有着“和敬”的理念。佛教僧团共住生活有六项准则：身和同住，口和无诤，意和同悦，戒和同修，见和同解，利和同均。佛教提倡“不妄语”“不两舌”“不绮语”，都是提倡讲真话、诚实守信。佛教还有宽容理念和慈悲原则，大乘佛教提倡“忍辱”，要求对他人做到人嗔我不嗔，人恼我不恼。佛教提倡爱护众生，给予众生以欢乐，又主张怜悯众生，拔除众生痛苦。佛教倡导教徒要以自己的财力、体力和智力去救助贫困者，从事社会公益，如救灾扶贫、照顾鳏寡孤独、参与医疗卫生、挽救失足者等。由此可见，佛教对待人际的伦理思想准则能在协调社会关系、缓解社会矛盾，在推动家庭和睦、人际和谐、民族团结等方面发挥积极作用。

第三节　中医和谐观念

一、中医和谐观的理论来源及其意义

（一）阴阳平和的方法论

“阴阳”学说是我国哲学史上最古老也是影响最大的学说。它把世界上万事万物纷繁复杂的对立现象，抽象为“阴”与“阳”这两种最基本的对立，并从总体上把握事物对立统一的性质。“阴阳”范畴的形成，如同“五行”范畴的形成一样，经历了由感性具体到理性抽象的过程，是综合古代自然科学知识并加以提炼升华的产物。

阴阳观念起源于古代人们对自然的观察。在气象方面，阴阳表示晴天和阴天；在地理方面，阴阳代表向阳面和背阴面。真正开始在哲学意义上使用阴阳概念的，是西周太史伯阳父。《国语·周语》记载他用阴阳说解释地震的议论：“幽王二年，西周三川皆震。伯阳父曰：周将亡矣！夫天地之气，不失其序；若过其序，民乱之也。阳伏而不能出，阴迫而不能蒸，于是有地震。今三川实震，是阳失其所镇阴也。阳失而在阴，川源必塞，源塞而国必亡。夫水、土演而民用也，水土无所演、民乏财用，不亡何待！昔伊、洛竭而夏亡，河竭而商亡。今周德若二代之季矣，其川源又塞，塞必竭。夫国必依山川。山崩川竭，亡之征也。”伯阳父把阴阳看成两种相互对立的基本物质力量，两种充满天地之间的气。用联系的观点，把自然界和社会当作一个有机统一体来思考，认为自然界的变化与社会的治乱兴衰是密切相关的。伯阳父对阴阳的认识已达到一个新的高度。

到春秋时代，阴阳范畴逐渐被人们向各个方面延伸，大大扩展了它的涵盖能力，也大大提高了它的抽象性。例如，范蠡将阴阳范畴引进军事斗争之中，用以解释战争之道，从而得出日月的盈虚往还与阴阳紧密相联，攻用阳道守用阴道，刚用阳道而柔用阴道的具体结论；医和将阴阳引入医学之中，以阳代表热而阴代表寒，得出了“阴淫寒疾，阳淫热疾”的判断，首开以阴阳学说解释医理病理的先河。计倪将阴阳引入发展生产、治理国家的构想中，称“审金木水火，别阴阳之明，用此不患无功”；墨子将阴阳引入对春夏秋冬四时的解释，说“四时也，则曰阴阳”等。老子对阴阳学说进行了哲学上的进一步升华，提出了“万物负阴而抱阳，冲气以为和”的哲学命题。所以后来梁启超指出，“阴阳二字意义的剧变，盖自老子始”。老子把阴阳作为“道”所产生的万事万物的两种属性而规定下来，并纳入“道生一，一生二，二生三，三生万物”的宇宙生成论公式，使阴阳理论第一次获得了本体论的依据，走向了系统化和理论化的道路。《易传》使阴阳理论得到全面展开，它重新解释了《易经》的整个系统，提出“一阴一阳之谓道”的光辉命题。《易传·系辞》中说：“易有太极，是生两仪，两仪生四象，四象生八卦，八卦定吉凶，吉凶生大业。”这里的两仪就是阴阳，阴阳成了上接本原、下生万物的枢纽，成了整个宇宙生成系统的核心。

自先秦产生并发展起来的阴阳五行思想，是我国传统文化的重要组成部分，对我国社会的各个方面都产生了相当深远的影响。其中，最为广泛和直接的影响体现于社会政治方面。阴阳五行及其相关的灾异理论，在历史上经常被作为治国、理政、生产、用兵乃至预测吉凶的工具。同时，阴阳五行说中既包含了事物相互联系、相互转化的思想，又包含了阴阳定位、五行生克的思想，这两种思想对于中华民族思维方式的最终形成，起了决定性作用。这种思维方式对中国的哲学、天文学、地理学、医学和人们的日常生活都在起着规范的作用。

中医学以“天人合一”的思想为指导，以“和合”为思维方式和价值取向。毛嘉陵指出：“中医药文化的核心观念是‘天人合一’‘和谐共生’，中医药文化的生命理念特色也是‘天人合一’”（毛嘉陵．北京中医药文化传播发展报告2015）。整体思维成为中医学的基本思维特征。整体思维不仅强调事物的完整性和统一性，而且认为事物和世界的本质是一个整体，各个部分都是由整体分化而来的。中医学认为，人与其他事物一样，都是由自然分化而来，不仅人体是一个有机的整体，而且人与自然也是有机统一的整体。人类生活在自然界中，自然界存在着人类赖以生存的必要条件。同时，自然界的变化（如季节气候、昼夜晨昏、地方区域等）又可以直接或间接地影响人体，而机体则相应地产生反应，这就是所谓的“人身小宇宙，宇宙大人身”。在这个理论基础上采用类比、类推的方法，将人体各部分与外界各事物融为一体，而对人体各部分、人与外界事物的关系不作具体的、量化的分析。中医对疾病的诊断、治疗以及预防、养生等都体现了重合轻分的思维特征。

（二）以和为治的治疗观

中医的思维方法有整体思维、辨证思维、直觉思维、中和思维、意象思维等，但最能充分体现中医特色的莫过于中和思维。中医理论中的“天人合一”、治疗原则上的“执中致和”、药物应用上的“补偏救弊”等，无不是中和思维的具体应用。中和思维是指在观察分析和研究处理问题时，注重事物发展过程中各种矛盾关系的和谐、协调、平衡状态，是不偏执、不过激的思维方法。可以说，“中和”思维就是一种适度的思维方式。

“中”字在甲骨文中是指立于正中央的旗帜或徽帜，“允执厥中”是指办事秉执中道、不偏不倚、无过不及之名的基本原则。《说文解字》说：“中，正也。”用“中”区别内外、偏正，并与“正”的含义等同起来。在早期甲骨文中，“和”作“龢”，从“龠”从“禾”，“龠”是一种古代中国竹制的吹奏乐器，由最开始的三孔发展为后来多孔的排箫，可见“和”的本义为音声相和。《礼记·中庸》云：“中也者，天下之大本也；和也者，天下之达道也。致中和，天地位焉，万物育焉。”在中国哲学中，“中”即中正，不偏不倚，是说明宇宙间阴阳平衡统一的根本规律以及人身修养的最高准则的重要哲学范畴；“和”即和谐、和洽，是说明天、地、人和谐的最佳状态以及人类所共同向往的社会理想境界的哲学范畴。中与和的概念虽有差异，但有密切联系，常常互为因果、并举并用，并组成了中和的观念。

中和思维的基本特征是注重事物的均衡性、和谐性、平正性和行为的恰到好处。平衡与平和是事物发展过程中的两种状态，所谓平衡就是指事物或现象不偏邪、不越位、不杂乱、不孤立，无过无不及，处在均势、适度、协调、统一的状态，即中和的状态；反之就是不平衡，就是背离中和的状态。中和思维在中医学中具体体现为：阴阳五行的动态平衡；阴阳失调的发病机制；调和致中的治病原则；调和阴阳的养生学说等。中医学认为，适中是正常生理状态的前提。“适中”者，不偏不倚、不卑不亢、不多不少、执中适度、执两用中、恰到好处也。其中包含适中的外环境、适中的内环境和适中的内外环境的统一。“失中”是疾病发生的条件，适中环境的破坏就必然会引起各种病理状态和病理过程，那就是“失中”，或者叫失衡。中医学在“调和阴阳，以平为期”的治疗原则指导下，在几千年的医疗实践中取得了令人信服的疗效，留下了大量宝贵的医学财富。

现在西方的医学也借鉴中医古老的治疗观念，在实践中出现了“和疗医学”，取得了很多成效。“和疗医学”的基本原理来自中国古老的哲学观念。薛史地夫说：“和疗医学的哲学思想与中医的‘天人合一’理论如出一辙，两者都十分强调保护和调节人体自身的愈合能力。”（薛史地夫．中道的医学）“和疗医学”与中医学在学术观点和理论原理方面有诸多相似之处。首先，两者均崇尚自然，“和疗医学”推崇的“大自然就是良药”的理论与中医倡导的“天人合一”的整体观如出一辙；而“和疗医学”所讲的小剂量减轻或治愈疾病，大剂量加重病情的观点与中医所讲的“重阳必阴，重阴必阳”的辩证思维吻合。其次，两者均重视正气在人体中的作用。“和疗医学”的要旨强调要重视人体内“活力”（vitalism）的作用，认为活力是一个内在的、活跃的、易感的智能，支配着人体的各种活动。经过两百多年的实践证明，“和疗医学”确有其科学性，特别是对诸如慢性的、疑难性的、情志性的，以及大范围爆发的流行性疾病和功能障碍性疾病，具有与现代药物相类似甚至更好的疗效。

（三）医患信和的道德观

实现构建社会主义和谐社会的新目标，需要从中国传统哲学中吸取丰富的思想文化资源并进行创新性发展。在国家提出发展和谐社会的框架之下，如何解决人与自然、人与人之间的和谐，成为今天时代发展的主旋律。而和谐的医患关系是社会和谐发展的重要组成部分。医生与患者的关系作为整个医疗体系中最基础的关系，从最初的意义讲是一种人伦关系。在这一方面，中国传统的道德文化是医患关系的道德源泉。

中医药文化主要由物质文化和非物质文化两方面构成，包括了中医药的典籍文化、历史文化、行业文化、民俗文化、原创思维等多个方面，其中最为关键的是中医药文化的核心价值。2009 年 8 月 4 日，国家中医药管理局颁发了《中医医院中医药文化建设指南》（以下简称《指南》），对中医药文化的核心价值做出了界定："中医药文化的核心价值是中医药文化的灵魂，决定着中医药文化的存在和发展，是中医千年发展进程中积累形成的文化精髓，是中华民族深邃的哲学思想、高尚的道德情操和卓越的文明智慧在中医药中的集中体现。"

《指南》用"仁""和""精""诚"四个字概括了中医最核心的价值理念。在《指南》的概括中，"和"的价值观念与中医和谐关系有着直接的联系。中医的医患关系是和谐的，不仅仅是医生和患者之间的相处之道，还在于中医的世界观、健康观、治疗观也是和谐的。医患和谐既包括医患之间的互信，还包括医者充分了解患者，采取灵活的治疗策略，从而达到医患和谐的境界。

协和万邦不仅是上古时期中华文化的价值追求和价值选择，也是人们在日常的生产实践中表现出的"恰到好处"，从宏观到微观、从自然到社会、从社会到个人，和谐的思想都贯穿其中，成为中华文明血脉里的文化基因。在和谐的理念之下，展现出仁民爱物、率性自然、厚德包容的文化特质。

二、北京中医和谐精神

1918 年，美国人西德尼 · D · 甘博对北京所做的社会调查显示，北京当时共有 1098 名医生，其中 989 人是中医，109 人是西医，中医在数量上占据绝对优势。1950 年，在北京市公共卫生局登记的中医生有 1288 人，其中内科占 66%，外科、妇科、儿科共占 20%，针灸占 10%，正骨科占 3%。1955 年又陆续登记到1800余人，其中领照者1100人，还有学徒300余人。按当时北京居民180万计算，中医人员占市区总人口的1‰，并有名医派、太医派、世医派等流派，分布全市行医。

北京是古老城市，历代常在此建都，经济文化发达，医学也相应发展，由儒而医，名医辈出。名医派以擅长治虚劳病的萧龙友、擅治温热病的孔伯华、长于治湿温病的汪逢春以及擅长于治疗心脏病及其他内科杂病的施今墨为代表。太医派以清代御医袁鹤侪、瞿文楼及清宗室后裔金书田为代表。世医派是指自学成才的“儒医”，多为世代相传，有一定医技特长。在北京的中医名家身上都体现了心忧天下的爱国情怀，以及以医济世、不恋荣利的高风亮节，他们对待患者，不论贫富贵贱，一视同仁，医术高超、神乎其技，为人谦和，具有文人气质，为了中医学后继有人，积极办学，薪火相传。

（一）“千秋家国，心忧天下”

京城名医不仅具有忧国忧民的济世之心，亦有佛家慈悲普度之意。“五卅运动”后，孔伯华为了抵制日货，创制了避瘟宝丹，其效力高于日本的避瘟散，不仅畅销一时，更为中国人争了气。1929年，当时的国民政府意欲取消中医，京城名医孔伯华联络同道在京师创办了医药学会，奔走呼吁，被推举为联合会主席到南京请愿谈判，终于使政府取消了前议。同年，孔伯华与萧龙友共创中国第一所医学高等学校“北京国医学院”，邀请各地名医并肩作战，辛苦操劳，在沉重的中外当局压力下培养出了大批后辈中医人才。这些学生不负众望，也都成为栋梁之材，在当时中医元气大伤的情况之下，承担起了继承和发展中医的重任。萧龙友曾说：“人必无所显而后得所隐。余显乎哉？余志在医国，浮沉宦海数十年，于国事毫无济，即以名位论，不过一中大夫耳。况当叔季之世，并此亦不能得邪？四顾茫茫，得藏莫测。内人告余曰：‘子非深于医者邪？即不能显达，出所学以医国，何不隐居行其术以医人。倘能舍彼就此，我闻医亦大夫也。医虽小道，亦自利利他之道也。’”（萧承悰．一代儒医萧龙友）这段文字反映了萧龙友悲天悯人、治病救人的人文情怀和远大抱负。另一位被称为侠骨仁心的名医施今墨，因为早年结识革命党人黄兴而加入了同盟会，追随黄兴四处奔走革命，并一路行医看病，至1911年辛亥革命成功，推翻了清王朝，施今墨在南京参加了孙中山的大总统就职典礼，并协助黄兴制定陆军法典。后来时局混乱，袁世凯称帝，孙中山出走，黄兴病故，施今墨便应湖南督军谭延闿之邀，出任湖南教育厅长。但那时军阀混战，根本无人过问教育，施今墨壮志难酬，后辗转出任北京香山慈幼院副院长之职。专心医学的施今墨凭借其高超的医术，很快便名满京城。

京城药商也有着爱国济民的情怀。乐崇熙在《清平乐：北京同仁堂创始人乐家轶事》一书中这样描述同仁堂的后人，老二房的十七老爷乐东屏是解放时同仁堂18位经理中的一位，是作者的父亲。中华人民共和国成立前后他对铺务始终兢兢业业，事必躬亲，长于细贵药材鉴别，尤其对牛黄有独到的研究。他于1934年元旦在北京西四开设怀仁堂，同年10月在济南开设分号居仁堂。怀仁堂除了避暑良药防疫丸非常著名外，很多儿科丸散，如安宫牛黄散，也为各大名医所推崇。怀仁堂有一特点，即大量种植鲜药，药店后院占地六分七厘，或开畦种植，或温室盆栽，其中藿香、佩兰、菖蒲、薄荷、香橼、佛手、枇杷叶、石斛等栽种最多，随用随采，有效成分毫无损失，有利于药效之提高，颇受药界同仁及患者之好评。冬日，盆栽诸药根据不同种类或移至暖房，或覆以苇席。管理药圃的王玉山师傅乃丰台花神庙人，他所种植的香橼、佛手常在冬日结果累累，清香沁人。乐东屏先生热爱祖国，20世纪50年代他将珍藏多年的明清古玩及木器无偿地捐赠给故宫博物院；将大桂花树等名贵花木送给颐和园；他送给动物园的短嘴名鸽是该园所养的第一批鸽子，其中一部分还与国外动物园进行了交换。

（二）“以医济世，不恋荣利”

京城“四大名医”当年的风采已成传说。但他们对中医发展的贡献永不磨灭。孔伯华培育出700多名弟子，其中许多成为名家。他曾奔走呼吁，为保留中医传统做出巨大贡献。更难能可贵的是，孔老人格高尚，洁身自好，在他身上，不仅体现出中医的技术，更体现出中医“大中至正”的精神。

1917年，晋绥一带鼠疫猛烈，孔伯华擅长处理瘟疫，他和同仁们全力治疗，取得成功。1918年，廊坊一带又爆发“虎疫”（霍乱），当地人排斥外来帮助，孔伯华等人挨家挨户做思想工作，但当地人信巫不信医，不肯服药，孔伯华只好投药入井，有效地控制了疫情。回京后，孔伯华等人分头编写《传染病八种证治析疑》十卷存世，这是中国流行病学的重要进步，孔伯华从此声名鹊起。

据孔伯华嫡孙孔令谦讲述，孔伯华生于官宦之家，其祖父曾在丰润、保定等地当过县太爷，通儒则近医，先祖善岐黄，孔伯华因而得以启蒙。当时有两件事促使孔伯华立志学医：一是他的表妹腿上长了个疖子，本是小病，被庸医所误，留下终生残疾；二是他的母亲患病，孔伯华割肉疗亲。孔伯华在家看病，往往让病人到达仁堂抓药，他在穷人方子上会留下记号，把药费全记在自己账上，孔伯华规定每天前十名挂号的病人免费，因为只有穷人才会早起，至于富人看病，挂号费至少2元大洋，在当时算出奇的高。上海大亨杜月笙曾请孔伯华赴上海为孟小冬出诊，请了三次才去，杜月笙给了孔伯华10万大洋做酬谢，孔伯华转手都给捐了、舍了。周总理曾说：孔伯华名气这么大，没想到日子却过得这么清苦。孔伯华直到去世，房无一间，地无一垄，不纳妾，不抽大烟，挣的钱都散给别人了。日寇占领北平后，伪政府想把北平国医院并入他们的教学系统中，让孔伯华担任高官，可不论怎样威胁利诱，孔伯华一概拒绝，表现出崇高的民族气节。

名医萧龙友也有济世救人的种种佳话。1892 年，川中流行霍乱，省会成都每日死人无数，街头巷尾一片凄凉，许多行医者惧怕感染，潜居不出。萧龙友冒着生命危险，陪同当地一位医生携带中草药沿街巡视，见到病人就进行治疗，从死亡线上拯救了许许多多的患者。进入仕途后，萧龙友仍然继续研修医学，并在公务之余以医济世，免费为患者看病，收效良好。1936 年，名医汪逢春在北京开办“施诊所”。所谓“施诊”，即不收诊费。若贫穷人家无力购药者，则药费全免，所施舍之药，均登记在案，每月末由先生与药店（西鹤年堂）结算。

（三）“普同一等，一视同仁”

仁爱、孝道、和敬的北京文化特色也体现在中医医患关系之中。孙思邈在《大医精诚》中云：“若有疾厄来求救者，不得问其贵贱贫富，长幼妍媸，怨亲善友，华夷愚智，普同一等，皆如至亲之想。”京城“四大名医”之一的施今墨，原名施毓黔。从医以后，自己改名“今墨”。其意有三：其一，纪念诞生之地，“今墨”同“黔”；其二，崇习墨子，行兼爱之道，治病不论贫富贵贱，施爱不分富贫；其三，要在医术上不断精进，成为当代医林绳墨。

名医孔伯华在看病的时候讲原则，对谁都一样。根据当时人的回忆：“先生对邻里孤贫患者，倍切关心，不但免收诊费，亦常解囊，助其药费疗养之赀。这种崇高的医德，远近称颂，遐迩闻名……先生平易近人，有求必应，对踵门求诊者从来不加限制。晚年由于动作有所不便，精力有所不逮，始规定每天上、下午各诊 40 人，对急重病人准许额外加号。应邀出诊，事必躬亲，每遇疑难病者，归必提示生徒，进行讨论，允许提出不同看法和意见，畅所欲言，尽情辩论，最后做出总结，指归而教之。先生每手捻白须，含笑言道：'医司人命，生死攸关，必须若同而异者明之，似是而非者辩之，愈辩愈明，才能使病无遁形，药不虚发。'"（北京市政协文史资料委员会选编．杏坛忆旧）

（四）"用药精益，神乎其技"

施今墨的精湛医术，在民间有不少传说佳话。

相传在民国初年，有一广东议员，因与人争执而致暴怒吐血，复加便血，几经诊治，不见效果，病情严重，奄奄一息，于是便邀请施今墨出诊。病患家人将施大夫引至病人房中，待他进屋后家人即将门从外反锁，并告诉施今墨："此人救活则放你出来，治死则要你同葬！"施今墨震惊之余还是决定先看病人。见病人仰卧，头歪向一旁，面无血色，双目紧闭，呼之不应，口边仍有血沫漾出。抚脉细如游丝。家人介绍说，前时上喷血下便血，故床帐、被褥、衣裤皆染血迹。施今墨想，血自上出宜降，血自下出宜升，现在上下皆出血，升、降都不适宜，只有固守中州，而固中州唯有人参最良。于是命家人急取老山参一枝浓煎灌服。一时许，病人不再吐血，脉复出，病人气息稍足，眼可微睁，已复生机。家人对施今墨感恩戴德，再三表示歉意并要重谢，施今墨拂袖而去。

适值汪精卫的岳母患痢，遍请西医，未见少效，行将不起。有人建议请施今墨诊治，汪精卫无奈，同意试试。施今墨凭脉，每言必中，使汪精卫的岳母心服口服，频频点头称是。

处方时施今墨说："安心服药，一诊可愈，不必复诊。"病危至此，一诊可愈？众人皆疑。据此处方仅服数剂，果如施今墨所言。汪精卫这才相信中医之神验，题字送匾"美意延年"，自此再不提取消中医之辞了。后来在全国舆论压力下，国民政府只得收回成命，批准成立中央国医馆，任命施今墨为副馆长。中医终于以妙手回春的疗效，赢得了生存的权利。

孔伯华先生遣方用药必先辨证精详，对证用药，并无门派的偏倾，只要辨证准确，则"参、术、硝、黄俱能起死；芩、连、姜、附俱可回生"，要对症下药，不可执于成方。先生擅用石膏，有用之达数斤者，虽用量惊人，却常有起死回生之妙，足见其辨证极其精准，而且对病情的把握也能做到成竹在胸。

京城名医胡希恕先生 1958 年调任北京中医学院（现北京中医药大学）任内科教授，忙于教学。先生一生治学严谨，只在《北京中医学院学报》和《北京中医》发表过文章。刘渡舟评价他："每当在病房会诊，群贤齐集，高手如云，惟先生能独排众议，不但辨证准确无误，而且立方遣药，虽寥寥几味，看之无奇，但效果非凡，常出人意外，此得力于仲景之学也。"暮年仍孜孜不倦于教学、讲座，指导留学生考察团，其经方研究成就，已由其弟子整理成册，著为《经方传真》《伤寒论传真》《金匮要略传真》等书出版。

（五）"尊重同道，融汇中西"

施今墨的医德同样也被人传颂，他对同道非常敬重宽厚，从不贬低他人，一切均以病患为重。天津曾传闻施今墨巧改药方的故事，被传为佳话。1944 年，施今墨到天津出诊，遇金姓富商，被邀请至其家看病。施今墨细观其人，他面白体丰但乏神采，闻其声则气短言低，望其舌淡而少苔，切其脉细缓无力，有乏力身倦、食不甘味、便下稀溏的症状。患者说："前时服天津名医陈方舟处方三帖，无大效，故改请施先生处方。”施今墨索陈先生处方一阅，是四君子汤（人参、茯苓、白术、甘草）。英雄所见略同，正合己意。病患气虚，用四君子汤补之可谓药症相合，但因其久虚，需长期服用方可。但金某认为陈先生的处方无效，坚持让施先生重新开方，施今墨先生灵机一动，开出一方，“鬼益、杨枹、松腴、国老”四味，嘱服20剂。金某接过一看，见方子已改，心中甚喜。一月后，金某病体果愈，派人携礼品赴京酬谢施老先生。施老先生推却了礼品，笑道：“应该谢陈方舟先生，是他治好了金先生的病，我不过为陈先生抄了一次方子罢了。”来人不解，施老先生言道：“人参又名鬼益，白术又名杨枹，茯苓又名松腴，甘草又名国老，还是原方‘四君子汤’，不过如此而已。”施先生为人谦虚谨慎，不贪功，尊重同行被人称道。

（六）“薪火传承，桃李不言”

孔伯华一生兴办教育，首重育人。他认为：“只有一个合格的人，才有可能成为一个合格的医生。”请愿返京后，孔伯华愈发感到中医人才培养的重要。于是他立即在京城联合同道医生，奔走呼吁。1930 年，他与萧龙友合力创办了北平历史上第一所中医学院——北平国医学院。孔伯华院长聘请了当时知名中医担任各门课程的讲师，从学制、课程、管理等方面，都颇为正规。因此一时名医云集，倾慕中医的青年纷纷前来求学。孔伯华高风亮节，常以个人诊费收入挪补学院开支，因家中人口多，还时常借贷。1937 年“卢沟桥事变”后，学院遭到侵略者的肆意干扰和百般刁难，后来被迫停办。作为首创的中医高等学府，学院历时十四载，先后培养学生七百余人，为中医的存续和发展储备了大量人才。

1949 年后，孔伯华衷心拥护党的中医政策，力主中西医互相学习，互相结合。他曾多次为国家领导人诊疗。1952 年，他写信给毛主席，要求政府重视中医人才的培养与教育，毛主席亲切接见了他。毛主席支持他的医学意见，指示国务院筹办中医学院，孔伯华捐出了自己创办北平国医学院的全部办学资料。周恩来总理称赞他是“有理论，但不尚空谈的实干家”，于 1954 年接见了他并合影留念。

第二章
北京地区医德与医患关系研究

第一节　北京地区医德的内涵与发展

医学道德简称为“医德”，是一般社会道德在医学实践活动中的特殊表现，是根据医疗卫生职业的特点，调整医务人员与患者之间、医务人员之间、医务人员与社会之间的关系的行为规范的总和。中国传统医德就是指中国古代医学道德。

一、中国传统医德的历史与内涵

（一）中国传统医德的历史

中国传统医德历史悠久，源远流长。它产生于最初的医学实践活动中。在我国几千年的医学发展史上，许多著名的医学活动家不仅发展了中医学，而且创立了独特的医德体系，形成了中医学独特的医德传统。从远古到明清，传统医德的发展大体分为三个时期。

1. 传统医德的萌芽时期　中国传统医德思想的源头应从远古算起，上古时期就有伏羲画八卦、制九针，神农尝百草，黄帝教民治百病的传说。《帝王世纪》记载：“伏羲画八卦……百病之理，得以类推；乃尝味百药而制九针，以拯夭亡。”《史记》和《通鉴》有“神农氏尝百草，始有医药”的记载。北宋刘恕《通鉴外纪》云：“民有疾，未知药石，炎帝始味草木之滋……尝一日而遇七十毒，神而化之，遂作方书，以疗民疾，而医道立矣。”

伏羲、神农、黄帝是远古时代医生中的代表，它说明医德是与中医学的创始同时产生的，而且医德从一开始就显示出医生的自我牺牲的义务论特色。这里的“医道立矣”，既包括医药治病道理的确认；也包括医生行医的准则，即千方百计为患者着想。不顾个人利益甚至生命安危、“以拯夭亡”“令民知所避就”，以及爱护患者、自我牺牲和勇于探索的精神是医德萌芽时期的具体体现。

2. 传统医德的形成时期 随着医疗经验的增加，医德的思想内容不断丰富，殷周至春秋战国时期，医德思想体系初步形成。

成书于战国时期的《黄帝内经》（包括《素问》《灵枢》两部分），是迄今为止我国第一部医学经典著作。它以朴素的唯物思想阐述了有关病理、诊断、防疫、治疗等医学问题，标志着中医学体系的确立。其中也有关于医德的专门论述，如《灵枢·师传》专门论述了医生的责任和良心；《素问·疏五过论》列举了五种行医过失，提出医生必须具备四方面的医德；《素问·征四失论》专门论述了医生在临床诊疗中易犯的四种失误，让医生引以为戒。这几篇关于医德的专论，成为后世医生的必修课，哺育了千万医学家。

中医学重视医学的伦理价值，春秋战国至西汉时期，“医乃仁术”被奉为职业伦理原则，更强调医生自身的道德修养和自我规范。医德中体现儒家人文主义精神的主要是孔子的仁学思想。“仁”是自我修养过程，医术乃“仁术”，“济世活人”是行医的宗旨，“普救含灵之苦”是医学的目的。“医乃仁术”贯穿于医德的全部内容之中，既体现了人道主义精神，也反映了医学的社会职能和医生的职业道德特点，是传统医德思想形成的标志。

3. 传统医德的发展时期 进入封建社会后，儒家学说逐步成为主流意识形态，医学取得了长足进步，各个时期的医学家均通过临床实践和理论阐述医德的重要性，从而促进了我国传统医德的发展。

东汉时期的杰出医家张仲景，其所著的《伤寒杂病论》确立了中医辨证论治体系。这部医学巨著的序言就是一篇具有极高价值的医德文献。它继承了东汉以前的传统医德观念，并结合个人感受，阐发了济世救人的从医目的，谴责了“唯名利是务”的不良风气，批判了“不留神医药”的错误倾向，这些医德思想对后世影响很大。

唐代的孙思邈集古代医德之大成，进一步发展了我国古代医德思想，并使之更加系统，形成了较完整的医德体系。他在《大医精诚》和《大医习业》中对医德进行了较系统而全面的论述。他强调专业修养要“精”，医德修养要“诚”，医风要廉，仪表要郑重，举止要端庄。对待患者要“普同一等”“一心赴救”，不怕担风险；对待“同道”要虚心谨慎，互相尊重。《大医精诚》是我国医学史上最早、最全面系统论述医德的专著。

明清时代是医德发展的鼎盛时期。明代名医陈实功所著的《外科正宗·医家五戒十要》，就医生的专业实习、思想修养、举止言行、服务态度，以及患者与医家之间的关系，提出了十分具体详尽的医德规范，是我国古代医德教育中既浅显易懂又实用的教材，被美国 1978 年出版的《生命伦理学百科全书》列为世界古典医德文献之一。

总之，我国医学道德在漫长的医疗实践中不断发展，无论是从医德著作的数量、体裁形式的多样化，还是从内容之广泛、思想之丰富看，我国古代医德在世界医德史上均占有重要地位。它不仅是我国医学不可分割的部分，也是中华民族的宝贵精神财富之一。

（二）医德的内容

经过几千年的医疗实践，医德的内容极为丰富，大体可分为七个方面。

1. 仁爱救人，赤诚济世 儒家思想的核心是“仁”，这一思想对医德的影响是深远的。因此，“仁爱救人”便成为我国古代医德的核心内容和基本原则。医家把医学称为“仁术”，医学的目的是“济世救人”，医家应为“仁人之士”。《黄帝内经》指出：“天覆地载，万物悉备，莫贵于人。”唐代名医孙思邈说：“人命至重，有贵千金，一方济之，德逾于此。”他强调，医生对患者必须有“大慈恻隐之心，誓愿普救含灵之苦”。明朝大医龚延贤主张“一存仁心，乃是良箴，博施济众，惠泽斯深”。这种忠实履行“仁爱救人”、施医济众的医德原则一直陶冶着后世医家的思想品德。

2. 普同一等，一视同仁 古代医家从“仁爱救人”“医乃仁术”的道德观念出发，强调对患者一视同仁，“普同一等”“一心赴救”。孙思邈提出：作为一名医生要做到“若有疾厄来求救者，不得问其贵贱贫富，长幼妍媸，怨亲善友，华夷愚智，普同一等，皆如至亲之想”。明代医生赵梦弼赴人之急于百里之外，中夜叩门，无不应者，七八十岁时“犹救以往”。宋代医生张柄，治病救人“无问贵贱，有谒必往视之”。元末明初的名医刘勉曾任太医，在他一生的医疗实践中，把“不分贵贱，一视同仁”作为自己的信条。他常说：“富者我不贪其财，贫者我不厌其求。”我国古代医家将患者视亲人的优良医风是十分可贵的。

3. 重义轻利，清廉正直　古代医家认为，作为一个“救人”“活命”的医生，必须廉洁淳良，作风正派。孙思邈在《大医精诚》中指出：“医人不得恃己所长，专心经略财物，但作救苦之心。”历代不少医家在其医著中都谈到医生应把治病作为分内之事，不应多取报酬，不要病家赠礼；如遇贫困之人，不但不要报酬，而且要解囊相助。《神仙传》记载的三国时江西名医董奉的故事，至今医界仍流传着“杏林春暖”的佳话。此外，医生要作风正派，不涉淫邪。明代陈实功在《医家五戒十要》中规定：“凡视女及孀妇尼僧等人，必候侍者在旁，方入房视诊，倘旁无伴，不可自看。”

4. 不畏权势，忠于医业　在古代，医生的地位很低，但尽管如此，历代仍有不少医家为了治病救人、发展医药事业，宁肯自愿去当地位低微的民间医生，也不去当既有名有利又有权有势的官僚政客。汉代名医华佗，朝廷几次请他去做官，都被他婉言谢绝。后因不愿做曹操的侍医，终被曹操所害。唐代名医孙思邈，自小就立志要当一名苍生大医。孙思邈二十余岁便精通诸子百家，深受朝廷赏识。隋文帝、唐太宗都曾召他入朝，他一概推辞不受。他一生致力于医学事业，用精湛的医术为民众解除病痛，被人们尊称为“孙真人”。古代医家这种不贪权势、不图名利、忠于医药事业的献身精神，赢得了历代百姓的赞颂。

5. 博极医源，精勤不倦　我国历代医学家一贯认为，医生要实现“仁爱救人”的济世愿望，就必须有高超的技术。为此，必须刻苦钻研，涉猎群书。孙思邈在《大医精诚》中指出：“学者必须博极医源，精勤不倦，不得道听途说，而言医道已了，深自误哉。”古医书《医学集成》说：“医之为道，非精不能明其理，非博不能至其约。”《回春录·序》也说：“为医无才、无学、无识不可也……必平心以察之，虚心以应之，庶乎其可也。”明代医学家徐春甫在《古今医统》中说：“医本活人，学之不精，反为夭折。”因此，要成为良医，必须勤奋好学，掌握精湛的医术。

6. 严肃认真，一丝不苟 传统医德认为，医学除应具有“仁爱救人”之道德品质外，还应具有严肃认真的负责精神。它体现在医家的高度责任心和优良的服务态度上。古代医家认为，医乃“至精至微之事”，要求诊治时做到端问详审，反复精思，慎疾慎医，慎于用药。《黄帝内经》就十分强调医家要认真负责、耐心细致地工作，强调诊断是决定正确治疗的首要关键，即“能合色脉，可以万全”。历来在医家有“临病胜临敌”“用药如用兵”“用药如用刑”之说。许多医家在遇危重患者时，常是“斯守于病者身旁，通夕不寐，终夜研究”，对患者尽心尽责。

7. 谦虚谨慎，尊重同道 《大医精诚》篇论述了医生与同行之间的关系：“夫为医之法，不得多语调笑，谈谑喧哗，道说是非，议论人物，炫耀声名，訾毁诸医，自矜己德。”孙思邈认为，医生高谈阔论，自我吹嘘，诽谤诸医，打击别人，抬高自己，骄横傲慢，趾高气扬，偶然治好一个病，便狂妄地把自己封为天下无双的高手，这种处事做人的态度，其本身就等于患上了可能导致生命危险的膏肓之疾。明代医家陈实功在《医家五戒十要》中也说：“凡乡井同道之士，不可生轻侮傲慢之心，切要谦和谨慎。年尊者，恭敬之；有学者，师事之；骄傲者，逊让之；不及者，荐拔之。如此自无谤怨，信和为贵也。”陈氏在这里不仅论述了医德，而且也论述了如何正确处理人际关系的准则。

二、北京地区医德的起源与发展

北京作为历来名医荟萃之地，可以说是“出于其类，拔乎其萃”，无论是古代还是现代都汇聚着大批名家名医，特别是20世纪以来更是涌现出大量各具特色的大医、名家、学者。他们技术精湛，德行高尚，受到人们的尊敬与爱戴。以他们为楷模，其弟子们逐渐成长，对疾病的认识更加深入，诊疗效果不断提高，为北京地区医德的丰富和发展做出了贡献。

（一）北京地区医德的起源

北京历史悠久，是中华民族的发祥地之一，从最早的居民“北京人”算起，已有70多万年的历史。北京中医也有3000年的历史，其在发展过程中逐渐形成了独具特色的优势与风格，期间也形成了特色鲜明的北京地区医德精神。历史上北京曾为多个朝代的帝都，涌现出众多中医名家，历代太医院御医众多，医术高超。为了满足京城皇室及达官贵人的医疗需求，各地名医聚首北京，形成了北京御医群体。他们及其子孙在京城开诊所，传医术，形成了独具北京特色的医德。加之北京作为首都日益加强国内外交流，故而北京中医的影响力不断扩大。北京地区的医德就是在北京中医发展过程中逐步确立与发展的。

（二）北京地区医德的内容

透过历史可以看出，北京的中医发展历经艰难曲折，先贤们不屈不挠、真诚仁爱、救死扶伤的仁义道德和高尚德行在不断传承。总结北京地区医德，我们认为主要包括以北京中医名家为代表的品质德行、以北京传统中医药为代表的商德商风、以北京中医医院和研究院（所）为代表的中医传承与精神弘扬。

1. 以北京中医名家为代表的品质德行 凡医术高明之人必定医德高尚。北京地区医德首先凝练于北京历代中医名家典范的优秀品质德行，医术精湛的中医名家之所以备受爱戴与敬仰，在民间颇负盛名都与他们的品质德行密切相关。北京地区医德的名家医者，最具代表性的莫过于民国时期的“京城四大名医”萧龙友、孔伯华、施今墨、汪逢春。“京城四大名医”在20世纪30年代可谓妇孺皆知，声名显赫。他们的声望来源于百姓的心口相传，无论达官显贵还是寻常百姓，都对他们的医德和医术十分信服。以他们为代表的北京中医名家们仁心医术闻名遐迩，其仁爱品质到现在依然闪烁光芒，砥砺后学，影响深远。

萧龙友施恩于人，经常免费为穷苦百姓医治，妙手仁心，绝无丝毫怠慢。萧龙友以人命至重，诊病时非常严谨，从不旁及其他。诊病不分贵贱贫富，问诊颇为详尽，对贫穷患者常施舍成药。另外，他招收弟子也很严格，非常重视人品，憎恶那些想假借其名号为招牌者，即使是弟子、亲戚亦不例外。

1910年，孔伯华始入京城，开始在北京城悬壶济世。1917~1918年的鼠疫是民国以来的第一场大鼠疫。它爆发在绥远、山西地区，波及华北及长江流域，遍及近半个中国，疫情之严重有一日千里之势。孔伯华和另外几位中医大夫夜以继日，研究治病，挽救了很多人的性命。后来河北廊坊一带又爆发霍乱，孔伯华又投入到防疫治疗当中。他每日深入村庄，治愈了大量病患，控制了疫情。孔伯华医术高超，他的医德也闻名于世。他每天的头10个号是免费的，主要为穷苦百姓看病。不仅如此，他还为穷苦之人提供免费饭食，比如豆浆、米粥、油条之类，不知有多少穷苦之人对他感恩戴德。孔伯华还跟专门的药店达成内部协议，穷苦人家的药费由孔家买单。其实，那个时候，孔伯华看病所赚的钱还是不少的，大多来自大宅门和官宦人家，然而却未见他过着豪华生活，因为他的钱主要有三个用途：一是自己平日的家用；二是接济众多穷苦百姓；三是用作教育、办学，将中医文化发扬光大。

汪逢春精研医学，博览群籍，虚怀若谷，强调辨证施治，在京悬壶，门庭若市，妇孺皆知其名。汪逢春诊病严谨，对教学也十分严格，注重医德，收徒弟也十分谨慎，要求必须有古文基础，至少读过《论语》《孟子》《古文观止》等古书，还要写得一手好字。徒弟拜师后，每天要跟汪逢春抄方，写病历。要做到这些必须有一定的资历才行，可见其对行医的严谨。汪逢春言传身教，医者仁心，他每天必定留几个免费号给穷苦之人，不但不收挂号费、诊疗费，患者拿着他签字的处方便可到同济堂免费抓药。虽是施诊舍药，他也是尽心尽力，绝不含糊。汪逢春敬重同道，为人谦和。他从不宣扬自己，从不登广告。一个学生登了他去某地出诊的广告，对此他非常恼火，对该生严加斥责，警告以后绝不可如此。汪逢春严格要求学生，嘱其小心从事，遇有疑难问题多向他人请教，千万不可粗心大意。他还定期指导学生，讨论病例。

如今，“京城四大名医”的后人、徒弟或受教与影响者仍然活跃在北京的大街小巷，“京城四大名医”传承的不仅仅是精湛的医术和绝妙的药方，更是崇高的医德。他们是北京中医名家的典型代表，在他们背后还有成千上万的中医人在默默践行着医者仁心的道德品质，无私地奉献着，为北京乃至全国的百姓服务，彰显着北京医德的光辉。

2. 以北京传统中医药为代表的商德商风　北京中医药有着特殊的地位，因为明清两代中医药的最高权威机构——太医院就在北京，故云：“欲识真诚药饵，京师地道为先。”北京有十几家拥有几百年历史的老药铺，如开设于明朝永乐年间的万全堂，嘉靖年间的西鹤年堂，万历年间的永安堂、千芝堂、雅观斋，清康熙八年的同仁堂、乾隆年间的万锦堂。此外还有同春堂、玉和堂、仓太和、仁一堂、一小堂等。以它们为代表的北京中医药之所以流传至今，与其良好的商德商风密切相关，它们也因此成为北京中医药的招牌与标识。

旧时，走近北京城的中药铺会看见门的两边悬挂着两块一丈左右的长方形匾，上面镌刻的对联凸显出药铺的商德和商风。门的上方悬挂着名人书写的店名匾额，走进店堂，迎面墙上方也会悬挂一块黑色刻着金字的木匾，上面写着该店的字号，与门外的牌匾相呼应。几乎每家药铺的布置都古色古香，体现着传承经营理念和传统特色。中药铺收徒程序非常严格，需要有人推荐和担保；学徒要求品德端正，有一定的文化基础，能吃苦耐劳，通常学徒需要几年时间方才能“上岗”。中药铺无论规模大小都凸显着浓郁的文化气息。店家通常会在墙上挂一些硬木镜框，里面或镶嵌名人字画，或镶嵌店规、店训等，既便于顾客监督店员是否守规守训，还可使店堂显得古朴典雅、庄重大方。

京城四大药铺以同仁堂为龙头老大。清末民间流行着“都门药铺属同仁”和“买药逢人问乐家”的说法。同仁堂药店原名“同仁堂乐家老铺”，创办于清康熙八年，位于前门大栅栏路南。同仁堂前店后厂，自产自销。该店经营的中草药和丸、散、膏、丹等以选料真实、炮制讲究、药味齐全而称著于世。雍正元年（1723 年）皇帝钦定同仁堂供奉御药房用药。同仁堂的创始人是乐显扬，号尊育，祖籍浙江宁波，明朝永乐年间迁居北京，祖辈三代行医。他自幼耳濡目染，广读方书典籍，致力于方药研究。他制作的丸药取材纯正地道，制作精细严谨，患者用后效果明显。他把行医售药作为养生济世、效力社会的崇高事业。他说：“可以养生、可以济世者，唯医药为最。”

同仁堂的四百多种中成药配方都是经过多次试验，配方合理，剂量合适，疗效高。清代后期，北京有天汇、天成、隆盛、汇丰四大药行。这四大药行都跟同仁堂做买卖，而且都是先用货，后付款。同仁堂是药行中的大户，用货量大的四大药行都是先由同仁堂选用。在全国最大的安国药材市场，药商们都要等同仁堂来人后才开市，因为同仁堂收购量大，出价高。一些珍贵药材如大山参、鹿茸等要去营口采购，麝香要去河南挑选。在炮制方面，同仁堂一贯遵循"炮制虽繁必不敢省人工，品味虽贵必不敢减物力"。有些药燥气盛，存放的时间越久燥气越少，药味越纯，药效越高。如虎骨酒要存放两年再卖，再造丸要密封好存1年后卖。同仁堂至今已有三百多年的历史，之所以长盛不衰，产品享誉海内外、行销40多个国家和地区，与其"配方独特、选料上乘、工艺精湛、疗效显著"的办店宗旨是分不开的。

中华老字号长春堂于乾隆五十五年（1795年）开张营业，距今已有两百多年的历史。其店训为"与人为善，正道而行"。说到长春堂，老北京人就会想到避瘟散。20世纪30年代，老北京曾经流传这样一句顺口溜："暑热天您别慌，快买暑药长春堂，抹进鼻孔通心腑，消暑祛火保安康。"民国初年，国力衰弱，列强军阀争战不已，洋货、日货充斥市场。当时日本的祛暑药"仁丹"和"宝丹"在中国大肆宣传，大量倾销，几乎每个城镇的大街小巷都贴有"仁丹"广告。为了抵制日货，长春堂当时的掌柜张子余和药师蔡先生通力合作，在原避瘟散的基础上开发出紫、绿、黄、白四种不同颜色的新剂型，不同症状的患者使用不同的颜色。与此同时，他们还完善了与生产配套的印刷厂，专门印刷包装纸、使用说明和宣传广告，设置了铸造锡制八卦药盒的生产车间，形成了采购、制造、包装、销售一条龙，有效抵制了日货，占领了市场。30

年代时，年产量达到了 250 万盒，不仅行销国内，还在泰国、印度尼西亚、缅甸等东南亚国家打开销路。那时遍布京城的大小百货店、小杂货铺、茶叶店等都代售长春堂的避瘟散。程思远曾为长春堂留下墨宝：“作好药品供应，为人民健康服务。”崔月犁的墨宝是：“中药是中华国粹，要努力发扬光大”。

北京鹤年堂始建于明永乐三年（1405 年），由元末明初著名回族诗人、医学养生大家丁鹤年创建。据《北京市志》载：“本市药业最久、声誉最著者，若西鹤年堂，起于明。”鹤年堂最有名的当属汤剂、饮片。其药物选料考究，炮制精心，刀工精细，利于煎服，疗效显著。民间素有“丸散膏丹同仁堂，汤剂饮片鹤年堂”的赞语。在中药的上、中、下三品中，鹤年堂特别重视施“上品药”于“未病”者，“养命以应天”，无毒久服不伤人，不老以延年；施“中品药”于将病者，“养性以应人”，适症修补虚损；对已病者，慎施多毒的“下品药”，“主病以应地”，病愈既以上、中药调之。近些年，鹤年堂研制出一大批养生制品，其中绝大部分来自鹤年堂私藏的宫廷秘方，其将中医养生文化提高到了一个新的高度。鹤年堂集鸿儒雅士风范与中医、中药、养生为一体，六百余年长盛不衰，不但有养生治病名方医法留传后世，更有严嵩父子、明朝忠良杨继盛、抗倭名将戚继光、变法先驱谭嗣同等历史名人与其有着诸多历史传说，共同演绎了鹤年堂六百余年的历史传奇。

北京城的老字号中药铺还有济安堂、德寿堂、万全堂、圣济堂、广德堂、吉庆堂、永安堂、达仁堂等，每家店铺都演绎着京城的风云变化，为北京的中医药发展做出了贡献，也为北京地区的医德研究提供了详实资料。

3. 以北京中医医院和研究院（所）为代表的中医传承与精神弘扬　北京作为历史上诸多朝代的帝都，设有一些专门为帝王后妃、王公大臣进行医疗保健服务的机构和官职，如太医院、太医等，从而形成了特色显著的宫廷医学。中医学的发展与宫廷医学的管理系统和医事教育制度密切相关。随着宫廷医学的逐步衰败，清末推出新政发展医学，成立了官医局、卫生局，建有内城官医院和外城官医院；在医学教育方面，创办了北京医学专门学校和太医院新医学馆，以培养医学人才。北洋政府时期，中医遭受到了前所未有的打击，中医界所进行的反对废止中医的斗争，使北京地区的中医药界达到空前的团结。北平作为反对废止中医请愿活动的中心，为维护中医、捍卫中医起到了重要作用，知名的北平中医界人士参加者甚多。在中医将被取消的巨大压力下，诸多北平中医药人坚守阵地，不懈抗争，促进了北京地区中医药的发展，中医队伍不断扩大。据1929年《北平指南》统计，当时西医16人，中医57人，中医人数远远超过西医。1930年，“京城四大名医”的孔伯华与萧龙友合力创办了北平国医学院；施今墨发起创办了华北国医学院，努力培养中医人才。1934年，北平国医学院招生人数创历史最高，当年招收130人。

20世纪30年代，以萧龙友、孔伯华、施今墨为代表的北平名医深虑医学人才之匮乏，“慨乎中国医学之寖微，先哲伟业之将堕”，深感“非振兴中医，决不足以自存”，决心艰苦奋斗，开办中医学校。北平国医学院与华北国医学院的建立，为中医的发展赋予了勃勃生机。北平国医学院非常重视医德教育，创建者萧龙友、孔伯华就医德高尚，深受同道与患者爱戴。萧龙友心正意诚，以治病救人为己任，为人正直，不图私利，谦虚诚恳，尊重同道，与孔伯华通力合作，交流学术。两人仗义疏财、助人为乐与艰苦办学的精神深得社会敬仰，学院师生都视其为楷模。每年新生入学，孔伯华都会讲述“医生为人治病是天职，应以治病救人为本”，“要遵礼守法”。孔伯华曾专门论述医德："精于医，仁而品，修于道，不问贫富，济世为怀，治病救人，医之天职。"

尽管清朝末年北京的医疗还是以中医为主，但到了民国，北京地区的中医院明显少于西医院。北平有中医院两家，西医院21家。但中医从业人员明显多于西医从业人员，比例能够达到8∶1。西医昂贵的医疗费用使得它仅限于为少数贵族服务，一般平民是难以负担得起昂贵的医药费用的。加之传统观念的影响，北京地区民众乐于接受中医治疗，故中医院担负着北平地区80%以上的医疗服务任务，对北京地区的中医药发展发挥了重要作用。

中华人民共和国成立以来，中医发展迅速，医疗、教育、科研机构形式多样，为北京乃至全国培养了大批中医药人才。可以说，北京作为南北医家汇聚之地，各中医医院、医学院校和科研机构都有很多精通医术、理论深厚、德行高尚的名老中医，他们不断培养与影响后世，为中医药的弘扬做出了不可磨灭的贡献。

（三）北京地区医德的发展

北京作为首都，是全国的政治中心、文化中心、国际交往中心和科技创新中心。同时作为世界历史文化名城，北京在国内外的辐射范围与影响力不断扩大，中医更是发展迅速，影响深远。

2009年6月19日，人力资源和社会保障部、卫生部、国家中医药管理局联合举办了首届国医大师表彰暨座谈会。30名当代泰斗级德高望重、医术精湛的名医名家获得了国医大师荣誉称号。这是中华人民共和国成立以来，政府部门第一次在全国范围内评选国家级中医大师。国医大师的条件是品德高尚，获得社会广泛赞誉；为发展中医药事业做出突出贡献；中医药理论造诣深厚，学术成就卓越，在全国及行业内具有重大影响；从事中医临床或中药工作 55 年以上，在群众中享有很高声誉等。其中德行排在了第一位。国医大师中北京地区有 10 名，他们是颜正华、王玉川、王绵之、方和谦、程莘农、李辅仁、贺普仁、唐由之、路志正、陆广莘。

2013 年 11 月 12 日，人力资源和社会保障部、国家卫生计生委、国家中医药管理局联合开展了第二届国医大师评选活动，30 名国医大师中有 6 名来自北京地区，他们是王琦、孙光荣、刘志明、陈可冀、金世元、晁恩祥。这些国医大师是北京地区医德的典范，是首都人民的道德榜样。

2017 年 6 月 29 日，人力资源和社会保障部、国家卫生计生委、国家中医药管理局在北京联合举办了第三届国医大师、全国名中医表彰大会，30 位国医大师中北京地区的有吕仁和、许润三、柴嵩岩、薛伯寿。

2009 年 1 月，北京市卫生局、北京市人事局、北京市中医管理局联合表彰了为北京地区中医药事业做出重要贡献的中医药专家，方和谦、金世元、贺普仁、路志正、刘志明、唐由之、程莘农、王绵之、王玉川、颜正华、印会河、李辅仁 12 人获首都国医名师荣誉称号。

2014 年 6 月，第二届首都国医名师推出，他们是孔光一、王子瑜、王沛、王宝恩、王嘉麟、田从豁、危北海、吕仁和、朴炳奎、许心如、许建中、许润三、许彭龄、余瀛鳌、陈文伯、陈彤云、陈昭定、周霭祥、周耀庭、林兰、郁仁存、赵冠英、晁恩祥、柴嵩岩、翁维良、聂惠民、钱英、温振英、廖家桢、薛伯寿。他们的平均年龄 82 岁，平均从事中医药专业技术工作 57 年。

2017 年 7 月，北京市中医管理局、北京市人力资源和社会保障局、北京市卫生和计划生育委员会联合授予 102 位中医专家首都国医名师称号。第三届首都国医名师的平均年龄 78 岁，平均从事中医药专业技术工作 53 年。

首都国医名师均是德高望重、品行高尚、中医理论深厚、学术成就突出、学术思想或技术经验独到、在北京中医药行业具有重大影响的老中医药专家，为北京地区中医药事业的发展做出了突出贡献。

同时，服务京城百姓的还有很多一线的中医名家。比如电视节目《京城名医》中的名医名家，一个个真实的诊疗案例、一个个触动心灵的医患故事，无不让人为京城名医们的精湛医术和德行所感动。首都医科大学附属北京中医医院针灸科的王麟鹏大夫从医 30 年，接诊患者达 200 多万人次。首都医科大学附属北京世纪坛医院中医骨科葛凤麟大夫，作为国家级非物质遗产项目中国葛氏捏筋拍打疗法传承人，打破只传自家人的传统，广收门徒，把家传绝学教给弟子，其弟子来自中国香港、台湾，以及新加坡和美国等地。他说：民族的就是世界的，不能让老祖宗传下的非物质文化遗产在自己手中断了香火。

北京的药行也在不断发展。以同仁堂为例，2001 年，中宣部把同仁堂作为诚信企业的典型在全国进行宣传。2007 年 12 月，中国北京同仁堂（集团）有限责任公司荣获第十届全国职业道德建设十佳单位称号。同仁堂的企业使命是弘扬中华医药文化，领导“绿色医药”潮流，提高人类生命与生活质量。同仁堂以“同心同德，仁术仁风”为管理信念，以“为了您的健康与幸福，尽心尽力，尽善尽美”作为座右铭。生产现场有这样的标语：“质量即生命，责任重泰山。一百道工序，一百个放心。”“生产一流品质，同仁堂永恒的信条；创造国际名牌，同仁堂不懈的追求。”“修合无人见，存心有天知。”

第二节　北京地区医德与医患关系

医学活动始终涉及医生与患者关系，或称医方与患方关系。

一、医患关系的性质、内容和模式

（一）医患关系的性质

近代以来，集团化的行医模式逐渐取代了个体化行医。随着医学技术的进步和医学模式的改变，以及患者参与意识的增强、健康要求的提高和权利意识的觉醒，医患之间的差距在逐渐缩小，传统的家长式医患关系正逐渐被平等的医患关系所取代。现代医患关系是建立在以公有制为基础的社会主义条件下的平等关系。由于医疗活动是一种特殊的服务活动，因此，医患关系又表现出其独有的特性。

1. 不对称的平等关系　医患关系的实质是利益共同体，因为“医”和“患”有着战胜病魔、早日康复的共同目标，对抗疾病是医患双方的共同责任。患者康复的愿望要通过医方实现，医方在诊疗过程中能够加深对医学科学的理解和认识，提升诊疗技能，所以现代医患关系是一种建立在相互尊重、相互信任基础上的平等关系。由于医疗活动的特殊性、医患在掌握专业知识和技能上的差别，以及患者求医时的弱势心理，相对而言，医患交往中医生始终处于主导、支配地位，患者则处于被动、配合地位；在信息拥有上，医生拥有专业的医学知识，患者则医学知识缺乏；在医患地位上，在法律层面双方是平等的，在技术上则是不对等的，医生处于强势，患者处于弱势。

2. 服务关系与契约关系的统一 医疗是一种特殊服务。医生作为专门解除疾患、救死扶伤的职业，是社会分工的需要。与其他职业一样，是为大众服务的。患者通过接受医疗服务获得自身健康，医务人员提供医疗服务使患者康复而实现自身价值。医患双方通过这种服务与被服务获得自身利益并实现自身价值。

患者在医疗机构挂号，属合同法上的要约；医疗机构给患者挂号单，属合同法上的承诺。患者拿到挂号单，意味着承诺生效，医患之间的医疗服务契约关系即告成立。患者求医是一种自愿行为，医务人员为患者诊疗是一种职业要求，双方以病历、处方、手术协议书等形式构成医患之间的一种契约关系。因此，医患关系属于民事法律关系中的契约（合同）关系。由于医疗服务的特殊性和复杂性，以及疾病治疗的不确定性，医患关系不是一般的契约关系，而是基于医疗服务的特殊约定的契约关系。

（二）医患关系的基本内容

根据内容不同，医患关系可分为技术方面和非技术方面两部分。

1. 医患间的技术关系 医患间的技术关系是指医患间因诊疗方案、措施的制定和实施而产生的关系。其在很大程度上体现了医患双方在医疗活动中各自的地位。

患者到医院就诊，是因为诊治疾病的需要；医者与患者发生关系，也是因为患者诊治疾病的需要。可见，医患关系的发生都与疾病诊治有关，诊治疾病需要一系列医学技术手段和措施。因此，医患关系首先具有诊治疾病的技术属性。

治病的目的在于使疾病痊愈，使患者恢复健康。这个过程中，医者拥有医学科学技术知识，在技术上处于主导地位，为患者提供各种专业技术服务；患者须配合医者进行各种医学检查和技术操作，服从医学技术的指导，接受各种专业性的治疗。随着医学科学技术的快速发展，越来越多的医学手段和治疗技术用于临床，人类对疾病控制和治疗的能力越来越强，有些疾病的发病率有所下降，病死率有所降低，人类平均寿命和健康水平得到相当程度的提高。因此，技术关系是医患关系的基础，医者精湛的医术和患者积极主动的配合是医务人员提高医疗质量、取得良好治疗效果的保障。

2. 医患间的非技术关系　医患间的非技术关系是指医患交往过程中在社会、法律、道德、心理、经济等方面建立起来的人际关系，如医患间的道德关系、经济关系、价值关系、法律关系、文化关系等。

（1）医患间的道德关系　医患间的道德关系是指医疗活动中，医患双方遵循一定的道德原则和规范形成的人际关系。医生在为患者服务的过程中，要遵守职业道德规范，接受职业道德原则的指导，如尊重和维护患者权益、履行救死扶伤义务、具有奉献精神等；患者在就医过程中应遵守就医道德，如尊重医生的劳动、自觉维护正常的医疗秩序等。由于诊疗过程中，在心理上患者往往处于劣势，医生往往处于优势，因此，建立和维护医患间的道德关系，则要求医生承担更多的道德责任，具有更高的道德修养。

（2）医患间的经济关系　医患间的经济关系也称利益关系，是指在医患间服务与被服务过程中，双方实现各自正当利益时形成的人际关系。医生通过为患者提供医疗服务，付出体力和脑力劳动获得正当的劳动报酬，同时也因帮助患者解除精神和肉体上的痛苦而获得心理上和精神上的满足；患者支付必要的医疗费用，接受必要的医疗帮助而达到解除病痛、恢复机体、获得健康的目的。

（3）医患间的价值关系　医患间的价值关系是指医疗活动中，双方为实现各自的价值而形成的人际关系。医生运用医学知识和技能为患者提供服务，体现了维护人们健康和生命的社会责任，得到他人和社会的尊重、认可，实现了自身的个人价值；患者在获得医疗帮助后，疾病得以痊愈，机体得到康复，可以重新回到工作岗位，继续为他人和社会做贡献，同样也实现了个人的自身价值。

（4）医患间的法律关系　医患间的法律关系是指医疗活动中，双方共同在一定的法律法规约束和调节下形成的一定权利与义务关系。医疗法规的日渐完善使医患间的法律关系越来越牢固。寻求医疗帮助和提供医疗服务都必须在相关法律法规许可的范围内进行。当医生的行为对患者造成了不应有的伤害或损害了患者的权益时，患者可要求依法追究医生的相关责任；患者在就医过程中也必须遵守相关的法律法规，如果违背，同样要承担相应的法律责任。

医患间的法律关系主要包括医疗服务合同关系、医疗侵权法律关系和医疗消费服务关系三种。近年来，医疗服务合同关系已逐渐在法律界达成共识，这种合同以医疗机构为治疗患者疾病为目的。医疗侵权法律关系是医疗纠纷中最常见的一种法律关系。它的性质是医疗过失（或过错）致人损害的侵权行为而引发的民事赔偿纠纷，只要医疗机构存在违反卫生管理法律、行政法规、部门规章和诊疗护理规范、常规等情节就要按照法律规定承担相应的民事责任。医疗消费服务关系的说法在医疗卫生界和法律界还存在一定争议。目前，广东、福建、浙江等地以地方立法的形式将医疗纠纷纳入《消费者权益保护法》的调整范围，但这一法律关系仅对两种情况适用，一是医疗美容服务纠纷，在美容前身体属于健康状态，只是为了追求一种完美，才接受医疗美容的，双方是一种消费服务关系；

二是在营利性医疗机构发生的医患纠纷，不属于公共医疗卫生服务，其法律关系受《消费者权益保护法》的调整。

（5）医患间的文化关系　在医疗活动中，医疗行为总是在各种各样的文化条件下发生，医患双方又总是存在各种各样的文化背景差异。医患关系始终表现为一种文化关系。由于宗教、信仰、风俗、文化、生活习惯等方面的差异，医患双方都存在相互尊重、相互体谅的问题，这对建立和谐的医患关系十分重要。

医患间的技术关系和非技术关系并非独立地表现出来，而是相互交织、联系在一起的。在诊疗方案的制定和实施过程中，医务人员除了要考虑技术方面，还要从非技术方面，也就是人文方面去关心、体贴患者。医学是科学与人文紧密结合的知识体系与实践活动，是科学、技术、仁术的有机统一。医学科学和技术的进步是缘于人们对生命的敬畏和珍爱。人类对生存的渴望、对痛苦的畏惧、对死亡的恐怖、对健康的追求是医学发展的最终动力。无论医学科学发展到怎样程度，对人的关怀都是不可或缺的本质特征。

（三）医患关系模式

医患关系模式是指在历史上和现实中存在的具有一定普遍性和代表性的医患关系样式。对医患关系模式的划分，国内外学者有不少的提法。目前，广为引用的是美国学者萨斯和荷伦德提出的医患关系三模型说，其他还有维奇模式、布朗斯坦模式和伊曼纽尔模式。

1. 医患关系三模型说　1956 年，美国学者萨斯和荷伦德提出了三种医患关系模式，即主动－被动型、指导－合作型和共同参与型。

（1）主动－被动型　主动－被动型是指在医疗活动中，

医生处于完全主动的地位，患者处于完全被动的地位。医生根据病情做出职业判断，决定采用何种诊疗措施和手段，患者被动接受这些措施和手段。这种模式就如同社会生活中父母与婴幼儿之间的关系，从主动程度看，是一种单向性关系。这种模式在现实中普遍存在，适用于昏迷、休克、严重精神疾病、严重智力低下和婴幼儿等某些难以表达主观意志的患者，或者麻醉、手术等情况，以及不具备医学知识的患者。其特征是医生决定为患者做什么，它有利于发挥医生的积极作用。

（2）指导－合作型　指导－合作型是指在医疗活动中，医患双方都具有一定的主动性，但仍以医生为主。这种模式下，医生具有权威性并充当指导者，患者接受医生的指导并主动或被动地进行配合，可以对治疗效果提供信息，提出意见和要求，医患双方在一定程度上进行信息的交流。这种医患关系犹如社会生活中父母与青少年之间的关系，是一种弱双向性关系。这是现代医疗实践中存在的最广泛的一种医患关系，适用于急性患者或病情较重者。患者头脑清醒，能够表达病情并与医生合作，其特征是医生告诉患者做什么。它能充分发挥医患双方的主动性和能动性，有利于提高诊治水平。

（3）共同参与型　在这种关系中，医生与患者具有近似相等的权力和地位，医患双方共同制定并实施诊疗方案。这种关系就如同社会生活中成年人之间的交往关系，是一种双向性关系。患者的意见和认识不仅是必要的，而且是有价值的；不仅能主动配合诊治，还能参与意见，帮助医生做出正确诊治。这种模式多见于具有一定医学知识的慢性病患者、精神治疗和心理治疗，其特征是医生帮助患者自疗。这种模式对提高诊治水平、建立良好的医患关系具有重要意义。

2. 维奇模式　维奇模式分为技术（工程）模式、权威模式和契约模式。技术（工程）模式是将患者当作生物体变量的生物医学阶段的医患关系。权威模式中，医生充当的是家长式的角色，患者完全丧失自主权。契约模式中，医患双方是一种非法律性的关于医患双方责任与利益的约定关系。

3. 布朗斯坦模式　布朗斯坦模式分为传统模式和人道模式。

（1）传统模式　传统模式是指医生拥有绝对权威，为患者做决定；患者则听命服从，执行决定。

（2）人道模式　人道模式体现了对患者意志和权利的尊重，将患者看成是一个完整的人，重视患者的心理、社会方面的因素。在这种模式下，患者主动参与医疗过程，在医疗处置决定中有发言权，并承担责任。医生很大程度上是教育者、引导者和顾问。

4. 伊曼纽尔模式　伊曼纽尔模式分为家长式、信息式、解释式和商议式。该模式认为，商议式模型是医患关系的最佳模式。

不同的模式适合于不同的临床环境，这4种模式在特定情况下都能成为和谐医患关系的指南。

（四）医患关系现状

医患关系是医疗活动中最基本、最重要、最活跃的一种人际关系。良好的医患关系是医疗活动顺利开展的必要基础，直接影响一个社会医疗目标的实现水平。当前，我国的医患关系总体上是和谐的，这是我国医患关系的主流。但是在和谐的主流中也存在着局部的不和谐现象，如医患间缺乏信任和理解，由医患纠纷引发的恶性刑事案件不时见诸报端，“看病贵、看病难”仍一定程度存在，医生逐利行为的存在，医患纠纷中出现的“医闹”等。医患关系的不和谐已成为政府忧心、百姓关心的重大社会问题，这也是构建和谐社会不可忽视的重要问题。

（五）医患关系发展趋势

随着人们价值观、道德观和人际关系的变化，医疗实践中的医患关系也出现了新的趋势。

1. 医患关系结构的技术化趋势 随着生物实验的快速发展，高新技术的应用，使诊疗方式发生了巨大变化。医生能够通过高新技术手段获得患者的生理指标、生化指标等，从而为诊疗提供依据。由于诊断、治疗的有效，使得医生对高新技术设备的依赖越来越强，原本医患之间的人（医生）－人（患者）关系在向人（医生）－机（仪器）－人（患者）关系转变。仪器设备割断了医患间的联系，制约了医患间在情感、思想上的互动，医患间的直接交往减少了，医患关系在一定程度上出现了技术化趋势。医生重视的是疾病本身，看到的是仪器设备检测的各种指标。疾病与患病的人被分割开来，自然的人与社会的人、生理的人与有思想和情感的人被割裂开来，出现了患者与疾病的分离。

2. 医患交往的经济化趋势 限于我国卫生资源不足和分配使用中的不合理，看不起病、吃不起药、住不起院的情况依然存在。在供需矛盾的情况下，卫生行政部门实行了一些适应市场化的政策，如点名手术、优质优价、允许医务人员有偿业余服务等，这在某种程度上缓解了供需矛盾，但也促使了医患关系的经济化趋势。商品经济的等价交换原则渗透到医患关系中，使医患之间经济利益关系增强，信任度和情感淡化，甚至有的医生见利忘义，忽视道德责任。从深层看，这是医疗制度问题，需要建立和完善国家医疗救助制度、保障制度等，但对医生而言，就要加强职业道德修养，坚守道德良心。

3. 医患要求的多元化趋势 随着社会的发展，人们的价值取向多元化倾向也反映在医患关系上。患者对就医环境、医生的技术水平和服务态度要求越来越高，对医疗卫生保健也有层次上、档次上的差别。随着患者健康意识的不断增强，患者的要求呈现出明显的多元化、多层次趋势。

4. 医患关系调节方式上的法制化趋势　高新技术在临床的广泛应用，以及人们道德观和价值观的变化，使得人们的法律意识不断增强，这为卫生立法提供了物质基础和思想基础。随着我国法制建设的不断加强，以及国民法制意识的增强，患者的权利在法律上得到了越来越多的保障，法律规范逐渐成为医患关系的制约手段。

与西医院相比，中医院的医患关系相对较好，但纠纷也呈逐年上升趋势。为此，王国强在中华中医药学会第五届常务理事会第八次会议上提出："最近社会上出现医患关系紧张，出现伤医、害医、医暴等行为给医务人员带来了很大的伤害，怎样促进构建良好的、和谐的医患关系，中医界在这方面能不能做点工作、做点示范……把'大医精诚'理念融合在医疗服务的每一个环节和内容中，要为中医医院构建和谐医患关系助力。"

二、医德与医患关系

医患关系紧张、医患纠纷不断出现，与医院的管理、医生的技术水平和道德水平有着直接关系。大量调查表明，服务态度是导致医患冲突的主要原因，个别医生缺乏人文关怀，态度生硬，恶语伤人，缺乏负责精神，缺少同情和关爱，不注重职业修养，滥检查、大处方、开贵药、收红包等现象屡禁不止，败坏了医生的整体形象。

医学要回归其"初心"，即人文关怀，提高医生的人文素养、提升其人文执业能力已成为全世界的共识。中医学在发展过程中，历代医家都提出过许多医生责任和处理医患关系等方面的道德规范或准则，强调医生自身的道德修养和自我规范，以及对患者的义务，“医乃仁术”是普遍的职业伦理守则。历史上涌现了许多医术精湛、医德高尚的医家，为后人树立了榜样。如扁鹊、华佗、张仲景、孙思邈、李时珍、叶天士等都是医术精湛、品德高尚的名医。这些医家高尚医德的示范作用，激励着一代又一代医者不断奋进。

（一）医德在医患关系中的作用

医德在医患关系中的作用主要体现在社会性、继承性、实践性和公益性上。

1. 医德的社会性 医生的使命与职责是救死扶伤，维护和增进人类健康，实行人道主义。这是具有全人类普适性的。从某种意义上说，医学是人道主义的产物。医学道德作为医疗卫生服务领域的职业道德，是一种无阶级性、无国界的行为规范。因此，医德具有社会性。

2. 医德的继承性 在历史的进程中，医学自产生之日起就始终以治病救人为基本宗旨，“救死扶伤”“医乃仁术”、实行人道主义的医德原则始终是贯穿于医学史的一条红线，它将一代又一代地传承下去，并且发扬光大。

3. 医德的实践性 随着人们对健康的重视和对卫生服务需求的不断提高，人们防病治病的理念在不断变化，从有病治病、无病防病向健康长寿、提高生命质量的方向发展。医生不仅要拓宽自己的知识面，还要加强合作与交流，因为任何人都不可能穷尽所有的医学知识和精通各个专业，没有同行间的团结协作，就不能很好地完成所承担的医疗任务。

4. 医德的公益性 任何国家，医疗卫生都具有公益属性。设立医疗卫生机构的根本目的不是营利，而是救死扶伤，防病治病。医生的执业行为不是为了赚钱，而是治病救人。医生不应根据是否盈利而决定是否拯救生命，患者也不能认为花钱就能买来生命。

（二）医德的现代价值

1. 有利于培养医学人才 医学生的道德水平直接关系到今后走上医疗岗位后的职业道德，也会对整个社会道德带来影响。我国现阶段利益主体和道德观念的多元化，不可避免地会影响医学生的思想道德。提高医学生的道德修养，使其结合自身特点和专业实际认清自己的道德要求，从而提高自己的道德修养，这是医学生在社会立足和自身成长的需要，有利于促进其成长和成才。医德思想是我国特有的伦理思想，对培育医学生的民族精神和人文精神、继承和发扬医德传统、牢固树立专业思想具有重要的现实意义。

2. 有利于构建和谐的医患关系 和谐的医患关系是和谐社会的重要基础和重要组成部分，医生的人文知识、伦理道德、职业精神是构建和谐医患关系的重要基础。医患纠纷的出现，凸现了我国医德危机的严重性。如何化解危机成为事关和谐社会建设的一大课题。以传统医德约束医生的医疗行为，不啻为一剂良药。传统医德所讲求的珍视生命的“贵人”思想、“医乃仁术”的行医宗旨、“普同一等”的行医原则、重义轻利的道德观、清廉正派的行医作风、尊重同道的谦虚品德、注重道德的自律和修养、忠于医业的献身精神等，是医生医德修养的重要内容，对于提高医生的职业责任感、主动构建和谐医患关系具有重要意义。

3. 有利于弘扬中医文化 弘扬传统医德是新的历史时期发展中医事业、弘扬中医文化、加强社会主义精神文明建设的一项重要工作。

职业道德具有时代性和历史继承性。传统医德以指导中医学的诊疗实践、重塑中医人的高尚医德、提高医学生的思想道德素质为目标。继承传统医德，对进一步加强社会主义精神文明建设、提高医生的医德水平具有极其重要的理论意义和现实意义。

三、树立北京地区医德形象与权威

北京作为全国医疗发展的“重镇”，汇聚了全国重要的医疗资源，拥有强大的医师力量，每天都有来自全国各地的疑难危重患者前来求医，医疗氛围更紧张，医患关系的矛盾更加凸显。弘扬医德医风，对于改善北京地区的医患关系有着十分重要的作用。

（一）树立医生的权威

目前，我国的医疗服务提供能力仍无法满足人民群众日益增长的健康需要，北京的形势更加严峻。北京地区医德的挖掘与树立，可以更好地提升北京地区中医师的权威与影响。在医患信息不对称的情况下，医德的宣传可以使中医师更注重以良好的职业道德修养和品行操守完善自己，使患者建立对中医师的信任，从而弘扬医德，提高中医师的职业道德素质。要规范中医师的医疗行为，使其树立良好的医德医风，爱岗敬业，乐于奉献，维护患者的利益，全心全意为患者服务。对责任心不强、玩忽职守所造成医疗事故的医师加大处罚力度，以减少医疗纠纷和医疗事故的发生。

（二）提升医生的形象与气质

长期以来，我国医疗卫生资源配置不尽合理，基层医疗卫生机构的服务质量和医疗条件满足不了广大人民群众的基本就医需要，造成百姓看病纷纷涌向大城市、大医院。北京是全国人民寻求医疗条件保障的主要地方，结果是北京各大医院门庭若市，医生超负荷运行，导致服务质量参差不齐，对患者人文关怀不足，易出现医疗纠纷。加强北京地区的医德教育和相关研究，有利于提升北京地区中医师的形象，促使其养生良好的品行习惯，以医德标准要求自己。因为患者的医学知识不足以评价医生的医疗技术，因此就医感受主要源于对人文性医疗服务的评价。医生的人文德行缺失，将直接导致患者满意度下降。医生须重视自身人文素养与品质德行的提升，将伦理学、心理学、社会学、医学史等方面的知识通过内化渗透到思想与行为中，注重塑造有情感、有爱心的医者，而不是冷漠、无情的医匠。

（三）促进医患信任，改善医患关系

由于卫生资源总体不足，尤其是优质医疗资源不足，导致医患关系始终处于紧张状态。医德教育的渗透与细化可以将人文素养体现在诊疗服务的每一个细节，这样才有助于增进患者对医者的信任与理解，促进医患关系和谐。由于诉讼方式解决医疗纠纷成本过高、程序较复杂，加之我国相关法律法规的模糊或缺位，影响了诉讼解决医患纠纷的效果。与此同时，“闹”的方式甚至靠暴力解决医患纠纷，陷入了“不闹不赔、越闹越赔、越赔越闹”的怪圈。这种现象如果得不到有效制止，则会导致医疗纠纷升级，最终酿成群体事件。要强化医德教育，提升医患信任度，减少医患间的互相猜疑。关于医患纠纷，有研究显示，医方认为医患纠纷的主要原因是患者对医学不了解，对医院要求过高或无理取闹、索要钱财；患者和社会公众则认为，主要是医务人员医疗技术不过硬、责任心不强及谋利心切所致。患者担心医生不好好治病，不负责任，敷衍了事；医生担心患者对自己的医疗行为无端指责，无理取闹，结果医患之间不能很好地配合，影响了治疗的效果，反过来又加剧了医患关系的恶化。

许多医院不善于跟媒体打交道，对媒体的负面追踪采访多采取回避态度，较少直面媒体的危机报道。在如此严峻的医患关系形势下，必须加强医德方面的研究与宣传，通过医德内容的提炼升华与教育普及，使医患之间取得信任，进而使紧张的医患关系得以改善。

第三节　北京地区医德与医患关系和谐典范

北京是一座文明古老的城市，经济发达，文化昌盛，中医也是名医辈出，影响深远。特别是晚清至民国，北京地区的“四大名医”受到人们的交口称誉。他们是擅治虚劳病的萧龙友、擅治温热病的孔伯华、长于治湿温病的汪逢春和擅长治疗心脏病及其他内科杂病的施今墨。以施今墨为例，管窥中医大家高尚品德对中医发展与医患关系改善做出的贡献。

施今墨（1881—1969 年）原名施毓黔，祖籍浙江萧山，1881 年 3 月 28 日出生于贵州，因祖父在云南和贵州做过官，故取名“毓黔”。从医以后，他自己改名“今墨”。其意有三：其一，纪念诞生之地，“今墨”同“黔”。其二，崇尚墨子，行兼爱之道，治病不论贫富贵贱，施爱不分富贫。其三，医术上要不断精进，成为当代医林绳墨。施今墨医德极好，虽名扬海内外，但接人待物，谦恭诚恳，从不诽贬同道，专视他人之长，常忖个人之短。

一、立志从医，治病救人

施今墨从小勤奋聪慧，跟随舅舅李可亭习岐黄之术，以奉母病。舅舅常常教导他说：“良田千亩，不如薄技在身。”他对施今墨言传身教，悉心教诲。施今墨非常聪明，领悟力极高，20 岁左右即通晓中医理论，熟知百草，可以独立行医。然父亲认为，只有步入仕途才是正路。因父亲供职于晋，故施今墨 1902 年入山西大学堂学习，1903 年转入山西法政学堂攻读法律，1906 年以全校第一名的成绩被保送到北京京师法政学堂上学，1911 年毕业。这期间，施今墨接触到了进步思潮，萌生了民主革新的想法。当时，经人介绍他认识了黄兴，并由黄兴介绍加入了同盟会，以行医为名开始了革命生涯。期间，他追随黄兴四处奔走革命，并一路行医。1911 年辛亥革命成功后，施今墨以山西代表的身份在南京参加了孙中山的大总统就职典礼。次年中华民国临时政府在南京成立，黄兴任陆军总长，施今墨协助黄兴制定陆军法典。

后时局动荡，袁世凯称帝，孙中山出走，黄兴病故，1917 年施今墨应湖南督军谭延闿之邀出任湖南教育厅厅长。由于军阀混战，无人过问教育，施今墨壮志难酬，故不到 1 年就辞职引退。1920～1921 年，施今墨辗转出任北京香山慈幼院副院长。1921 年，施今墨弃政从医，正式在北平挂牌应诊。施今墨医术精良，学理深邃，不久便声名远播，成为当时北京中医学界的翘楚，并研制出至今仍广为使用的同仁堂气管炎丸。施今墨还与“四大名医”之一的萧龙友一同为孙中山看病，共同运用西医理论探讨孙中山发病的机理和中医药治疗的依据，为此深得孙中山的信任，欣然接受治疗，服下了多年未服过的中药苦水。经萧龙友和施今墨采用中医药治疗后，孙中山的症状明显好转。孙中山在反动当局“废止中医”的形势下，病重和病危时期延请中医治疗，表现出了对中医少有的支持和信任，其间施今墨发挥了重要作用。1930 年，施今墨应邀赴西安为杨虎城将军诊病，且药到病除，在当时传为佳话。全国各地名人何香凝、溥仪、溥杰、载沣、载涛、李宗仁、郭德洁等都多次邀请施今墨看病，经他看好的患者不计其数。

施今墨视为患者服务为最大幸福，临去世时他写道："我老而未死，仍能在岗位上为人民服务，这是最大的幸福。"施今墨将救死扶伤、为患者解除痛苦看作是自己的终生事业，事业与生命已融在一起，不可分割。他强调，做医生要如孙思邈所言，做到"胆愈大而心愈小，智愈圆而行愈方"，即使救不了患者的生命也要尽医生的责任，不能只考虑个人的安危得失。

二、医德高尚，敬重同道

施今墨作为一代名医，不仅医术高超，而且医德高尚。他以仁济为怀对待贫寒患者，多免收诊费、药费，并经常嘱咐弟子们要"以仁义仁爱之心，施仁医济民济世"。施今墨年轻时每天要接诊患者百余人，晚上躺在床上，他都会把白天接诊的情况回忆一下，如果发现有不妥之处，必定会找到病家进行纠正。如果有什么新的发现和体会，他会立即记在本上进行再学习与探究。施今墨对同道也非常敬重，从不贬低他人，一切以患者为重。他曾指出：文人相轻，医者相毁，既损人名誉，又无补于社会，宜除之。如果患者的病情不是自己擅长的，出于对患者考虑，他会将其介绍给有专长的医生进行诊治。

施今墨毕生既勤俭又节约，在衣食住行方面都很节省，从来不愿麻烦他人。他为人谦虚，虚怀若谷，谦虚奉献，获得身边人的一致好评。施今墨临终时决定将自己的遗体贡献给医学进行解剖。就此事他专门给由他担任医学顾问的北京医院留有遗嘱："医院公鉴：施今墨预立遗嘱，请求解剖尸体事。因本人夙患泌尿系感染，迁延数年之久，时常尿血，赤白血球继续破坏，不断增加，经过多方治疗，多次镜检并服中西医药不计其数，均无明显效果，究不明系属何种病症，深怀遗憾。我自愿死后将尸体请由贵院进行解剖，探寻病源真相。倘得病灶所在，将其取出保存研究，以备后来病人遇有症状相似者，用资参考，或为诊疗之一助，亦仁术之工作也。”身后捐献遗体的老中医，施今墨当算中医界的第一人。由此更可见他献身医学的科学态度和对中医事业的奉献精神。

三、创立华北国医学院，走中西医结合道路

1929年2月23~26日，在国民政府中央卫生委员会第一次会议上，余云岫等人提出了“废止旧医以扫除医药卫生障碍草案”，一时全国哗然，引起了中医药界的极大愤怒与强烈反对。全国中医药界于3月17日在上海召开了历史上首次规模最大的代表大会，开始了一系列抗争。施今墨奔走其间，组织“华北中医请愿团”积极斗争，最终迫使国民政府收回成命。这一斗争使施今墨深深认识到，中医传统的师徒相授方式已不能适应时代发展的需要，只有学习先进的教育方式，兴学育人，才是振兴中医的根本。施今墨曾著文说：“诸君亦知中医于今日，为存亡绝续之秋乎？外见辱于西医，谓气化为荒诞；内见轻于政府，成医界之附庸。今墨数年以前，早已逆知此变。今又隶于卫生行政，更可见吾人之环境，非振兴医术，绝不足以自存。故敢断言：中医之生命，不在官府，不在外人，而在学术也。学术之成否，当然在于学校。”

1931年，施今墨与魏建宏、刘肇甄、陈公素诸先生共同创办了华北国医学院，他出任院长。华北国医学院学员必须具备高中毕业或同等学力，经考试合格方准入学，学制“暂设医科定四年毕业”。当时每年招收一期，每期学员不多。建校经费仅靠学费，入不敷出，其余均由施今墨诊费补贴。虽然困难重重，但学院一直坚持至北京解放，历时17年，共招收20班，培养了一大批中医高级人才。华北国医学院面向社会招

生，学员毕业后服务社会，是中医教育史上重要的一页，开创了全新的教育模式。

华北国医学院以中医课程为主，一批名老中医先后任教，如周介人、瞿文楼、赵炳南、杨树澄等；还设有生理、解剖、外科、病理、传染病、细菌学等西医课程，中西医课程比例约为7∶3。施今墨为华北国医学院设定的教学方针是：中医课程为主，西医课程为辅，相互印证以阐述中医学术。当年曾在学院教授过西医课程、原解放军301总院院长姜泗长教授曾说："几十年前施先生就提倡中西医结合，在艰苦条件下兴办教育，实在是难能可贵。"

施今墨倡导中医、西医要互相学习，融会贯通。他认为，中医要改革，不能固步自封，中西医汇通是促进中国医学向前发展的一个很好方式。他曾写道："吾以为中医之改进方法，舍借用西学之生理、病理，以互相佐证，实无别途。"1937年施今墨在为《文医半月刊》所写的序言中明确指出："无论中医、西医，其理论正确、治疗有效者，皆信任之。反之，摒弃不用可也。"他认为，中医和西医都是治疗疾病的一门科学，两者具有结合的基础，所以他一生孜孜不倦地探索中西医汇通的新道路，毫不动摇。实践证明，施今墨的中西医汇通思想即现代的中西医结合思想，代表了20世纪中医药发展的主流，也为中医药事业的发展做出了巨大的贡献。

四、提出《医戒十二条》，注重学生品德培养

施今墨特别重视对学生德行和优秀品质的培养，且严格要求。华北国医学院是中医高等学府，无先例可循，是在摸索中前行。施今墨事必躬亲，努力探索培养学生的规章制度。学院制定了包括董事会、学则、学年、办事细则及教务会议规程，以及聘请教师规约、职员办事通则等，颇为详尽。尤其难能可

贵的是，施今墨当时就注意到学生思想品德教育的重要性，为将来走向社会的准医生们提出了《医戒十二条》。

第一条：医之为业，为人而非为己也，故不可耽安逸，不可邀名利，但以救人为本务，除保存人之性命、治疗人之疾病、解除人之痛苦外，更无所事事。

第二条：医者以治病为务，故当但见病人，不当以其富贵贫贱而有所歧异。贫贱人双行之泪，不让富贵人一握之金也，愿深思之。

第三条：医者当以病人为正鹄，勿以病人为弓矢，不可坚执一己之见，漫尔尝试。

第四条：学术固须精进，言行亦当注重，不可为诡奇之言论，不可效时俗之行为，一味虚伪，为医界羞。

第五条：每日夜间，当更将昼间之医案再加考核，详细札记，积久成书，为己为人，两有裨益。

第六条：诊病不厌精详，彼临证粗疏而又妄自尊大者最为可恶。

第七条：病即不治，须设法解其痛苦，切不可直言告之，使其绝望；亦不可忍心不救，有乖人道。

第八条：病人果系素寒，务当利济为怀，却不可强索巨金，转致其人于死。

第九条：医者当以笃实为主，以沉默为贵，酒色财气是其大戒。

第十条：对于同道，老者须敬之，少者须爱之，勿论前医之得失，勿道他人之短长，亦不可倾轧嫉妒。

第十一条：会商病情、斟酌方药当以病人安全为务，不可人执一见，互相纷争，转害病者。

第十二条：病人信托之医而窃商诸他医，未知，慎勿与闻，然设明知其误治闻，亦不得漠视不言。

短短十二条戒文，对学生的医德、医术提出了具体要求。要求为医者要以人道为怀，以救死扶伤为己任。华北国医学院为北京地区培养了大批品德高尚、为民请命的良医，当时北京各大医院的中医科几乎都有华北国医学院的毕业生，他们为中医药事业的发展和医患关系的改善做出了突出贡献。施今墨于1969年8月12日在京逝世，临终嘱其儿女、门婿等必须将其医案整理出书。他说："余虽身死，但我的医术留给后人，仍为人民服务。"

第三章
北京中医药文化与医患和谐

第一节　北京老字号中药铺的和谐文化

北京老字号中药铺是北京商业老字号的代表，也是中医药老字号的表率。研究北京地方文化的学者戴凤春说："具有几百年历史的老药铺，北京就有十几家。例如开设于明朝永乐年间的万全堂，嘉靖年间的西鹤年堂，万历年间的永安堂、千芝堂、雅观斋。同仁堂开业于清康熙八年（1669 年），万锦堂开业于乾隆年间，此外还有同春堂、玉和堂、仓太和、仁一堂、一小堂等，铺龄都在百年以上。"这些具有数百年悠久历史的老字号中药铺所形成的文化积淀，是北京中医药文化的重要组成部分。清代，北京城里的医疗资源并不像今天这样丰富。尽管也有官办的太医院等，但百姓求医问药仍然较为困难。在这样的形势下，北京城中的药铺便担负起了相当一部分医疗使命，或药店经营者自己看病开方，或联络医生坐堂看病。

一、北京老字号中药铺的著名声誉

民国时期，北京城中的著名药铺已经享誉国内，受到各地百姓的信赖和推崇。《北京市志稿·货殖志》记载了北京中药业的盛况："本市药业之开设最久、声誉最著者，若西鹤年堂，起于明；同仁堂、雷万春，起于清初，类能各擅秘方，作法炮制。旧日，各省外官及乡会试士人、来京观光之绅商，其出都也，必以北京有名药铺秘制药归贻亲友，各省药铺亦有来京采购者，不胫而走四方，故其业最盛……按：本市药业，鹤年堂以精制饮片著名，其炮制皆遵古法；同仁堂以丸、散、膏、丹得名，故皆能历数百年，而其业不衰云。"北京诸多老字号中药铺起源于明清时期，历史悠久。药铺所售药品成为京师风物的名片。从地方各省来京的官员，进京赶考的举子、士人，以及到北京观光旅游的绅士、商人都把老字号售卖的药品作为北京土特产的佼佼者，当作礼物馈赠家乡的亲友。由于老字号中药铺的药物炮制讲究、功效优良，也受到各省药业同行的认可。各省药铺不乏派人来北京的中药铺采购药品，转供给本省的顾客。可见，北京的老字号中药铺对全国的医药行业都产生了积极的影响。

北京老字号中药铺的取名颇有讲究，可以说是企业文化和核心价值观的集中体现，如"同仁""庆仁""济生""永安""鹤年""长春"等。以同仁堂为例，早期的经营者乐凤鸣曾这样解释铺名的由来："同仁堂名，先君之素志也。先君号尊育，为太医院吏目。秉性朴诚，居躬简约，喜阅方书。辨药味地道疑似，尝语人曰：'古方无不效之理。因修合未工、品味不正，故不能应症耳。'平日汲汲济世，竞竞小心。凡所用丸散无不依方炮制，取效有年。每庭训之余谓：'可以养生、可以济人者，唯医药为最。'又云：'同仁二字可命堂名，吾爱其公而雅，须志之。'予业举子碌碌三十余年，先君之训几忘之矣，壬午乡比后闲居无事，追忆昔年遗训，翻然勃然鼓舞而为之，遂立同仁堂药室焉。"乐凤鸣的父亲乐尊育曾在太医院供职，深谙医理，精通合药，既有审慎小心的严谨作风，又有济世救民的高尚理想。乐尊育认为，医药是用来养生、济人的，“不为良相，便为良医”。乐凤鸣继承父亲志向，创办药铺，并取名“同仁堂”。“仁”是孔子所推崇的价值观念。《论语》记载的是孔子的言论，据统计，其中“仁”字就出现了110次之多。仁者人也，仁者爱人。“仁”是人性关怀的体现，是人与人之间的相惜、相敬、相爱，并由对人之博爱延伸到对万物苍生的博爱。“仁”是植根于中华文化的人道主义，与以救民苦难为务的医药行业有着天然的契合，“医乃仁术”的观念为医家所广泛认同。

北京老字号中药铺非常注重维护自己的声誉。以永安堂为例，《永安堂虔修诸门应病丸散膏丹总目》记载：“本堂实与名副，财以道生。随地产而征材，种种依神农所办，奉成方而定品，般般尽抱朴之遗。”永安堂之“永安”，字面意思可以理解为永保平安，体现了店铺的价值追求，永安堂认为，其经营活动、所作所为必须担得起“永安”之名。

虽然做生意赚钱是药铺的最终目的，但永安堂仍然秉持生财有道的原则，不做越轨的事情。正是这样的操守和坚持，老字号中药铺在制药过程中表现出了一丝不苟的职业精神。永安堂老掌柜杨周臣回忆：“监制者责任重大，终日督饬，唯恐疏漏，虽神疲力竭，亦弗敢稍懈。”同仁堂对药铺的声誉也是高度重视，据乐家后人回忆，为了维护同仁堂的行善之名，乐家不但对药铺的主业一丝不苟，还不兼营可能会影响药铺善名、造成各种可能麻烦的行业。定宜庄等人在《个人叙述中的同仁堂历史》中写道：“也不准兼营当铺、放高利贷、开饭馆，理由是当铺和高利贷都会影响‘善’名，开饭馆要多杀‘生’，也不是善事。其实乐印川是恐怕子弟不务药店这个本业，而且这三个行业都是会引起麻烦的行业。”过去经营当铺和高利贷有巧取豪夺之嫌，在百姓心目的印象并不那么正面、积极；经营饭馆，由于没有今天社会化的食材供应链，鸡鸭鱼肉之类的食材都需要现宰，这种杀生的行为在传统观念中与养生、济生的医药行业的价值观念相左，同仁堂为了不影响药铺在百姓心中的形象，便不准经营这一类的相关业务。

北京老字号中药铺善于把握顾客心理，以全方位的细致服务，减轻顾客因自身或他人疾病而带来的担忧，与顾客保持一团和气。很多老字号中药铺非常注意培养药工良好的服务态度，讲究说话时的避讳。有的药铺，药工跟顾客打招呼不能说“您好”，以免造成顾客反感，只能问“您要什么药”。送客时不能说“再见”，以防顾客产生不悦，只能说“慢走”。很多药铺提供上门送药服务，送药者说明来意时不能说自己来“送药”，而要说来“送补药”，以免引起反感。老字号中药铺在服务意识上的讲究，不断增强了百姓对它们的信赖，提升了在百姓心目中的形象。

二、北京老字号中药铺的品质追求

老字号中药铺名誉的维系，归根结底要靠所售药品的质量过硬。《旧京琐记》记载：“药肆有专售秘制一种，传之数百年成钜室者。其可数如酱坊胡同庄氏之独角莲、土儿胡同同德堂之万应膏、观音寺雅观斋之回春丹、鹿犄角胡同雷万春之鹿角胶，皆以致富。此外，熟药铺则菜市口之西鹤年堂、大栅栏之同仁堂，每年所作膏丹行之各省，亦至钜万。”许多老字号中药铺都有自己的独门秘方，仅靠售卖一种招牌药就能传承数百年而不衰，并积累巨万资财。这些独门秘方如果没有精湛制作工艺的传承和完善，其药效是不可能有口皆碑、流传久远的。

据同仁堂后人乐笃周回忆，同仁堂在制药过程中“专用道地药材，绝不用次药，更不用假药”。他说：“同仁堂素来讲究道地药材，制造丸散膏丹也按一定的方法，绝不含糊。譬如犀角，一定用暹罗角，其次用云南角，绝不用非洲角（即所谓广角），因为犀角取其凉性，广角虽然价廉，但是性热，作用完全相反，所以决不采用。炼制紫雪丹，一定按古法，银锅放一百两赤金同煮。据研究化学的人说，赤金烧煮后会起化学作用，其表面上产生的化合物是自然的高锰酸钾，所以有一定的科学根据，并不能说单纯照古人旧法。又如制造万应锭也有一定的操作要领，其中牛胆汁一味药，绝不能让它煮滚。如煮滚，吃的人必然呕吐。煮滚北方叫开锅，所以煮牛胆汁严禁开锅。总之，一切都依严格规程进行。有的药为了使其药效高，规定存放多年再行出售。该炮制的药也一定照规定泡够应该浸泡的时间。虎骨酒多放几年是为了使其去尽燥性，半夏炮制是为了去其毒性，都有一定的道理。”从乐笃周的回忆可以看出，同仁堂制药非常注重药材选用，严格遵循古法，在各种炮制细节上一丝不苟。有的药物为了保证药效，宁可延长存放时间也不着急售卖。一些名贵药的制作，为了保证质量，同仁堂甚至将一些工序交给可信任的家属完成。同仁堂后人乐侠回忆：“有的药还包金，非常薄的……包金都是由家里人做……我奶奶、我母亲、我婶儿她们来负责。金叶子用非常薄的纸包着。拿来后，把药放在金叶子上一包，然后再送去。不让外人做……因为这是金叶子。”有的药要加金箔，就是在药丸外裹上薄薄的金叶子，以增强镇心安神作用。金叶子贵重，存在偷盗的可能，撤掉金叶子，既能避免被盗，又能降低成本，但同仁堂不愿意为此擅改古方，故将这一关键环节交由家中可信赖的女眷完成。

中药铺属于企业，盈利是主要目的。关于追求利润，同仁堂的乐印川说：“我们用药道地，看起来成本高，利润少，但是药效高，效力快，使用的人因为疗效好就再来买，也介绍别人来买，卖得勤，卖得多，钱也赚得多，结果还是比用次药的人家好许多。”在药材选用上以次充好，自然能降低成本，提高利润，但药是用来治病的，用料差了就会影响疗效，进而失去顾客信任，降低药铺声誉，从长远看并不利于药铺的经营。用药上采用道地药材，严格如古法炮制，尽管增加了成本，但良好的疗效受到顾客的交口称赞，顾客群体不断扩大，有利于药铺的长远发展。在《同仁堂药目》中乐凤鸣曾说：“‘汲汲济世、竞竞小心’，虽不能承继先人万一，而至于遵《肘后》、辨地产，炮制虽繁必不敢省人工，品味虽贵必不敢减物力。可以质鬼神，可以应病症，庶无忝先君之志也。”同仁堂的这种态度与乐氏先人创建药铺的初心一脉相承。乐凤鸣主张同仁堂要汲汲于追求济世救民的理想，对药物的炮制加工也要倍加小心，这样才能不辱没乐氏先人的志向，既能够解除百姓疾病之苦，也经得起鬼神的监督和质问。乐凤鸣提出的“炮制虽繁必不敢省人工，品味虽贵必不敢减物力”，在今天已成为同仁堂的文化标识，并作为对联挂在所有分店的廊柱上，展现出老字号的操守和担当。

三、北京老字号中药铺的公益事业

自清代以来，北京老字号中药铺就十分积极地开展公益活动，一方面在主业之外进一步践行医家的济世理念，另一方面也为了扩大影响，招揽更多的生意，促进医患和谐。

创建于明代万历年间的千芝堂，坐落在崇文门外大街。每到夏季，千芝堂就会在店铺门前搭起遮阳棚，摆放桌椅，供路人休息纳凉，并免费提供解暑汤和消热祛暑药，不仅受到了百姓的欢迎，也提高了药铺的声誉。

创建于1888年的长春堂，最早坐落在前门外，其以独创的解暑药避瘟散闻名，鼎盛时曾远销缅甸、泰国、印度尼西亚等国。长春堂非常热心公益事业，曾在南城创办了3所小学，招收贫苦家庭的儿童入学。长春堂承担学校运营的所有开支，并无偿提供书本、文具、制服等。民国时期，由于前朝积弊，民间吸食鸦片成风，长春堂还给当时专事戒毒的“悟真堂”“理门公所”捐款，帮助瘾君子戒毒。

同仁堂作为北京名气最大的老字号中药铺，在公益事业上也多有贡献。同仁堂有施药的传统，每到夏天就向贫苦百姓发放预防中暑的药物；每逢各省举子进京参加三年一期的会试，同仁堂也会赠送一些顺应时令、治疗水土不服的药物，在普通百姓和士大夫心中留下了良好印象。乐笃周回忆：“（同仁堂）标榜‘济世养生’。以‘济世’作为宣传，让‘同仁堂’的名字深入人心，扩大影响。所谓‘济世’，就是行些‘善事’，‘救济’世人。乐印川以同仁堂的名义开普善粥厂，每年施粥；又办长寿木厂，施棺材；办义学等慈善事业。火警、水灾也带头去救。每年北京打磨厂挖阴沟，因没有路灯，时常有人摔倒，甚至摔死。同仁堂晚上就会点起许多灯笼，照亮马路，方便行人。重要的是灯笼上写着同仁堂几个大字，能给人留下深刻的印象。在行善事的名义下做了广告，这方面乐印川是不惜工本的。为了救火，乐印川特地亲自到广州买了几个最好的救火唧筒。有一年，太和殿失火，腐败的清宫内救火设备竟扑不灭这熊熊火焰，只得破例准许民间人士进宫，帮助救火。许多人带着水桶、唧筒涌进王宫，当时火势极猛，已窜到殿顶，很多唧筒因为压力不够，水力不大，浇不着上腾的烈焰，压不住火苗。我父亲带了乐印川买的唧筒赶到现场，自己把着唧筒嘴，因为唧筒压力大，喷射的巨大水柱一下就浇灭了殿顶的火，立了功。为此，那拉氏以光绪的名义为这个唧筒赐名‘大白龙’。我父亲还用这个唧筒灭过祈年殿的一次大火。同仁堂还赈济过水灾。由于这些‘功劳’，清王朝赐给乐家顶戴花翎……我家一直引以为荣，城内有火警都带头去救，在人们的思想里留下了同仁堂老乐家专行善事的印象。”同仁堂成为北京慈善事业的主要参与者之一，开办向贫苦百姓施粥的粥厂，施舍寒衣，为贫穷百姓送去温暖；向穷人和客死他乡之人施舍棺木，为其送终；开办义学给穷苦人家的子女以应有的教育等。

每年农历四月二十八日，传说是药王孙思邈的诞辰。每逢这一天，北京的老字号中药铺都要开展一些公益活动，以纪念这位祖师爷。同仁堂遵循当时北京中药铺的惯例，向百姓施药。同仁堂后人乐侠回忆说：“我们堂主要是在每年阴历四月二十八药王生日的时候，搞一贴膏……平时这药卖得较贵，但那天是一分钱一贴，买的人很多。”此外，同仁堂还请来戏班和北京的名角到药王庙戏台演戏，供百姓免费观看。乐笃周回忆：“演员们为了想要‘药王保佑’，使自己身体健康，在药王生日时总是认真演戏。在北京，上、中、下层的人士都喜欢京剧，到时都会去看，这无疑为同仁堂进行了宣传。”京剧是北京百姓喜闻乐见的娱乐形式，上至王公贵族，下至普通百姓难以抵抗京剧的魅力。由于对药王的虔诚信仰，演员认真演戏，观众也认真听戏，祈求药王显灵，保佑自己和家人的身体健康。同仁堂请戏班演戏，一方面以药王的名义为自己作了广告宣传；另一方面也丰富了北京百姓的文娱生活，产生了良好的社会效应，促进了社会和谐和医患和谐。

四、北京老字号中药铺与药行会馆

明清时期，北京作为北方的经济中心，工商业呈现出繁荣的局面。各行各业无论数量还是规模均有了长足的发展，行业竞争日趋激烈。为此，各行各业的工商从业者串联起来，以避免同行过度竞争、打击异己为目的，组成了各式各样的工商业行会组织。中药业作为北京工商业的重要组成部分也有自己的药行会馆。《中国药学史料》记载，“远在明嘉靖年间（1522—1566 年）北京已有药行‘商会’的建立”。唐廷猷认为，这是“第一个具专用名称的药业行会组织”。除销售药品的药行外，还有从事药材批发的药商组成的帮会组织。据唐廷猷考证，清乾隆年间，北京、通州的药商组成了京通行，成为全国药商帮会的主要组织之一。到了道光九年，“京通卫帮”的名字已经出现在祁州药王庙的捐资石刻上。“京通卫帮”“由北京、通州、天津一带药商组成，以北京、祁州为集散地，主销北京同仁堂中成药，以及转口药材黄芪、穿山甲、紫硇砂和进口药材鹿茸、藏红花、洋桂枝、洋枳实、洋枳壳等”。

清嘉庆二十二年（1817 年）后，北京药行会馆搬迁到前门外东兴隆街二号（兴隆街东头路北）。新建的药行会馆落成时有两块碑刻记录了当时的盛况：一为《重建药行会馆碑记》（以下简称《会馆碑》），一为《重建药行公馆碑记》（以下简称《公馆碑》）。

《会馆碑》云：“盖闻：生人有疾，宜遵补救之方；百草是尝，首重神农之氏。知神灵之不爽，贵香火之克供。各纳捐资，用成公馆。我同行向在南药皇庙，同修祀礼，奉荐神明。命彼伶人，听笙歌之毕奏；昭我诚敬，戒礼度之无愆。既建地以酬神，亦行规而可议。近因荒祠久废，古壁成尘，我同行公同合议，于海岱门外北官园之南口，相彼基址，是用创修。兴土木之工，有基勿坏；绍前人之意，后世无忘。同期集腋成裘，此日各输资斧，欣者福缘善庆，为神永降升平。”

《公馆碑》云：“古帝神农氏，史言其尝百草以作医药，著灵素本草之书以疗疾病，所以济稼穑之功，而扶民生者，其教历亿万祀而无穷也。京师商贾云集，贸易药材者，亦水陆舟车，辐辏而至。奈人杂五方，莫相统摄。欲使之萃涣合离，非立会馆不为功。爰邀众公议，乐捐输金，卜筑于城南隙地。鸠工落成，堂庑魏峨，台榭嵯岦，美哉斯举。不特贸迁有居，而且春秋享祀，朔望告处，此所以崇报古圣功德者，典礼隆矣。"

《会馆碑》所说的“海岱门”是“哈达门”“哈德门”的谐音，即今崇文门，因元代哈达王府建于城门内，故有是名。药行会馆旧址在天坛北的南药王庙，药王是医药行业的行业神，故而药行会馆选择驻扎其中，一方面可以祭祀行业的祖师爷，祈求保佑；另一方面也希望在行业神灵的见证下商议药行的行业规则，这也是工商业行会的一种惯例。后因南药王庙年久失修，已不再适合作为药行会馆的驻扎地，故由行会成员共同合议，在崇文门外找到一块合适的土地，并集资修建成了新的会馆。

作为中药业的行业工会，药行会馆理所当然地履行着对本行业的规范功能。根据李华《明清以来北京的工商业行会》的总结，北京工商业行会的职责是“排挤外行商人加入本行，限制本行另开新号”;“维护行会商人利益，抵制牙行的勒索”;“限制招收学徒，限制学徒参加行会”;“规定工人工资和工作时间”;“利用行会勾结官府镇压工人的罢工斗争”;“规定商品价格”;“制定统一度量衡”等。

唐廷猷指出，中药业行会组织具有“对上应付官府需索，代收捐税，筹集物资；对外排斥其他药业组织或个体药商；对内协议药价，调剂货源，组织活动，制定帮规，解决纷争，维护本集团利益”等职能。这对北京的药行会馆也适用。正如《公馆碑》所言：“京师商贾云集，贸易药材者，亦水陆舟车，辐辏而至。奈人杂五方，莫相统摄。”在北京从事药材生意的人来自五湖四海，难以互相统摄，形成一致，尽管各地药材荟萃，但整个行业结构松散，难以保证行业应有的利益，会馆的设立则可以将行业凝聚起来，加以规范。

药行会馆在照顾各方利益的基础上仍有较高的追求。《会馆碑》云："生人有疾，宜遵补救之方；百草是尝，首重神农之氏。"《公馆碑》云："古帝神农氏，史言其尝百草以作医药，著灵素本草之书以疗疾病，所以济稼穑之功，而扶民生者，其教历亿万祀而无穷也。"中医药行业的祖师爷之一神农氏亲尝百草，为百姓甄别出了可用于治疗疾病的各种药材，这是一件拯救万民于水火的伟大功绩。两块碑文盛赞了神农氏的功绩，表达了北京药行会馆"绍前人之意，后世无忘"的态度，继承了神农氏帮扶生民的事业，并将其作为本行业的追求，以此"崇报古圣功德"。

第二节　北京传统民俗与医药文化

北京是一座具有三千多年悠久历史的城市，近千年来又长期作为王朝的首都。北京人民的生活风俗，既传承着悠久的历史传统，又不断汇聚来自五湖四海的文化滋养，形成了鲜明的京味特色。健康是一种重要的生活品质，对健康的追求与呵护、对疾病的祛除与预防是北京人民生活习俗的重要组成部分。千百年来，北京形成了丰富多彩的医药文化民俗，呈现出美好祥和的生活景象，使得北京的医患和谐更接地气。

一、多样尝试的医药习俗

就治愈疾病来说，求医问药无疑是最根本、最重要的途径。但除此之外，人民群众也形成了不少习俗和做法，希望在医药成分作用之外产生额外的效用，加速患者康复。例如，全国各地都有将熬完汤药的药渣倒在门外、路上的习俗，北京亦不例外。现在这种习俗已很少见到。倒药渣习俗所反映的想法和愿景是多样的：药渣倒在门外，预示将疾病从家里赶出去；药渣倒在路上，预示疾病被来往的行人踩压、带走；药渣倒在人人都能见到的地方，既是将医生所开药方公之于众，也是将药行售卖药材的质量公之于众，在某种意义上是对医生和药铺的一种监督。

除了汤药、针灸、按摩等传统疗法外，北京地区还有其他一些祛病习俗。例如，《北平歌谣集》记录了这样一首歌谣："天皇皇地皇皇，我家有个夜哭郎，过往君子念三遍，一觉睡到大天亮。"歌谣的意思是：儿童夜哭，多写此歌，遍贴各处，谓可以禳解。从中医的角度看，小儿夜啼是一种疾病。除采用汤药治疗外，民间还保存了念咒治疗的方法。从某种意义上说，这种通过贴条请路人念诵的方法与传统的祝由术存在一定的关联性。在明代，祝由科被列入官方确认的"医学十三科"之一，往往被称为"祝由十三科"，是一种有着深远的方术背景和悠久历史的医学技术，《黄帝内经》中就有记载。清代以后这种医术不再被官方承认，逐渐散落在民间。

二、祈求健康的节庆风俗

岁时节庆是北京人生活的重要组成部分。其中，流传着许多涉及祛除疾病、追求健康的风俗和禁忌。

如北京儿歌唱道："过了腊八就是年。"年节是一年中最重要的节庆，北京地区庆祝新年往往从腊八开始准备，一直持续到正月结束。北京多姿多彩的年节风俗中有着不少与健康有关的风俗和禁忌。

农历腊月二十三是传统的小年。这一天，北京的百姓有互相馈赠礼物的习俗。清代让廉的《京都风俗志》载："（腊月）

二十三日……僧道作交年疏，异品素食，以送施主。医家制益人药物，以送常所往来者。富室亲友，竞相厚馈。”医家在小年这天要制作一些补益类的药物，赠送给亲友、患者等，表现了医家对其健康生活的良好祝愿，有利于增进医患之间的和谐相处。

年关将至，北京地区有“丢百病”的习俗。清代潘荣陛在《帝京岁时纪胜》中载：“岁暮，将一年食余药饵抛弃门外，并将所集药方拣而焚之，名丢百病。”在百姓看来，药物和药方的另一面就是疾病，把这些东西留过年关是不吉利的，因而要在年末将它们抛出家外，或销毁，寄寓了将百病赶出家门的念想。

明代刘侗在《帝京景物略》卷二《春场》中记载了北京地区新年打喷嚏的禁忌：“正月元旦，五鼓时，不卧而嚏，嚏则急起，或不及衣，曰卧嚏者病也。不卧而语言，或户外呼，则不应，曰呼者鬼也。”时至今日，全国各地仍有过年守岁的习俗，从除夕夜不睡不眠到大年初一。北京旧俗禁止五更时在床上打喷嚏。五更相当于凌晨四五点，如要打喷嚏必须即刻起身，认为躺着打喷嚏易招来疾病。

元宵节是正月里的重要节日，元宵节前后，北京地区有“走百病”的习俗。《康熙宛平县志》记载：“元宵前后夜，金吾禁驰，赏灯夜饮，火树银花，星桥铁锁，殆古之遗风云。民间击太平鼓，跳百索，要月明和尚，男妇率于是日夕结伴游行，亲邻相过从，至城门下摸钉儿，过津梁曰‘走桥儿’，又曰‘走百病’。”北京元宵节的花灯举世闻名，是一年一度的盛事，北京百姓多在节日前后赏灯夜游。到城门摸门钉儿求子、结伴过桥“走百病”是夜游的重要活动。“走百病”的风俗起源古老，曾在中国北方广为流行。北京为京师都会，物华天宝，人文荟萃，“走百病”的风俗更加丰富多彩。明代周用曾有《走百病诗》，描绘了明代北京地区“走百病”的盛况：“都城灯市由来盛，大家小家同节令；诸姨新妇及小姑，相约梳妆走百病；俗言此夜鬼穴空，百病尽归尘土中。不然今年且多病，臂枯眼暗兼头风。踏穿街头双绣履，胜饮医方二盅水。谁家老妇不出门？折足蹒跚曲房里。今年走健如去年，更乞明年天有缘。蕲州艾叶一寸火，只向他人肉上燃。去年同伴今希有，几人可卜明年走？长安主人肯居停，寂寂关门笑后生。但愿中秋不见月，博得元宵雨打灯。”在岁时节令的自然面前，人与人无疑是平等的，无论是富户大家还是平常小家，妇女们都梳妆打扮得整整齐齐，出门走“百病”，期望通过走路，把百病踩到尘土之中，来年能够身体康泰，远离针药。

北京地区有“善正月，恶五月”的说法。历史上，中国民俗将五月看成是“恶月”，有诸多禁忌。五月五日端午节，更是一年中需要慎重对待的节日。明代刘若愚《酌中志》记载：“初五日午时，饮朱砂、雄黄、菖蒲酒，吃粽子，吃加蒜过水面，赏石榴花，佩艾叶，合诸药，画治病符。”（李家瑞．北平风俗类征）农历五月，天气炎热潮湿，毒虫滋生，易产生疫病，端午节通过饮朱砂、雄黄、菖蒲等药物泡制的酒，佩戴艾叶，合制药物，画治病符等活动，以抵御疫病和毒虫的侵袭。民国时期的《民社北平指南》对北京的端午风俗进行了详细介绍：“五月初一至初五日为端阳节，又称端午，家家于门前插蒲艾，贴五雷天师符，以禳不祥，亦古者艾虎蒲剑之遗意也。供角黍（即粽子）、樱桃、桑椹、五毒饼、玫瑰饼等于佛前，祀祖先亦如之，亦荐其时食之义也，并有以之相馈送者。巧妇秀女，以绫罗制成小虎、桑椹、葫芦之类，以彩线串之，悬于钗头，或系于儿背，谓可避鬼，且不染瘟，曰‘长命缕’，一曰‘续命缕’，又曰‘葫芦’，正午弃之，谓之‘扔灾’。以雄黄酒书‘王’字于小儿之额，或涂其鼻耳，或墙壁，以避毒虫。又有于是日午时以朱墨画钟馗像，以鸡血点眼，俗称‘朱砂判’者，悬屋中，谓能驱避邪。亦有纳古墨于蟆腹，向日晒之，谓其墨可疗疾，故有‘癞蛤蟆脱不过五月五’之谚语。此五日中，居民商肆，皆盛治酒馔，曰过端阳节。夏至日，人家多食面条，且制糖蒜，以是时蒜适成熟也。又谚称是月为‘恶五月’，禁造作等事。”其中所说的“插蒲艾”“贴天师符”“扔灾”“雄黄书字”“朱砂判”等习俗都与攘除疾病、外邪有关，表现出北京人对生命健康的重视，对子孙后代健康成长的企盼。

明清时期的医疗界，在端午节时也有捕捉蟾蜍获取蟾酥的惯例。明代蒋一葵的《长安客话》记载：“太医院例于端阳日差官至南海子捕虾蟆挤酥，以合药，制紫金锭。某张大其事，备鼓吹旗幡，喧阗以往，或嘲以诗曰：‘抖擻威风出凤城，喧嚣鼓吹用霓旌。穿林披莽如虓虎，捉得虾蟆剜眼睛。’”明代太医院每到端午，便差遣人员到城南的南海子捕捉蟾蜍，提取蟾酥，用来制作中成药紫金锭。捕捉蛤蟆的队伍被好事者张大其事，用乐队和旌旗开道，引发百姓围观，成为端午节的一大盛事。明代赵以焜的《间史掇遗》记载：“故事，五月五日，太医院官具旗物鼓吹赴南海子捉虾蟆，取蟾酥，以针刺其双眉，蟾多死。吾乡朱公儒为院使，俾两眉止刺其一，蟾虽被刺得活，后遂因之。”之前端午取蟾酥需刺其双眉，往往令蟾蜍死亡。到赵以焜的同乡朱公儒任职太医院时，对取蟾酥的方法做了改进，只刺一眉，这样就保全了蟾蜍的生命，体现了人与自然的和谐相处。到了清代，端午节时，宫中太监仍在皇宫端门贩卖宫内制造的紫金锭，就是延续了明代的惯例。

三、和于天时的饮食风俗

“民以食为天”。饮食是保障生命机能健康运转的基础。

千百年来，北京的饮食文化海纳百川，形成了独具一格的京味特色。春夏秋冬，四时代序，北京的饮食风俗与时令变化紧密地结合在一起，遵循着天人之间的和谐之道。

农历正月，北京人所喜食的春饼是开年的第一道时令吃食。清代潘荣陛的《帝京岁时纪胜》云："新春日，献辛盘，虽士庶之家，亦必割鸡豚，炊面饼，而杂以生菜、青韭芽、羊角葱，冲和合菜皮，兼生食水红萝卜，名曰咬春。"用来"咬春"的春饼所卷的菜品其实是"辛盘"的一种演变。"辛盘"就是"五辛盘"。李时珍《本草纲目·五辛菜》云："五辛菜，乃元旦立春，以葱、蒜、韭、蓼蒿、芥辛嫩之菜杂和食之，取迎新之义，谓之五辛盘，杜甫诗所谓'春日春盘细生菜'是矣。"北京人"咬春"所用的青韭芽、羊角葱、心里美萝卜等就是李时珍所说的"辛嫩之菜"。"五辛盘"历史悠久，南朝梁代宗懔的《荆楚岁时记》云："周处《风土记》曰：'元日造五辛盘。正元日五辛炼形'。五辛，所以发五脏之气。《庄子》所谓'春日饮酒茹葱，以通五脏也'。"冬去春来，冬季伏藏的五脏之气在春季开始升发，吃辛味蔬菜可以使五脏之气获得激发，通行无碍，有助于身体机能处于和谐的状态。春日的"辛盘"实乃一道养生膳食。

农历三月，时节已是晚春，各种草木已经生长起来，时令野菜不断出现在北京百姓的餐桌上。潘荣陛的《帝京岁时纪胜笺补稿本》云："天坛之龙须菜，味极鲜美。香椿芽伴面筋、嫩柳叶伴豆腐乃寒食之佳品。"这些嫩芽既鲜嫩爽口，滋味鲜美；又营养丰富，有养生延年功效。

农历六月，天气炎热，人们的饮食又有了新的变化。让廉的《京都风俗志》载："伏日，人家有食盛馔异于平日者，谓之'贴伏膘'，或以此日起，有舍冰水者，或有煎苏叶、藿叶、甘草等汤于市中舍之，谓之'暑汤'"。在清代，北京人有入伏后“贴伏膘”的习俗。入伏后天气炎热，人体消耗加大，胃口下降，故需以丰富的饮食来激发食欲。入伏以后，以紫苏叶、藿香叶、甘草等中药材为原料的“暑汤”流行起来。紫苏叶芳香，能够泄肺气，通腠理；藿香叶芳香化浊，能够发表解暑；甘草能补脾益气，泻火解毒。这些药材熬成的水能够有效缓解暑气，因而多有善心之人将熬好的暑汤运到集市施给需要的人。

中医学对季节的划分有“长夏”之说，是指立秋前后“土润溽暑、大雨时行”的暑湿时节。潘荣陛在《帝京岁时纪胜》称：“秋前五日为大雨时行之候，若立秋之日得雨，则秋田畅茂。岁书大有谚云：‘骑秋一场雨，遍地出黄金。’立秋预日，陈冰瓜，蒸茄脯，煎香薷饮，院中露一宿。新秋日，阖家食饮之，谓秋后无余暑、疟痢之疾。”北京地区立秋之日有吃冰瓜、茄脯，喝香薷饮的习俗。立秋前一天，百姓会在院内露天之地放置冰瓜、蒸熟的茄脯、煎好的香薷饮等。一夜过后，在第二天立秋之日全家人一起喝香薷饮，吃瓜和茄脯，以避免秋后出现中暑、疟痢等病。清代由乾隆帝钦定的医学教科书《医宗金鉴》对香薷饮的说明是：“治暑热乘凉饮冷，阳气为阴邪所遏，头痛发热，恶寒烦躁，口渴腹满、吐泻者。”此药需“水煎浸冷服”。可见，这一民俗与官方医书是相合的。北京人立秋日有不饮生水的禁忌。刘侗的《帝京景物略》说：“立秋日，相戒不饮生水，曰呷秋头水，生暑痱子。”立秋时喝生水易引起暑痱子。这种禁忌蕴含的医理可能是立秋之时暑湿之气正盛，饮用生水会加重体内湿气，湿气运化不畅而导致痱子。

酒是北京人生活的必需品。北京地区汇聚了全国乃至世界各地的佳酿。但北京人日常所饮之酒颇有地方特色。魏元旷在《都门琐记》云：“酒，白干最烈，玫瑰露味酣而香，茵陈色浅碧，五加皮酒极浓浊，与茵陈皆带药气，绍兴酒本以京庄为上，然真陈年者亦不易得，席间所用酒只此数种。”北京人日常饮用的酒包括白干、玫瑰露、茵陈酒、五加皮酒、黄酒等。其中，茵陈酒和五加皮酒由中药材泡制而成，可看作药酒。清末震钧在《天咫偶闻》卷四云：“京师酒肆有三种，酒品亦最繁。一种为南酒店，所售者女贞、花雕、绍兴、竹叶青之属……一种为京酒店，则山左人所设，所售则雪酒、冬酒、涞酒、木瓜、乾榨之属，而又各分清浊。清者，郑康成所谓一夕酒也。又有良乡酒，出良乡县，都中亦能造，止冬月有之。入春则酸，即煮为干榨矣……别有一种药酒店，则为烧酒以花蒸成，其名极繁，如玫瑰露、茵陈露、苹果露、山楂露、葡萄露、五加皮、莲花白之属，凡有花果皆可名露。”清代，北京人饮用药酒成为风气，药酒店成为京师酒肆的主流之一。

北京的老字号中药铺也出售种类繁多的药酒。《北平风俗类征》记载：“虎骨烧，按能活血，舒筋，去风，老年人最宜。盖取烧酒用虎骨煎之，为正阳门外乐家药铺专门之物。”民国时期，同仁堂乐家仍售卖虎骨酒，此是老年人保健延年的上品。茵陈酒曾也以同仁堂的最为有名。唐鲁孙在《谈酒》中这样描述茵陈酒：“北平同仁堂乐家药铺，有一种酒叫绿茵陈。这种酒绿蚁沉碧，跟法国的薄荷酒一样的翠绿可爱。酒是用白干加绿茵陈泡出来的。燕北春迟，初春刚一解冻，有一种野草叫蒿子的就滋出嫩芽儿。北平人认为正月是茵陈，二月就是蒿子。绿茵陈酒不但夏天却暑，而且杀水去湿。一交立夏，北平讲究喝酒的朋友，因为黄酒助湿，就改喝白干。一个伏天，总要喝上三五回绿茵陈酒，说是交秋以后可以不闹脚气。从前梅兰芳在北平的时候，常跟齐如老下小馆，兰芳最爱吃陕西巷恩承居的素炒豌豆苗，齐如老必叫柜上到同仁堂打四两绿茵陈来，边吃边喝。诗人黄秋岳说，名菜配名酒，可称翡翠双绝，雅人吐属必出儿不凡。”在唐鲁孙的记述中，北京人喝酒不单纯是享乐，而是蕴藏着时令养生的道理。夏天天气炎热潮湿，助湿的黄酒就不喝了。入伏以后，暑湿之气大盛，就喝茵陈酒“杀水去湿”，还能预防脚气病。今天，北京的超市仍售卖茵陈酒。

酸梅汤是一种发源于北京地区的饮料，历史悠久。徐霞村在《北平的巷头小吃》中说：“酸梅汤现在已流行到许多城市了，但它发源地却是北平，而且一直到现在，最好的酸梅汤仍旧要到北平来找。酸梅汤的做法很简单：把乌梅放到大量的水里去煮，煮时加上冰糖和桂花，煮好把滓子滤去，加以冰镇即成。然而怎样把乌梅、水、糖、桂花这四者的分量配得恰到好处，那就是每个制售者的秘密了。北平的酸梅汤以琉璃厂信远斋所售的最好，但一般人因为它路远价昂，不得不想退一步的办法，向门口的小贩来买。此种卖酸梅汤的小贩多半兼卖些别的东西，或挑担，或推车，过巷时用两个小铜碟在手里相击，叮当作响，非常好听。”酸梅汤最主要的原材料是乌梅，一种中药，具有生津止渴的功效。冰镇酸梅汤是北京人最受欢迎的消夏饮品。一到夏令，北京城中便到处都是卖酸梅汤的摊铺。北京的酸梅汤以琉璃厂信远斋、前门九龙斋和西单牌楼邱家等最为有名。今天，酸梅汤早已走出北京，风靡神州大地。在超市可以买到带有信远斋、九龙斋等老字号商标的酸梅汤。最好的酸梅汤要数北京人自家熬制的，其味道最为纯正。直到今天，同仁堂等老字号中药铺仍会在夏季售卖配置好的酸梅汤药包，供顾客购买熬制，同时也向社会公布药铺的酸梅汤配方。

第三节　北京药王庙文化与医患和谐

历史上，北京的药王庙文化是北京中医药文化中兼具神圣性和世俗性的组成部分。药王庙所供奉的神灵是北京地区中医药业的行业之神，既受到医药从业人员的尊崇，又受到祈求生命健康百姓的膜拜。药王庙作为在生命健康方面具有特殊意义的神圣空间和公共空间，履行着特别的公共功能，对北京地区的百姓产生着潜移默化的影响。围绕药王庙，北京地区产生了独特的医药民俗，展现出北京地区社会的和谐风景。

一、北京地区中医药行业神与药王信仰

行业神是人类信仰体系中一个独特的神灵类型。李乔曾在《行业神崇拜——中国民众造神史研究》中对其下了一个定义："行业神，又称行业守护神、行业保护神，是从业者供奉的用来保佑自己和本行业利益，并与行业特征有一定关联的神祇……行业神可以大致分为两大类：一为祖师神；一为单纯保护神……祖师神是行业神的核心部分，也是行业神中最具代表性的部分。"生老病死是每个人都要经历的事情，与之相关的中医药行业也有其行业神。李乔在《行业神崇拜·医药业》中说："医生、药铺、药材贩运商、药农、医学校教师等，皆供奉医药之神。医药之神相当多，有伏羲、神农、黄帝、孙思邈、扁鹊、华佗、邳彤（皮场大王）、吕洞宾、韦慈藏、李时珍、保生大帝、眼光娘娘、李铁拐等。这些神大都是作为祖师爷供奉的，其笼统称谓有药皇、药王、先医、医王等。"从事医药相关职业的人，如医生、药商、医学教育人员都供奉医药行业的行业神。根据李乔的考证，医药神并非一个，而是十几位之众。这些被尊为神灵的人物与中医药都有着一定的渊源，

但各地尊奉的医药主神却并不一致，如著名药材市场河北安国就以邳彤为药王；河北任丘相传为名医扁鹊的故里，当地就以扁鹊为药王等。

北京地区中医药行业尊奉的行业神以“药皇”的“三皇”为主，以“药王”孙思邈为辅。“三皇”即伏羲、神农和黄帝，是传说中的上古帝王，他们带领中华民族从蒙昧走向文明。伏羲画八卦、神农尝百草、黄帝向岐伯等请教医学等都是中华文明史上著名的文化符号，“三皇”也因此被尊奉为中医药行业的鼻祖。“三皇”作为医药行业之神，被历代官方所认可。从元代开始，“三皇”就被朝廷认定为医药之祖。元代揭傒斯在《增城三皇庙记》中云：“大德三年，太常言：‘三皇’开天建极，创物垂范，为万世帝王传道之首。今太医院请以黄帝臣俞跗、桐君、鬼臾区、岐伯之属十大名医，视孔子十哲配享庙廷，是欲以‘三皇’为医家专门之祖，非礼经，宜从唐制。中书下礼部议，议如太常。至大元年，中书又以湖广行省言如太医院所请配享事，下礼部议，请以十名医视孔庙诸大儒列祀两庑，遂著为令。”元代对“三皇”的尊奉经历了一个过程，大德三年（1299 年），太医院奏请将“三皇”作为“医家专门之祖”，为黄帝等十大名医配享，将“三皇”地位视同孔子。元中书省交由礼部审议后，认为不合礼制，没有批准。一直到 9 年后的至大元年（1308 年）这一请求才获批准，从此确定了“三皇”作为医药之祖的官方地位。元顺帝至正年间，对“三皇”的尊崇有所升级，从太医官主祭改由中书省大臣主祭，如祭孔子礼。明代延续了对“三皇”的尊奉。嘉靖年间，在当时的太医院建有三皇庙一座，把历代名医作为“三皇”的配祀。

清代沿袭明代，继续将“三皇”作为官方认定的医药祖师，并明确了相应的祭祀制度。《皇朝通典》记载：“顺治元年，定祀先医之神之礼。每岁春二月、冬十一月上甲日，致祭先医于太医院署之景惠殿。殿中安奉太昊伏羲氏神位于正中，炎帝神农氏神位于左，黄帝轩辕氏神位于右。东配勾芒、风后；西配祝融、力牧。东庑僦贷季、天师岐伯、伯高、少师、太乙雷公、伊尹、仓公淳于意、华佗、皇甫谧、巢元方、药王韦慈藏、钱乙、刘完素、李杲；西庑鬼臾区、俞跗、少俞、桐君、马师皇、神应王扁鹊、张机、王叔和、抱朴子葛洪、真人孙思邈、启元子王冰、朱肱、张元素、朱彦修，均东西向。以礼部堂官一员主祭，太医院堂官二员分献。雍正十二年，令太医院御医、吏目等官，咸斋戒配祀。”满洲入关之初即制定了祭祀先医之神的礼制，以“三皇”为主神，以从黄帝时代一直到元代的历代名医配祀，每年春二月、冬十一月，由礼部和太医院官员致祭先医之神，雍正十二年以后，所有太医院的官员都要斋戒配祀。

赵绍琴的《清代太医院考》云：“先医庙神位次序仍依明代世宗之钦定者，景惠殿之中奉太昊伏羲氏，中之左炎帝神农氏，中之右黄帝轩辕氏。神牌之后，仍有铸铜敷金之三皇像，以上皆南向；下有僦贷季、岐伯、伯高、鬼臾区、俞跗、少师、桐君、雷公、马师皇、伊尹、扁鹊、淳于意、张机；西庑则华佗、王叔和、皇甫谧、葛洪、巢元方、孙思邈、韦慈藏、王冰、钱乙、朱肱、李杲、刘完素、张元素、朱彦修。乾隆年间特命儒臣会同礼部更定先医庙昭穆次序，奏定以僦贷季、天师岐伯、伯高、少师、太乙雷公、伊尹、华佗、巢元方、皇甫谧、仓公淳于意、药王韦慈藏、钱乙、刘完素、李杲等十四人，从祀于东庑；以鬼臾区、俞跗、少俞、桐君、马师皇、神应王扁鹊、张机、王叔和、抱朴子葛洪、真人孙思邈、启玄子王冰、朱肱、张元素、朱彦修十四人从祀于西庑。药王庙有太医院所奉之药王，是工笔画像，色彩鲜艳，书于清初康熙之年。长约四十五公分，宽约三十公分，内计三皇，左右配以十大名医。此外东西药房、圆明园公所药房、颐和园公所药房、避暑山庄公所药房、乾清宫御药房、宁寿宫寿药房、寿康宫寿药房等，每值朔、望（初一、十五日）医官皆焚香行礼。”赵绍琴是三代御医之后，其父是清代末年的太医院院使赵文魁，对太医院的掌故颇为了解。在赵绍琴的记述中，清朝官方对太医院祭祀先医之神的礼制非常重视，乾隆年间专门命令儒臣会同礼部对先医庙配祀神灵的昭穆次序做了修正。太医院中又有药王庙，供奉画有“三皇”及配祀的十大名医的工笔画像。这种类型的药王画像也供奉在圆明园、颐和园、避暑山庄等宫禁内的药房中。在官方礼制的影响下，北京城的药王庙基本是以“三皇”为药王庙的主神。

北京太医院还供奉着一位司掌太医院的土地神。据任锡庚《太医院志》载：“署中土地祠在大门内北向，门外有照壁，内有南殿三间，塑以锦袍坐像，前列牌位题为‘明太医徐鏊之神’。有谓徐为明之忠臣，故后署中人附祀于土地祠。或谓国初奏请简放明之忠烈为本署之土神者。”徐鏊作为太医院土地神的渊源，当时人们已经不知其详。1910 年，任锡庚担任太医院署官时，从《明史》中考证出了徐鏊的生平，并将其题写在土地祠的左壁上：“考《明史·夏良胜传》附载：徐鏊，嘉定人，本高氏子，少孤，依舅京师，冒徐姓，从其业为医，以医士供事内殿。正德时南巡诏下，继良胜、舒芬等具疏以其术谏。略言：‘养身之道犹置烛然。室闭之则坚，风暴之则泪。陛下轻万乘，习嬉娱，跃马操弓，捕鱼玩兽。迩复不惮远游，冒寒暑，涉关河，膳饮不调，肴蔌无择，诚非养生道也。况南方卑湿，尤易致病。乞念宗庙社稷之重，勿事鞍马，勿过醉饱，喜无伤心，怒无伤肝，欲无伤肾，劳无伤脾，就密室之安，违暴风之祸。臣不胜至愿。’疏入，帝与诸幸臣皆大怒，遂下鏊诏狱。俄令跪阙下五日，加梏拳焉，至晚仍系狱。晨入暮出，累累若重囚，观者无不泣下。跪既毕，杖五十，戍乌撒，而车驾亦不复出矣。世宗即位，召还，寻擢御医。鏊性耿介，时朝士多新贵，不知鏊。鏊亦不言前事，一官垂三十年不调。年七十，求致仕，值同县徐学谟为礼部郎中，引见尚书吴山。山阅牍有谏南巡事，瞿然曰：‘此武庙时徐先生耶？何淹也？’两侍郎嫌其老，学谟抗声曰：‘鏊虽老，然少与舒状元同患难，为可敬耳’。又久之，始迁院判，自引归，卒年八十三。”根据《明史》的记载，徐鏊在明武宗正德年间供职于太医院。他为人耿直，虽然只是一介医官，但却心忧天下。当时明武宗喜好玩乐，不思治国，正要下江南游玩。徐鏊遂上书进谏，以中医之道劝诫武宗，远游不符合养生之道，不宜让鞍马、醉饱、喜怒等伤害自己的身体。明武宗读了上疏后勃然大怒，将徐鏊下了诏狱，罚他戴着枷锁在宫门下跪五天，打了五十杖后流放贵州充军。明世宗即位后，为徐鏊平了反，把他召回北京，并升为御医。由此可见，徐鏊也是一位有着“上医医国”之觉悟的良医。

孙思邈是北京药王庙供奉的另一位药王，有着更为广泛的民间基础，往往被称为“药王菩萨”。虽然他被尊称为“药王菩萨”，但道教渊源更为深厚。他当过道士，后被宋徽宗封为“妙应真人”。孙思邈“坐虎针龙”的传说，一直被民间所乐道。尽管孙思邈不是北京药王庙所供奉的主神，但他的生日农历四月二十八日，却是人们公认的药王圣诞，既是中医药行业的盛大节日，也是北京百姓农历四月的重要节庆。

二、北京城内的药王庙与医事

根据张瑞贤的研究，北京城的药王庙“大约仅有 10 个，分别分布在内外城和郊区。除此之外还有眼药庵等。这些药王庙分别在太医署院外、东直门内46号、西黄城根24号、旧鼓楼大街北、崇文门外东晓市街、西直门外海淀黄庄、天宝山过街塔右、西便门外三里河等处。眼药庵在虎坊桥东，为浙绍乡祠之旁室，明称为稽山会馆。其中多为明代所建，清代重修”（张瑞贤．京都何处药王庙）。眼药庵供奉的眼药娘娘也是医药神灵的一种，一般作为碧霞元君的配祀神灵供奉在娘娘殿。眼药庵和药王庙，以及吕祖阁、东岳庙、白云观的相关神殿，共同构成了北京地区的医药神庙体系。

在北京的内外城，最为有名的药王庙有四座。潘荣陛在《帝京岁时纪胜·药王庙》云：“都城药王庙极多，其著名者四：一在东直门内，曰东药王庙；一在地安门外西步量桥，曰西药王庙；一在安定门内之西，曰北药王庙；一在天坛之北，曰南药王庙，为明武清侯李诚铭立也。”这四座药王庙，根据其在城中的方位又有东、西、南、北之分。民国时期，这四座药王庙已经成为北平城较为有名的旅游景点。1937年，马芷庠的《北平旅行指南》对药王庙是这样介绍的：“平市药王庙有四：一曰药王庙、二曰北药王庙、三曰南药王庙、四曰小药王庙，今分述于后。药王庙：庙在地安门外、什刹海西，沿堤傍柳，背水临池，东临荷塘，南瞻禁地，荷香与柳馥同芬，水影与云光一色。风景绝佳，俨如图画，游人过此，溽暑全消。曩昔每值夏季，善男信女，烧香者众多。今则远逊从前矣。庙为明权阉魏忠贤所建，现尚完整，为北平名刹之一。北药王庙：庙在德胜门内鼓楼大街迤北，每月旧历初一、十五二日，为开庙之期，虔诚士女，多往参拜，摩顶接踵，异常繁盛，为城北有数之名刹。今国体变更，因无人主持，庙已倾颓不堪，回首前尘，不禁生今昔之感。清明大学士洪承畴二碑尚存，亦可谓硕果仅存者矣。南药王庙：庙在崇文门外晓市路北，庙内有戏台一，为昔日酬神之设。台上匾额，大书‘道济群生’

四字，乃长生所书。前清每逢月之初一、十五二日，在戏台上宣讲圣谕，俾众周知，开庙之期，亦为朔望二日。然香火固不逮北药王庙也。小药王庙：庙在东直门大街路北，有小药王庙焉。建筑精巧，庙宇雅静，院中竹影摇青，苔痕带碧，于古香古色之古刹中，隐然有仙山之象。昔时香火之盛，为四药王庙之冠。每月朔望开庙之期，士女络绎于途。现受市面不景气之影响，极为冷落。”《北平旅行指南》中说的“药王庙”，即潘荣陛所说的地安门外西步量桥的“西药王庙”，是明代权阉魏忠贤所建，位于什刹海附近，风景秀丽，是一个避暑胜地。北药王庙在安定门内以西，鼓楼大街往北，据清代吴长元《宸垣识略》记载，建于明嘉靖年间。清代香火繁盛，每月初一、十五都有庙会，非常热闹，但进入民国以后，此庙因无人主持，竟倾颓不堪，从此香火冷清。“小药王庙”即“东药王庙”，在东直门内大街北侧，旧时香火旺盛，被称为京城四座药王庙之冠。明代沈榜在《宛署杂记》中说，这座药王庙“万历三年太监冯保建，上赐额普济药王庙，内庭施药于此”。冯保是明神宗时司礼监掌印太监，明神宗称其为“大伴”，一时间尊贵无比。冯保所建的药王庙得到了明神宗御赐匾额的殊荣，并成为内庭施药的指定庙宇，从而在京城诸药王庙中居于较高的地位。今天东药王庙仍保存有山门一座，其匾额曰“敕建福世普济药王庙”，立在东直门内大街和东直门北中街交汇的路口。

南药王庙位于天坛之北，曾是京城规模最大的药王庙。明代刘侗的《帝京景物略》对南药王庙有详细记载：“天坛之北药王庙，武清侯李诚铭立也。庙祀伏羲、神农、黄帝，而秦汉来名医侍。伏羲尝草治砭，以制民疾，厥像：蛇身麟首，渠臂达掖，奯目珠衡，骏毫翁鬣，龙唇龟齿，叶掩体，手玉图，文八卦。神农，磨蜃，鞭茇，察色，嗅尝草木而正名之，病正四百，药正三百六十有五，爰著《本草》，过数乃乱。厥像：弘身牛颐，龙颜，大唇，手药草。黄帝咨于岐雷而《内经》作，著之玉版。厥像：附函、挺朵、修髯、花瘤、衮冕服。左次：孙思邈，曾医龙子，出《千金方》于龙藏者。右次，韦慈藏，左将一丸，右蹲黑犬，人称药王也。侧十名医：三皇时之岐伯、雷公，秦之扁鹊，汉之淳于意、张仲景，魏之华佗，晋之王叔和、皇甫谧、葛洪，唐之李景和，盖儒道服不一矣。药者、勿药者，药效、罔效者，月朔望，焚楮香，祈报弭焉。男女彭彭然，晨夙兴，午余罢。左墀碑文书丹，俱恭顺侯吴惟英也。天坛临溪，溪当门，门瞻之，黄垣一周，树头屯屯，方殿猗猗，圜丘苍苍，瞻乎坛，而妇人孺子，有扬步漫指，叫笑错立族谈者，人或闵然，为作怖畏。”南药王庙初建于明天启七年（1627 年），距今已有 390 年的历史。该庙由武清侯李诚铭所建，最初是为取悦当时的权阉魏忠贤所建的生祠。崇祯即位后，魏忠贤倒台，这座祠庙被改建为“敕封药王庙”。在刘侗的记载中，南药王庙以“三皇”为主要的祭祀对象，“三皇”的造像形象高古，其服饰、动作和器物都表现出了他们作为中医药祖师爷的身份。孙思邈和韦慈藏都是被民间尊奉为药王的人物，分列在“三皇”左右，两旁则是自“三皇”到唐代的历代名医造像作为配祀。

20 世纪 30 年代，上海名医陈存仁到南药王庙游历，对药王庙的名医塑像大加赞赏。他说：“（药王庙）庙门并不大，一走进去，地方很深，里面供奉着神农氏，两旁还有历代名医的塑像。我觉得药王庙一切的陈设，实在不像一座庙宇，可以称为医药界历代名家的人像展览馆。我认为这是在医学史上有崇高价值的，有全部摄影必要。”陈存仁当即决定要为这些名医塑像保存影像资料，次日即与协和医学院的钱廉桢教授及助手一道，带着摄影器材为药王庙中所有的名医塑像拍了照。之后，陈存仁在庙中好奇心发作，还引起了一场误会。据他回忆："因为我知道各地庙宇供奉的佛像背部都有一扇小门，里边藏有心、肝、脾、肺、肾五脏。我于是到神农氏背后看看有没有小门？哪知道到后面去一看，背上贴上三层极厚的桑皮纸，表面一层写着'同治五年封'的字样，而且还有很大的一颗钤记。我细细地察看，这种桑皮纸，经过北方的干燥空气和冷风侵蚀，第一层的桑皮纸一角已经翘起，我顺势轻轻地撕开一些，看见里面藏着一部书，但是药王的身后暗得很，看不出是什么书？于是到前面香烛档买了一对蜡烛，点着了火再走到药王身后瞧一下，原来那时已有人暗暗地窥伺着我，认为此人点了蜡烛不敬药王，却偏偏握在手中，但我一点不觉得，继续观察，只见里面的一部书是清初《天花精言》手抄本。坏就坏在我用手去掀了一掀，万不料此书一见风瞬时灰化，陷下了一个我的手指型。"（陈存仁．银元时代生活史）陈存仁因此被误认为是"偷经贼"，被庙中的人扭送到了警察局。幸好他随身带着曹汝霖和当时药王庙总董——"京城四大名医"之一的萧龙友的名片，才有机会说清原委，及时化解了这场误会。

在清代，南药王庙不断扩建，规模不断扩大，到民国时已有殿宇 24 间，房屋 240 间，供奉的神像达 230 位之多，不但有药王、吕祖等与医药密切相关的神灵，还有玉皇、三清、文昌帝君、真武大帝等道教神灵，甚至还供奉诸如被曲艺界奉为祖师爷的唐明皇等行业神灵。乾隆三十一年（1766 年），药王庙药王寝宫殿前还造起戏台一座。《药王庙东殿戏台碑记》载："乾隆丁丑年，药行客铺踊跃捐资设戏台罩棚于神前，为岁时祭享之用。今工成告竣，轮焉奂焉，都会增色，四方来观者佥曰：药行万善之功，非直观美已也。本天地生物之心，崇真人传世之业，敬以事神，罔有弗至。"戏台由各药行踊跃捐资修建而成，为药王庙的岁时祭享提供了新的场地。《帝京岁时纪胜笺补稿本》中说："药王庙之酬神戏，首事为同仁堂乐家。次则为西鹤年堂、千芝堂、体乾堂、延龄堂。内城则永安堂、同善药栈、万春堂、太和堂、仁一堂、仙芝堂、橘井堂、德安堂、广济堂。再次者如天沛堂、广育堂、济生堂、广生堂、同诚堂、鹤龄堂。其余则小药肆也。"在祭享药王的仪式中延请戏班前来演出酬神戏，是祭祀礼仪的组成部分。旧时北京地区的老字号中药铺都会出资延请戏班到药王庙演戏，一方面取悦司掌行业的神灵，另一方面通过免费给香客看戏，为商铺做宣传。对于香客和信众来说，也因此获得了文化娱乐方面的实惠。在陈存仁的记述中，他解除了误会后，恰好赶上十二月初一的药王冬祭，便将购买装裱的《天花精言》重新装入神农塑像腹中。冬祭仪式之后，就有戏班上演酬神之戏，一直演到很晚，成为香客和附近居民难得的娱乐享受。根据《北平旅行指南》的记载："庙内有戏台一，为昔日酬神之设。台上匾额，大书'道济群生'四字，乃长生所书。前清每逢月之初一、十五二日在戏台上宣讲圣谕，俾众周知，开庙之期，亦为朔望二日。"南药王庙的戏台自建成后并不只是用来演戏，还在每月初一、十五的开庙日向进庙烧香的香客宣讲皇帝圣谕，发挥其民俗信仰之外的世俗功能。

南药王庙香火旺盛，不仅是北京百姓祈求医药神灵祛除疾病、护佑健康的神圣场所，也是获得医疗援助、求取药物的医疗场所。据陈存仁记述，南药王庙内，大天井两廊设有施诊所，为贫苦患者提供医疗援助，每天时至中午仍有二三十个患者候诊。南药王庙与北京中医关系密切，当日在药王庙中施诊的大夫除了四位领取薪酬的常驻医生之外，其他均由当时北方的医生义务轮值。当时南药王庙的总董就是德高望重的萧龙友。是年药王庙冬祭次日，陈存仁应萧龙友之邀，到南药王庙义诊两天。陈存仁在《银元时代生活史》中记录了在南药王庙的施诊过程："次日早晨，药王庙中已经开来一辆小汽车，来人说：'我们已贴出上海名医施诊的条子，昨天有不少人预先来挂号，已发出一百二十个竹筹，上午是红筹，下午是绿筹，人数这么多，希望您不要见怪。'我就匆匆启程到了那边，见到各医生候诊的人坐满了两廊，我的一张诊桌前面贴的并不是纸条，原来是一面黄色的百足旗，上面写着'恭请上海名医陈存仁先生施诊'字样，里面已经为我安排了纸笔墨砚，还有三个助理我的北平年轻医生，一个为我呼唤病人循次看诊，两个坐在桌边录方。我的座位上放上一支笔，意思是要我亲笔写方，录方只是想抄录我的脉案和用药是怎样的，并不代我写药方。第一个病人是患'脚气病'，这种病在北方是常见的。我看桌上放的方笺纸，第一张是红纸的三十二行笺，以后一沓纸都是常用的八行方笺，我一看这个情形，心里已经明白，这是根据旧时的规例，病家拿出的纸要是又大又长，你一定要写满这张纸，不可以后面留空白的。我诊视之后，当然就写了长长大大的一段方论，旁边两个年轻录方的医生运笔虽也不慢，但是看了我的药方，只是点头，连抄都来不及。到了正午，恰好六十病人全部看完，一位董事要邀我去进午餐，我说：'拿绿筹的下午病人，已有十几人等着，不如请你买几个窝窝头给我吃就算了，因为这东西的风味，我们久在南方是吃不到的。'董事拗我不过，只得照我的意思去办。下午另有两个年轻的医生来录方，如是者我看了两天病，临走时，药王庙当值司理恭恭敬敬地对我说：'你两天的药方，把南方医生处方的风格都表达了出来，将来我们准备印成一本小册子，这对北方医生有很大的影响，不过我们药王庙施诊的规矩，四位是有月薪的，其余轮流来当值的名医，向来连车马费都不送的。'我说：'应该效劳。'他说：'您一百二十张药方之中，用紫雪丹有八次之多，用小金丹有五次之多，因此乐家老铺同仁堂的老板听了这个消息大为得意，因为这两种药是同仁堂有名的制剂，所以由他们特备一份礼物，都是同仁堂有名的制剂，送给您作为纪念，希望能带到南方为他们宣扬一下。’我也就称谢而别。”药王庙的施诊给药，大夫处方所开的药材由当时北京药业公会的会员提供，每剂药只收八枚铜元，这是非常低的价格。从陈存仁的回忆中我们也可看到，南药王庙的施诊义举表现出当时北京中医界和中药行业的职业操守和社会责任感。南药王庙施诊给药规矩严整，深得民心，生动体现了当时北京地区和谐的医患关系。

南药王庙今已不在，但其中一些殿宇仍然保存在北京市第十一中学的校园内。2013 年，校园内曾出土药王庙石碑 20 余块，为南药王庙的进一步研究提供了珍贵的碑刻资料。

三、北京药王庙会的民俗与信仰

药王庙既是北京中医药行业供奉行业神灵的庙宇，也是普通百姓祈求神灵、护佑健康的神圣场所。对普通百姓而言，药王庙既是一个容纳信仰的神圣空间，也是维系社会关系的公共空间。围绕着药王庙，各种关于健康和疾病的民俗逐渐形成，丰富了人们的日常生活。

庙会是围绕北京药王庙形成的特色民俗之一。北京祠庙众多，工商业发达，围绕各祠庙和神灵的诞辰，形成了丰富的庙会文化。据王宜昌在 1937 年所做的社会调查显示，当时的北平有庙会 36 处，其中城内有 20 处之多。王宜昌指出：“北平人口头上之‘庙会’一词，实包涵‘香火’‘香会’或‘香市’‘春场’‘庙市’‘市集’等四种意义。”根据王宜昌的解释，“香火”是指每逢初一、十五日，祠庙开庙日，信众进庙烧香。“香会”或“香市”是指每年逢神灵诞辰等重要节日，信众前去烧香敬神，或迎神出游。“春场”是指每逢开春回暖，人们借庙会踏青游春。“庙市”是祠庙在庙内或周边设定日期，举办集市。“市集”是指已经脱离了与庙宇和神事的关系，成为单纯的商业市集。

北京药王庙庙会是北京庙会的主力之一。北药王庙、东药王庙、南药王庙都属于每月开办两次庙会的祠庙。清代富察敦崇在《燕京岁时记》中说：“小药王庙在东直门内路北，北药王庙在旧鼓楼大街。自正月起，每朔、望日有庙市，市皆妇女零用之物，无甚可观。”《北平旅行指南》亦说，北药王庙“每月旧历初一、十五二日为开庙之期，虔诚士女，多往参拜，摩顶接踵，异常繁盛，为城北有数之名刹”。在清代，东药王庙和北药王庙吸引了大量的香火，形成了巨大的人流，从而让这两座庙宇一个月办得起两次庙会。富察敦崇认为，这两个庙会上所卖的是“无甚可观”的妇女零用之物。这些商品与琉璃厂庙会等其他庙会售卖的珍物奇玩自然不可同日而语，提不起士大夫们的兴趣，但却是老百姓日常生活所不可缺的。由此也可见药王庙庙会主要面对的是普通大众。

四月二十八日传说是孙思邈的生日，也是人们公认的药王诞辰。农历四月时值春去夏来，天气转暖，百花开放，是北京一年中最美好的时节。明代刘若愚在《酌中志》中说：“（四月）二十八日，药王庙进香。吃白酒、冰水酪，取新麦穗煮熟，剁去芒壳，磨成细条食之，名曰‘稔转’，以尝此岁五谷新味之始也。”药王诞辰日恰好是新麦成熟收获的时节，人们进香之余，可以品尝新年第一次收获粮食的美味，畅想秋天的丰稔。农历四月可以说是旧时北京的嘉年华。四月初八日佛诞、四月十八日碧霞元君圣诞、四月二十八日药王圣诞，每一个庆典都有着十余天的暖场预热，甚至一个多月的组织酝酿。四月里一波又一波的节庆活动令北京百姓目不暇接、眼花缭乱。清代彭蕴章的《幽州土风吟·浴佛日》诗云："佛本清净身，土木招埃尘。尘污土木非污佛，浴佛奔走寻常人。寻常人，慕元妙，不诵药师经，空诣药王庙。药王庙前桃李开，折花一枝骑马回。"从四月初八浴佛日开始，离药王圣诞尚有二十天，人们就开始前往药王庙赏花游春。清代潘荣陛在《帝京岁时纪胜·药王庙》中写道："（南药王庙）岁之四月中旬至二十八日为药王诞辰，香火极盛……拜庙进香者多不得入庙，于神路街外设香池数处，焚香遥拜。庙西为金鱼池，育养朱鱼，以供市易。都人入夏，结棚列肆，狂歌轰饮于池沼之上。旧传有瑶池殿，今不可寻矣。居人界池为塘，植柳覆之，岁种金鱼以为业。池阴一带，园亭甚多，南抵天坛，芦苇蒹葭，一碧万顷。"农历四月中旬到二十八日药王诞辰这十余日，前往南药王庙烧香的信众多到进不去庙的程度，以至于药王庙不得不在神路街上设置多处香池，让进不了庙的信众焚香遥拜。《北平指南》说："（四月）十三日都人多游药王庙，兼赏花。"北京地区各处的药王庙往往草木繁茂，是赏花的去处。药王圣诞期间已是初夏，南药王庙以西的金鱼池有依依杨柳，芦苇蒹葭，又临近天坛，能远观祈年殿，风景秀丽壮美，是上佳的游览场所。百姓在向药王进香之余，也在金鱼池边"结棚列肆，狂歌轰饮"，享受狂欢的乐趣。

药王诞辰的庙会期间，信众们最期望的是祈求药王保佑自己和家人的健康安宁。位于丰台区的看丹药王庙始建于明代，是北京郊区规模较大、较为有名的药王庙。看丹药王庙现为北京市级文物保护单位，保存较为完整。民国时期，看丹药王庙香火极盛，药王庙会的影响很大。付幸在《药王神与看丹药王庙》一文中对药王庙会期间香客的祈福习俗进行了描述："庙会期间，药王庙内香烟缭绕，进香者络绎不绝。众多香客中，有的是来'许愿'的：家中有了病人，乞求药王暗中施药，待病好后，第二年药王生日时再来‘还愿’。一些‘许愿’的人是为来年‘烧拜香’的。有‘烧磕香’的：许愿的病人或病人子女，从自家门口或距药王庙一里远之处，一步一跪一磕头到庙里。‘烧爬香’者则身穿短裤，背上捆上马鞍，驮上香蜡神供，装作马匹为药王供职，从村头一直爬到庙内。这些香客到庙后，给药王爷神像烧上几炷香，乞求平安健康，万事如意。还有一些婚后多年不育的妇女，到庙中‘娘娘殿’来拴娃娃，这原是古代的一种求子巫术。中国传统有‘不孝有三，无后为大’的观念，能否有嫡亲的继承人，既是延续家庭的需要，也是关系到冥间的列祖列宗有祭品享用的重大问题。为了迎合人们的这种心理，道教推出了送子娘娘。拴娃娃也就成了药王庙会的一项重要内容。该庙在庙会上准备了许多泥娃娃，置于娘娘殿的香案上，那些未育的妇女，在庙会期间到送子娘娘面前上香叩拜，祈求娘娘‘早送贵子’，并布施钱财，然后用红线拴住一个相中的泥娃娃带回家去，供在祖宗牌位旁。等日后生了孩子，再到庙里烧香还愿，给庙主带厚礼酬谢。还有的妇女生了男孩，为求药王保佑没病没灾，许愿孩子将来在庙里当‘和尚’，侍奉药王。这叫‘跳墙和尚’或‘记名和尚’，而不是真正的和尚。‘跳墙和尚’到了结婚年龄，在老和尚的主持下，烧香磕头后，从墙内跳到墙外，就可以还俗了。‘记名和尚’只要在庙里的簿册上登记孩子的名字就算出家了。这样做还得给庙里送厚礼。”可见，到药王庙烧香的香客，有的是祈求药王保佑令自己或家人的疾病获得痊愈；有的是向药王求子、拴娃娃；有的是祈求药王保佑自己的孩子健康成长，许愿给药王当“记名和尚”。烧香的方式也多种多样，有“烧拜香”的，有“烧磕香”的，也有“烧爬香”的，烧后两种香的香客对药王有着更加殷切的期望。

庆祝药王诞辰的庙会期间，北京地区的中药铺也会开展一些让利惠民活动。《帝京岁时纪胜笺补稿本》载："药王庙会会期，京中各药铺皆减价。有配合丸膏，用是日者，为其圣灵也。"药王庙会期间，各中药铺都会有降价药品。有的药铺专门挑这一天合制药丸、药膏，认为可以得到药王神力的保佑加持，增强药物功效。

第四节　北京道教宫观医药文化与医患和谐

信仰是支撑人们精神信念的重要支柱。民间信仰是中国文化和大众精神生活的重要组成部分。医学既是一门科学，又充满着人性关怀，有着人文性质。历史地看，医学是不断发展的，但总带有时代局限性，无法做到对任何疾病都药到病除，起死回生。因而在人们对生命与健康的追求中，信仰扮演了不可或缺的角色，在医术的效力范围之外发挥着独特的作用，成为其重要的补充和支撑，从而维系和促进医患关系的和谐。

祈求神灵祛除疾病，是北京地区百姓的重要精神寄托，其中道教、佛教等民间信仰发挥了积极的作用。佛教中有药师佛，药师佛十二大愿中的第七大愿即是救助世人脱离疾病困扰。同时，佛寺中也提供一些秘方秘药。《清代野记》记载："京师黄教喇嘛治病之药，有所谓'阿肌酥'者，丸药也，形如绿豆。作丹砂色，又名'子母丸'，分牝牡二种。以牝牡二粒置净瓶中，严封其口，供养于净室中，每日清晨，焚香咒之，至四十九天，则满一瓶，取治百病，据云，无不效者。"藏医藏药与藏传佛教联系紧密，阿肌酥丸虽然成分不详，但作为藏传佛教流派之一的黄教的治病之药，在信众眼中不仅仅具有秘咒的神力，也有着藏药的神奇效力。与佛教相比，道教与北京地区的中医药文化有着更为紧密的联系。

一、北京吕祖阁的施药文化

《京兆地理志》云："京师白云观规模颇盛，然道教起于黄老，俗人信道者，但只向吕祖阁求药方，及珍藏张天师镇邪符。"吕祖就是民间传说中"八仙"之一的吕洞宾，即吕纯阳，又称"孚佑帝君"，其在民间有着深厚的基础，很多百姓不一定了解道教，但对吕祖却很虔诚。吕祖能够助人祛除疾病，为旧时诸多百姓所深信。传说广州中药老字号陈李济的创始人之一陈体全，在西樵山采药时曾获得吕洞宾的传授。清末问世的医书《医道还原》传说是吕祖降临述说、由神媒扶乩写成。海内外道教宫观印刷刊行的《孚佑帝君觉世经》，则将《吕祖仙方》附录于后，在道教信众中广为流传。供奉吕祖的祠庙宫观往往有药签供信众求取，一签一方，分为男科、妇科、幼科、目科、外科等，被称为《孚佑帝君灵签》或《吕祖灵签》。吕祖药签影响很大，在广东、福建等地非常盛行，并随着华人的足迹传播到越南、泰国等地。

《吕祖药签》的源头是北京琉璃厂的吕祖阁。清光绪年间，钟大荣在南京重刊《吕祖药签》时写的序中说："都中琉璃厂吕祖宫药签，有祷辄应，人都者莫不知之。"吕祖阁的药签因为灵验，名气非常大，连初到北京的外地人都能知晓。龚葆中在《重刻孚佑帝君药签》序中说："孚佑帝君药签最著灵验，曩张孝廉维藩本京都琉璃厂吕祖宫原刻，梓传于闽。"因为《吕祖药签》灵验，福建举人张维藩将吕祖阁的原刻药签带回福建刊刻流传，从而使这套药签在南方传播甚广。常人春在《老北京的风俗》中说："吕祖阁在和平门内半壁街路北，庙宇不大，仅有两层殿，内供吕洞宾（即道教全真派敬奉的'开山辟教纯阳演正警化孚佑帝君'）的塑像。每月初一、十五开庙两天；每年四月十四日为吕祖诞辰，亦开放一天。早时香火极盛。庙内设‘孚佑帝君灵签’，可供求财问喜，香客争献香资，一卜吉凶。有的为病在烧香时，接一些香灰，用黄纸包起来，谓之求来的‘炉药’，认为可以治病。一九四一年，该庙作为华北道教总会会址。”吕祖阁所在的琉璃厂市井繁华，人流密集，香火极为旺盛，大批信众前去祈求吕祖助其祛除疾病，有的则干脆取一些香灰，将其看作可以治病的“炉药”，但更多的是通过求取药签，希冀吕祖显灵赐予验方。北京慈善团体百善堂特别信重吕祖药签，《百善堂救婴新法》云：“婴孩患病，口不能言，最难辨认，医生调治亦无把握，且恐误事。现今琉璃厂吕祖祠仙方极其灵验，凡婴孩患不明之症，可往吕祖祠虔诚祷告，求赐幼科仙方，倘药费无从措办，速到本局取药，每日施送五剂。至男妇等科仙方，本局不管，另有乐善君子施舍。”因为婴儿不会表达，医家望闻问切四诊中的“闻”和“问”就施展不开，很难做出准确的诊断。由于吕祖药签极为灵验，百善堂便希望通过祷告求取幼科药方，让患儿得到妥善治疗。

北京地区的其他吕祖祠庙也提供药签供信众求取。1937年出版的《北平旅行指南》也记载了位于崇文门内泡子河东岸的吕公祠的香火盛况：“求医问卜者，亦相属于途。祠东有小屋，住持于此设有药肆，获利颇丰。”在崇文门的吕公祠，信众通过求签获得药方，然后在祠边的药肆即可抓药，该祠的住持因此而获得了丰厚的报酬。

《吕祖药签》对其他宫观的药签有着不小影响。1925 年，李景汉对妙峰山进香活动进行了田野调查，列举了三张妙峰山金顶的王三奶奶药签。

左列金顶王三奶奶药签：

第二十签　男科

肝有火，胃不开，心胃相交，病无来。

白茯苓一钱，次生地二钱，柴胡一钱，酸枣仁八分。引藕节二个。二剂完。

板存文德斋

第二十六签　妇科

无鬼又无精，此是尔心朦，灵光一射尔，疾病永无攻。

黄柏二钱，条苓二钱，白芍二钱，牛膝一钱，甘草一钱。引大枣八枚，灯心一束。五剂成功。

第二十八签　幼科

白术七分，块苓二钱，赤芍一钱，麦冬一钱。加柳枝十寸，姜一片。三剂即愈。

其中的男科第二十签和妇科第二十六签的签号和内容则与《吕祖药签》完全相同，但幼科第二十八签与《吕祖药签》完全不同。可见，王三奶奶药签的形成受到了诸多药签的影响，其中男科和妇科显然受《吕祖药签》的影响更大。

药签的效用历来多有争议，1929 年民国政府颁布了《严禁药签神方乩方案》，禁止祠庙施药签。但是中医对药签是有积极评价的。最具代表性的是清代名医徐大椿的《乩方论》："世有书符请仙而求方者。其所书之方固有极浅、极陋、极不典，而不能治病且误人者；亦有极高、极古、极奇、极稳，以之治病而神效者。其仙或托名吕纯阳，或托名张仲景，其方亦宛然纯阳、仲景之遗法。此其事甚奇，然亦有理焉。夫乩者，机也。人心之感召，无所不通，即诚心于求治，则必有能治病之鬼神应之。虽非真纯阳、仲景，必先世之明于医理不遇于时而死者。其精灵一时不散，游行于天地之间，因感而至，以显其能，而其人病适当愈则获遇之，此亦有其理也。其方未必尽效，然皆必有意义。反不若世之时医，用相反之药以害人。唯决死生之处，不肯凿凿言之，此则天机不轻泄之故也。至于不通不典之方，则必持乩之术不工，或病家之心不诚，非真乩方也。”徐大椿对神授方剂的功效予以了肯定，认为其能“治病而神效”，并特别提到了托名吕纯阳的神方。他认为，诸如药签之类的方剂之所以有效，是因为病家“人心之感召”的缘故。这种情形下获得的方剂至少比庸医开出的相反之药要好得多。客观上请不起大夫的穷苦病家，或者多方寻医而未获治愈的病家，向神仙求取药方也可以说是一种心灵寄托。

二、北京东岳庙的祈福文化

北京东岳庙位于朝阳门外，现为北京民俗博物馆。北京东岳庙初建于元延祐六年（1319 年），以东岳大帝为主祀神灵。东岳大帝信仰源自于古代的泰山信仰，天下名山以五岳为宗，五岳又以泰山为宗，故而东岳大帝在道教神灵体系中具有非常崇高的地位。明成祖定都北京以后，东岳庙被纳入明朝的国家祭祀系统中，清代沿袭了明朝祭祀东岳大帝的制度。林巧薇在《北京东岳庙与明清国家祭祀关系探研》中指出：“北京东岳庙在国家祭祀中主要有三项内容：一是每岁三月二十八日与万寿节遣官致祭；二是祈祷雨雪或告灾遣官致祭；三是皇家丧礼遣官致祭。”自元代建庙以来，历代统治者对东岳庙都尊崇有加，屡屡出巨资修缮庙宇。清康熙三十七年（1698 年），东岳庙毁于火灾，第二年康熙帝即拨款重建，3 年之后东岳庙重建完成，60 年后乾隆帝又划拨内府银两，对东岳庙大加修缮。在道教观念中，东岳大帝是阴曹地府的主宰，其下属就是地府的办事机构。根据职能的不同可划为七十六司，每司均有地府判官司掌。樊光春在《北京东岳庙缘起探析》中指出：“北京东岳庙除塑有东岳大帝和七十六司神像外，还供奉有其他众多的神灵仙真，既有天界至尊玉皇大帝、科举之神文昌帝君、伏魔大帝关圣帝君、荡魔天尊真武大帝、赐福赦罪解厄天地水三官大帝、众星之母斗姆元君等天界大神；又有保佑妇女儿童、赐子广嗣的碧霞元君、子孙娘娘，保佑人们发财的文武财神，赐给人们姻缘的月老，除瘟去疾的五瘟神、行医治病的药王、保护粮仓的仓神，以及灶王爷等民俗之神；还有建筑业祖师鲁班、骡马驴行的祖师马王爷、梨园界的祖师喜神等各种行业之神。”明清以来，北京东岳庙成为华北地区最大的道教宫观，供奉的神灵众多，神灵所司掌的事务几乎涵盖社会生活的方方面面，是北京地区百姓膜拜祈福的重要场所。

（一）北京东岳庙七十六司的医药信仰

东岳庙的七十六司，可以看作是一个由地府神灵组成的审判法庭，对人们所做的善恶行为进行审判，赐予福报以奖赏或降下灾祸以惩罚。据陈巴黎在《北京东岳庙七十六司概述》中所述，七十六司根据昭穆位的顺序依次为掌教签押司、掌生死司、掌生死勾押推勘司、掌斋僧道司、掌修功德司、掌看经司、掌注生贵贱司、掌三月长斋司、掌勾生死司、掌取人司、掌掠剩财物司、掌增福延寿司、掌官职司、掌追取罪人照证司、掌词状司、掌曹吏司、掌行瘟疫司、掌飞禽司、掌山林鬼神司、掌宿业疾病司、掌畜生司、掌水府司、掌地狱司、掌十五种善生司、掌十五种恶死司、掌无主孤魂司、掌行雨地分司、掌风伯司、掌较量司、掌堕胎落子司、掌阴谋司、掌欺昧司、掌僧道司、掌城隍司、掌贼盗司、掌山神司、掌土地司、掌精怪司、掌魍魉司、掌门神司、掌枉死司、掌索命司、掌推勘司、掌行污司、掌放生司、掌杀生司、掌施药司、掌善报司、掌恶报司、掌忠孝司、掌忤逆司、掌所生贵贱司、掌注福司、掌胎生司、掌卵生司、掌湿生司、掌化生司、掌水族司、掌长寿司、掌促寿司、掌催行司、掌黄病司、掌毒药司、掌积财司、掌还魂司、掌见报司、掌正直司、掌子孙司、掌引路司、掌磨勘司、掌都察司、掌苦楚司、掌举意司、掌悯众司、掌速报司、掌真官土地司。

七十六司体系完备，叶郭立诚将其归纳为三个方面的机构，即司法、监察和行政。其中，行政机构判官掌管的事务包括司文书案卷诸事、司生死诸事、总司善恶报应诸事、司奖善诸事、司惩恶诸事、统辖属吏、统治天地鬼神诸司等。七十六司生动地描绘了中国人对地府世界审判的想象，其奖善惩恶的场面，通过生动夸张的神鬼塑像表现出来，使信众受到强大的心灵震撼，从而对其价值观念和生活践履产生了深刻影响，使其不断离恶向善。生命健康关系着人的幸福生活也是七十六司实施奖善惩恶最主要的承载之一。七十六司对于人所施加的种种作用，归根结底会落在对生命健康的赐予和剥夺上，七十六司中的施药司、行瘟疫司、宿业疾病司、黄病司等机构，从字面上即可看出与生命健康有着直接的关联。

施药司即《道门定制》记载的“地府管施药救人案判官”，专司奖赏有“施药救人”善举之人。施药司神殿的介绍铭牌写道：“‘施药’指的是免费布施药物。道教认为，将经验良方和药物给予大众，是利人济己的慈善行为，最易积累功德，获得福报。该司的职能是将施舍灵方妙药者的善行记录在案，施予福报。”神殿门外有一副对联：“一粒回春功念无分人己，十方济世寸心有益生全。”赞颂施药者不分人己、普济十方众生的高尚情怀。民国初年，北京居士刘澄圆曾撰《东岳庙七十六司考证》，“将各司之责任发明注释”。1919 年北京东岳庙住持华明馨出资刊刻，流传于世。其卷上“第二十四掌施药司”云：“《阴骘文》上说：舍药材以拯疾苦，施茶水以解渴烦。每到夏天，有善士施舍暑汤，乃是一举而二善备，又能去暑，又能解渴。此时提署江正堂，每到夏天，便令各官厅添设暑汤，真乃是民之父母的心肠。《玉历抄传》上说：送药施医，可保儿孙富贵。考明朝有一位罗庆同先生，以卖药为生，每遇穷人无钱买药，便赊给他，倘有不还，便不强索，而且细心炮制，绝不敢偷工减料。生有二子，一位是双泉先生，一位是念庵先生，全都是进士出身，而且是公廉正明。这就是能济贫的好处。其又是出财施药的善人，功德更大了。查舍药之善举，乃是丸散膏丹的多。若再能施舍草药，比丸药显着活便。其药丸有治群病的，有单治一种病的。若论不耽误事，还是单治一种病的妥当。我曾祖父乃舍过治抽风外贴的药。自己说我这药是肉皮上贴的，有病便治，无病害不死人。倘或我舍内服的药，穷人图省钱，把药吃错了，怎么好？看这种思想，虽固执，总算是小心的缘故。我祖父忠厚传家，慈祥处世，才生我这么一个孺子来。虽然不富不贵，乃是以安贫乐道为素志。黄巩曰：人生公卿富贵矣，然不过二三十年。唯立身行道，千载不朽。我既以立身行道为志，足可以说祖父的善报了。考警察厅令，有验考药品之善致，不但考验卖药，就是舍药也要看看原方，这都是加惠黎元之热心，我们人民别嫌他麻烦才好。此司若考有舍药的善士，他便给登在簿上，绝不淹了这一片热肠。诗曰：病苦呻吟最可悲，贫富有疾更难支。拾来干草方炊火，典却青衫为请衣。虽向苍天祈性命，全凭妙疾补心脾。善人若肯垂怜悯，慷慨施财助药资。”当时在民间广为流传的《阴骘文》和《玉历抄传》都倡导人们要做善事，积阴德，以给子孙后代带来福报，施舍药材则是尤为美善的善举。刘澄圆还举了许多古今的例子，特别是自己的曾祖父施舍药材而使自己获得善报的例子，说明施药司对人们施药的善举报应不爽。

行瘟疫司、黄病司、宿业疾病司是地府惩罚人们恶行的机构。行瘟疫司的介绍铭牌说：“瘟疫是直接威胁人类生命安全的灾难性疾病。古人认为这是神灵对人类进行的惩罚，并虚拟出主宰瘟疫的神灵。道教认为，只要诸恶莫做，众善奉行，心存浩然正气，瘟疫虽猛也不能近身，不得近体。”

黄病司的介绍铭牌说：“‘黄病’即黄疸性肝炎。过去，医疗简陋，染此顽疾，往往有生命之忧。设立该司是方便身患此病的人到神前祈求，禳灾祛病。同时告诫人们，只要持戒，不酗酒食荤、不纵欲无度，便可预防抵御这种疾病。”显然，在道教信仰中，人们在病魔面前不能只是指望医家，而是要加强自我修持，对欲望加以节制，多行善、不作恶，保持正气，这样才能有效减轻瘟疫、黄病等疾病的侵袭和伤害。

道教认为，有些疾病无法治愈，并不能归咎于医家的施治不力，而是因患者宿业造成的报应。宿业疾病司的介绍铭牌说：“‘宿业’就是宿世的冤业。宿业疾病是医药所不能治愈的疾病。道教认为，得了此病，只有发愿持戒修福，善功既增，恶业自减。疾病也会随之减轻或痊愈。”在今天看来，宿业疾病的观念虽属宗教迷信，但在客观上促进了当时医患关系的和谐。

（二）北京东岳庙信众的祈福

1939 年农历三月十五至三月二十八的东岳庙庙会期间，民俗学者叶郭立诚对东岳庙进行了为期两周的实地调查，详细记录了信众们进香祈祷的点点滴滴，留下了当时北京百姓祈福信仰的鲜活记录。在两周调查期间，叶郭立诚见到了为数众多的祈福香客，他们祈求神灵用神力帮助自己或家人摆脱疾病的魔爪。通过对香客的观察，叶郭立诚分门别类地记录下了诸多祈福行为，展现出当时民众追求生命健康的朴素而炽烈的愿望，有些直到今天仍出现在北京百姓的祈福活动中。

第一类是对妇婴健康的祈福。

叶郭立诚在《北平东岳庙调查》中云：“乳母娘娘：妇人患乳疮或乳水稀少者，即叩求乳母娘娘加佑。疮愈或乳涌足用，使用泥塑或纸糊乳房一对，献于神前。”乳母娘娘供奉于娘娘殿，往往与痘疹娘娘、眼光娘娘、送子娘娘等一起作为东岳大帝的女儿碧霞元君的配享神灵，接受信众膜拜。哺乳是人类养育后代的重要活动，女性哺乳期间极易出现乳疮或乳水稀少情况，对母亲和孩子都会造成影响。人们在求医问药之余往往会来请求这位专司保佑哺乳的女性神灵保佑亲人。

痘疹娘娘又称“天花娘娘”，是司掌小儿痘疹的女神。小儿在成长过程中，出痘出疹几乎是一个必须经历的过程。天花是尤为严重的痘疹疾病，也是小儿成长过程中的鬼门关，民国时期天花尚未被消灭。叶郭立诚的调查记载：“痘疹娘娘：小儿出痘或种痘，既落痂，乃叩谢痘疹娘娘之佑，呈献一纸花圈于神前，圈为三角形，用黍秸掐成，红纸包裹，三角各有红花一朵，还庙人在庙中即可买到，不必他求。”北京百姓在小儿出痘痊愈或种痘免疫之时，往往要到东岳庙娘娘殿叩谢痘疹娘娘的神力护佑，并献上特制的祭品。

天生体弱多病的儿童，父母往往担心其夭折，于是便会祈求神灵保佑其平安长大。叶郭立诚记载：“还童儿：北平俗男女孩弱而多病，或娇养恐寿不长者，多许愿作跳墙和尚，寄名道士；或许愿为神之侍童，病痊身壮，便糊一纸人在神前焚化了愿。此次亲见一妇人还一女童，剪发旗袍，高与真人等，身上粘红签寓‘永替赵志敏’字样。又一还男童者，穿黑制服，戴黑制帽，后看即似真人，此则富有特制者。至于通常则买现成糊好纸俑，俑高约尺许，制作甚糙。在庙前各香摊、香烛店均可买到。平常习惯将童儿颜面用纸盖藏，进庙方取下，在神前略陈片刻，然后取出，焚化于炉。焚火既毕，除香资外并需给焚化人喜钱若干，以后凡曾还过童儿者即不许入庙，但结婚以后则无避禁，因已成凡人，神便不要矣。还童儿多在广嗣殿、娘娘殿，间有在正殿天齐大帝驾前者。”“还童儿”的习俗就是许愿让自己的孩子成为神灵的侍童，以此祈求神灵保佑其健康成长。待孩子疾病痊愈或身体变得健康强壮以后，家人则要在神前焚化贴有孩子名字的纸糊人偶来还愿。这一习俗在当时较为流行，叶郭立诚在调查的两周间就见到两例。

第二类是对特定疾病的祈福。

眼疾在以前是较难治愈的疾病，对人的正常生活产生具有直接影响。叶郭立诚记载："眼光娘娘：娘娘殿眼光娘娘前均陈有布造纸糊之眼甚多，凡眼光祈得光明者则以一眼光酬神，故殿前司香火人及庙外香摊、香烛店均代卖眼光，以备香客之求。至于清潘荣陛《帝京岁时纪胜》所载'……殿后为穿堂寝殿，寝殿设浴盆二，受水数十石，道士赞目疾者入洗。'洗神水之制今已不存。"纸糊的眼睛是供奉眼光娘娘的特殊供品，是罹患眼疾而在神前祈求重获光明的患者们对神灵的酬谢。叶郭立诚指出，眼光娘娘神前陈列的纸糊眼睛数量很多，反映出北京百姓认为这位神灵非常灵验。

旧时北京的卫生条件较差，皮肤疾病非常常见。叶郭立诚记载了信众向"疙瘩佛"祈求神药的习俗。"疙瘩佛：正院西庑掌宿业疾病司，中左首第一站像，俗呼疙瘩佛，身上满粘膏药，有患疮疾者，便可叩神求药。如额生疮，则揭求神额所粘膏贴于患处即愈。但揭一膏药便需另粘补之，故得屡取不竭。疮愈以腌水芥头数斤献之酬神。至于何以腌水芥头酬神，则因北平俗称腌水芥为水疙瘩，生疮谓之长疙瘩也。""疙瘩佛"并不是宿业疾病司的主事神灵，而是判官座下的僚属。"疙瘩佛"身上贴满膏药，祈福者揭取患处对应部位的膏药回去使用，认为以此可以获得神力的治疗。治愈后的酬谢也非常有趣，就是买数斤日常食用的腌大头菜献给神灵。之所以用这种供品，是因为腌大头菜的俗名为"水疙瘩"，与长疮的俗名"长疙瘩"都叫"疙瘩"之故，这似乎带有一点顺势巫术的意味。

第三类是对一般疾病的祈福。

人所罹患的疾病是多种多样的。在信众的观念中，除了特定疾病能获得特定神灵的保佑之外，其他的多种疾病则由七十六司中与该病有关的神灵或其他神殿专门司掌医药的神灵保佑。

药王殿供奉着伏羲、神农、黄帝等中医始祖，药王孙思邈，药圣韦慈藏及历史上的诸多名医，这些人是信众们祈福之所在。叶郭立诚记载："药王殿求神方：西跨院南门内药王殿内祀三皇，药王孙思邈真人、药圣韦慈藏及八大名医。孙真人神案有签筒，签分两种，一种是通常卜吉凶者，一种是求神方者，求签者按号取贴。"信众们一方面向医药诸神虔诚地祈祷，另一方面也在药王孙思邈神前求签，包括通常的吉凶签和求取药方的药签。这种药签是不同于吕祖药签的另一药签系统。

摸铜骡是非常有趣的祈福祛病风俗。叶郭立诚记载："文昌殿摸铜骡：文昌殿中左侧有一铜骡，相传为文昌帝君坐骑，香客来庙者，摸骡云病，病腿者摸腿，病耳者摸耳。摸骡身毕，即摸自己患处，谓有奇效，可以痊愈云。骡旁挂黄布匾甚多，上多写'铜佛灵验'，不敢呼铜骡，故尊称佛云。此与白云观之石猴相同。"文昌帝君神殿中，神座左侧的铜骡百姓认为其具有治愈疾病的神力，甚至将铜骡称为"铜佛"。患者只要触摸铜骡身上的对应部位，疾病便可治愈。这一现象不仅出现在东岳庙，在专司医药的药王庙也被人们所推崇。20 世纪 30 年代，上海名医陈存仁到天坛附近的南药王庙游历后，在《银元时代生活史》中记录了他所见的"摸铜马"习俗："这时见到许多病人，都要到偏殿去上香磕头，拜罢以后，跟着就抚摸一下设在殿旁的一匹铜马。后来才知道，他们认为头部有病要摸马头，腹部有病要摸马腹，背部有病要摸马背。这也是明朝年间留下来的遗物，经过千千万万人抚摸之后，晶莹光亮，比打磨过还要滑润。这虽是迷信之举，但我觉得也很好玩。”正如陈存仁所言，触摸铜马虽为迷信之举，但却寄托了人们寻求心灵慰藉的朴素情感。

大病痊愈后，信众们有向酆都殿还盐的习俗。叶郭立诚记载：“酆都殿还盐：平俗不许借盐。谚云：‘人命是盐换的。’吾初不知其所以然，及在东岳庙酆都殿见一妇人还盐，始知真有是俗。酆都殿旧址在西跨院关帝殿之东，殿已颓，现只于殿址地上设一供桌，上供阎罗天子及十殿阎君之位，桌上放一木匣，四月二十九日见一妇人至此焚香跪叩已毕，将所带手巾包内盐二斤许倾入匣中，又有司香火取盐少许，交伊带回，谓之‘带盐’。如不带回些许，则以后衣食禄中便无盐矣。此系因疾病许在关帝驾前还盐保命者，故有‘人命是盐换的’说法。”早年北京地区的民俗中有不准借盐的禁忌。这是因为有借就有还，“还盐”是患者在鬼门关走了一遭以后，大难不死，而向阎王及十殿阎君的酬劳供奉。因此，对普通百姓来说，借盐还盐不吉利，故而禁忌。盐是人们的生活中非常重要的日用物资，“还盐保命”因此成为信众们祈求患者恢复健康的精神寄托。

三、北京白云观的医药信仰与道医文化

白云观位于北京西便门外，前身是唐代天长观、金代太极宫和元代长春宫，明英宗正统年间御赐匾额“白云观”，从天长观至今已有一千多年的历史。白云观是道教全真派“天下第一丛林”，今天是中国道教协会驻地，是全国乃至世界知名的道教宫观。在北京地区的民俗生活中，白云观也扮演着重要的角色。每年正月初一至十九是白云观的庙会之期，是旧时北

京正月里最热闹的去处。直到今天，过完年到白云观摸猴仍是北京市民喜闻乐见的民俗活动。

（一）北京白云观的医药信仰

作为规模宏大的道教宫观，白云观也有不少与医药相关的神殿，供信众、香客们膜拜祈福。白云观的主体建筑分东、中、西三路，以中路建筑为主干，供奉道教各路神灵。中路殿堂中有一座药王殿，位于老律堂左侧，坐西朝东。药王殿的前身为宗师殿，曾用来供奉全真教龙门派的各代宗师。由于“文革”时神像被毁，20 世纪 90 年代初，宗师殿改建为药王殿，供奉药王孙思邈真人。药王殿的殿堂门内外有楹联两幅，门外楹联是“弃爵位著千金精究医药行医德，辞珠宝取仙方济世救人心存慈”，歌颂孙思邈不喜名利、专研医药、济世度人的高风亮节。门内楹联是“除病解危千金仙方普受惠，坐虎针龙广施慈悯救众生”，歌颂药王用《千金方》拯救世人，以及坐虎针龙的行医神迹。药王孙思邈在信众们心中有着崇高的地位，信众们相信药王能够起死回生，解救病厄，药王殿至今香火颇为旺盛。

虽然药王殿在白云观里是一座年轻的神殿，但历史上白云观曾经有过类似的神殿，这就是东路殿堂三星殿的前身华祖殿。根据李养正的《新编北京白云观志》记载，华祖殿始建于清乾隆五十三年（1788 年），“奉神医华佗真君为主位，附以先医和真人、先医缓真人、先医太仓公淳于真人、先医岐伯天师、药圣雷公真人、先医扁鹊真人，合为医药七真君，昭垂仁术，既有以惠济当时，弘焕神奇，更有以祐福后世”。可见，华祖殿是专门供奉以华佗为主的历代名医和药圣的神殿。2000 年，白云观进行大规模重修后，华祖殿改建为三星殿，供奉福、禄、寿三星。

白云观西路殿堂有元君殿。根据《新编北京白云观志》，元君殿建于清乾隆二十一年（1756 年），“原名‘子孙堂’，亦称‘娘娘殿’。中座为天仙圣母碧霞元君，右座为眼光娘娘、天花娘娘，左座为催生娘娘、送子娘娘”。元君殿与东岳庙娘娘殿类似，是信众、香客求子，以及祈求母子健康的神殿。元君殿后墙外有铜铸牡马一匹，被祈福的香客和游客摸得锃亮。由此可见，旧时东岳庙和药王庙中“摸铜骡”“摸铜马”治病的习俗，直到今天仍在白云观流传。

（二）北京白云观道医文化的渊源

道教把长生成仙当作道士修行的终极追求，要实现长生，首先要做到祛病延年。南朝时期著名的道士兼医家陶弘景在《辅行诀脏腑用药法要》中说：“凡学道辈，欲求永年，先须祛疾。或有夙痼，或患时恙，一依五脏补泻法例，服药数剂，必使脏气平和，乃可进修内视之道。不尔，五精不续，真一难守，不入真景也。服药祛疾，虽系微事，亦初学之要领耳。”健康的身体是进行道教修炼的基础和前提，故道教特别重视对医药学的研究。历史上的著名医家很多都有道教背景，如东晋的葛洪，南朝的陶弘景，唐代的杨上善、孙思邈等都曾做过道士。道教中的哲学思想，道教修炼中的导引、服食、内景、内丹等理论与实践，与中医学结合，形成了独具特色的道教医药文化，成为中医药文化的重要组成部分。

全真教创始人王重阳曾作《重阳立教十五论》，阐述了全真教道士所应遵循的十五条基本宗旨。《重阳立教十五论》的第四条是“论合药”：“药者，乃山川之秀气，草木之精华。一温一寒，可补可泄；一厚一薄，可表可托。肯精学者，活人之性命，若盲医者，损人之形体。学道之人不可不通，若不通者，无以助道。不可执着，则有损于阴功。外贪财货，内费修真。不足今生招愆，切忌来生之报。吾门高弟，仔细参详。”王重阳把研习医药当作全真教道士应遵循的基本教义宗旨。精研医药不但可以帮助自己修道，还能够拯救他人的性命，是功德双全之举。王重阳指出，全真道士虽应精研医药，但不能执着于凭借医药去贪取财货，那样做会有损阴功，招致不好的报应，对全真道士的医德提出了要求。

丘处机是全真教龙门派的创始人，王重阳的七大弟子之一，金元时期的著名高道。丘处机精研医药理论，他所著的《摄生消息论》是道教医药养生著作的重要篇章，表现出他对《黄帝内经》和道教养生之学的精深理解和融会贯通。当时金世宗、金宣宗、宋宁宗和成吉思汗等皇帝都仰慕丘处机的盛名与德行，都曾遣使征召。1219 年，时年 72 岁的丘处机应成吉思汗邀请，率领十八弟子前往拜谒成吉思汗。经过 3 年的艰苦跋涉，丘处机终于在阿富汗大雪山谒见了正在西征的成吉思汗。丘处机劝成吉思汗在征战中减少杀戮，并运用《黄帝内经》中的医学理论解释了养生延年的摄生法则。成吉思汗对丘处机大为叹服，赐号神仙，令其掌管天下道教。丘处机西游的故事，由弟子李志常记录，撰成《长春真人西游记》。今天白云观丘祖殿中的浮雕壁画就描绘了丘处机和弟子们西行谒见成吉思汗的故事。丘处机东归以后，居住在燕京的太极宫。元太祖二十二年，下旨将太极宫改名为长春宫，长春宫东侧的附属道观即白云观。丘处机羽化以后，其遗蜕藏于白云观内处顺堂。后来全真教龙门派将北京白云观尊为本派“祖庭”。作为道教全真派的“天下第一丛林”，北京白云观传承发展着全真派的优秀传统，成为全国道教宫观的表率，同时也蕴藏着丰富的道医文化。

（三）北京白云观的现代道医

白云观作为道教的重要宫观，汇集了中国各地的高道大德，其中不乏在医药方面造诣精深的道士。

1. 陈撄宁　陈撄宁是近代著名的道教学家和仙道养生学家。1957 年夏，北京召开了全国道教徒第一届代表会议，成立了中国道教协会，陈撄宁被推选为中国道教协会副会长兼秘书长。1957 年冬，陈撄宁从杭州赴京，到中国道教协会驻地白云观就职，在白云观工作、居住 12 年，直至 1969 年 5 月仙世。陈撄宁在道教医学和仙道养生方面有极高的造诣。李养正在《新编北京白云观志 · 珍闻轶事志》中记述了陈撄宁的事迹。少年陈撄宁在安徽高等政法学堂读书时曾患痨疾，当时多方求医，医生束手无策。于是陈撄宁辍学，开始学习中医自救，并研习道教的仙道养生功法，终获痊愈。有感于道教的仙道养生功效神奇，陈撄宁“遂坚定信心，从我国仙道中发掘养生、健民、济世之术，以强我中华民族”。他遍访道家名山，寻师求教；遍读道经，深探奥旨；1913 年创办《扬善半月刊》。1939 年创《仙道月报》，弘扬道教义理与仙道丹法，终以全真龙门派十九代居士身份成为近代道教最杰出的道教学者。他著述颇丰，声名广播，破除了道教界历来对仙道修养法秘而不宣的陈规，弘扬了祖国优良的道家养生文化。道教界敬誉他为“当代的老君”，学术界公认他是兼通儒、道、医及养生学的大学者、近代仙道养生学的泰斗、科学养生学的启蒙者。陈撄宁十分关注道教医药事业的传承和发展。1959 年夏，在中国道协常务理事扩大会上，陈撄宁就道教界的“劳动自养”与“服务社会”的工作规划发表了意见。《新编北京白云观志 · 珍闻轶事志》说：“（他）阐扬了道教爱国、爱社会、爱生活、爱劳动的传统道风，宣讲了《太平经》中‘人人应劳作，自食其筋力’的教义，以及佛教高僧百丈禅师‘一日不作，一日不食’的劳动品格。他希望道教各名山宫观，因时制宜，参加生产劳动，在农村者务劳，在山区者育林护林，在城市者参加工厂及手工业作坊，在景点名胜者兴办为旅游服务的事业，擅长中医及制药者参加地方医药事业。”民间有“十道九医”的说法，道士当中很多人通晓医药，陈撄宁鼓励他们积极参与地方医药事业，造福百姓。据李养正记载，陈撄宁本人也计划在白云观后院开办静功疗养院。

陈撄宁的弟子，后来为北大医院教授的胡海牙在《白云观杂记》中回忆了他在北京白云观的行医生涯。

“我从十五岁起向绍兴名医邵佑卿先生学习中医。在这期间，我逐渐发现中医与道教之间有着极为密切的联系，许多古代著名医学家如孙思邈、葛洪等在道学研究方面卓有成就。于是我萌发了研究道教的想法。我十九岁学徒出师之后便离开绍兴老家，上了上虞县龙会山，正式开始研究道教。其后又寻师访友，遍游了江浙一带的名山洞府。一九四五年我三十一岁时，在杭州定居下来，开设慈海诊所，不久拜著名道教学者陈撄宁先生为师，向他请教道家典籍和中医学说。为了早晚请教方便，从一九四九年起，我将陈撄宁老师接到我家中居住。

……

一九五七年冬季，国务院宗教事务局聘请陈老师出任中国道教协会秘书长，当时我与陈老师的关系如鱼水一般，谁也舍不得离开谁。于是陈老师便将我的情况向国务院宗教事务局作了介绍，国务院宗教事务局便请我与陈老师同来北京白云观——中国道协所在地，进行道教研究工作。

……

由于国务院宗教事务局的一些同志了解我在杭州行医的情况，所以我刚到白云观就有人来找我治病。当时国务院家属宿舍就在白云观附近，来观内就诊的人逐日递增。消息逐渐传开，慢慢地不但城里人来看病，就连郊区的农民也半夜乘驴车赶来候诊。为了方便广大患者，同时也为了增加观中的收入，我索性每天上午开四小时门诊，治疗一百五十位患者，下午和晚间从事道教研究。后来，北大医院的领导对我的情况进行了了解，决定请我去他们那儿从事针灸教学、科研与临床工作。当时我舍不得放弃道教研究，经宗教事务局何承湘局长做工作，我接受了北医的聘请，于一九五九年一月开始去北医工作，但每日下班后仍回到白云观继续进行道教研究。直到一九六九年我被下放到干校，才离开白云观。”

根据胡海牙的记述，他很早就认识到道教与中医之间的密切联系。在学成医术、开设诊所行医后，又拜陈撄宁为师，继续研习道家道教与中医的学问。胡海牙医术精湛，在白云观开诊后口碑甚佳，求诊者众多，以至于郊区的农民半夜赶驴车前来就诊。北大医院请其从事针灸临床、科研和教学工作，表现出现代医学对道医的肯定。

2. 蒋宗翰　1962 年，蒋宗翰道长当选为中国道教协会常务理事和副会长，兼任北京白云观方丈，白云观又迎来一位精通医药的高道。蒋宗翰年少时颇为坎坷，八岁丧父，因家贫被送到道观当烧火工，后正式束发入道。李养正在《新编白云观志·玄门人物志》记载了他的经历。

“12 岁时，蒋宗翰感到山乡僻处，山民贫病交迫，因无钱诊病而丧生者甚多，遂立志学医，治病救人。从此他以其坚韧不拔的意志，克服重重困难，经历五年的苦学，终于懂得了中医的医理药性及辨证治疗方法，走进了乡间医生的行列。17 岁时，投黄岩委羽山大有宫潜修道功，并开始行医。由于心地慈善、精细诊断，不数年，声誉鹊起，名闻遐迩，来求治病者络绎不绝。24 岁时，应海门（现椒江市）乾元观道友邀请登坛打醮。为道众所赏识，请其到海门常住，由范陶氏与杨氏两家为主赞助盖起老子殿三间，后来，陆续扩建了厨房、卧室三椽。从此安居在南门山修道，同时精研医术、针灸。1927 年

26岁，开始坐关，不见宾客，闭门治学，专攻道经与医学。三年坐关期满，到武昌长春观受三坛大戒（即初真戒、中极戒、天仙戒），得中道教状元——天字第一号。1933年主委羽山大有宫讲席，同时收徒传戒，传人有陈宗耀、张诚乐、许诚谦等。解放后在道观中行医。1952年受海门信孚药店聘请，坐堂门诊。1956年参加海门联合诊所，后并入中医院任副院长。1959年调入温州市第一人民医院，讲授针灸。1960年调入杭州莫干山医院工作。同年受聘浙江医科大学任副教授，参加省中医研究所科研工作和浙江第一医院门诊。”

蒋宗翰12岁时发出治病救人的宏愿，开始学习中医，后一直在道学和医学方面不断精进，成为医道兼修的高道大德。中华人民共和国成立后，蒋宗翰由道观行医，进而到药店坐堂门诊，进而又进入人民医院，并被聘任为浙江医科大学副教授，可见其医术精湛，获得广大人民群众和医界同行的认可。1962年，蒋宗翰到白云观工作以后，仍有不少外地患者慕名远道而来。在主持各项工作之余，蒋宗翰方丈仍然尽量安排时间，为患者精心诊治。

3. 谢宗信 谢宗信道长2000年升为白云观方丈。他精通医药，李养正在《新编白云观志·玄门人物志》记载了他的事迹。

“谢宗信，湖北黄陂人，生于清宣统三年（1911年）。幼年受道教影响，渐生信念，弃家投奔黄陂木兰山道观出家，为全真龙门派第二十三代玄裔弟子。少年时起，便随师傅学文化、诵道经、习坛仪并学习道教传统医药学和养生法。多才多艺，办事干练，为人正直洒脱，慷慨有义风，在道众中有较高声誉，被推选为木兰山道观住持。1951年时，曾任黄陂国瑞庵住持。长期以来，他一方面为道教宫观管理而辛勤工作，一方面为人民群众治疗疾病而效力。建国后，由于政治运动较频繁，道观有时不免受些冲击，他觉得与其苦闷于观中，不如到观外去献身医疗事业，济世利民，积功累德。在这种思想支配下，他只身到武汉从医，以后还亲手办起了武汉石乔口‘汉水医院’。这是一所中西医联合施诊的医院，他担任该院院长。1978 年十一届三中全会以后，党和政府拨乱反正，认真贯彻落实宗教信仰自由政策，道教爱国组织（如各级道教协会）得以恢复工作，道教宫观亦得以恢复正常宗教活动，均受法律保护，不受干扰。谢道长对此倍感欣慰，又重新恢复其宗教修持生活，1982 年毅然辞掉‘汉水医院’院长职务，常住武昌大东门全真丛林长春观，担负起武汉市道协副会长的职责（在 1981 年武汉市道协第三届代表会议上当选为副会长）……谢宗信道长是武汉市著名的中医，他擅长将祖国传统医药学与道家养生学相结合来为求治者的治疗与保健服务。慕名前来求诊的人很多，他总是尽量满足患者的要求，而且是不收取分文报酬，对贫穷者还给钱买药和资助路费。”

谢宗信道长幼年入道，从少年时便开始学习道法和医术，并长期为人民群众治疗疾病，最终成为武汉市著名中医。济世利民、积累功德是道教的教义要求。谢宗信道长心怀济世的理想，涵养着高尚的医德，其高风亮节为人所景仰。

4. 李宇林　2004 年 4 月，白云观中医诊所（白云观道医馆）举行了开业典礼。该诊所的开办获得了政府机关、道教界和社会各界的支持，来自统战部、国家宗教事务管理局的领导，以及白云观所在西城区的卫生、工商、民政部门的领导出席了典礼。道医馆馆长为中国道教协会理事、主治医师李宇林道长。李养正在《新编北京白云观志·玄门人物志》中说：“他禀性善良谦谨、沉静寡言，喜读书，又喜攻读中医学及养生学书籍，其师赵泰安道长亦深究道医，故对宇林学习中医甚为支持，并精心教导和辅助。宇林道长一方面参加白云观经忏活动，一方面则就教于北京光明中医函授大学（1985—1989年），毕业后又进入北京市高等教育成年人自学考试学校学习中医学，1997年获大专毕业证书。李宇林道长自1995年起即负责管理白云观医务室，以其所学医术为全观道友服务，深得道众好评。”

白云观道医馆的内外墙上有两块医馆介绍的牌子，一块云：“白云观秉承古老的道教医学传统，以发扬药王‘大医精诚’所体现的仁心仁术、慈爱为本、一视同仁的精神而创建道医馆，为广大信众服务。老子曰‘道生一，一生二，二生三，三生万物’‘万物负阴而抱阳’。阴阳为万物之根本，万病皆因阴阳失衡而生。《内经》云：‘治病必先求于本。’道医馆治病重在调节人体阴阳平衡，并融入道教摄生养命之精华，发挥道医之特长，集药物、针灸、正骨按摩、养生等综合治疗方法为一体，使前来就诊的患者已病痊愈、未病不生，医馆全体医生虔诚祈祷白云观神灵保佑十方善信身体健康，同登寿域。”另一块云：“北京白云观道医馆在秉承道教古老医学传统的基础上发扬‘药王精诚’所体现的仁心仁术精神，本着慈爱为本、诚实守信、一视同仁、患者至上的原则，融汇道家摄生养命之大成，摄取传统中医诊疗之精粹，充分发挥道教医学的优势，集药物、针灸、养生等综合治疗为一体，形成了具有鲜明道教特色的多元化治疗体系。道医馆开展个性化治疗，根据每位患者的病情，拟定具体有效方案，从而达到治病救人的切实目的。诊疗人员由经验丰富的白云观道医和对养生具有深厚造诣的道长及信仰道教的居士组成。”

白云观道医倡导发扬药王孙思邈“大医精诚”的理念，以慈爱为本，以患者为上，对待不同患者采取平等对待的态度，但又根据患者病情的不同进行个性化治疗；将道家哲学与医家思想相结合，倡导阴阳平衡和谐；将道医与中医融合，采取多元化综合治疗，救治四方百姓，形成了鲜明的道教医学特征，并深受群众欢迎。

第四章
医患互动与医患关系研究

第一节 中医临床诊疗

中医学对疾病的诊断和治疗有独特的理论体系，几千年来有效地指导着中华儿女的健康生活和繁衍生息。中医学的理论体系是经过长期医学实践、在古代哲学思想指导下，融入当时自然科学而逐步形成的，是对人体生命活动和疾病变化规律的理论概括。中医学理论体系具有两个基本特点：一个是整体观念，另一个是辨证论治。整体观念包括三个方面，第一人体是一个有机的整体，第二重视人与自然相统一，第三重视人与社会环境的统一性。辨证论治是中医学诊治疾病的基本理论与思维方法。中医对疾病的诊断并不是着眼于“病”的异同，而是将重点放在“证”的区别上，通过辨证进一步诊断、治疗疾病。中医临床的诊断和治疗就是在整体观念与辨证论治的指导下进行的。

一、中医诊疗模式的分类与特点

诊疗模式是临床对疾病的认知方式，是在一定条件下寻找诊断疾病的优化方案。梳理中医临床诊疗模式，有助于把握和应用中医临床诊疗思维。中医的整体观原则和辨证论治原则指导着中医的诊疗模式，也决定了中医诊疗模式的多样性。

（一）中医诊疗模式分类

中医诊疗模式经历了逐步形成、不断发展与完善的过程，这一过程也是人们对疾病和证候等认识不断深化的过程，不同的诊疗模式有着各自的优势和不足。虽然目前学术界对中医诊疗模式的划分尚未形成统一认识，但一般认为可分为三种模式，即辨病论治模式、辨证论治模式和辨病辨证相结合模式。

1. 辨病论治的诊疗模式　中医重视辨证并不意味着不重视辨病。中医临床诊疗离不开辨病论治原则的指导。从中医学发展历史看，中医学对疾病的认识是从确定病名开始的。中医理论体系在构建之初，证候的概念尚未从疾病中分化出来，临床诊疗以病为辨析目标，然后再施行相应的治疗措施。

商周时期的甲骨文中便有如“疾首”“疾目”“齲”等以患病部位命名的疾病名称。现存最早的中医方书《五十二病方》基本上也是以病论方，病名之下附处方，内容涉及内、外、妇、儿等科，疾病百余种，所载的283首方子分列于52种病之下。《黄帝内经》十三方也是针对不同疾病而设立的，如泽泻饮治酒风、鸡矢醴治鼓胀、兰草汤治脾瘅、生铁烙饮治狂等，均并未涉及具体证型。推想古人必是先知道症状而后知“病”知“证”。再如《山海经·东山经》有“治痈肿”之术，唐代孙思邈《备急千金要方》载“治关格，大便不通方”，皆为辨病施术。古代医家也反复强调辨病的重要性，宋代朱肱在《活人书》中说：“因名识病，因病识证，如暗得明，胸中晓然，无复疑虑，而处病不差矣。”清代徐灵胎在《医书全集》中说：“欲治病者，必先识病之名……而后求病之所由生，又当辨其生之因，而症状所由异，然后考其治法，一病必有一方，一方必有主药。”由此可见，古来众多医家都是遵循辨病论治的诊疗模式，中医辨病对临床诊疗有整体性的指导意义。

2. 辨证论治的诊疗模式 辨证论治是中医学诊治疾病的基本理论与思维方法，即根据中医理论分析四诊获得的临床资料，明确病变的本质，拟定治则治法。辨证，是根据中医理论对四诊（望、闻、问、切）所得的资料进行综合分析，明确病变本质并确立为何种证的思维和实践过程。由于疾病发生的原因、病变的部位、疾病的性质、疾病的发展变化趋势是辨证的要素，故中医学在辨证时要求辨明病因、病位、病性及其发展变化趋势，即辨明疾病从发生到转归的总体病机。比如，同是痢疾，在其发展及变化过程中则有在气分、在血分，属实证、属热证及虚实夹杂之不同。论治，又称施治，是根据辨证的结果确立相应的治疗原则、方法及方药，选择适当的治疗手段和措施处理疾病的思维和实践过程。论治过程一般分为因证立法、随法选方、据方施治几个步骤。

3. 辨病辨证相结合的诊疗模式 辨病与辨证相结合的诊疗模式，从中医的古籍中就可见到。清代徐灵胎说：“病之总者为之病，而一病总有数证。”这就提示了辨病之后要细细辨证，且在辨病的基础上辨证可补辨病论治之不足。《伤寒杂病论》奠定了中医辨证论治的理论基础，但无论《伤寒论》还是《金匮要略》，均可见到辨病论治的踪迹。《伤寒论》在论述具体疾病治疗中，每一篇都是以“……病脉证并治”为篇名，病、脉、证、治，“病”首当其冲。这也体现了辨病在诊疗过程中的重要地位。在具体治疗中，首先强调“提纲证”确定病名，然后再根据具体临床表现分析脉证、疾病传变、预后等，然后施以相应的方药，这些都是对疾病进行辨证论治。

后世许多重要的中医著作在书写体例中也是先辨病，而后突出分证论治。西医学的进入，把辨病辨证相结合的诊疗模式推向高潮，逐渐成为诊疗活动的主流。因此，要提高辨证论治的效果必须正视辨病论治的临床地位，充分发挥辨病论治的指导作用，将辨病与辨证紧密结合，先辨病，对疾病的发病原因、病变规律和转归预后有一个总体的认识，然后再辨证，根据临床表现和检查结果来辨析患者当前处于病变的哪一阶段或哪一类型，从而进一步确立证候，再根据证候制定相应的治则治法以处方遣药，建立并应用“以辨病为先、以辨证为主”的中医疾病诊疗模式，从而提高诊疗效果。

除这三种诊疗模式，近年来又提出了辨体论治的诊疗模式。辨体论治是以人的体质为认知对象，从体质状态及不同体质分类的特性上把握健康与疾病的整体要素与个体差异，制定防治原则，选择相应的治疗、预防、养生方法，从而进行“因人制宜”的干预措施。《灵枢·寿夭刚柔》曰：“人之生也，有刚有柔，有强有弱，有短有长，有阴有阳。”不同个体的特征具有不同的遗传背景，先天禀赋的不同决定了体质的差异所在。如《医宗金鉴·辨太阴病脉证并治全篇》说：“六气之邪，感人虽同，人受之而生病异者，何耶？盖以人之形有薄厚，气有盛衰，脏有寒热，所受之邪，每从其人之脏气而化，故生病各异也。”说明了个体体质的差异与疾病之间的关系。体质不同，临床诊断与治疗也不同。北京中医药大学王琦教授创建了中医体质学，把人的体质分为九种，分别是平和质、气虚质、阴虚质、阳虚质、湿热质、痰湿质、气郁质、瘀血质和特禀质，用辨体论治的诊疗模式指导中医的临床诊疗活动。体质的差异体现在诊断、治疗，以及药物、方剂的选择与剂量上，辨体论治强调个体化治疗，在综合分析患者病情、获得整体认识的基础上，取得更好的临床疗效。

（二）中医临床诊疗的特点

中医对疾病的诊治有着数千年的历史，积累了丰富的经验，形成了有利于促进医患和谐的特点。

1. 强调整体观 古人云，研究中医必须“上穷天纪，下极地理，远取诸物，近取诸身”，即要求中医实践者需“上知天文，下知地理，中知人事”，在这种世界观指导下形成的中医理论体系，整体观贯穿于理、法、方、药各个方面。《素问·生气通天论》曰：“天地之间，六合之内，其气九州，九窍、五脏、十二节皆通乎天气。”《灵枢·岁露论》云：“人与天地相参也，与日月相应也。”这都是对整体观的描述。整体观，首先是指自然界本身是一个整体，人和其他生命都是其中的一部分。整体观又指将生物机体与自然环境、五脏、六腑、五官这些不同层次的系统、组织看成统一的整体。中医学认为，每一种疾病除病变部位外，与五脏六腑密切相关。因为人是一个整体，必须进行整体调节，不能机械、孤立地把病变部位锁定在某一部位，不能采取“头痛医头，脚痛医脚”的治标不治本的方法。特别是慢性疾病患者，通常情况下往往是多个系统和器官受累，病情复杂，相互影响，给治疗带来麻烦，处理较为棘手。在这种情况下，中医只有运用阴阳五行学说，采用整体调节、扶正祛邪、标本兼治、补泻结合等多种治疗原则，临床疗效才能更好。

2. 强调个体化诊疗 随着现代医学的发展，个体化诊疗必将成为未来医学的主流模式，并会拓宽医学研究领域，使医疗贯穿人类生命的全过程，贯穿疾病从无到有再到终的全过程。我国推行个体化诊疗，具有中西医并存且发挥各自特点的优势，可为世界医学界提供具有中国特色的个体化诊疗医学模式。

中医对个体化诊疗的认识是建立在对证候、体质的判断之上的，辨证论治是个体化诊疗模式的典范，只有把握辨证论治的精髓，才能提高临床疗效。当然辨证论治并不能体现个体化诊疗的全部，还应提倡多元的个体化诊疗模式，包括中医体质个体化诊疗，中医、西医、中西医结合个体化诊疗，亚健康干预，个体化保健等。对个体化诊疗的重视将有利于医疗水平和国民健康素养的提高，有助于和谐医患关系的构建。

3. 强调“治未病”　“治未病”一词源于《素问·四气调神大论》中的“圣人不治已病治未病，不治已乱治未乱……夫病已成而后药之，乱已成而后治之，譬犹渴而穿井，斗而铸锥，不亦晚乎。”“治未病”是采取相应的措施，防止疾病的发生发展，主要包括未病先防和既病防变。未病先防重在养生，主要包括法于自然之道、调节精神情志和保持阴平阳秘三个方面。既病防变，顾名思义，已经生病了就要及时治疗，要能预测疾病可能的发展方向，以防止疾病的进一步发展。疾病的发展有顺逆传变的规律，正确预测疾病的发展能够及时阻断疾病的加重或转变。《黄帝内经》云：“法于阴阳，和于术数，饮食有节，起居有常，不妄作劳，故能形与神俱。”中医强调“阴平阳秘，精神乃治”，并提出“正气存内，邪不可干”等防治思想。随着中医学者的不断探索，目前中医药在治疗疾病方面不断取得新的成就，许多大型综合性医院、三甲医院都设有中医“治未病”科，这也是国民健康、保养意识逐步提高的表现。“治未病”科的设立与现代“防治为主”的新医学方式相吻合，它包括保养精力、锻炼体魄、合理饮食、当令摄生、科学用药等。

二、燕京医学三大流派

北京，古称燕京，位于北京地区的主要中医学术流派称为燕京医学流派。北京地区的中医药有着许多特色和优势，具体体现在五个方面：一是独具优势的太医院宫廷医学的发展与流传；二是独有从御药房到同仁堂的丰厚的中药文化精髓；三是汇聚了包括历代御医在内的南北医家，培育出多学派的名医群体；四是形成和孕育了传统中医教育体系与教育创新的沃土；五是由于历史的进程和“西学东渐”的影响，北京被推到了继承发扬中医学与中医现代化、中西医学整合的前沿。北京地区中医学术的发展，伴随着深厚的古都文化，走过了漫长而光辉的历程。综合而论，燕京医学流派大体可分为三支，即宫廷医学派、名医学院派和师承家传派。

（一）宫廷医学派

太医都是经过严格考试、层层筛选出来的，他们的儒学文化基础非常好。这一学术流派的传人均十分重视古代经典医籍的学习，务求融会贯通，能熟练用于临床。中医临证讲求四诊合参，太医的主要职责是为宫廷的帝王后妃们提供医疗服务。服务对象的特殊性导致临床活动受到许多限制，所以太医们对脉学的钻研更加深入。太医们临证十分审慎，不仅辨证精细，治法的采用也必须法度严密。宫廷生活奢侈腐败，但人与人之间勾心斗角，常有脏腑积滞、气机不畅之证。但是这些“至尊至贵”之人的娇柔之体却又易虚易实、难补难攻。因此，在辨证精确的基础上，治法常需升降并施、补泻兼顾，绝不能蛮补强攻。此外，帝王后妃养尊处优，偶染小恙如伤食、伤风之类则小题大做，故治疗之法大多以调为主，且处方用药尽量避免苦辛味重之品。由于患者位尊，医生位卑，故用药一旦发生失误便会招致杀身之祸。因此，宫廷医学派的诊治不仅理法方药要求稳妥得当，而且药物要口感好，药性平和，疗效显著，毒副作用小。久而久之，便形成了宫廷用药轻灵平稳的特色。食疗因口感好、副作用小而受到宫廷权贵们的青睐。如光绪年间，慈禧太后病“心脾久弱”，御医李德立进以八仙糕，太后服后感觉效果不错，晚年便一直服用。宫廷医学派审慎、严谨、调补、食疗等特色用于今日之中医临床，无疑能使医患关系更为和谐。具有代表性的宫廷医学派传承有柴松岩师承刘奉五、刘奉五师承韩一斋；藤宣光师承周慕新、周慕新师承赵文魁等。

（二）名医学院派

名医学院派源自中医专门学校，对考生的学历有明确要求。要求考生必须高中毕业或具有同等学力，考试合格方可入学。在教学方面，有知名中医任教，强调课程设置多元化，在重视中医教学的同时，也涉及生理学、病理学、药物学等内容。北平国医学院的教学体系，对名医学院派的发展起到了奠基作用。名医学院派不仅重视中医基础理论的传授，更重视临床教学，强调术理并重，由器而道；“天人合一”，治病求本；辨证施治，用药精当；立法灵活，知常达变；摒弃隅见，融汇中西。名医学院派也很重视医德教育，提倡临床诊疗应以患者的感受和利益为重。具有代表性的名医学院派大家有王鸿士、宋祚民师承孔伯华，王大经师承施今墨等。

（三）师承家传派

所谓师承是指学术、技艺上的一脉相承，学习并继承知识、文化、技艺等，引申为传承。现代中医师承既要求掌握中医药知识，又要有一定的临床经验，且具有医师资格，自愿拜师学艺。古代师承除跟师抄方外，有的兼管师傅的生活起居，故有“一日为师，终身为父”的说法。所谓家传，是指只传自家人不传外人，即将临床经验、“秘方”或“绝技”传给自己的下一代。师承者多为一二人，偶有多徒者；家传多为一人，世代相传，独守家门。师承者均有坚定的志向和浓厚的兴趣，学习认真刻苦，注重实践积累，一般中医学造诣较深。中华人民共和国成立后，政府十分重视中医药的发展，自20世纪90年代开展了名老中医学术经验继承工作，采用名医带高徒的方式，有力地促进了名老中医学术经验与思想的传承。代表性的师承家传派有赵炳南师承丁德恩、关幼波师承关月波、贺普仁师承牛泽华、王嘉麟师承陈慎吾、孙伯扬师承宗维新、王应麟师承王鹏飞等。

三、北京地区医患关系和谐医馆典范

（一）北京中医药大学国医堂

北京中医药大学国医堂创办于1984年。这里既荟萃了当代著名中医药学家和各科学术权威，又云集了一大批学有所成、术有专攻的中青年专家和医学博士。这些专家以高尚的医德、仁爱之心和精湛的医术，赢得了国内外广大患者的赞誉。目前，国医堂这块金色招牌也已深深扎根于广大患者心中，成为广大患者看中医、了解中医的理想选择。坊间有这样的说法："买药到同仁堂，看病到国医堂。"国医堂自创办之日起就把"对患者负责、为患者服务"作为唯一宗旨，30多年来致力于弘扬中医药学，始终如一，坚持不懈，是新时代和谐医患关系的典范。

（二）北京中医医院明医馆

北京中医医院始建于1956年，是中华人民共和国成立后北京地区第一家中医医院。建院之初，医院便云集了燕京医学流派诸多名医、大家，成为全国拥有名医最多的中医医院。医院始终重视名老中医学术经验传承，半个多世纪以来，薪火传承，名医辈出，当年的弟子有的成为国医大师、国家级名中医、首都国医名师和北京市名老中医，成为燕京医学流派传承体系的重要组成部分。

2014 年 4 月 2 日，北京中医医院明医馆正式开业。明医馆在服务百姓的同时，大力培养中医人才，传承中医学术，发展临床技术。开业之初，有 30 多位国家级名老中医、市级名老中医、首都国医名师，以及医院退休的主任医师和外聘专家等 80 余人在明医馆出诊，是北京地区出诊老中医最多、学术流派最多、名医徒弟最多的医馆。关幼波教授生前多次对“明医”进行过诠释：“儒乃达儒，医是明医。”行医要明医理、明人心、明人情。北京中医医院名医馆的建设贯彻了这一理念，成为构建和谐医患关系的典范。

（三）北京市鼓楼中医医院京城名医馆

北京市鼓楼中医医院京城名医馆始建于 1993 年，设内科、男科、妇科、儿科、老年病科、骨科、推拿科、针灸科、健康咨询、康复指导等科室。古朴典雅的养生馆、药膳馆、针灸馆、汤药馆在浓厚的中医文化氛围中，集治疗、康复、养生、保健为一体，成为颇具特色和独到之处的京城名医馆。每个诊区设有单独的候诊小区，并配有候诊沙发，导医人员现场为患者服务。诊室配置均为“一医一患式”，以便名医在不受干扰的环境下进行诊疗工作，并充分保护患者的隐私。京城名医馆对患者实行导医护士陪同服务；设立“绿色通道”，对患者所需的各种检查实行快捷服务；对疑难病证实行专家会诊或远程会诊，并实行名医预约就诊、上门就诊、健康咨询、养生指导服务等。京城名医馆还面向国内外旅游者建立了以中医中药、传统技术为主要手段，集旅游医疗、保健、养生、疗养为一体的涉外健康保健咨询中心和体验中心。京城名医馆助力名医工作站、工作室的继承与创新，通过现代科技手段记录名医的学术成就、专题讲座和诊疗过程，促进了名老中医的学术传承。“悬壶谨守岐黄理，三指一心辨六经。百患皆随针药愈，杏林无处不真情”。北京市鼓楼中医医院京城名医馆是北京地区和谐医患关系的又一典范。

第二节　医患关系与中医教育

北京地区的医患关系体现着北京独特的诊疗传统，以及长期形成的独具特色的中医教育与文化。从知识传授的形式看，中医教育与西医教育类似；但从内容看，中医教育不仅仅是传授医学知识，还注重文化传承和德育教育。这是中医教育区别于西医教育的一大特点。

一、中医教育目标与人文素质培养

中医教育是我国教育体系的一部分，具有中国教育的特色，并体现着教育的培养目标。中医学专业的总体培养目标是：培养适应21世纪医药卫生事业发展需要，德、智、体、美、劳全面发展，系统掌握中医学基本知识、基本理论和基本技能，具有较强的中医临床思维和实践能力，具有一定创新能力，视野宽、基础厚、能力强的高层次科研应用型人才。

中医人才的知识结构是哲学、自然科学和社会科学相互交融的知识体系，包括中医文化、哲学思想、中医诊疗技能等。新型的中医教育模式，在院校教育的基础上融入师承教育，注重加强中华优秀传统文化和中医典籍的学习，注重培养医学生的中医思维和中医诊疗技能，将医德作为一项重要的教育内容。

中医教育强调以“天人合一”为核心、以阴阳五行为骨架、以伦理道德为特色，将中国传统文化和儒家思想渗透于整个教育过程，以促进医学生价值观、人生观和世界观的建立。在人才观上，中医教育强调医学人才要德才兼备，“欲为医，先做人”。刘振民、盛亦如指出：“重视医德教育是中医教育的特点之一，古代优秀医家无不在他们传道授业的过程中言教身传，以良好的医德影响和教育自己的学生。”中医教育强调德业相辅，知能相因，突出临床教学。其合理性为历代医学教育所证实。

二、近代北京地区中医教育变迁

（一）民国时期中医发展脉络

医疗方面虽然西医院多于中医院，但中医从业人数明显多于西医师（约为 8∶1），担负着北平地区 80% 以上的医疗任务。中医临床发展迅速，内、外、妇、儿、正骨等科均有杰出医家出现，温病方面有袁鹤侪、汪逢春；疑难杂症方面有萧龙友、孔伯华、施今墨；外科方面有丁庆三、段馥亭、房兴桥等。另外，上驷院绰班处、少林派的正骨推拿均独具特色。

20 世纪 30 年代，北京的中医教育从师承家传、自学成才等传统模式向正规化学历教育转化，出现了名医学院派。北平国医学院（1930 年）、华北国医学院（1932 年）均建立了较完整的规章制度和中医教育模式，为北京高级中医人才培养做出了突出贡献。1939 年，汪逢春还开办了具有继续教育性质的业余夜校——北平国医讲习所。

北京地区中医界自发地成立了一些学术组织，如北平中医学社，创办《中国医药月刊》杂志，编著中医药文献；中国医药研究会、北平国医职业分会等，创办《北平医药月刊》《国医砥柱》等杂志。同时还开办了一系列中医讲习所、研究班、中医诊所，促进了中医药事业的发展。

（二）中华人民共和国成立初期医学教育的发展

1. 医政管理方面 在中西医两个医学体系并存的情况下，中华人民共和国成立初期的重点是中西医团结合作，创造新医学、新医药。1965 年，毛泽东同志发出“把医疗卫生重点放到农村去”的号召，为农村开展初级医疗保健服务指明了方向。党的十一届三中全会以来，在中西医并重方针的指引下，北京地区的中医发展又获得新的机遇。1978 年，邓小平同志指示：“要为中医创造良好的发展与提高的物质条件。”1982 年出台的《中华人民共和国宪法》明确要“发展现代医药和我国传统医药”。1986 年国家中医药管理局成立，1988 年北京市中医管理局成立，老中医药专家学术经验继承和名医带徒工作北京走在了全国的前列。

2. 临床医疗方面 除政府兴办的医疗机构外，1949～1955 年个体开业、联合诊所全面开放。1956～1967 年是中医医院组建的奠基阶段，北京先后建立的公立医院有北京中医医院、西苑医院、广安门医院、东直门医院、门头沟中医院等。1978～1989 年是中医医疗全面发展阶段，期间新建了 6 所区县中医院，多数综合医院建立了中医科，中医个体开业也步入规范化轨道。1990～2000 年是持续发展阶段，各级中医机构的内涵建设进一步加强，开展了医院等级确认和示范中医院、中医科建设，北京地区的中医医疗体系由此形成。

北京地区的中医师在学术上具有鲜明的特点，既有师承家传派的独特技艺，又有高等院校学院派的正规毕业生，还有宫廷医学派的传承，南北医家、经方派、时方派均汇集于此地。多元化的格局、中西医结合、传承与创新的学术氛围，促进了燕京医学流派的长足发展，使北京中医在学术上位居国内前列。

（三）院校教育的发展

1949～1955年，北京仅有陈慎吾创办的北平中医研究所（私立汇通中医讲习所），以及民间自发的师承教育，中医教育资源比较分散。1950～1951年，北京先后创办了两所中医进修学校，开展继续教育性质的中医进修教育。其中，北京市中医进修学校，是中华人民共和国成立后北京地区中医人才培养的摇篮。

1955年，中国中医研究院（现中国中医科学院）首次举办了全国西医学习中医研究班，带动了北京市及全国的西学中教育。1956年和1968年卫生部下发了《关于开展中医带徒工作的指示》和《关于继承老年中医学术经验的紧急通知》等文件，北京市认真贯彻两个文件的精神，取得显著效果，曾在全国中医工作会议上介绍经验。

1977年，国家恢复高考制度后，北京中医学院（现北京中医药大学）也恢复正常招生，之后北京第二医学院和北京市中医学校联合举办了第一届中医本科班。1978年11月，北京中医学院分院建立，后更名为北京联合大学中医药学院，2001年并入首都医科大学。这些高等院校为北京培养了大量高级中医药人才。1977年中国中医研究院首次招收硕士研究生。1983年开始招收博士研究生，随后又建立了博士后流动站。目前，北京已经形成了完善的中医药教育体系，培养了大批各级各类中医药人才。

三、师承教育与医患沟通

师承教育是一种特殊的教育形式，在中医学发展史上，师承教育是中医得以延续和发展的主要教育形式。它的肇始可以认为与中医药的起源同步，相传黄帝就是古代名医岐伯的学生。现存最早的中医经典文献《黄帝内经》就是以黄帝向其“天师”岐伯等医家请教问答的记述，通过师徒之间的问难答疑，将秦汉以前的医学成就及博大精深的中医理论展现得淋漓尽致。及至唐宋以降，名医辈出，其医疗经验和学术特色，通过师承教育，父传子受，师授徒承，代代相传，不仅使先辈的学术得以继承，而且经过几代传人的努力，逐渐形成了具有一定特色的学术流派，使中医学术流派纷呈，代有传薪，如河间学派中的刘完素、罗知悌、朱丹溪、戴思恭，易水学派中的张元素、李杲、王好古、罗天益等，形成了一个人才链和人才群体。

（一）北京师承教育形式

民国时期，中医学校寥若晨星，师徒相授几乎成为中医教育的唯一形式。它犹如星星之火，不断培养出一个个中医大家和巨匠，促进了中医事业的发展。北京地区除民国后期的华北国医学院和北平国医学院两所私立中医学校外，基本没有官办的中医教育机构。北京地区大部分知名中医是通过师带徒形式培养的，大致有以下几种形式。

1. 从药徒转医徒而成名医 药学是医学的基础课程之一，行医必须先懂药物知识，好药工也多是良医，药医本无细分。药王孙思邈就是著名的“苍生大医”，药学巨匠李时珍也曾起朱世子之奇疴。《药性赋》是药工和医徒都必须学习的基础课。民国时期，很多“废止中医”派却主张“存药”，所以药工具有较大的生存空间。据不完全统计，仅 1914 年，北京地区的中药铺就有 45 家，至 1923 年已发展到 107 家，部分药店还兼诊所。遍布北京的药铺为药工转医创造了条件，一部分药工成为名医，代表人物有赵心波、梁保和、武荫南等。

2. 从艺徒转医徒而成名医 “雁过不留声，不知春秋四季；人过不留名，不知张三李四”。这是街头艺人常说的。即使是寒冬腊月，也会见到街头艺人赤着上身呼喊着“拿口热气，换口凉气，拍拍胸口，评评良心”的口号。由于战乱，民不聊生，打拳、卖艺成了人们谋生的一种手段。有的从艺者也兼医卖药，成为“走方医”。也有一些人受家传影响或投师学习成了一代名医，代表人物有刘道信等。

3. 直接跟师学习而成名医　跟师学习是民国时期北京地区中医的主要教育形式，誉满京城的“四大名医”中的孔伯华、汪逢春、施今墨都是跟师学医的。跟师学习，师徒之间如影随形，耳提面命，须臾不离，跟师者在与老师的亲密接触和诊疗实践中，继承了老师的学术思想和临床经验，其理论水平和医疗技能均得到了提高。代表人物除“四大名医”外，还有陈慎吾、魏龙骧等。

4. 家传跟师而成名医　家传跟师有着最为便利的条件，父母是子女的第一任启蒙老师，父母的行为对子女的行为及从业兴趣有着直接的影响。由于受传统观念的影响，中医学形成了各种不同“学派”和“门户”。许多拿生命做试验代价而得出的宝贵经验常常秘而不宣。“我有禁方，欲传于公，公勿泄”的言论即为典型例证，甚至有传子传媳不传女、传长子不传次子、传孙不传子的严格规矩。家传能把秘而不外传的经验较好地继承下来。其中有代表性的是赵文魁父子、杨艺农、宗维新、冯泉福等。

（二）中华人民共和国成立后的师承教育

中华人民共和国成立后，党和国家领导人高度重视中医，先后出台了一系列促进中医药发展的方针政策，其中人才培养是重点。中医教育模式逐步完善，师承教育和院校教育均纳入政府卫生行政部门归口管理。

1950年8月，第一次全国卫生工作会议召开，确立了“面向工农兵、预防为主、团结中西医、卫生工作与群众运动相结合”的卫生工作四大方针。1956年2月24日，《健康报》头版头条刊登了题为《鼓励中医带徒》的文章。文章论述了鼓励中医带徒弟的两个原因，并对实际情况进行了分析。同年4月，卫生部公布了《关于中医带徒弟工作的指示》和《1956—1962年全国中医带徒弟的规划（草案）》，对中医带徒的目标、方式、师资要求、学习要求、经费等做了具体要求。各地认真执行，师带徒在全国范围内蓬勃开展。它有效扭转了中华人民共和国成立初期中医后继无人的局面，为中医药学的临床经验传承做出了突出贡献。

改革开放后，师承教育向纵深发展，国家和北京市通过一系列政策，全面、有序地推进师承教育。

1. 为全国名老中医配备继承人 为抢救老中医药专家们宝贵的学术经验，1990年，人事部、卫生部和国家中医药管理局联合做出决定，做好老中医药专家学术经验继承工作，并出台一系列政策、措施，遴选有丰富学术经验和技术专长的老中医专家为指导老师，选配优秀的中青年业务骨干为其学术继承人，采取师承方式进行培养，时间3年。自1990年第一批开始，1995年、2003年、2008年、2012年、2017年，先后在全国开展了六批老中医药专家学术经验继承工作。

2. 实施中医临床优秀人才研修项目 2004年，国家中医药管理局开始实施“中医临床优秀人才研修项目”。该项目是目前最高层次的高级师承继续教育项目。对学员的资质要求非常高，必须具备本科以上学历、从事临床工作15年以上、年龄在50岁以下、具有主任医师职称。学员皆是各医疗单位的业务骨干。本着高起点、高要求、个性化培养的目标，第一次明确提出“读经典、做临床、跟名师”的要求。

3. 中医医疗机构开展的师承教育　在国家中医药管理局的号召下，各省市中医药管理局等部门，相继开展了师带徒形式的继续教育。为了解决基层中医医疗机构人才短缺的局面，构建中医人才梯队，越来越多的中医医疗机构采取了师承方式。针对继承人的情况，采取不同的带教方式，按照“读经典，跟名师，做临床”的思路，从强化经典入手，循序渐进，跟师学专业，跟师悟精华，着重在技能，着重在创新，使北京地区的中医医疗机构成为集中医名家、中医技术、中医文化、中医传承于一体的摇篮。

（三）现代师承教育的优势

1. 师徒要求高　现代师承教育与古代师承教育都注重徒弟的遴选，且均是双向选择。所不同的是，传统师承教育只要师傅认为自己有一技之长就可收徒，徒弟有无中医药知识不是首要标准。现代师承教育属高层次人才的继续教育，对师徒均有较高要求，导师需从事本专业 20 年以上，有丰富的学术经验和技术专长，在本地区及全国享有盛誉；学生要求本科以上学历，从事本专业 8 年以上，是品学兼优的主治医师。

2. 培养目标高　与传统师承教育相比，现代师承教育对徒弟的要求更高。传统师承教育中，徒弟学医的目的往往是掌握一种养家糊口的技能和本领，老师对徒弟出师的最低要求是能够处理一些常见病、多发病。现代师承教育的培养目标是培养高层次的中医临床人才和中药技术人才，并成为某一方面的专家。

3. 教学内容丰富　现代师承教育是传统师承教育在现阶段的运用和发展，教学内容既包括全面继承老师的学术经验，又要继承其医风医德，并能运用现代科学技术整理老师的学术经验，发展导师的学术思想。

（四）师承教育与学校教育的差别

传统中医师承制在当代具有重要价值。尽管传统中医师承制有着历史的局限性，但是其独特性在中医教育中仍具有现实意义。如何将传统师承教育有机融入现代院校教育，全方位、多层次发展中医师承教育，使其成为培养中医药人才现代模式，对现代高等教育而言，仍具有鲜明的现代价值。

1. 注重医德修养，纯正习医动机 古代中医大家无论是治病救人还是传承医术都十分注重医德修养，强调人命至重，医乃仁术，精求医道，淡泊名利，救世济民。《大医精诚》中说："凡大医治病，必当安神定志，无欲无求，先发大慈恻隐之心，誓愿普救含灵之苦。若有疾厄来求救者，不得问其贵贱贫富，长幼妍媸，怨亲善友，华夷愚智，普同一等，皆如至亲之想。"古代医家关于医德的谆谆教诲，在一代代中医传人身体力行、口传心授下传承下去。现代教育模式下的人才选拔主要依据的是高考录取分数线，这种模式下选拔出的医学生有着较好的文化基础，但却不能确定其是否具备正确的学医动机，对于人格品行也无从考察。于是中医药高等院校更是注重通过各种教育形式，灌输"大医精诚"的理念，树立学生的社会责任感、使命感，树立正确的学医动机，修养医德。

2. 在教学实践中贯彻人文精神教育 中医药文化根植于中国传统文化中，中医药的发展过程，始终伴随着浓郁的人文精神。纵观医学史，历代名医大家人文功底极其深厚，往往不仅是医学大家，还是文学大家、书画大家。当前的院校教育，对中国传统文化的课程安排较少，人文课程、国学课程比例相对较低。应试教育下的大学生，在高中阶段人文底子薄弱，更没有接触过中医典籍。建立新型中医药教育模式的关键之一就在于如何将人文精神贯穿整个教育过程中。

目前，我国的中医药院校效仿西方院校教育模式，强调知识结构，在课程设置上，公共基础课和西医课比例较大，人文课程相对较少。从事高等中医教育研究的学者高宝忠认为，学生在校期间的学习重点应是对基础理论的学习，学校的主要任务是培养学生具有中医基础理论、基本知识和基本技能，形成中医思维，掌握学习方法等。为了保证学生具有扎实的专业知识功底、合理的知识结构、比较全面的素质能力，有必要进行课程改革，对课程进行模块化整合。第一是基础模块，即中医相关学科课程。把中医学理论放到中国传统文化的背景下加以认真研究解析，增设必要的反映系统思维的课程，增加与阴阳五行学说相关的哲学、逻辑学等方法论课程。第二是主体模块，即中医课程。建立以中医基础、中医诊断、中药、方剂等系列课程，以及《黄帝内经》《伤寒论》《金匮要略》《温病学》等经典原著课程为重点的中医基础理论课模式。第三是补充模块，即西医课程。以中医为主体，同时开设西医课程作为辅助，丰富中医专业知识结构。第四是拓展模块，即前沿、交叉、边缘性学科课程。通过了解与中医学密切相关的知识，拓展学生的研究领域与视野。

3. “院校教育－师承－家传”三结合　北京中医药大学“院校教育－师承－家传相结合的新型中医药人才培养实验区”，是教育部2007年度首批国家级质量工程人才培养模式创新实验区建设项目。中医教学改革实验班是该项目开展中医药人才培养的平台。这个实验班以中医学专业五年制自主招生的中医名家子弟为基础，在培养计划、课程设置、教学过程等方面进行了改革和创新，增加了文史哲知识及中医典籍内容的传授，强化人文精神及人文素质的培养；采取讲座、讨论、专题调研等多种形式，建立互动开放的教学体系；增加课内外中医跟诊实习、实训等环节，加强中医辨证思维和临床能力的培养。实践证明，这种人才培养模式，有利于提高学生学习的积极性、主动性和创造性，有利于学生中医思维的形成。

第三节　中医科普与医患和谐

一、中医科普的现状与意义

（一）科普与医学科普

科学普及简称科普，又称大众科学或者普及科学，是指利用各种传媒以浅显的、让公众易于理解、接受和参与的方式向普通大众介绍自然科学和社会科学知识，推广科学技术的应用，倡导科学方法，传播科学思想，弘扬科学精神的活动。科学传播经历了从传统科普到公众理解科学再到有反思的科学传播三个阶段。医学科普是以保护和增进人类健康、预防和治疗疾病为内容的科学普及，其实质就是把人类已经掌握的医学科学技术知识和技能加以普及和推广。医学科普的目的主要体现在两个方面：一是通过健康科普促使公众选择更能促进健康的生活环境、饮食习惯，采取更健康的生活方式，促进健康理念的觉醒。二是通过医学科普，增进公众的医学知识，提升对医学的整体认知水平。其根本目的是促进公众健康，减少疾病发生。从信息流通的角度看，医学科普是连接医务人员与公众的信息交流桥梁；从沟通的角度看，医学科普是医患之间另一种形式的沟通渠道。医学科普既存在于公众的日常生活中，也存在于诊疗过程中，它直接或间接地影响着医患关系。

（二）中医科普的现状

随着人民生活水平的不断提高，人均期望寿命逐年增加，民众对自身健康以及生活质量的关注日益提高，中医养生也逐渐受到关注，甚至成为一种“时尚”。无论是国家在政策层面上对中医药支持力度的不断加强，还是在互联网高速发展的今天，人们对中医养生保健知识的传播与关注都表明了中医科普的重要性和公众的需求性。

1. 中医药传播的内容和速度尚不能满足公众对医学知识的需求　随着人民生活水平的不断提高，人们对长寿的期盼逐年增加，民众对自身健康以及生活质量的关注度日益提高，因此中医养生保健也随之大热，成为一种“新时尚”。人们试图利用各种媒体获取自己所关注的健康和医学知识。但媒体在医学领域的内容建设却是有限的，且不太系统；而且各种新传媒所发布的一些养生保健信息的真伪和科学性也是个问题，没有一定基础医学知识的普通百姓是难以辨别的。在互联网高速发展的今天，网络上更是充斥了各种以吸引流量和关注为目的的养生保健类的帖子，尤其是各类养生保健方面的“伪健康”信息层出不穷。诸如“多吃保健品就能预防癌症”“吃绿豆包治百病”“吃小龙虾会重金属中毒”“吃荔枝竟能引发手足口病”等，各大媒体、各新媒体、朋友圈转发的种种中医养生保健谣言，影响着广大民众对医学保健知识的认知和理解，公众难以辨别真假。这就造成医学传播的内容和速度不能满足公众对于医学知识需求的矛盾。一方面是广大群众迫切需要准确实用的医学科普知识，识别伪科学、假信息；另一方面，医务工作者工作繁忙，每天面对大量患者及家属，投入到医学科普的精力是有限的。医务工作者也迫切希望通过各种传媒发布医学科普知识，让更多的人受益，但两者如何有机结合，成为摆在新媒体人和医务工作者面前的新课题。

2. 中医药知识的特点和传播方式影响公众对医学知识的理解　医学是一门来不得半点虚假的、严谨的、深奥的科学，各种专业的医学名词和医学术语对于普通公众来说是难以理解的，比如中医学中的“阴病治阳、阳病治阴”“五运六气”“气血津液”等概念，没有医学背景的人是很难理解的。这就要求传播者能将这些冷冰冰的科学文本转化成通俗易懂、生动的语言，要求医学科普内容生动活泼、深入浅出，并适合不同文化层次人士的需求。可见，医务工作者做科普并不容易，既要表达出医学知识的本质也要让公众能够理解。这也是医学科普所面对的难题，有些医学科普理论性太强，公众越听越糊涂。普通公众有代表性的一种需求是“不要告诉我为什么，只要告诉我怎么做”。这就要求医学科普既要有科学性、专业性又要有实用性，需要医学科普工作者尽量用最简单、大众最容易明白的语言把问题说清楚。

3. 利益驱动和媒体的导向作用　随着人们生活水平的不断提高，国民的健康意识明显增强，健康保健有了广阔的市场和巨大的需求。个别人利用公众对健康的重视，挑战道德与法律底线，胆大妄为地利用一切手段牟取利益。他们抓住老百姓对自身健康关心的心理，利用科普手段，蒙着科学的面纱蛊惑人心，较之以往的骗术手段更高超。

这些因利益驱使而引起的“科普乱象”之所以能够在相当长的时间内生存，是因为得到了许多人的默许与纵容，造成很多人跟风，产生了严重的不良后果，致使正面的医学科学知识传播被弱化。医学科普如果存在营利问题，那么商业利益驱使的科普就会越来越多，纯粹的科普就会越来越少。医务工作者应该做的就是让医学科普高度发达的社会，把好的医疗产品、医疗技术通过科学普及的方式介绍给患者，让患者得益，让社会得益。在“互联网＋”时代，新媒体传播速度极快，涉及面极广，因此，提供、传播的医学知识必须准确。这既需要政府相关部门、各种媒体和医务工作者的共同努力，也有赖于全民科学素养的整体提升。

一些有识之士提出，在努力普及科技知识的同时，更重要的是切实加强科学思想和科学精神的传播，铲除愚昧迷信赖以生存的社会土壤。只有从科学精神、科学方法、科学知识这3个方面推进医学科普，才能使人民群众在掌握医学知识和技术的同时，提高观察、分析问题，用科学精神和科学方法处理问题的能力。普及科学精神和科学方法，重点是让广大人民群众掌握科学武器，提高辨别真伪是非的能力，学会按照科学规律办事，坚持真理，勤于探索。

（三）中医科普的意义

1. 预防疾病，保障健康 中医药是我国的国粹，是我国优秀传统文化的瑰宝，是我国劳动人民在长期防治疾病的实践中创造的独具特色的医学科学，千百年来为中华民族的繁衍昌盛做出了不可磨灭的贡献，在维护人民群众健康、促进我国经济社会发展中仍发挥着不可替代的作用。中医药素来注重养生防病，在两千多年前就已提出了“治未病”理论。《黄帝内经》提出的“上工治未病”，历经长期实践，逐步构成了“未病先防”的理论。几千年来，中医药不断发展进步，逐渐形成了完整而独特的医学科学体系，为维护人民健康做出了重大贡献。随着群众对中医药认知度的增强，养生保健思想逐渐被越来越多的人所接受。中医药健康科普宣传的开展，并与预防保健体系紧密结合在一起，能够保障人民群众健康，预防疾病，为群众减轻病痛。

2. 提高人们的医学科学素养 医学科普主要是解决人们的医学观念和认知问题，目的是唤醒人们对科学，包括对医学科学的兴趣，而不仅仅是解决实用的医学知识和技术层面的问题。医学科普不等于实用医学知识和技术的推广，医学科普也不能混同于具体的医学学科教育。普及医学的最终目的是提高人们的科学素养，而不是单纯增加一些实用技能。唤醒人们对科学的兴趣比单纯传授医学知识更重要，因为兴趣会引导人们主动走进科学，走进医学。

3. 降低医疗信息的不对等性，加强医患关系和谐 一名医生要经过多年的正规医学理论教育、临床实践、成功与失败的体验，方能形成对疾病的正确认识和判断。医生是具有特殊专业知识技能的医疗者，处于一种知情者的优势地位。由于目前我国医学知识的普及教育还相对薄弱，社会各阶层人群的医疗知识相对匮乏，患者群体处于不知情的劣势地位。这种医疗信息的不对等性，使得患者以为去了医院病就一定能治好。不了解医学的未知领域很大，加上医患沟通不到位，导致医患纠纷事件时有发生。要解决医疗信息不对等所带来的负面影响，就要加强全民的医疗知识科普教育，提高其预防疾病和治疗疾病的知识，使其理解和配合医疗工作。医务工作者也应耐心地向患者讲解有关的疾病知识和治疗细节，加强医患沟通，既治病又传播科普知识。

（四）北京地区中医科普概况

1. 百姓的认知水平有待提高 一项对北京市居民中医药科普知识的认知情况的调查显示，虽然北京市居民对中医药科普知识有广泛认知，但并不深入，且对不同项目的中医药科普知识认知存在一定的差异。总的趋势是，与居民生活和医疗保健密切相关、知识获取渠道较多、易于理解和掌握的中医药科普知识认知程度较高，如服药注意事项、人体生命规律和中医整体观，以及药食同源和食药疗疾等；而一些相对专业性和理论性较强、比较抽象的中医药科普知识，则知之不多或只知其然不知其所以然，如中医学科属性和中医学科优势，以及司外揣内的诊病方法、中药配伍理论、经络基本概念、阴阳学说和五行学说等。由此提示，在加强中医药科普宣传的同时，应针对性地改进宣传策略及内容，大幅提高百姓的中医药科普知识认知水平。

2. 特定群体的健康意识有待加强　社会人口因素影响性分析发现，年龄、收入、职业和学历都对中医科普知识的认知程度有显著影响。农村人口、低收入人群、受教育程度较低群体，以及40～49岁的中年人群是中医药科普的4类重点人群，他们在知识获取、理解和应用能力方面明显要低。究其原因，在于当今知识传播已经逐渐脱离口耳相传的经验式、个体化和民俗化传授，取而代之的是多元、互动、开放的超媒体公众传播成为主流，从而产生明显的“知沟效应”。此外，中年人群、低收入群体大多肩负工作和生活双重压力，通常无暇顾及自身健康，严重影响了他们的中医药科普知识认知能力。从目前社会形势来看，公众对中医药知识和服务的需求已经基本完成分化，形成高端的个体化体验式消费与经济实惠的大众群体式消费并存的局面，并有大量中间状态群体存在。

3. 规范化中医科普基地和大型科普活动正在兴起　2012年3月10日，北京市中医管理局以北京中医药大学图书馆为依托，建立了北京中医药文化科普研究基地。这是北京市中医管理局授予的第一家以宣传中医文化知识为核心目标的研究基地。该基地在开展中医药文化科普研究、创作和推广中医药文化科普精品、推动北京中医药文化科普工作等方面发挥了引领作用。坐落于北京中医药大学逸夫科学馆的北京中医药大学中医药博物馆，是一座收藏丰富、内容系统的专业性博物馆，馆内分为医史部和中药部两部分，展出面积约1500平方米。该馆自创建伊始就向社会公众开放，在宣传普及中医药知识方面发挥了积极作用，促进了国内外中医药的交流。2004年，该馆建成中医药数字博物馆，使更多的人能够通过互联网了解中医药文化和中医药知识。博物馆还不定期举办科普讲座和体验活动，利用博物馆资源全方位地为学校和社会服务。北京市中医管理局还资助英文版北京中医药数字博物馆建设，2009 年底完成了 12 个分馆的建设。这是一个集中医药收藏、展示、科普、教育和研究于一体的数字化、多功能平台。它以五千年中医药发展史为基本脉络，全面展示中医药的产生及发展的内容，突出北京地区中医药文化的特点，展现了中医药的发展历程，展示了中医药的最新研究成果。在中医科普的国际化进程中，国家汉办于 2013 年 12 月批准北京中医药大学为“汉语国际推广 – 中医药文化基地（北京）”的承办单位。基地面向全球孔子学院开放，作为中医药文化对外宣传和交流的窗口，在传播中医药文化、增进海外受众对中国传统文化的了解方面做出了贡献。基地计划开设中医药文化展示和体验项目、中医药文化课程、大纲及教材研发项目、中医药文化推广网站建设项目，开展针对不同受众的中医药文化宣传及专业培训。

2010 年，位于北京地坛公园内的地坛中医药养生文化园首次向公众开放。这是中国第一家以中医药养生文化为主题的公园，也是首批“北京中医药文化旅游示范基地”之一。园区以肝、心、脾、肺、肾五脏为主要分区，配以五行、五色、五方的内涵，以水系和陆路为经脉经络，将全园连接成一个完整的生命形体。北京地坛中医药养生文化园作为国家中医药发展综合改革试验区的示范工程，为北京乃至全国、全世界中医药养生文化的传播发挥了积极作用，为“健康花园”这一刚起步的专类公园建设提供了一个可行的、崭新的思路。地坛中医药健康文化节活动是在地坛公园一年一度举办的大型中医药科普活动，到 2018 年已成功举办了十届。

北京市 2009 年就开始了中医药文化进校园行动，范围遍及多个城区、50 余所中小学，中医药文化课程包括实践课、实验操作、技法技能、健康操等多种形式，并形成了优秀的课程读本，已有近 9 万中小学生选修。这也成为北京市中医药特色的亮点行动之一。

2017 年中医药文化立体传播联盟在地坛中医药健康文化节上宣布成立。该联盟由中医药专家、中外媒体和文化创意企业等共同组成。光明网、新华网、半月谈网、《健康报》等十多家媒体成员单位发布联盟宣言，倡议加强载体创新、整合传播、细分受众、自我约束，通过邀请中医药各学科专家，融合多种传播渠道，面向不同细分受众，创作科学准确、通俗易懂、贴近生活的中医药文化科普内容，使中医药文化普惠大众。

二、中医科普与医患和谐关系的构建

（一）开展中医药社区科普宣传

所谓社区科普，是指在社区范围内有目的地把科技知识、科学思想和科学方法，以及融化在其中的科学精神，通过有效的形式、渠道和手段传播到千家万户，促进社区的科学建设。医学科普宣传是社区教育的一项重要内容，尤其是与社区居民日常生活关系密切的中医药科普知识。北京地区大力开展社区中医药健康教育，通过社区教育普及中医药知识，提高百姓对中医药理论和健康的认识，从而树立科学的保健观，改变不良的生活习惯，建立健康的生活方式，预防和减少疾病的发生，提高健康水平。医务人员采取走进社区义诊、举办健康知识讲座或健康座谈会等，提高百姓的基本医疗常识，加强了医患沟通，极大地促进了医患关系的和谐。

（二）提高中医药科普的趣味性和实用性

中医药知识专业性强，百姓较少涉猎。为了提高百姓的认知水平，中医药科普在立足于科学性的基础上，坚持趣味性和实用性。科学性是中医药科普的第一要义。离开科学性，科普将失去意义。中医药知识深奥，难以理解，医学科普的趣味性和可读性可提高群众的兴趣，使科普顺利进行下去。医学科普只有具备较高的实用性，才有存在的价值，才能为人民群众认同和接受。医学科普的目的是为了宣传普及群众性卫生保健和防病治病知识，促进身心健康，创造家庭幸福，这也是医学科普的社会价值之所在。为了达到这一目的，医学科普选题非常重要，它决定科普的内容，选题要兼顾普遍性和针对性，两者互相补充，才能使医学科普的覆盖面更大。

政府部门和学者都意识到必须规范中医药科普宣传，明确中医药科普的内涵，推动中医药科普事业健康发展。有学者提出，应当建立专门的中医药科普学，让广大人民群众了解中医基本理论、养生保健理念和防病治病措施，采取有效措施，提高百姓的认知水平，提升其健康管理意识和能力；应当借鉴国内外科普领域和健康教育领域的先进经验，构建能够兼顾科学性、适用性和通俗性的中医药科普知识体系，以科学准确、通俗适用的形式表达，促进大众掌握可用以指导其改善生活方式、提高社会及自然环境适应能力、提升身心健康水平和生命质量的中医药防病治病理念、知识、方法和技能体系，使中医药文化融入百姓生活，提高百姓的中医药文化素养，增进健康。

三、中医科普助力医患关系和谐典范

（一）举办“中医中药北京行”

2007 年 7 月 8 日，北京朝阳公园举办了“中医中药北京行”大型义诊咨询、科普宣传活动，来自北京地区的 32 家中医、中西医结合、民族医疗机构和部分综合医院中医科的177名专家和各界群众两万余人参加了活动。北京是“中医中药中国行”大型科普宣传活动的第一站。“中医中药中国行”和“蓬勃发展的首都中医事业”百米展廊，向首都市民集中展示了中医药在北京地区公共卫生领域中的服务优势和特色，弘扬了中医药文化，普及了中医药预防保健知识。闻讯赶来的各界群众络绎不绝地来到活动现场，将各个义诊、咨询展台围得水泄不通。人们争相领取、传阅《中医中药与健康》《传染病的中医药防治》等中医防病、保健科普宣传册；许多人慕名寻找中医重点专科的义诊咨询专家；更多的人自发地走到“弘扬国粹，爱我国医”签名墙前，纷纷签字表示支持发展中医药事业。这次活动展示了北京地区中医药工作的方方面面，如薪火传承“3+3”工程、125人才培养计划、北京中医药数字博物馆、北京中医医疗机构服务网、社区医生中医药适宜技术全员培训、首都农村中医工作先进区、乡村医生中医药适宜技术全员培训、携手网络工程、示范中医科建设等，编制的《北京市中医临床诊疗指南》让百姓了解北京地区中医医疗资源的分布、格局和特色等，促进了医患关系和谐。

（二）北京中医医院举办“首届科普争霸赛”

为了贯彻国务院在《“健康中国2030”规划纲要》提出的到2030年中国公民健康素养要由2008年的6.48%提升到30%的精神，北京中医医院举办了“首届科普争霸赛”。所谓健康素养是指个人获取并理解健康信息，以及运用这些信息维护和促进自身健康的能力。一个人健康素养的高低不在于他知道多少，而在于他能否根据自身的健康需要主动寻找并正确判断相关信息，改变自己的生活方式。

北京中医医院“首届科普争霸赛”冠军李宇栋医生说：

“提高老百姓的健康素养、加大健康科普宣传力度非常重要，但是科普必须由专业的人来做，这个人就是医生。”李宇栋医生有着5年的健康科普经历，在北京中医医院组织的科普争霸赛中，李宇栋和孟梦两位医生获奖，其中孟梦提到了一个本科室的案例——慢性萎缩性胃炎。一个曾经患有重度萎缩性胃炎的患者做了病理检查，但是结果却未见萎缩病灶，焦虑地向医生询问原因。孟梦指出，如果跟患者讲专业的生理、病理术语，他肯定不能理解。但是如果用比喻的方法告诉患者“萎缩病灶在您胃里不是像长满草的大草原，而是像马路上的井盖，一块一块地生长，所以这次病理可能没有取到，但是说明您的病变范围在变小，所以不要担心，以后定期复查就可以了。”这样患者就会恍然大悟，焦虑情绪会得到缓解，无形中增强了患者对医生的信任。李宇栋医生还强调了科普的形式和疾病谱。尽管现在科普的形式非常多，如微博、微信、直播等，但是不同的渠道对应的用户群体是不一样的。年轻群体对微信、直播的接受度更高，但是中老年人则更倾向于电视台、广播和线下科普。不同的群体对应的疾病谱也有差异，因此，在科普形式和内容上要因人群而异。净化科普环境任重道远，需要权威医疗机构、媒体机构和公众共同努力，让科学、权威的呐喊压倒谣言。中医科普工作不仅使百姓获取了中医知识，也拉近了医患距离，是为和谐医患关系添砖加瓦。

第五章
中医药法制建设与医患关系

第一节　北京地区中医药法制建设的源与流

一、北京地区中医药法制建设历程

（一）古代北京中医药法律制度的逐步形成

1. 宋代以前的北京中医药法律制度　宋代以前，北京一直是我国北方的一座普通城镇，在中医药法制方面并无特殊之处，实行全国通用的法律制度。

具体而言，西汉初年实行分封制，诸侯国在民间医生之外专设有官医，且各国的医药管理系统独立于中央体制。当时的北京属于燕国辖地，也实施此种管理制度。七国之乱后，汉景帝开始削弱诸侯国势力，各国的官医权利逐渐收归中央。

至唐代，地方医药管理体制更加详细具体，根据各地的行政等级设立了相对完备的医疗机构和医疗教育机构。北京地属幽州，依制应设医学博士、助教和学生，其人数均有定制。唐朝的州分为上州、中州和下州，划分的依据是人口数量。上州设医学博士 1 人，助教 1 人，学生 15 人；中州设医学博士 1

人，助教 1 人，学生 12 人；下州设医学博士 1 人，学生 10 人。同时，医生的录用、考核和执业管理也都有确定、严格的规定。

宋代时，北京作为幽云十六州的一部分，处于辽国控制下，虽然其间曾被宋朝短暂收复并设置了燕山府，但总体来看，时间尚短、统治不稳，中央政府在全国范围内颁布的各项医药卫生法律制度未能在北京一以贯之地获得良好执行。

2. 元明清时期的北京中医药法律制度 元明清三朝均在北京建都，因此，北京的中医药法律制度中最为突出的是以太医院主导的中央医药管理制度和宫廷医药机构。

元代时期，设立太医院作为最高医药管理机构，统一负责全国医药事务，例如主管行医资格考试和医学教官的执教资格考试。与以往各朝相比，元代的太医院地位获得了极大的提升，不受任何部门管辖，官员的品级也高于历代。随后，为了对各类医药事务进行分类管理，太医院设立了数个下属机构。其中，御药院、御药局、行御药局、御香局和广惠司负责御用汤药及相关事务，惠民药局负责贫病者和军人、罪囚的医药，官医提举司和医学提举司分别负责全国医户管理和全国医学考试与科研等医药管理事务（这两个机构在大都，即现在的北京均有设置）。此外，除了太医院，元代的皇族宗室还有自己的医药机构，其管理独立于太医院。例如，皇太子的詹事院、皇太后的徽政院中均有附属医药机构。（武香兰．元代医政研究）

明代初期以南京为都城，因此在南京设立太医院，其后随着明成祖迁都北京，便于北京也设立了太医院。此后，明代的太医院分为北京和南京两处，南京太医院受北京太医院节制，北京太医院又受礼部制约。在机构地位上，太医院是最高医药管理机构；在机构职能上，太医院的职责十分明确，涵盖政令实施、人事任免、教育、监管、宫廷医疗事务等；在人员管理上，受当时的世医制度影响，太医院的医学生一般从医户子弟中选拔，医生成为世袭行业；在内部管理上，太医院的管理制度十分严格，在为皇帝诊疗用药、太医出诊等方面都有明确规定。此外，明代还设立专门的宫廷医药管理机构，负责掌管御用药物，该机构（名称上略有变革，主要称为御药房）与太医院之间互相配合。另一方面，仿照元代，明代的各皇室也有自己的医药机构。例如，后宫设尚食局，负责妃嫔的医疗事务；东宫设典药局，负责皇太子的医疗保健。受程朱理学思想的影响，宫廷医药机构尤为注重医官性别，后宫尚食局内的医官都由女官充任。整体来看，明代皇室十分重视中医药，不仅太医院的具体职责经由皇帝正式认可，而且皇室的成员或相关宫廷机构还参与编撰中医药书籍、铸造针灸铜人，珍藏于太医院。

清代依循旧例，仍以太医院为最高医药管理机构，并且太医院的权力进一步加强，掌管了宫廷一切医疗事务，元明两朝各皇室宗亲专有的医疗机构不再存续，王府、军队、监狱等处的医疗事务也由太医院统一派遣医官处理。在药物管理上，御用药物仍由专门机构即御药房负责。不过太医院和御药房之间的关系比较混乱，太医院对御药房的管理权逐渐削弱，由最初的隶属关系演变为各自独立。

然而，到了清朝末年，这种延续了数百年、以太医院为主导的医政管理法制发生了重大变革。在当时的新政浪潮下，政府在太医院等机构之外另设巡警部卫生科，专司公共卫生。同时，作为京城的北京还设立了官医局，主要救助贫民和乞丐，成立医学堂，专门教授医药知识，教授范围涵盖中西医。

（二）民国时期北京中医药法律制度的曲折发展

1911 年的辛亥革命，在我国历史上具有划时代的里程碑式的意义，给全社会带来了极其深远的影响。清朝末年，日益昌盛的“西学东渐”潮流达到了高潮，不仅在政治体制上彻底推翻以往，更是提出在文化、思想等方面学习西方，甚至一度出现了全盘西化的呼声。在此社会背景下，中医药和中医药法律制度作为传统的本土文化和本土制度也受到质疑和打击，发展过程颇多波折。

1912 年，北洋政府成立不久便颁布了《医学专门学校规程》，全面推行西方医学，废止中医教育。例如，要求医学院校设立实验室，学科设置涵盖各项西医课程，而将中医、中药课程完全排除在外。显然，该政策法令对中医药发展极为不利，引起了中医药业界的强烈抗议。随后，北洋政府对中医药的反对态度慢慢松动和缓解，并在实际上恢复了中医药教育。

南京国民政府时期，政府对中医药的态度也经历了摇摆和反复，但总体上看呈发展态势，这在北京中医药法制中有所体现。1929 年开始，北京（时称北平）市政府陆续颁布了《卫生局管理医士（中医）暂行规则》《北平市管理针灸、按摩、正骨术营业章程》等多项法令，对中医的考试、执业资格、职业规范等方面作了具体规定。抗日战争胜利初期，政府对中医的反对态度比较明显，规定中医不得称医师，再一次引起了业界的强烈抗议。最终，在社会的强烈呼声下，政府又恢复了对中医的认可，并正式组织了几次中医考试，均在北京设有考点。

（三）中华人民共和国成立后北京中医药法律制度的最终确立

中华人民共和国成立后，北京作为首都，一直坚定地贯彻执行中央政府的中医药法制和政策，在落实中央精神的同时还制定了一些更加细化、具体的规定。

1. 改革开放以前的北京中医药法律制度 与民国时期受

西化思想影响而对中医药存有疑虑和摇摆的态度不同，中华人民共和国成立时即对中医药持肯定和重视态度。一方面，强调中西医并行不悖、共同发展。具体而言，在管理法令和政策上，北京市相关机构明确贯彻中央指示，以西医学习中医药、医院招收中医师等做法促进中医在社会上的应用和发展；在管理机构上，北京市卫生局设置了中医科，负责中医药执业人员和医疗机构的管理工作。另一方面，在中央高度重视农村、强调农村医药卫生发展的精神指导下，北京也加强了农村基层的中医药工作，培养了一批赤脚医生，极大地改善了农村的医药卫生条件。

“文革”期间，受“左”的思想影响，北京中医药法律制度也受到沉重打击，一些政策法令被废除，相关机构的管理工作也无法正常开展。

2. 改革开放初期的北京中医药法律制度　党的十一届三中全会后，中医药法制逐渐恢复，国家出台了多部法律法规来规范和促进中医药，更将发展中医药写入了1982年《宪法》。据此，北京市政府也将中医药发展工作作为一项重要内容，虽未制定太多的地方性法律规范和政策性文件，但却从许多实处入手，真正落实国家的政策法令。具体而言，北京市政府对中医药的关注，其范围很广，涵盖正式医院、医生和乡村赤脚医生，关注点也十分细致。例如，有关主管机构提出应从医务人员的数量和结构、中药的制作工艺和质量等方面予以提高和加强中医药发展水平。北京市卫生局、市财政局于1986年发布了《关于调整培训乡村医生伙食补助标准的通知》，从伙食补助标准这样一个最为细小的点着手，切实贯彻国家发展中医药的政策法令。

3. 20世纪八九十年代的北京中医药法律制度　1986年国家中医管理局成立（后更名为国家中医药管理局），自此我国的中医药法制进入了一个快速、坚定的发展时期。在此时代背景下，北京的中医药法律制度也日益健全和完善。

一方面，北京市设立了中医方面的专门主管机构，提高了中医行政管理工作的专业性和有效性。1988 年，北京市中医管理局成立，虽然在级别上受北京市卫生局管理，但在建制上具有独立的地位，拥有自己的内设机构和专属人员，也具有明确、独立的职责范围，有权自行开展各项中医行政管理工作、拟定实施中医药方面的相关法律制度。另一方面，北京市制定了中医药方面的多项政策法令，提高了对中医药行业的行为规范性要求，也增强了中医药管理的法制化和权威性。1990 年，北京市中医管理局制定了《北京市中医医院医疗、护理、医技质量控制与评价标准（试行）》，对诊断、医疗、护理、药剂、医技和医疗管理等方面的质量控制和评价提出了具体的判断指标，以此提高医院工作和管理的科学性。

4. 进入 21 世纪的北京中医药法律制度 进入 21 世纪后，随着国家对中医药发展扶持力度的加大，北京市在总结工作经验的基础上，顺应时代发展新的需要，对中医药法律制度进行了进一步修正和完善，其中最为突出的是在国家制定统一的专门中医药法律法规之前出台了《北京市发展中医条例》。该条例 2001 年由北京市人大常委会颁布，同年 10 月 1 日起正式实施。这是北京地区效力级别最高的中医药地方性法规，是全面规定北京各项中医药问题的基础性法律规范，内容涵盖中医医疗、保健、教育和科研等多个方面，兼顾对中医药发展的保护和管理，为此后北京制定中医药领域中各项相关具体制度提供了科学指导和明确依据。

2008 年，北京市人民政府出台了《关于促进首都中医药事业发展的意见》，以“认真贯彻落实科学发展观，围绕首都公共卫生体系建设总体目标，遵循首都中医药事业发展的规律和特点，坚持政府主导、社会参与、政策保障、体制创新、整合资源、打造品牌、传承发展的方针，多途径、多模式、多层次地为群众提供安全、有效、方便、价廉、覆盖城乡的中医药服务”作为促进北京中医药事业发展的指导思想，提出了七项具体要求：一是建立健全中医医疗和预防保健服务体系；二是大力推进中医药的继承与创新；三是全面加强中医药人才队伍建设；四是支持中医药产业发展；五是推进中医药文化建设与国际交流；六是完善中医药事业发展的扶持保障政策；七是加强中医药工作的组织领导。

随后，以《北京市发展中医条例》为基础、以《关于促进首都中医药事业发展的意见》为指导，北京市陆续出台了《北京市中医、中西医结合医院绩效考核管理办法（试行）》（2009 年）、《关于保护中药传统简便验廉制剂的通知》（2010 年）、《北京市中医药服务贸易试点单位认定及管理暂行办法》（2013 年）等多部规范性文件，对北京的各项中医药问题做了较为明确、细致的法律规定。

二、北京中医药法律制度的构成

经过多年努力，现在北京已经形成了一套比较科学、完备的中医药法律制度体系。

（一）法律层级构成

从纵向看，北京中医药法律制度体系呈金字塔正态分布，具体包括地方性法规 1 部，即《北京市发展中医条例》（北京市人大常委会颁布）；地方规范性文件多部，包括《北京市人民政府关于促进首都中医药事业发展的意见》（北京市政府颁布）、《北京市中医、中西医结合医院绩效考核管理办法（试行）》（北京市卫生局、北京市财政局、北京市中医管理局颁布）、《关于保护中药传统简便验廉制剂的通知》（北京市食品药品监督管理局、北京市中医管理局颁布）、《北京市卫生局、北京市中医管理局转发卫生部、国家中医药管理局关于印发医院中药房基本标准的通知》（北京市卫生局、北京市中医管理局颁布）、《北京市中医药服务贸易试点单位认定及管理暂行办法》（北京市商务委员会、北京市中医管理局颁布）、《北京市中医管理局主要职责内设机构和人员编制规定》（北京市人民政府办公厅颁布）等。

（二）制度内容构成

从横向看，北京中医药法律制度涉及内容广泛，涵盖医疗、保健、科研、教育、产业、文化六个方面，符合国家推进中医药“六位一体”全面发展的政策法令的基本要求。除此之外，北京还成立了职责清晰、管理有力的中医药行政管理机构，形成了一套制度化、专业化的管理机制。

1. “六位一体”的中医药法律制度

（1）中医药医疗制度　中医药医疗制度是北京中医药法律制度中的核心内容，相关机构出台了多部法律规范，对此进行了比较详细的规定，主要包括：第一，通过将中医医疗纳入基本医疗保险的范围、加大政府投入、引进外资和民间资本等多种方式，大力发展中医医疗。第二，按需调整、完善中医医疗机构的布局，各区县都需设置中医医疗机构，综合性医疗机构中也需设立中医科室，即使最基层的社区卫生服务站（村卫生室）亦需提供中医药服务，推进药品零售企业举办中医坐堂医诊所。第三，中医医疗机构应当坚持以中医为主体的服务方向，加强特色专科建设，积极推行价格低廉、疗效显著的中医诊疗技术，保护简便验廉的中药传统制剂，提高医疗技术水平。第四，对中医医院和中西医结合医院实行绩效考核管理制度，考核内容包括基础建设、内涵建设、财务管理、医院管理、中医药文化建设等。第五，中医医疗机构应加强对中医药人员的业务培训和职业道德教育，严格执行有关规章制度和操作规程，中医药人员也应遵守职业道德规范，提高医术和医德。第六，促进优质中医药资源向社区、农村转移，重视农村中医发展，提高基层的社区、乡村医生的中医诊疗水平。

（2）中医药保健制度　中医药保健是中医药服务的重要组成部分，北京的中医药法治建设十分重视中医药保健制度，提出实施“三进”战略来发展中医药预防保健服务。第一，成立首都中医药健康促进专家指导委员会，与北京市疾病预防控制中心协作，将中医药知识和技术运用于疾病预防和应对突发公共卫生事件等工作中。第二，在首都中医药医疗、教育、科研机构中建立一批“治未病”试点单位，在疾病预防、运动保健等领域，为创新中医药“治未病”健康服务模式提供技术支撑。第三，在城乡社区卫生服务中通过建立专门机构、进行科普等方式，开展“治未病”工作，在尽可能早的阶段加强疾病防治。

（3）中医药科研制度　北京中医药科研制度的主要内容包括：第一，促进中医药基础理论研究、临床研究和技术创新。第二，依法保护中医药知识产权，如专利、商标和商业秘密等。第三，促进中医药科技成果的转化和推广，促进有较高学术价值的中医药著作出版。第四，市中医行政管理部门应会同有关部门做好中医药资源的开发、挖掘、整理和保护工作，鼓励捐献有价值的中医药文献和有独特疗效的民间中医诊疗技术和方药。

（4）中医药教育制度　北京中医药教育制度的主要内容包括：第一，鼓励多渠道、多形式发展中医药教育，建立健全中医药教育体系和临床教学基地。第二，加强中医药学科领军人才的引进和培养，着重培养中医药学科带头人和技术骨干。第三，加强院校教育，重视中医药基础理论教育和中医临床教学。第四，重视师承教育，支持名老中医传授学术思想和临床经验，并建立师承教育和临床医学专业学位挂钩制度。第五，开展中医药人员的继续教育，加强城乡基层中医药实用型人才培养。第六，鼓励中医药人员学习运用现代科学技术，也鼓励西医师学习中医，培养中西医结合人才。

（5）中医药产业制度　北京中医药产业制度的主要内容包括：第一，培育中药现代化科技产业基地，支持基地的中药研发和生产。第二，支持中药创新体系建设，以专项资金促进名老中医验方研究和新药研发，扶持中医药企业的设立和发展，推动中医名方产业化。

（6）中医药文化制度　北京中医药文化制度的主要内容包括：第一，加强中医药文化传播和普及，具体包括保护利用中医药文物和古迹，建设中医药文化宣传教育基地和中医药文化产业基地，开展中医药世界非物质文化遗产的申报和保护工作，通过各种媒体和渠道弘扬中医药文化。第二，推进中医药文化交流，包括业内人士的学术交流和中医药文化的国际传播，扶持有关机构和企业开展中医药服务与合作。

2. 中医药行政管理机制　北京市中医管理局是负责全市中医工作的市政府部门管理机构，下设办公室、规划财务处、医政处（基层卫生处）和科教处四个内设机构。

根据2009年《北京市中医管理局主要职责内设机构和人员编制规定》，北京市中医管理局的职能进行了调整，现在的职责划分更加明确、科学，主要负责全市的中医行政立法、行政命令、统筹规划、行政审批和监督管理等工作，而将应当由市场完成的工作例如中医药和中西医结合科技成果鉴定交给社会其他组织。

现在北京市中医管理局的主要职责有9项：一是贯彻落实国家关于中医药、中西医结合以及民族医药方面的法律、法规、规章和政策，起草北京市相关地方性法规草案、政府规章草案，并组织实施。二是统筹协调北京市中医药资源配置，拟订中医药发展总体规划和目标，参与拟订中药产业促进政策。三是继承和发展中医药文化，承担保护濒临消亡的中医诊疗技术和中药生产加工技术的责任，组织开展对中医药、民族医药资源的开发、挖掘、整理和保护工作。四是负责北京市设置中医、中西医结合、民族医医疗机构的资格审批和监督管理，承担中医医疗、预防、保健、康复、护理及临床用药等的监督管理责任，执行中医人员执业资格制度。五是指导并组织实施北京市农村卫生、社区卫生服务中的中医药工作。六是拟订并组织实施北京市中医药科学研究、技术开发规划，指导中医、中西医结合、民族医药科研条件和能力建设。七是拟订并组织实施北京市中医药人才发展规划，会同有关部门组织开展中医药师承教育、毕业后教育、继续教育和相关人才培训工作。八是开展北京市中医药国际交流与合作，组织开展中医药国际推广、应用和传播工作。九是承办北京市政府及北京市卫生局交办的其他事项。

三、北京中医药法制建设与中医药文化核心价值

（一）中医药文化核心价值

通常认为，中医药文化的核心价值主要体现为以人为本、医乃仁术、“天人合一”、调和致中、大医精诚等理念，可以用“仁、和、精、诚”四个字概括。

“仁”，要求为医者具有仁心仁术，心系百姓，以救死扶伤为己任，不仅应竭尽全力实现最终的治愈结果，还应在诊疗

过程中同情爱护患者、包容帮助他人，做到“老吾老以及人之老、幼吾幼以及人之幼”，将心比心地对待每一个人。

“和”，是中华民族传统哲学中的重要范畴，强调不同事物或各个方面之间的平衡、友好、一致状态。在中医药领域，和谐文化表现在许多方面。例如，就患者个体而言，要从身心整体进行全面调理，既消除病灶，又注重保健、治未病；就医患之间而言，医生要做到温和、友善、亲切，保持融洽协调的医患关系；就中医行业而言，每位业内人士要和睦相处、互帮互助，推动整个社会的中医药传承和发展；就卫生医疗事业而言，中医与西医要互相配合、取长补短、共同进步。

“精”，侧重于医疗和科研的技术水平。仅凭救死扶伤的意愿和高尚美好的医德是无法实现治病救人的，只有医德医术俱佳，才能成为真正合格、优秀的医生。医学是一门不断前进的科学，探索永无止境。为医者，应当勤勉研习医术，不仅要熟练掌握已有的医学知识和技能，还需深入钻研，探究更加先进的诊疗方法和药物，促进社会医学水平的提高。

“诚”，要求为医者对人对事均真诚守信。对待患者要真心实意，不敷衍塞责，不诳语欺瞒，真正履行如实告知义务，尊重患方的知情同意权；对待医学研究要实事求是，在尊重客观规律的基础上力求突破，不弄虚作假，不违背自然规律和社会公德。

中医药学与物理、化学等纯自然科学不同，兼具自然科学和人文科学的属性。因此，传承和发展中医药不能只顾客观的知识和技能，还要注重主观的文化与观念，甚至在某种程度上，后者更加重要，是中医药的精髓所在。只有秉承着这些文化价值观念去学习、掌握、研究中医药知识和技能，才能促进中医药学的真正传承和发展。

（二）法治与中医药文化核心价值的关系

从广义上说，中医药文化核心价值属于道德范畴，中医药法治属于法律范畴。道德和法律都是规范人类行为的伦理上的应然法则，为我们提供了善良的、公正的行为标准。从效力上看，法律具有强制性的约束力，可以通过国家公权力迫使人们不得不从事或避免某种行为；道德通常只能通过影响人们的内心，使人们自愿地遵守某种行为规则，但是二者之间也存在密不可分的联系。现代社会，法律不再是少数统治阶级的“一言堂”，必须尊重广大公众的意愿，符合社会公认的道德准则。如此的法律才是“良法”，只有人们从内心深处认可此种法律，才会愿意去遵从，法律规定才能真正落实。否则，大多数人都抑制和拒绝的法律是很难推行的。就规范人们行为的标准而言，道德比法律追求的层次更高，不仅要达到公正、合理的标准，还需要人们以更高的要求自我约束，使自己成为一个高尚、卓越的人。中医药法治与中医药文化核心价值的关系可以表述为两个方面。

1. 中医药法治应当努力促进中医药文化核心价值的实现

中医药法治是规范中医药领域中各种法律关系的法律规范，其应以中医药文化核心价值为指导，以实现这些价值为最终目标。换言之，应然状态下的中医药法治应当是中医药文化内在核心价值的外化体现，将人们普遍认可和遵循的文化价值观念上升到法律层面，以国家公权力保障这些文化价值观念的切实实现。在制定中医药法律和制度时，不能将其只作为规范医疗、科研等过程的纯粹的技术规则，而应当以中医药文化核心价值贯彻其中，各项制度、规则的确定都围绕而不背离这些文化价值观念。

2. 仅凭法治无法保障中医药文化核心价值的全面实现 一方面，中医药文化核心价值所追求的目标高于法治，其对人们行为规范的要求不仅是“做”，而且要“做得好”；但法治只对人们提出公正、合理的行为标准，不能以善良、优秀的标准苛求每个人。可以说，法治以中医药文化核心价值为指导和最终目标。对于高标准、严要求的中医药文化核心价值，我们至多只能在法律中提出宣誓性、倡导性的要求，而不能强制性地确立为相关行为的必需标准。另一方面，即使对中医药文化核心价值中相对要求较低、可在法律中提出明确要求的价值目标来说，法治也只是保障其得以实现的手段之一，是这些文化价值观念受到严重的破坏和冲击时，以国家公权力作为保护它们的最后一道屏障。但法律手段毕竟比较严厉，不宜时时处处都采用，更多情形下需要依靠其他较为柔和的手段，例如行为习惯、行业自律规则等。

（三）北京中医药法制建设的得与失

从理论上说，北京中医药法制建设应当围绕中医药文化核心价值展开，以中医药文化核心价值作为指导思想和最终目标，力求实现这些价值观念中对人们要求适度、不过分严苛的内容。现有的北京中医药法律制度确实在一些方面体现了中医药文化核心价值，但也存在一些不够完善之处。

1. 北京中医药法制建设的主要成就 北京中医药法律制度在一定程度上体现了“仁、和、精、诚”的中医药文化价值，对于倡导和保障这些价值观念的实现具有积极作用。

（1）“仁”在北京中医药法制建设中的体现 首先，在漫长的法制建设进程中北京中医药法制建设逐渐实现了从主要为少数皇室人员服务到为广大人民群众服务的转变。当代的北京中医药法律制度以“人人享有基本医疗卫生服务”为目标，最大限度地体现了以人为本、心系百姓的价值取向。为了保证大多数人能切实享受到中医医疗，北京市提出了保护中药传统简便验廉制剂的具体要求。考虑到农村地区的医疗卫生条件相对较差，北京市强调促进农村中医医疗发展，通过基层众多的社区卫生服务中心（乡镇卫生院）的中医科、社区卫生服务站（村卫生室）的设立和发展，构建覆盖城乡的中医药服务体系，并建立优质中医药资源向社区、农村转移的长效机制。其次，北京中医药法律制度中对从医者的仁心提出了比较原则性的要求。《北京市发展中医条例》第十六条规定，中医医疗机构应当加强对中医药人员的职业道德教育，中医药人员应当遵守职业道德规范，弘扬高尚的医德医风。

（2）“和”在北京中医药法制建设中的体现　首先，北京中医药法律制度将中医预防保健置于十分重要的地位，提出“三进”战略，以提高人们自身的阴阳调和能力来实现中医“治未病”。其次，虽然立法中未对医患和谐提出明确要求，但规定从医者有遵守职业道德规范、提高服务质量和业务水平的义务，相关机构应促进中医药文化传播和普及，提高民众对中医药文化的认知和接受度，要从医者和患者两个角度予以实现。再次，北京中医药法制建设坚持中西医并重的方针，鼓励医学院校培养中西医结合人才，同时提出中医药人员学习运用现代科学技术、促进中医药学发展和西医从业人员学习中医理论和诊疗技术的要求。

（3）“精”在北京中医药法制建设中的体现　首先，北京中医药法律制度在多处都将从医者努力提高医术和技能作为一项明确要求。《北京市发展中医条例》第十五、十六条规定，中医医疗机构应提高医疗技术水平和综合服务能力，中医药人员应提高服务质量和业务水平。第十八条规定，提高乡村医生的中医诊疗水平。其次，北京中医药法律制度对中医药教育和科研制度进行了具体规定，以促进“大医精诚”目标的实现。《北京市发展中医条例》对中医药的院校教育提出了比较详细的要求，对从业人员的继续教育也有规定，并且明确鼓励高等医药院校毕业生和优秀中青年中医药人员总结和继承名家的学术思想和临床经验，鼓励开展中医药理论研究、临床研究和技术创新。《北京市人民政府关于促进首都中医药事业发展的意见》对中医药的师承教育做了比较详细的规定，明确提出要全面加强中医药人才队伍建设，包括加强中医药学科带头人和技术骨干培养，以及加强城乡基层中医药实用型人才培养，同时以多项具体措施支持中医药科技创新。

（4）“诚”在北京中医药法制建设中的体现　北京中医药法律制度主要在两个方面体现了中医药文化核心价值中“诚”的内容。一是要求从医者严格执行有关规章制度和操作规程。二是规定中医医疗广告的内容应当真实、合法。

2. 北京中医药法制建设的不足之处　总体而言，北京中医药法制建设存在两点不足，亟待完善。

（1）对中医药文化核心价值的体现不够全面　首先，中医药文化核心价值中的“和”文化不仅要求医患之间关系和睦，也要求中医药行业内部和谐融洽，共同推动中医药的传承和发展。但目前这一点尚未在北京中医药法律制度中得到很好的体现。其实，从立法上看，我们可以倡导性规定（而非强制性规定）的方式提出这项要求。例如，鼓励中医药行业开展内部交流与合作，分享散落在民间的古医书、医方等中医药资源，合作探索新的诊疗技术和开发新药物。其次，北京中医药法律制度对中医药文化核心价值中的“诚”文化体现的太少。实际上不仅是对从医者，就整个社会来说，“诚”乃人们的立身之本。《民法通则》等基本法早已确立了诚信原则，近几年的《保险法》《商标法》等多部立法修改中也明确规定相关主体的行为须符合诚信要求。中医药与人类健康和社会和谐安定密切相关，诚信更应是从医者的基本标准。对此，应在中医药立法中明确提出中医药从业人员应遵循诚实信用原则，并对违反该原则的行为规定严格的法律责任。

（2）对中医药文化核心价值的保障不够详尽　中医药文化核心价值是中医药法治的最终目标，但相较于中医药法治而言，对人们的要求更高。因此，要对中医药文化核心价值进行具体分析，将一些较低要求的内容体现在法律中，并通过国家公权力给予保障，那些高标准、严要求的价值观念则不能强制性地确立为行为标准，只能在法律中提出宣誓性、倡导性的要求。

目前，北京中医药法律制度在这两方面不尽完善。例如，在“诚”文化中，从医者应对患者以诚相待，有如实告知义务，保证患者的知情同意权，这属于基本标准，应在法律中有明确且强制性规定。考虑到中西医之间诊疗方法的差异，在主要规范西医的法律制度中已做出相关规定的情况下，中医药立法也应做出一些具有针对性规定，但现行法律制度在这方面尚显缺失。再如，“仁”文化强调从医者应以尊重生命、爱护生命为宗旨；“精”文化强调从医者应钻研医术，与时俱进，掌握新知识、新技能，促进中医药文化核心价值的实现，对此立法应做出倡导性规定，但现行法律则不符合这项要求。建议借鉴《中医药法》的相关规定。例如，《中医药法》第三十八条明确，除科研机构和高等学校这种传统的科学研究单位外，医疗机构和药品生产企业等也应开展中医药科学研究，加强中西医结合研究，促进中医药理论和技术方法的继承和创新。

目前，北京地区已建成了一套科学性和合理性较强的中医药法律制度，不仅对促进北京地区的中医药发展具有重要的积极作用，而且为国家层面的中医药法制建设提供了宝贵经验。

2003年国务院颁布的《中医药条例》即较大程度地借鉴了《北京市发展中医条例》中的相关制度，其中一些内容更是被吸纳进入2016年的《中华人民共和国中医药法》（以下简称《中医药法》）。对于北京地区中医药法律制度的疏漏之处，相关机构应进行更深入的研究，为北京中医药法制建设提供更加明确、科学的指导。

第二节　法治视野下的医患关系

一、法治视野下医患关系解构

（一）医患行为模式的类型

医患行为模式是医方与患方两方主体在医疗活动当中所形成的某种行为模式。目前，医学界普遍认同的医患行为模式类型是1956年由美国学者萨斯（Szase）和荷伦德（Hollender）提出的。根据医疗活动中医患双方所处的地位、互动方式和患者的主观能动性，医患行为模式可分为主动－被动型、指导－合作型和共同参与型三种基本类型。

1. 主动－被动型　此为传统的医患行为模式，此类型中，医生居绝对主导地位，掌握医疗的主动权和决定权，患者单向接受医生的决定，无自由意志可言。这种模式仅存在于急症重伤、麻醉等患者意识丧失情况下的紧急抢救。

2. 指导－合作型　此为现代医疗活动中医患行为模式的基础类型。此类型中，患者被允许有条件有限度表达自己的意志，但医生仍占据主导地位，患者是医疗活动的“被动参与者”。目前常见于急性病或处于垂危但头脑清醒的患者的就医过程。

3. 共同参与型　此类型是在前两种医患行为模式的基础上发展而来的。此类型下，医患双方在医疗活动中的地位平等，同为积极参与者，医生以平等的心态与行为方式，向患者提出医疗方案、解答患者疑惑；患者基于自由意志做出决定，医患双方在患方知情同意的基础上共同制定并实施医疗方案。此类型能够发挥患者的主观积极性，有利于提高疗效，改善医患关系。此类型适用于慢性病患者，更适用于有一定医学知识的患者。

（二）中医医患行为模式的特点

中医学有着深厚的中国传统文化背景，注重“天人合一”、形神一体的整体观，在辨证论治思想指导下的中医医患行为模式有其自身的特点。

1. 中医学源于生活，关注生活，用于生活，更影响着大众的生活。中医学在产生和发展的数千年时间里，深受中国传统文化的影响，形成了独特的中医学理论。该理论不仅仅关注治病救人，更关注人们日常的生活方式。在“上工治未病”的指导下，医生在治疗疾病的同时，大多对患者进行养生保健方面的指导，这使医患关系更加融洽，有利于沟通和交流。中医学已不仅仅是一门治病的科学，更是一门影响正常人行为方式、生活方式的科学。正是基于此，中医学的部分理论更平民化，更生活化，容易理解与接受，患者在医患行为中更具自主性和自觉性。

2. 中医学提倡“天人合一，形神一体”的整体观，要求医生不仅要医术高超，还要有深厚的文化底蕴，要“上知天文，下知地理，中知人事”。中医学将人视作自然界的一部分，重视人与自然和谐，更将人视作一个有机的整体，关注形神合一。在医患行为中，医者不仅仅关注疾病本身，还要放眼自然，关注患者的生活环境、生活方式和生活态度。“因时、因地、因人制宜”是中医学的基本治疗原则，在这一原则指导下的治疗更具有个性化。将患者的疾病与内心需求一并处理，更容易获得患者的理解与信任，医疗行为的效果更好。

3. 中医学中的很多治疗方式与生活方式并无明显差别。“医食同源”“药食同源”数千年来早已深入人心，患者在生活中已经自发地接受并采用了中医学理论。中医治疗具有独特之处，所采用的针灸、推拿、气功、药浴等方法以副作用少、简便廉验更易被患者接受。这些治疗方法有利于医患之间建立信任关系，利于医患间交流。

（三）医患关系中的权利与义务

医患关系属于民事法律关系，民事法律关系是平等主体间形成的以民事权利和民事义务为内容的一种社会关系。医患关系从常态上看是一种合同关系，即医疗合同关系。医疗合同是一种双务有偿合同，双方互付给付义务，医方为患方提供医疗服务，患方为此支付医疗费用。医患双方的权利、义务是在医疗行为中形成的，并最终影响医疗行为。

1. 医方的权利　《中华人民共和国执业医师法》（简称《执业医师法》）第二十一条规定了医师在执业活动中享有下列权利：

（1）在注册的执业范围内，进行医学诊查、疾病调查、医学处置、出具相应的医学证明文件，选择合理的医疗、预防、保健方案。

（2）按照国务院卫生行政部门规定的标准，获得与本人执业活动相当的医疗设备基本条件。

（3）从事医学研究、学术交流，参加专业学术团体。

（4）参加专业培训，接受继续医学教育。

（5）在执业活动中，人格尊严、人身安全不受侵犯。

（6）获取工资报酬和津贴，享受国家规定的福利待遇。

（7）对所在机构的医疗、预防、保健工作和卫生行政部门的工作提出意见和建议，依法参与所在机构的民主管理。

首先，医师在诊断治疗领域享有医疗主导权、自由裁量权和其专业判断不受干扰的权利。在诊断治疗中，医师占据主导与支配地位。医师有权询问患者病史，获取与疾病有关的隐私，有权对患者进行必要的查体与检查，有权提出合理的医疗方案，并排除外界非医学因素的影响。

其次，医师享有在治疗过程中对病人的管理权。有权制定相应的规范，对患者及家属进行管理。有权要求患者按照既定的医疗方案配合治疗，必要时可以限制患者的自由。

第三，医师享有人格尊严不受侵犯的权利。《中华人民共和国侵权责任法》（简称《侵权责任法》）第六十四条规定："医疗机构及其医务人员的合法权益受法律保护。干扰医疗秩序，妨害医务人员工作、生活的，应当依法承担法律责任。"

第四，中医师应享有秘方保密权。在中医医疗行为中，中医中药密不可分，互为依存。很多中医师，基于继承或者自研，掌握着某种具有独特疗效的秘方。这些秘方是中医师安身立命之所在，中医师应享有对自己的秘方予以合理保密的权利。

第五，医方有获得合理报酬的权利。医方在为患方提供医疗服务后，可依据有关规定收取相应的治疗费用。

2. 医方的义务　《执业医师法》第二十三条至二十九条规定的是医师的执业规则，其中包含医师的许多义务。患者义务包括以下几方面。

（1）亲自诊疗、规范记录的义务　《执业医师法》第二十三条规定："医师实施医疗、预防、保健措施，签署有关医学证明文件，必须亲自诊查、调查，并按照规定及时填写医学文书，不得隐匿、伪造或者销毁医学文书及有关资料。"医患关系既然属于医疗服务合同，在合同订立后，双方就应按照合同的要求履行各自的义务，接诊医师应亲自对患者进行诊治，并规范记录相关病历资料。

（2）紧急救治义务　《执业医师法》第二十四条规定："对急危患者，医师应当采取紧急措施进行诊治；不得拒绝急救处置。"医生以救死扶伤为天职，面对急危患者时，不得以双方尚未缔约为由拒绝施救，更不得因病情危重、能力不足为由拒绝急救处置。医生有义务尽全力对急危患者施以帮助。

（3）如实告知义务　《执业医师法》第二十六条规定："医师应当如实向患者或者其家属介绍病情，但应注意避免对患者产生不利后果。医师进行实验性临床医疗，应当经医院批准并征得患者本人或者其家属同意。"因为医疗行为具有高度的专业性、科学性，所以在医疗行为中，双方对医疗行为的认知能力是不平等的。为平衡这种差距，医师就要像老师一样，用患者能接受的方式告知其病情、治疗方案、替代方案、预期后果及预期费用等。

（4）保护患者隐私的义务　隐私权是患者的人身权之一，医师在医疗行为中会获取患者身体、既往生活方式、生活遭遇等隐私信息，对这些信息医师负有保密的义务。

（5）提供安全就医环境的义务　医者向患者提供安全的就医环境是一项必备义务，既包括医疗场所应符合相应的卫生与安全标准，也包括对药品与医疗器械的要求。《执业医师法》第二十五条中规定："医师应当使用经国家有关部门批准使用的药品、消毒药剂和医疗器械。"

3. 患者的权利　目前，在我国的医疗行为中患者享有生命权、健康权、隐私权、知情同意权等在内的广泛权利。

（1）患者的生命权受法律保护　《世界人权宣言》第三条载明："人人有权享有生命、自由和人身安全。"《中华人民共和国民法总则》第一百一十条规定："自然人享有生命权、身体权、健康权、姓名权、肖像权、名誉权、荣誉权、隐私权、婚姻自主权等权利。"生命权是最重要的人身权，是人享有其他人身权的前提与基础。在医疗行为中，表现为医师的首要目标就是挽救患者的生命。同时，因为我国法律尚未明文规定"安乐死"等行为的合法性，所以作为医师禁止对患者实施上述行为。

（2）患者享有健康权　健康权是指自然人保持身体器官机能良好状态的权利。在医疗活动中，医师应以恢复患者健康状态为根本目的开展医疗活动，避免因自身的过错侵犯患者的健康权、延长患者恢复健康的时间，以及增加恢复健康的成本。

（3）患者享有隐私权　《侵权责任法》第六十二条规定："医疗机构及其医务人员应当对患者的隐私保密。"在医疗活动中，基于诊治需要，患者需向医师如实告知病情及既往病史，需配合医师进行身体检查，特殊情况下需暴露隐私部位。但这些仅限于诊治的目的，告知对象也仅限于与诊治有关的医师。医师获取上述信息后，负有保密义务，不得将上述信息用于与治疗无关的目的。

（4）患者享有知情同意权　《侵权责任法》第五十五条规定："医务人员在诊疗活动中应当向患者说明病情和医疗措施。需要实施手术、特殊检查、特殊治疗的，医务人员应当及时向患者说明医疗风险、替代医疗方案等情况，并取得其书面同意；不宜向患者说明的，应当向患者的近亲属说明，并取得其书面同意。"患者享有生命健康权，并对将要实行的医疗行为享有自主决定权，而行使上述权利的基础是对自身疾病、医师将要采取的医疗措施、是否存在替代医疗措施、预后等内容的充分理解。只有建立在充分理解的基础上所做的同意，才能代表患者的真实意思。而意思真实是民事行为有效的要件之一。

4. 患者的义务

（1）如实陈述、配合查体的义务　医疗行为能否取得良好的效果，除了依靠医师良好的医术，更需要患者的积极配合。医师能否快速、全面、准确地进行诊断，是建立在患者如实陈述病情及既往病史并接受医师体格检查的基础上的。因此，只要患者接受医疗行为，就有义务向医师如实陈述相关信息，配合医师查体。

（2）患者有遵从医嘱的义务　能否遵从医嘱决定着医疗行为的最终效果，影响着患者的生命与健康。为了取得预期的效果，患者在医疗活动中，应积极配合医师的治疗行为，遵从医师的治疗安排与用药安排。

（3）患者有按时缴费的义务　医疗行为是合同行为，双方互负义务。合同订立之后，双方均应遵守合同约定，履行义务。患者在接受医师诊治服务的同时，有义务按时缴纳医疗费用。即使出现纠纷也应先缴费，然后通过合法途径解决。

二、法治视野下北京地区医患关系现状

（一）北京地区医患关系的现状

根据北京市社会科学院、社会科学文献出版社共同发布的北京蓝皮书《北京社会治理发展报告（2015—2016）》，其中《北京医患纠纷专业调解制度的改革与完善》称，近年来，医患纠纷所引发的问题受到社会的广泛关注，甚至产生了个别流

血冲突的极端案例。

北京是全国医疗机构最为集中的地区之一，医疗机构云集，其中优质医疗资源更是相对集中，每日接纳的患者也居于全国之首。根据北京市公共卫生信息中心 2015 年 6 月公布的数据，截至 2014 年年底，北京市医疗机构达 10107 家，其中三级医疗机构 89 家，居于全国之首。全市卫生人员数（包含 15 家驻京部队医院）达 30.4 万人，比 2013 年上升了 3.7%。

在诊疗人数不断增加、医师负荷不断增大的情况下，医患纠纷的发生率呈上升趋势。近年来，北京市医疗纠纷诉讼的数量逐年增加，进入诉讼程序的医疗纠纷也逐年上升。具体到医患关系，无论从数量还是恶性程度都较西医为好，但也并不令人满意。具体体现在三个方面。

1. 从患者角度看　大众点评查阅了北京五家知名中医医院的评价。总体而言，患者对医院的评价存在两极分化。一部分患者认为中医医院就医较为方便，医生服务态度好；相当一部分患者则认为，中医医院存在挂号贵、挂号难、医生服务态度差、看病贵、效果不乐观等问题，主要矛盾集中在对医生的服务态度不满意，认为医生没有对自己的病情进行仔细诊疗、没有耐心解答自己的疑惑。这也再次印证了蓝皮书的内容，诊疗人数、医师负荷与医患纠纷数量同比增加。

2. 从医生角度看　根据郑宏等人对北京三甲中医医院医患关系的现状调查显示，绝大多数医生、护士对当前的医患关系不满意。正面的暴力冲突并不是医患关系紧张的主要原因，医生、护士都认为影响医患关系的关键原因是“不信任态度”。可见，医务人员作为专业人士，希望得到患者的信任和尊重。希望患者尊重他们的研究结果，信任他们的专业技能。另外，医护人员长时间超负荷工作也易与患者发生冲突。此外，医护人员认为政府投入不足、新闻报道不真实也是导致医患关系紧张的因素之一。医护人员均认为，缓解医患关系的关键是加强与患者的沟通。

3. 从媒体角度看　媒体对医患关系的报道对大众舆论是有导向性的，但是往往会出现与真实情况有偏差的现象，一方面对医院进行宣传时会将医患关系描述的非常和谐，一方面出现医患纠纷等事件时不是站在客观与专业的角度对医生或患者一方进行偏向性的报道。这便进一步加剧了医患之间的紧张气氛。

（二）北京地区医患纠纷的类型

医患纠纷是指因医疗活动而产生联系的医患双方主体之间的纠纷。医患纠纷无法从根源上消除，只能通过合理引导、规范协调、及时化解等机制予以预防和处理。医患纠纷的根源在于医患双方存在冲突，根据冲突的原因可以分为技术性纠纷和非技术性纠纷。

1. 技术性纠纷　技术性纠纷是指在医疗过程中，因医师医疗技术的原因，侵犯了患者的合法权益，造成损害结果。根据技术型纠纷中医师对损害结果的主观心态，可分为医疗故意、医疗过失和医疗意外。

（1）医疗故意　医疗故意是指医方在医疗行为过程中基于故意的主观心理，违反法定或者约定的义务，从而造成患者一定损害后果的行为。医疗故意往往表现为医院私自生产、配制药物给患者造成的药源性损害；故意购买使用假药、劣药而给就医者造成人身损害等行为方式，损害患者的生命权、健康权与财产权。医疗故意是最恶劣的行为，因此导致的医疗纠纷往往后果最为严重。

（2）医疗过失　医疗过失即通常所说的医疗事故。根据《医疗事故处理条例》第二条的规定，医疗事故是指医疗机构及其医务人员在医疗活动中，违反医疗卫生管理法律、行政法规、部门规章和诊疗护理规范、常规，过失造成患者人身损害的事故。医疗事故是医疗纠纷最常见的纠纷形式。

（3）医疗意外　医疗意外是指医疗活动中，基于目前医学技术发展水平限制，而无法预测和避免等原因，导致患者出现事先无法预料和防范的不良后果的情况。基于医疗行为高度的科学性、专业性与风险性，医疗意外通常难以杜绝。在医疗意外中，由于医方不存在过错所以无需承担相应责任。但是患者的生命权、健康权却有可能面临实际的威胁与损害，如果没人对此承担责任，显然无法弥补患方的损失，所以医疗意外也是医疗纠纷的诱因之一。

2. 非技术性纠纷　非技术性纠纷是指与医师医疗技术无关的医患纠纷。这类纠纷患者可以有损害，也可以没有损害。常见的非技术性纠纷类型有因医疗费用引起的纠纷，因医疗环境引起的纠纷，因第三人原因引起的纠纷，因医疗保险引起的纠纷，因知情权、隐私权等人身权受侵害引起的纠纷等。这一类纠纷与医疗技术本身没有关系，所以提高医师的专业技术、完善诊疗规范并不能降低这一类的纠纷数量。要想降低这类纠纷数量，需从降低费用、改善环境、转变态度等方面入手。

三、影响北京地区医患关系的主要因素

（一）中医诊疗行为的影响

1. 中医诊疗行为更容易拉近医患距离，建立信任关系

西医是建立在科学技术基础上的一门自然科学，高度依赖技术的发展。可以说，每一次技术设备的变革都会带来西医诊疗行为的改变。西医工作者均受过专门培训，能够熟练掌握各类仪器的使用，借助仪器数据了解患者病情。这种技术至上的诊疗

方式，忽略了患者的情感需要，淡化了医患双方的交流沟通，医生对患者的人文关怀被弱化，重视的仅仅是疾病，忽视了对人本身的重视。

中医讲求望、闻、问、切的诊断方式，它需要建立在医生与患者充分而有效的沟通基础上。语言是人类交流最直接的方式，中医问诊恰好是医患沟通一种良好的形式。医生通过问诊，逐步了解患者的病因、生活环境、生活习惯、疾病的症状与影响、家庭情况等，不但对疾病本身有了初步认识，对患者的生活与家庭也有了一定了解。然后结合望诊、切诊进一步明确诊断，最后处方用药。医患双方通过面对面沟通，医生能够全面了解患者病情，患者能够感受医生给予的尊重和重视，尤其是医生对患者给予的人文关怀，搭建起了医患间相互信任的桥梁，有效预防了医患纠纷和医患冲突的发生。

2. 病证不同、诊疗方式不同对医患关系的影响 患者病情处于危重时往往采用西医手段，通过手术、输血等带有侵入性、创伤性的方法进行治疗。虽然效果好，但由于技术的局限性，风险很高。虽然发生风险的概率很小，但一旦发生后果往往比较严重，且影响广泛，对和谐医患关系的建立十分不利。

中医治疗多面对的是非急症患者。患者选择中医往往是为了预防保健、调理身体等，所以中医面对的患者危重者较少，即使病情危重，患者也会对中医治疗结果有较清晰的认知。所以中医医疗行为导致的损害远远少于西医，且损害程度也较西医为轻，总体表现为医患关系更为平和。

（二）中医药法制建设进程对北京医患关系的影响

医患关系之所以紧张，在于医生与患者间缺少必要的信任。患者不相信医生所开的药和所做的检查是完全从治疗出发，而是认为包含经济利益的考虑，从而导致对医疗行为的正当性缺乏信任。不可否认，部分医生缺少医德，学艺不精，对患者态度冷漠，加之治疗过程和结果远低于患者期待，从而更加剧了患者的抵触心理。中医与西医的治疗过程存在明显不同，西医通过检查数据、指导用药、手术等直接对症的方式治病；中医治疗强调辨证论治，不仅针对病证，还要从患者的情绪、心理等方面综合考虑，考虑情志对于疾病的影响。如果患者与医生之间长期存在信任危机，就不能很好地交流。没有有效的沟通，治疗效果就会大打折扣，医患关系也会受到影响。

中医药法制建设能够最大限度地消除这种信任危机，具体体现在以下几方面。

1. 强化中医药规范管理，严把中医医疗、教育机构的设置审批权，实行严格的中医药从业人员资格准入制度，严控中医医疗广告行为。医生这个职业与人的生命息息相关，好的医术是根本，否则就有可能发生不可逆转的悲剧，这是赢得患者信任的根本。但是医疗行为本身充满了不确定性，医疗行为的结果与患者的预期往往存在一定差距，这就要求医生不断学习，提高技能，严格遵守医疗操作规范，本着实事求是、精益求精的态度，这样医患之间的信任才能逐步确立，并不断增强。

2. 逐步加大对中医药事业的投入，扶持中医医疗机构发展，将中医药服务纳入医疗保险体系，保护和可持续利用中药材资源。振兴中医药事业需要长期投入，在目前“西强中弱”的情况下更需要政策上的支持。加大中医药在医疗保险中的比例，有利于改善患者的就医偏好。中药材是中医药的有机组成部分，是中医药的物质基础。没有好的中药材，中医的疗效就会大打折扣。要加强中药材资源保护，合理开发利用，规范中药材种植、生产标准，对生长环境、采摘时间、加工过程等都要有严格的标准，这也是缓解医患关系的重要途径。

3. 保持和发扬中医药特色和优势，注重在中医医疗服务、人才培养、科学研究、评审鉴定等活动中遵循中医药自身发展规律。这也是缓解医患关系紧张的一个途径。

（三）中医药保护制度对医患关系的影响

中医药的保护制度范围较广，包括对传统中医药技术的保护与科技创新、对中医医疗机构的管理与扶持、对中医医院和诊所的规范管理、对中医执业医师队伍的培养与资格准入、对中医诊疗与中医药产品的优化管理、对中医药领域违法行为的整治处罚，以及对社会医疗环境的整治和对中医社会观念的引导。这种保护是一种全方位、多领域的，具体体现在以下几方面。

1. 加强传统中医药技术的保护与科技创新 提高中医诊疗技术水平，增强中医诊疗手法对疾病的治愈范围，提高诊疗效果，从根本上提高患者对中医诊疗服务效果的满意程度。

2. 加强中医诊疗机构的管理与扶持 优化医疗资源分配、加强医院之间的诊疗合作，有利于中医医疗资源的整合；加强中医医疗机构的规范管理，有利于发挥医院在医药服务方面的能动性，促进医药分家，方便患者规范就医，保障患者利益不受非法医疗机构侵犯；医生技术水平的提高与医院制药的研发，有利于药效的发挥，能够促进患者康复，提升满意度。

3. 重视中医执业医师队伍培养，严格资格准入 要提高中医师的服务与诊疗水平，缓解就诊人数逐年提高与高水平中医师不足的矛盾，使患者获得更好的医疗体验。

4. 建立中医医疗服务标准 中医不仅要关注患者的病，更应从整体出发进行全面考虑；改善医疗机构和中医师对患者的服务态度，优化医患关系。

5. 规范中药材种植生产经营流通 中药的质量直接关系

着医疗行为的疗效与预后。加强中药材源头管理，避免因药材问题给患者造成不必要的损失是缓解医患纠纷的途径之一。

6. 从严处罚中医诊疗与中药产品生产过程中的违法行为

加大对违法行为的惩处力度，优化国内的中医医疗环境，维护消费者的利益，这有利于强化患者对中医药的信任，进而改善医患关系。

第三节　北京医患关系的法律规制模式

一、法律与政策兼容的双重调整机制

（一）医患关系的政策调整

中医药政策是指中华人民共和国成立后，党和政府针对中医药事业制定的大政方针、行为准则及相应的实践活动。中医作为保障人民健康的重要手段为历届政府所重视。在相当长的一段时期，中医药政策成为指导中医药发展，维系医患关系持续、稳定、有序发展的唯一依据和重要基础。

1. 中华人民共和国成立初期的中医药政策——医患关系的和谐起步　中华人民共和国成立初期，党中央根据我国的实际情况，制定了团结中西医、继承发扬我国医药学遗产、为保护人民健康服务的方针和政策。1949 年，毛泽东同志提出“团结中医，提高技术”的指示，1954 年中央批转中央文委党组《关于改进中医工作问题的报告》，指出“团结中西医，正确地发挥中医的力量为人民保健事业服务，是中央早已明确指示的一项重要的卫生工作方针”。

这一时期，北京中医药政策的重点包括两个方面，一是促进中西医团结、互学、结合；二是发扬中医药便、廉、效的优

势，努力为基层服务。

1954年，中共北京市委在“关于贯彻中央对中医指示向中央的报告”中提出了五点意见和具体办法：一是组织西医学习中医；二是吸收中医参加中医院工作；三是扩充现有的市立中医进修学校，并附设针灸、按摩、正骨等专科训练班；四是对中医联合诊所有重点地适当给予帮助，并在城区组织一些中医联合诊所；五是市医药公司设立中药科，并逐渐发展为独立的中药公司，增设中药门市部。

1958年7月8日，北京市卫生局制定了《北京市1958—1967年中医工作规划（草案）》，提出了1958～1967年北京中医工作的基本内容，包括西医学习中医和中西医交流；医院增设中医部（科）和中西医合作；提高中医水平和加强总结研究。同时，提出了一些具体的工作目标，如在5年内中医病床占到全部病床的50%，7年内达到西医病床的管理水平；对全市3000名中医，在5年内各科对其本科的经典著作进行一次普遍的、系统的温习；对细菌性痢疾、脑脊髓膜炎和肝硬变等34种疾病分别于2年、5年、7年内赶上或超过世界先进医学水平。

上述政策不仅明确了中医药作为北京卫生事业的重要组成部分的政治地位和社会地位，也明确定位了北京中医的基本精神——为人民健康服务。在此政策的推动下，北京中医得到了阶段性的蓬勃发展，北京中医服务患者的基本价值目标得以确立，服务患者的能力得以提高，促进了医患关系的和谐。

1954年，北京市卫生局设中医科，加强对中医的管理。北京市公费医疗预防实施管理委员会规定，自1955年4月20日起，对各享受公费医疗的单位，分别指定一个中医医疗机构，享受公费医疗人员可以凭原发的公费医疗证直接到指定的中医医疗机构诊治，办法与看西医相同。1956年，北京市西医学习中医委员会成立。同年，北京中医学院建立，数以万计的中医人员进了医院、医药院校和科研机构，提升了中医服务患者的能力。据统计，北京市属医疗机构推广中医治疗乙型脑炎，1 年间治愈率达 91.8%。

中医医疗服务形式呈现多样化，既有个体行医、联合诊所、中医门诊部、综合医院中医科，还建立了 5 所现代意义上的中医医院，包括代表当时北京中医最高医疗水平的北京中医医院、集中了全国各地优秀中医专家的中国中医研究院西苑医院和广安门医院、体现了共和国中医教育精神的东直门医院和郊区最早的中医院门头沟中医院。这些医疗机构不仅负担着为患者治病的责任，还承担防疫保健任务，很好地诠释了中医服务人民健康的基本价值和精神。例如，1951 年成立的北京市第一个联合诊所——永定门联合诊所，就以诊费低、服务好、药费合理、既门诊又出诊的特点深受患者的欢迎。

2. “文革”时期的中医药政策——医患关系的缓慢发展

“文革”时期，刚刚起步的北京中医事业受到一定程度的破坏。但是 20 世纪 50 年代顺应时代发展的步伐和需求对北京中医的发展进行了有效的指导和调整，广大中医工作者的艰苦努力和出色工作，使北京的中医事业缓慢发展，以和谐起步的北京医患关系也在上一个时期的基础上保持了缓慢发展的势头。

针刺麻醉、中西医结合有声有色，中医和中医院成为独立自主、自力更生的典范和重要标志，不仅 5 所中医医院均得以幸存，而且新建了 4 所城区中医院，即宣武区中医院、崇文区中医院、东城区鼓楼中医院和西城区护国寺中医院，部分综合医院设立了中医科，中医科人数明显增加。

北京市于 1971 年、1974 年和 1975 年召开了三次卫生工作会议，为中西医结合方针的确立奠定了基础，也使普及针灸、新医疗法和中医药知识成为一项群众性运动，中医在北京得到了一定程度的普及。这一时期出现的“赤脚医生”，为在农村开展初级医疗保健服务积累了宝贵经验，进一步推动了中医的普及，在实践中诞生的农村合作医疗制度也反映了国情民意，别有成效。

虽然这一时期中医发展的质量有待考量，但是北京中医服务患者的整体价值目标始终未发生改变，服务患者的综合能力在中医的缓慢发展中得以推进，为北京医患关系奠定了良好的群众基础。

3. 改革开放初期的中医药政策——医患关系的稳步推进

1978 年 9 月，中央批准了卫生部党组《关于贯彻党的中医政策，解决中医队伍后继乏人问题的报告》，指出要加快发展中医药事业，造就一支热心中西医结合工作的骨干队伍。1980 年 5 月，卫生部印发的《关于加强中医和中西医结合工作的报告》指出：“当前发展中医和中西医结合工作的指导方针是：中医、西医和中西医结合这三支队伍都要大力发展，长期并存。团结依靠这三支力量，推进医学科学现代化，发展具有我国特点的新医药学，为保护人民健康，建设现代化的社会主义强国而奋斗。”中西医结合开始作为与中医、西医并列的一支医药卫生力量活跃在医药卫生界，打破了此前片面强调中西医结合，甚至以中西医结合取代中医的局面，为中医享有独立行政权提供了依据。

1988 年，北京市中医管理局成立，北京市中医事业逐步恢复，并迎来全新的发展时期。1988 年北京市卫生局召开北京市中医工作会议，讨论和修订 1988 ~ 2000 年北京市中医发展规划，将国家的中医政策具体化。其战略目标是基本形成城乡中医医疗保健网络，充分发挥中医在预防、治疗、康复、保健等各个领域的作用。增加中医床位 38 万张，其中中医机构

26 万张，西医机构 12 万张。“七五”期间增加 10 万张，“八五”期间增加 12 万张，“九五”期间增加 16 万张。2000 年床位总数达到 52 万张，每千人口拥有床位 0. 42 张。

10 年中，北京新建 6 所区县中医院，包括房山区中医院、石景山区中医院、通州中医院、顺义区中医院、怀柔区中医院和平谷区中医院，此前建立的中医医院也到加强，各级综合医院的中医科普遍建立，个体中医开业重新出现。据统计，至 1985 年 8 月，北京市个体开业中医（包括内、外、妇、儿、按摩、针灸、正骨等科）共 756 人，为方便百姓就医做出了贡献。中医工作者的辛勤工作，不仅扩大了中医的治疗面，也促进了中西医结合，而且在中医科研方面也做出了令人瞩目的成绩。到 2000 年年底，规划制定的各项工作目标基本如期完成。

这一时期，北京中医发展强劲，极大地提升了中医服务患者的能力和水平，中医在预防、治疗、康复、保健等各个领域都建立了深厚的群众基础，带动了北京中医医患之间的良性互动，使医患关系稳步、持续地升温。

4. 20 世纪 90 年代至今的中医药政策——医患关系有序发展　1991 年，七届人大四次会议通过的《国民经济和社会发展十年规划和第八个五年计划纲要》提出，要“中西医并重”，并将其列为新时期卫生工作的五大方针之一，给中医和西医赋予了同等重要的独立地位。1996 年全国卫生工作会议强调“中西医并重”，并在《中共中央、国务院关于卫生改革与发展的决定》中明确提出要“正确处理继承与创新的关系，实现中医药现代化”。

“十一五”规划提出，要“保护和发展中医药，加强中医药临床研究基地和中医院建设，推进中医药标准化、规范化”。温家宝强调：“要支持中医药事业发展，充分发挥中医药在防病治病中的重要作用。”胡锦涛在十七大报告中郑重提出“中西医并重”和“扶持中医药和民族医药事业发展”，为新世纪中医事业的发展提供了良好的政策环境。此后，国家出台了一系列扶持发展中医药的政策。例如，2008 年卫生部、国家中医药管理局联合发布了《关于扶持中医药事业发展的若干政策措施》，2009 年国务院发布了《关于扶持和促进中医药事业发展的若干意见》，2013 年国务院发布了《关于促进健康服务业发展的若干意见》。

2015 年国务院发布了《中医药健康服务发展规划(2015—2020 年)》，提出要重点发展中医养生保健服务、中医医疗服务、中医特色康复服务、中医药健康养老服务、中医药文化和健康旅游产业、中医药健康服务相关支撑产业，以及中医药服务贸易。

2016 年，国家中医药管理局发布了《中医药发展战略规划纲要（2016—2030 年)》和《中医药发展“十三五”规划》，提出到 2020 年实现人人基本享有中医药服务、中医药产业成为国民经济重要支柱之一的发展目标。习近平主席提出：“要着力推动中医药振兴发展，坚持中西医并重，推动中医药和西医药相互补充、协调发展，努力实现中医药健康养生文化的创造性转化、创新性发展。”

2017 年，国家中医药管理局、国家发改委联合印发了《中医药“一带一路”发展规划（2016—2020 年)》，加强与“一带一路”沿线国家在中医药（含民族医药）领域的交流与合作，开创了中医药全方位对外开放的新格局。

这些政策措施为中医药事业的规范、有序发展迎来了春天，也为北京中医药的发展带来了契机。“为了切实维护人民群众的根本利益，解决好人民群众在就医中存在的问题”，2005 年 5 月 30 日，北京市中医管理局出台了《关于进一步加强中医诊疗规范化服务的通知》，提出了加强中医行业管理的两项举措："一是各级卫生行政部门在组织落实本区域医疗机构开展中医诊疗执业服务活动中，要体现以人为本，为患者提供优质的中医医疗服务环境，进一步加强中医规范化服务，认真做好督查工作；二是各级各类医疗机构在开展中医诊疗执业活动中，为患者提供满意的服务，凡涉及到患者隐私的，要积极采取切实可行的措施，打隔断或拉帘，创造条件为患者提供良好的医疗服务环境和场所。"

2012 年，北京市中医管理局等六部门联合下发了《关于印发北京市实施基层中医药服务能力提升工程工作方案的通知》，提出"到 2015 年底所有的社区卫生机构必须具备开展中医药服务的能力；中医药相关保健教育在社区的覆盖率达到 100%；在社区卫生服务中心建立 100 个中医服务综合诊区示范单位；中医药门急诊服务量占全市比重≥30%"的具体目标。

2015 年，北京市"十三五"规划明确提出了"加大中医药创新和人才培养支持力度，推进中医药更好地为市民健康服务"的目标。

2017 年 2 月 24 日，北京中医药工作会议公布了《北京市人民政府关于支持中医药振兴发展的意见》（以下简称《意见》），要求"到 2020 年，北京市基层中医药服务量占全市中医药服务总量的 40% 以上，中医药成为提升基层卫生服务水平的重要力量"。该《意见》还提出了七项主要任务，一是统筹做好中医药规划发展。二是提高中医药医疗服务能力，增加中医药服务供给，增强基层中医药服务能力，建立健全大型中医类医院面向基层的服务管理制度，建立名老中医基层服务补贴制度，完善中医药从业人员上门服务制度，引导中医药服务优质资源向基层下沉。三是完善中医药传承创新体系。四是推进中医药文化创造性转化。五是全面提升中医药产业发展水平。六是推进中医药行业管理能力现代化。七是大力推进中医药服务贸易。

上述政策一方面从宏观上保证了北京中医药事业的持续、稳定发展，为医患关系的持续、和谐发展的提供了广阔空间；另一方面，明确了北京中医有序、规范发展的具体要求，提出了中医诊疗的具体行为规范，表明北京市对患者就医过程中的相关权益予以关注，为北京地区医患关系的健康、有序发展提供了有力的保障。调查显示，2016 年北京市中医医疗服务总满意度达到 83. 11% ，门诊服务综合满意度为 82. 05% ，住院服务综合满意度为 84. 94% 。总体而言，中医的医疗服务受到患者的肯定和认可。

对医患关系的政策调整经历了一个循序渐进、由无意识的调整到自发调整的过程，通过不断的政策引导逐步实现了医患双方的和谐共处。北京市政府始终通过扶持和发展中医事业、引导中医医疗市场的良性发展，通过改革医疗领域中医的财政投入倾向、发展和健全中医医疗机构、规范中医诊疗行为，通过提升中医在国民生活中的认可度和可得性，逐步奠定了医患关系的有序、和谐、稳定发展的基调。

（二）医患关系的法律规制

从法律的视角审视医患关系，医患关系的法律规制是一项系统工程，涉及完善中医药法律制度，加强中医法治化管理，准确定位医患双方的权利、义务，用法治方式调整中医医患纠纷等方方面面。

1. 完善的中医药立法是医患关系法律规制的前提 在国家立法层面，我国虽已颁布《中医药法》，但其中并未明确界定医患关系，也未制定专门的调整医患关系的《医事法》，医患关系缺少权威、专门的法律依据。我国现行调整医患关系主要依据《侵权责任法》《执业医师法》《医疗机构管理条例》《医疗机构管理条例实施细则》《医疗事故处理条例》等法律法规，其间缺少整体性、系统性，尚没有全面规定医患双方权利与义务、预防医患纠纷发生、解决医患纠纷、确保双方实现权利的系统的法律制度。

虽然《侵权责任法》对医疗损害责任进行了规定，但其中的相关规定并不完善，医生合法权益不能得到切实保护，患者维权的途径异常艰难，对中医的特殊性也并未予以重视。在实践中，许多医患关系的重要问题找不到法律依据，存在无法可依现象。例如，中医医院中医患纠纷争议的焦点主要集中在中药毒副作用，以及针灸、推拿等中医适宜技术副作用等方面，对此类因中医的特殊性引发的医患纠纷往往无法可依。

2. 明确的医患权利、义务是医患关系法律规制的重点和难点　要实现医患关系的和谐发展，必须建立一种适应社会主义市场经济发展的平等互惠的医患法律关系，使医患双方的利益在合理合法的前提下得到最大的满足。随着北京医疗卫生体制改革的深入，这种机制正在逐步形成当中。

关于中医医患双方的法律地位、双方的权利和义务，前文已有述及。需要强调的是，通过对北京中医药法律制度的梳理可以看出，目前北京中医药法律规范主要表现为卫生行政法规，重点集中在中医药的卫生行政管理方面，对与医患关系息息相关的中医医疗行为并没有给予足够的重视。

北京市出台的法规和规范性文件对《执业医师法》《侵权责任法》《医疗机构管理条例》中规定的中医医患权利、义务予以重申和强调，虽然内容过于原则，缺乏可操作性，但其努力极为可贵。例如，《北京市实施〈医疗机构管理条例〉办法》第六条规定："医疗机构依法从事诊疗活动受法律保护。"第四十八条规定："医疗机构实行首诊负责制，对危重病人应当立即抢救。对限于没有或者技术条件不能诊治的病人，在病情允许和联系好接诊医疗机构的前提下，应当及时转诊。”《北京市发展中医条例》第十六条规定：“中医医疗机构应当加强对中医药人员的业务培训和职业道德教育，严格执行有关规章制度和操作规程。中医药人员应当遵守职业道德规范，弘扬高尚的医德医风，提高服务质量和业务水平。”

3. 畅通的医患纠纷解决机制是医患关系法律规制的终极手段 《民法总则》《侵权责任法》《医疗事故处理条例》等一系列法律法规及司法解释的颁布和实施，形成了我国的医患纠纷解决体制，建立了解决医疗纠纷的多种渠道，包括协商解决、行政调解、第三方调解和诉讼。目前，北京市中医医疗纠纷的解决方式主要有三种：医患双方协商和解解决、人民调解委员会调解解决、诉讼解决。虽然我国当下的医疗纠纷解决机制在处理医疗纠纷方面取得了一些成绩，但中医医疗纠纷的产生往往基于中医诊疗的局限性和不规范性这一中医特色，由于中医诊断无实验室检查数据支撑、医患双方对中药毒副作用认识不准确、对疾病的转归及风险防范认识能力不足等原因，致纠纷处理较为困难，迫切需要有针对性地提高中医医疗纠纷处理的能力。

二、全方位的医疗监管机制

（一）中医医疗机构的监管

根据《中医药法》第五条的规定，国家中医药管理局负责全国的中医药管理工作。县级以上地方人民政府的中医药主管部门负责本行政区域中医药管理工作。县级以上地方人民政府其他有关部门在各自职责范围内负责与中医药管理有关的工作。《北京市发展中医条例》第五条规定：“市中医行政管理部门主管全市中医工作。区、县卫生行政部门负责本辖区的中医工作。”

对中医医疗机构的监管主要是依法进行的行政性监管和执法监督，主要包括两个方面。

1. 执业准入的监管　即通过行政许可方式对中医医疗机构是否具备从事中医医疗活动的资格和条件进行审查，在其符合相关条件时予以批准，使其能够正当地从事医疗活动，提供医疗服务。《北京市发展中医条例》第二十八条规定：“设置中医医疗机构，应当按照《医疗机构管理条例》的有关规定进行审批、执业登记。市中医行政管理部门和区、县卫生行政部门对中医医疗机构执业活动进行检查、指导。非营利性中医医疗机构撤销、合并或者改变中医医疗性质的，应当经原批准部门同意。其中，经区、县卫生行政部门批准设置的中医医疗机构撤销、合并或者改变中医医疗性质还应当报市中医行政管理部门备案。”《北京市医疗机构许可管理办法》第六条规定：“本市各类医疗机构设置应当符合医疗机构设置规划和医疗机构基本标准”。因此，北京市中医医疗机构的开办和许可准入应当符合中医医疗机构设置标准和北京市区域卫生规划，并申请登记，领取《医疗机构执业许可证》。

2. 执业活动的监管　即依据中医诊疗标准规范、护理规范、中药药事管理规范等对中医医疗机构、医务人员及其医疗活动进行检查和督导，对其违反法律、法规和诊疗护理规范的事件和行为进行纠正和处理，维护患者和其他医疗服务对象的合法权益。

对中医医疗服务的监管内容包括诊疗过程、医疗服务质量、过度医疗问题、收费标准、患者权益保护、医疗纠纷处理，特别是中医药特色诊疗服务包括个性化的中医辨证论治、中药药事服务和非药物疗法等。《北京市发展中医条例》第十五条规定："中医医疗机构应当坚持以中医为主体的服务方向，加强特色专科建设，发挥中医药诊治疾病的优势，提高医疗技术水平和综合服务能力。"第十六条规定："中医医疗机构应当加强对中医药人员的业务培训和职业道德教育，严格执行有关规章制度和操作规程。"《北京市医疗机构许可管理办法》第十七条规定："医疗机构所在区县卫生计生行政部门应当在医疗机构取得《医疗机构执业许可证》后 3 个月内，对医疗机构名称、地址、法定代表人、主要负责人、经营性质是否与登记内容相符，诊疗科目、执业人员及医院感染管理情况与实际开展项目是否相符，医疗广告是否符合要求等医疗机构执业情况进行卫生监督检查，对检查中发现的问题应依法予以处理。"按照《医疗机构管理条例》的相关规定，满足相应条件获得审批开业的中医医疗机构，改变机构名称、增减病床、变更科目、停业等都必须报原批准开业的中医药、卫生行政部门审批登记，不准聘用未取得执业医师资格或卫生技术职务资格的人员从事医疗技术工作。

（二）中医药从业人员的监管

中医药从业人员监管的对象是从事中医药医疗活动的人员，从我国现行法律规定、专业资格考试和中医药实际从业人员情况看，中医药从业人员主要包括中医执业医师、中医执业助理医师、民族医（藏医、蒙医、维医、傣医、朝医、壮医）执业医师、民族医（藏医、蒙医、维医、傣医、朝医、壮医）执业助理医师、中西医结合执业医师、中西医结合执业助理医师、执业药师（中药）、民间中医等，既监管其执业资质，也监管其执业行为。

1. 执业资质的监管　《中医药法》《执业医师法》是我国中医药从业人员执业资格准入和管理的主要法律依据。《中医药法》第十五条规定："从事中医医疗活动的人员应当依照《中华人民共和国执业医师法》的规定，通过中医医师资格考试取得中医医师资格，并进行执业注册。中医医师资格考试的内容应当体现中医药特点。以师承方式学习中医或者经多年实践，医术确有专长的人员，由至少两名中医医师推荐，经省、自治区、直辖市人民政府中医药主管部门组织实践技能和效果考核合格后，即可取得中医医师资格；按照考核内容进行执业注册后，即可在注册的执业范围内，以个人开业的方式或者在医疗机构内从事中医医疗活动。"明确了我国实行中医药从业人员考试、特别许可以及执业注册制度。未通过中医药从业人员资格考试和未经过合法注册的，不能取得中医药从业人员资格，不得从事中医药活动。此外，《医师资格考试暂行办法》《执业药师资格制度暂行规定》《乡村医生从业管理条例》《传统医学师承和确有专长人员医师资格考核考试暂行办法》《具有医学专业技术职务任职资格人员认定医师资格及执业注册办法》《关于妥善解决中医民族医医师资格认定有关问题的通知》《医师执业注册暂行办法》等法规和规范性文件作为补充，共同确立了我国中医从业人员执业准入制度。监管的总体思路是，根据不同对象设置相应的资格准入途径，包括医师资格考试制度、药师资格考试制度、师承和确有专长人员医师资格考核考试制度、乡村医生从业管理制度、医师资格认定制度、乡镇执业助理医师资格考试制度。中医药从业人员可以通过医师、药师资格考试、资格认定等途径取得医师、药师资格，并在进行执业注册后取得执业资格，注册后每两年由卫生、中医药行政管理部门组织考核一次。考核合格的继续予以注册，考核不合格的卫生、中医药行政管理部门可以责令其暂停执业活动3~6个月，并接受培训和继续医学教育。变更执业地点、执业类别、执业范围等注册事项，须在注册主管部门办理变更注册手续。

2. 执业行为的监管 中医药从业人员执业行为应当符合医疗卫生管理法律、行政法规、部门规章、诊疗护理规范及常规的规定，以及医疗服务职业道德的要求。我国《中医药法》《执业医师法》《执业药师资格制度暂行规定》《医疗事故处理条例》《医疗机构从业人员行为规范》和北京市相关规范性法律文件对中医药从业人员的执业活动进行了一般性规定，如《北京市发展中医条例》规定：“中医药人员应当遵守职业道德规范，弘扬高尚的医德医风，提高服务质量和业务水平。”除了遵守上述一般性规定外，中医药从业人员还应遵守特别的执业规范，《中医药法》对此进行了明确规定。《中医药法》第十六条规定：“中医医疗机构配备医务人员应当以中医药专业技术人员为主，主要提供中医药服务；经考试取得医师资格的中医医师按照国家有关规定，经培训、考核合格后，可以在执业活动中采用与其专业相关的现代科学技术方法。在医疗活动中采用现代科学技术方法的，应当有利于保持和发挥中医药特色和优势。”第十七条规定：“开展中医药服务，应当以中医药理论为指导，运用中医药技术方法，并符合国务院中医药主管部门制定的中医药服务基本要求。”

目前，根据《北京市中医类别医师多点执业管理办法（试行)》的规定，北京市已经展开中医师多点执业制度，凡是在北京地区公立医院取得《医师执业证书》、具有中级以上专业技术职称的中医类别（包括中医、中西医结合、民族医专业）执业医师，在填写《北京地区中医类别执业医师多点执业申请备案表》后，经拟聘用行医的北京地区基层中医医疗机构和农村、社区医疗机构注册地的区、县卫生局备案，可到该医疗机构从事相应专业的中医临床诊疗服务。医师执业行为的监督管理将由该医疗机构注册地的区、县卫生局具体负责。

（三）中药制药的监管

1. 中药饮片的监管　根据《药品管理法》的规定，药品的生产、经营以及中药制剂的配制都必须经过许可。药品必须按照国家药品标准和国务院药品监督管理部门批准的生产工艺进行生产。中药饮片必须按照国家药品标准炮制；国家药品标准没有规定的，必须按照省、自治区、直辖市人民政府药品监督管理部门制定的炮制规范炮制。禁止生产假药、劣药。

《中华人民共和国药典》《全国中药材炮制规范》和《北京市中药炮制规范》《北京市中药饮片调剂规程》共同构成了北京市中药炮制的三级标准，也是北京市饮片生产、经营、使用、检验、监督管理的法定依据。2017 年 1 月 14 日北京市食品药品监督管理局发布了《关于进一步加强中药饮片生产监管的通知》，进一步加强了对中药制药的监管，主要内容包括几个方面。

（1）中药制药资质的监管　北京市中药饮片生产企业所生产销售品种须与其所持在有效期范围内的《药品生产许可证》和《药品 GMP 证书》所载明的范围相一致。未经批准不得从事与饮片研究、生产、销售无关的活动，不得从事无证、超范围生产销售中药饮片活动，包括向无合法资质的单位或者个人销售药品；伪造药品采购来源，虚构药品销售流向；药品购销时，证（许可证书）、票（发票、随货同行票据）、账（实物账、财务账）、货（药品实物）、款（货款）不能相互对应一致；药品购销存记录不完整、不真实，生产经营行为无法追溯；在核准的生产场地（含仓储、检验）外生产、存储、销售饮片等情形（已获调剂备案的毒性中药饮片除外）。

（2）中药材、炮制用辅料和药包材的监管　北京市实行溯源管理制度，中药饮片生产企业应严格执行供应商审计，其采购、出入库台账、票据等应做到及时、真实与完整。中药饮片企业内部应对中药材、辅料与药包材实施批号管理，实现按批号进行追踪。

（3）中药质量的监管　中药饮片生产企业必须严格按照药品 GMP 相关要求和品种的工艺规程组织生产，炮制全程必须在核准的厂房内完成，批生产记录应及时、真实与完整记录炮制过程。中药饮片必须经逐批全项检验合格后方可上市销售，高效液相色谱、气相色谱等检验设备应具备有效审计追踪功能，并实施权限管理，显微、薄层色谱等检验项目的结果以图像形式留存。为确保中药质量，采用飞行检查与突击检查作为监管的常规手段。

2. 中医院内制剂的监管　中医院内制剂是指中医医疗机构根据本单位临床需要经批准而配制、自用的固定处方制剂。就剂型而言，中药院内制剂以传统的丸、散、膏、丹为主。

目前，我国对院内制剂监管依据的是国家食品药品监督管理局颁布的《医疗机构制剂注册管理办法（试行）》《医疗机构制剂配制质量管理规范》《医疗机构制剂许可证验收标准》等规范性文件，北京市食品药品监督管理局发布了《北京市医疗机构制剂注册管理办法实施细则（试行）》，对北京市院内制剂包括中医院内制剂的审批、注册、调剂生产等进行监管。

医疗机构制剂只能在本医疗机构内凭执业医师或者执业助理医师的处方使用，并与《医疗机构执业许可证》所载明的诊疗科目一致。院内制剂不得在市场上销售或者变相销售，不得发布医疗机构制剂广告。配制和使用制剂的医疗机构应当注意观察制剂不良反应，并按照国家食品药品监督管理局的有关规定报告和处理。北京市食品药品监督管理局对质量不稳定、疗效不确切、不良反应大或者其他原因危害人体健康的医疗机构制剂，应当责令医疗机构停止配制，并撤销其批准文号。已被撤销批准文号的医疗机构制剂，不得配制和使用；已经配制的由北京市食品药品监督管理局或所属分局监督销毁或者处理。

（四）中医病历的监管

所谓病历是指医务人员在医疗活动过程中形成的文字、符号、图表、影像、切片等资料的总和，包括门（急）诊病历和住院病历。病历有纸质病历和电子病历两种。电子病历是指医务人员在医疗活动过程中，使用信息系统生成的文字、符号、图表、图形、数字、影像等数字化信息，并能实现存储、管理、传输和重现的医疗记录，是病历的一种记录形式。电子病历与纸质病历具有同等效力。

病历要求客观、真实、规范，直接反映医院医疗质量、学术水平及管理水平，在涉及医疗纠纷时，病历又是帮助判定法律责任的重要依据。因此，国家应当加强对中医病历的监管。目前，我国出台了一系列病历监管的法律规范，包括2010年的《病历书写基本规范》《中医电子病历基本规范（试行）》《中医病历书写基本规范》，2013年的《医疗机构病历管理规定》，2017年的《电子病历应用管理规范（试行）》。依据上述规范，对中医病历的监管内容十分宽泛，从中医病历的建立与书写、病历的保管、病历的借阅与复制到病历的封存与启封、病历的保存等都在监管范围之内，涉及中医病历从形成、保管到使用各个环节的具体问题。

《中医病历书写规范》第三条规定，中医病历书写应遵循“客观、真实、准确、及时、完整、规范”的十二字方针，要有中医四诊情况记录，急诊病历书写就诊时间应当具体到分钟。根据《医疗机构病历管理规定》的规定，住院病历由医疗机构负责保管。门（急）诊病历原则上由患者负责保管，医疗机构建有门（急）诊病历档案室或者已建立门（急）诊电子病历的，经患者或者其法定代理人同意，其门（急）诊病历可以由医疗机构负责保管，保存时间自患者最后一次就诊之日起不少于15年；住院病历保存时间自患者最后一次住院出院之日起不少于30年。

中医医疗机构应当由负责医疗服务质量监控的部门或者专（兼职）人员负责受理复印或者查阅病历资料的申请。申请人可复制的病历资料包括门（急）诊病历和住院病历中的体温单、医嘱单、住院志（入院记录）、手术同意书、麻醉同意书、麻醉记录、手术记录、病重（病危）患者护理记录、出院记录、输血治疗知情同意书、特殊检查（特殊治疗）同意书、病理报告、检验报告等辅助检查报告单、医学影像检查资料等病历资料。

三、多样化的医疗纠纷预防与处理机制

医疗纠纷的防范和处理是一个系统工程，除了一套依法建立的正式的司法系统，还需要多方面力量和因素协力，建立一个合理、高效和公平的医疗纠纷预防与处理系统，预防和消除医患双方的对立，救济已发生的医疗损害。目前，由民事诉讼制度和形形色色诉讼外纠纷防范、解决方式共同构成的北京市中医医疗纠纷预防与解决机制已经基本形成。

（一）北京中医医疗纠纷的预防机制

北京市第二中级人民法院在总结2012～2014年所审理的医疗纠纷案件基本情况后认为，医疗纠纷案件的产生主要有两方面的原因：一方面是因为医疗机构的管理水平及医疗服务质量存在瑕疵，另一方面是部分患者对于医疗行为的风险性、局

限性缺乏正确的认识。有关学者对中医医院医疗纠纷发生原因的调查显示，中医医疗纠纷发生的主要原因集中在医疗技术水平、医疗服务态度、医疗规章执行不规范、向患者知情告知内容不详、与患者沟通欠佳方面，占医疗纠纷总量的53.72%。因此，北京中医医疗纠纷的预防也主要从医患两方面入手。

从患者角度说，北京地区患者的受教育程度普遍较高，加之北京电视台养生堂节目对中医药的宣传、全国知名医院近在咫尺等，北京地区患者对中医诊疗的要求程度相对较高，但由于冲动、缺乏理性、法律意识淡漠等也会导致医患纠纷的发生。为此，对接受中医诊疗的患者及家属应注意普及中医药知识，增强其法律意识，加强患者对就医过程中权利、义务、维权方式的教育，增进对医疗行业的理解，尊重医务人员的权利，依法理性维权。

从医生角度说，北京中医医疗机构的医生普遍工作压力大，沟通技能欠缺。加之中医药的特殊性，使中医医院医患纠纷的焦点集中在中药毒副作用，以及针灸、推拿等中医适宜技术副作用等方面。因此，对中医医疗机构来说，应依法治院，严格管理从业人员。对中医从业人员来说，应提高诊疗技术与专业水平，减少诊疗差错的发生，增强证据意识和风险意识，谨防误诊，针灸、推拿损伤，以及用药失当，严格按照《中医病历书写基本规范》客观如实地记录医疗行为，认真履行告知义务，加强医德医风建设，提高沟通技巧，提高服务质量。此外，医疗纠纷的预防也应多管齐下，营造良好的制度环境，包括完善各种医疗法规、制定合理的纠纷解决机制、建立平衡的医疗风险赔偿制度、规范新闻媒体的新闻报道行为等。

（二）北京中医医疗纠纷的处理机制

1. 自愿协商　自愿协商是指医患双方通过谈判协商的方

式就医疗争议问题达成共识，并在平等自愿的基础上生成协议、化解矛盾的行为。

当事人通过谈判与合作实现各方利益均衡是最有效率、最经济的纠纷解决方式，因此，自愿协商这种彰显当事人意志的非诉讼纠纷解决机制往往成为医疗纠纷当事人的首选途径。北京市某二级医院2006年发生的68件医疗纠纷事件（以相关部门收到投诉数量为准），80.2%是以协商方式解决的。某三级医院2006年发生的126件医疗纠纷事件，78.5%是以协商方式解决的。受访的医护工作者，27.1%的人认为，协商解决是医疗纠纷解决的最佳途径；28.9%的普通公众认为，与医院协商能够妥善解决医疗纠纷。这表明，医患双方均有对于程序简单、经济成本和时间成本相对较低的纠纷解决途径的需求。

但是在自愿协商解决医疗纠纷时，医患双方谈判实力的不对等、信息占有的不对称往往成为导致协商失败的重要外部因素。谢琦对医疗纠纷的多元化解决机制进行了实证研究，针对北京地区的医疗纠纷情况，以北京市西城区10所三级甲等医院、5所二级甲等和部分其他医院的医护工作者、患者及家属为研究对象，采用问卷形式进行调查，结果显示，80.88%的人认为，协商过程中会出现医院态度恶劣、推卸责任的现象；51.29%的人认为，患者会出现敲诈勒索、索取高额赔偿现象；56.99%的人认为，患者缺乏医学知识，在协商中会因此吃亏；50.18%的人认为，医方存在借协商以逃避刑事等相关责任现象；53.68%的人认为，患者与医院对抗，能力资源明显不对等；1.47%选择其他。可见，在医疗纠纷的自愿协商中很容易因医患双方的协商和利益交易而损失部分利益，且因排斥公权力机关的介入常常出现不能对相关责任人进行追究的有违法治精神的现象，所以即使最终医患双方达成和解协议，也会出现患者和解后又反悔起诉的情况。

2. 行政调解　医疗纠纷的行政调解是指发生医疗事故争议后，卫生行政部门应医患双方的书面请求，经过组织调查并根据需要进行医疗事故技术鉴定，结合调查结果和鉴定结论，对双方当事人争议的问题、医疗事故赔偿数额等进行调解，促成双方自愿协商、排除争端，以达成和解。事故的调查认定、组织医患双方协商、监督医疗机构履行补偿责任是卫生主管部门在处理医疗纠纷时的主要工作内容。

《医疗事故处理条例》规定，医疗纠纷当事人可就医疗事故的赔偿向卫生行政部门提出行政调解的申请，范围限定为医疗事故，由医疗机构所在地的县级卫生行政部门负责调解。2015 年 9 月 1 日起施行的《北京市行政调解办法》，明确了北京市医疗事故赔偿纠纷适用行政调解制度。已确定为医疗事故的，卫生行政部门应医疗事故争议双方当事人请求，可以进行医疗事故赔偿调解。调解时，应当遵循当事人双方自愿原则，并应当依据《医疗事故处理条例》的规定计算赔偿数额。经调解，双方当事人就赔偿数额达成协议的，制作调解书，双方当事人应当履行；调解不成或者经调解达成协议后一方反悔的，卫生行政部门不再调解。

医疗纠纷的行政调解自产生之日起就备受争议，原因在于我国“管办不分”的卫生行政管理体制。患者往往认为卫生行政部门与医疗机构具有天然的“血缘关系”，其调解结果的公信力下降，调解的公平性备受质疑。不仅如此，行政调解的范围十分狭窄，仅限于医疗事故。也就是说，如果院方同意将医疗纠纷提交卫生行政部门处理，等于变相承认自己发生了医疗事故，在纠纷得到解决后势必会承担行政处罚的后果，这种规定给院方造成了极大的心理压力，导致医疗机构不愿意让卫生行政部门参与解决纠纷。谢琦的调查显示，只有 12.15% 的医院选择以行政调解的方式解决医疗纠纷。因此，医疗纠纷的行政调解制度存在立法上的先天缺陷，并非医疗纠纷有效的解决方式，并不受到医患双方的认同和欢迎，名存而实亡。

3. 医疗纠纷人民调解 针对医疗纠纷，我国已有很多省、市、地区组建了专门性质的人民调解委员会——医疗纠纷人民调解委员会（简称医调委），负责医疗纠纷的调解工作。2010年北京市成立了由北京市司法局、北京市卫生局、北京市财政局、北京市公安局、北京市高级人民法院、北京市保监局组成的北京市医疗纠纷处理协调指导委员会，负责协调各部门工作，指导医疗纠纷人民调解工作，并于2011年5月30日组建了北京市医疗纠纷人民调解委员会。北京市医调委完全以中立的第三方立场调解医患双方的争议，向患者及家属或者医疗机构提供咨询和服务，化解医患矛盾。《中国中医药报》2014年9月17日发布的数据显示，北京市医调委自2011年5月成立至2013年6月，共受理北京市三级医院医疗纠纷1706件。其中，中医类别医院医疗纠纷241件，占14.13%，维护了医患双方的合法权益，缓解了人民法院的诉讼压力。

从调解程序上看，人民调解对于医患纠纷的解决方便快捷、省时省力。根据《北京市医疗纠纷人民调解规程》第六条、第七条的规定，当事人申请调解，符合下列条件的，医调委应当受理：医患双方自愿申请；在诉讼时效内；当事人与医疗纠纷有直接利害关系；有具体的调解请求、事实依据和理由。但是对于当事人提起的下列医疗纠纷，医调委不予受理调解：一方当事人明确拒绝调解的；法律、法规规定由专门机关管辖处理的，或者不适宜通过人民调解方式解决的；人民法院、公安机关或者其他行政部门已经受理或正在处理的。这意味着满足上述条件的中医医患纠纷，都可以在双方当事人同意的前提下通过人民调解的途径予以解决。

根据《北京市医疗纠纷人民调解规程》《北京市医疗纠纷

人民调解委员会工作流程》的规定，医疗纠纷人民调解遵循下列流程：符合受理条件的，在接到医患双方调解申请之日起3个工作日内受理案件，在当事人材料提交齐全之日起45个工作日内结案；经双方当事人申请或因医疗纠纷调解情况确有需要的，可以延长30个工作日；经延长仍不能结案的，可以告知当事人向人民法院起诉或由其他部门处理。

从调解效果来看，北京市医调委的成员多为专业的医学人员、法官和律师，他们能充分认识到医疗纠纷的事实真相，并且根据自己的专业对医患纠纷的起因和因果关系做出合理的判断，其充分的专业素养也使得调解的结果更令双方信服。从调解效力来看，当事人在医调委的主持下自愿达成的调解协议，可以自愿履行，也可通过人民法院的司法确认程序，经司法确认后获得强制执行的效力。

4. 民事诉讼　民事诉讼是通过司法程序由人民法院依法对医患双方之间的争议进行审理。根据2011年施行的《民事案件案由规定》规定，医疗纠纷民事案件的案由主要有两类：医疗损害责任纠纷和医疗服务合同纠纷。

医疗损害责任纠纷是指医疗机构及其医务人员在诊疗护理过程中，由于自身过失造成患者死亡、残疾等损害，产生对受害人赔偿责任而引发的争议，选择这一案由只能是患者一方当事人针对医疗行为造成患者损害提起诉讼，没有损害就不能提起医疗损害责任纠纷诉讼。这类诉讼涉及两个子案由：侵害患者知情同意权责任纠纷、医疗产品责任纠纷。医疗服务合同纠纷是指因医疗机构与患者之间就是否违反医疗服务合同及如何承担违约责任发生的争议，现实生活中常见的患者和美容医院因为整容效果经常会提起医疗服务合同纠纷诉讼。

作为一种公力救济，民事诉讼具有得天独厚的优势，它以国家强制力为依托，以法律法规为依据，具有严格的程序保障，做出的结果具有终局性和权威性，并依国家强制力保障判决执行，因而是医疗纠纷最具权威性的解决方式，也是化解医疗纠纷的最后一层保障。

根据“谁主张，谁举证”的举证规则，在中医医疗纠纷诉讼中，一般患者应提供患者目前不良症状的诊断证明、过敏史及既往病史、就诊于该院的病历（住院志）、所持有的中药处方、针灸处方等医疗材料作为诉讼证据；医疗机构也应提供患者的电子就诊记录（包括电子处方），中药、针具的质检报告等排除中药产品质量问题及未尽中医特殊告知义务的可能性。

医疗纠纷民事诉讼的弊端也显而易见：一是诉讼成本高、时间长、对抗性强，既耗费医患双方大量的人力物力，也不利于受损医患关系的恢复；二是医疗纠纷诉讼专业性强，法官过分依赖鉴定。在医疗纠纷案件中，对于医疗机构是否存在过错，患者损害结果与医疗过错是否存在因果关系，对患者伤残等级的区分，对于证据特别是病历真实性的异议等专业性问题，法官因医学知识和鉴定能力的缺乏，不可能作出判断，必须委托专门的鉴定机构进行鉴定。据谢琦的统计，2003～2007年北京市辖区内各级法院共受理一审医疗纠纷案件1894件，其中审理时限1～3个月的185件，3个月至半年的265件，半年至1年的844件，69.4%的诉讼（1314）件进行了至少1次医疗专业技术鉴定，48.2%的诉讼（633件）进行了两次以上的医疗专业技术鉴定。

为了更好地解决医疗纠纷案件，北京市二中院自2001年起开始积极探索医疗纠纷专业化合议庭审判模式，指定一个合议庭专门审理医疗案件。同时，北京市二中院还构建医疗纠纷多元化解决机制，以及与鉴定机构建立长效沟通机制，一方面加强与有关司法部门的联系，从源头上预防和减少矛盾纠纷；

另一方面提高法官对司法鉴定意见书的解读能力，努力提升医疗纠纷案件的审理水平。

2018 年 7 月 31 日，国务院总理李克强签署国务院令，公布《医疗纠纷预防和处理条例》（以下简称《条例》），自 2018 年 10 月 1 日起施行。《条例》明确提出开展诊疗活动应当以患者为中心，加强人文关怀，严格遵守相关法律、规范，恪守职业道德。通过加强医疗质量安全的日常管理，强化医疗服务关键环节和领域的风险防控，突出医疗服务中医患沟通的重要性，从源头预防医疗纠纷。《条例》明确了医疗纠纷处理的原则、途径和程序，重点强调发挥人民调解途径在化解医疗纠纷上的作用，并从鉴定标准、程序和专家库等方面统一规范了诉讼前的医疗损害鉴定活动。《条例》对不遵守医疗质量安全管理要求、出具虚假鉴定结论和尸检报告、编造散布虚假医疗纠纷信息等违法行为，设定了严格的法律责任。

为推动完善多元化纠纷解决机制，发挥人民调解组织的作用，尽早尽快化解社会矛盾，北京市高级人民法院与北京市医疗纠纷人民调解委员会建立了医疗纠纷诉讼转调解的工作机制。北京市医调委于 2018 年 8 月 17 日下发了《关于受理人民法院医疗纠纷诉讼转调解的意见》，对医疗纠纷诉讼转调解工作的要求、流程、调解终止做出了规定。

四、发展中的中医医疗纠纷鉴定机制

（一）确立中医医疗纠纷鉴定制度的必要性

一方面，对中医医疗纠纷的处理高度依赖专业的医疗鉴定结论。由于医学和诊疗行为存在高度专业性，几乎所有的医疗纠纷案件的事实认定均须借助医学专业知识，因而委托医疗鉴定就成为医疗纠纷案件处理中最基础的程序。现实中，鉴定结论既是司法机关审理案件的重要证据，也是卫生行政部门或者医患双方处理医疗纠纷的重要依据，具有法律证明效力。

然而，倚重现代医学而确立的鉴定标准并不适合中医诊疗。现代鉴定制度和鉴定标准主要是根据现代医学和西医建立起来的，中医的特质没有得到必要的关注。中医是一门经验科学，不是一门实验性的、可供量化的学科，中医辨证论治与西医诊断治疗在基本理论、诊断依据及治疗手段等多方面都存在着差异。但在司法实践中，中医医疗纠纷往往是通过现代的医疗设备、实验数据等来衡量辨证论治的对与错，并没有与之相匹配的专门性的证据审查机制，面对法律不断设置的规范和细化的标准，以及法律要求的科学性、确定性，中医医疗纠纷在鉴定程序中往往处于标准模糊和不可判断的境地，这不仅导致鉴定的过程中困难重重，甚至会误导法官与当事人对中医辨证论治产生偏见，影响判决的公正性。此外，中医诊疗周期长，不同学术流派之间诊疗差异的存在，不同阶段、不同人员的鉴定往往也使得鉴定结论呈现差异性。

（二）北京中医医疗纠纷鉴定制度的构成

2010 年 11 月 18 日北京市高级人民法院发布《关于审理医疗损害赔偿纠纷案件若干问题的指导意见（试行）》，建立了北京医疗纠纷鉴定制度的基本框架，即医疗纠纷鉴定的“北京模式”。据此，北京中医医疗纠纷鉴定制度形成了以下特点：①明确医疗损害鉴定的范围。包括对以下内容的鉴定：医疗机构诊疗行为有无过错；医疗机构是否尽到告知义务；医疗行为与损害结果之间是否存在因果关系；医疗过错行为在损害结果中的责任程度；人体损伤残疾程度等。②实行双轨鉴定。将医疗损害鉴定分为由司法鉴定机构组织进行医疗损害责任过错鉴定和医学会组织进行医疗损害责任技术鉴定，但司法鉴定优先。③明确医疗损害鉴定文书具有证据效力。不论是司法鉴定机构组织进行的医疗损害鉴定，还是医学会组织进行的医疗损害责任技术鉴定，鉴定文书需在法庭上出示，由当事人质证，经法庭质证确认后，方具有证据效力。④明确伤残适用标准。对涉及人体损伤残疾程度鉴定标准的问题，统一适用北京司法鉴定行业协会制定的《人体损伤致残程度鉴定标准（试行）》。

鉴于中医诊疗行为的专业性特质，在进行中医医疗纠纷鉴定时也应当根据中医的特点、中医的行医理念、运用辨证论治的理论进行鉴定。以现阶段中医医疗纠纷鉴定为例，中医医疗事故技术鉴定由医学会而不是由中医学会组织鉴定，西医鉴定中医的情况在所难免。无论是鉴定专家的组成还是鉴定过程中医疗行为准则的适用，都是在西医框架内进行的，中医的特质往往不被重视。符合标准的中医专家当然也可以进入到各级医学会候选鉴定专家名册，但是并没有与中医医疗事故形成对应关系，鉴定过程中适用的医疗准则难以与中医保持一致。中医医疗纠纷鉴定在很多方面有待规范和完善，重点在于三个方面。

一是鉴定机构和鉴定人员。中西医治疗分歧的存在要求中医医疗纠纷鉴定机制也完全应该有不同的人员配伍。从事中医医疗纠纷鉴定的鉴定机构应当具有相对应的鉴定资格，应当配备专业的中医药专家，鉴定人员应当具有相关的中医专业知识、相应的鉴定技能与经验。同时，鉴于师承流派和门第的影响也应尽可能避免随机抽取参与鉴定的医学专家的做法，而是应当按照不同学科和派别编制中医药专家名册，进行科学化的分科、分组、分流派，减少鉴定的人为性和主观性。

二是鉴定标准。中医和西医是两种完全不同的医疗体系，如果完全按照西医的标准进行鉴定有失公允。对中医医疗纠纷的鉴定应多采取中医辨证理论进行鉴定，同时也应坚持“中西合参，中医为主”，鉴定标准上要更多地采取中医的判断标准，而不是单纯的数据标识。

三是鉴定过程。在鉴定过程中，中医药专家运用的鉴定方法应当符合法律规定，符合中医学界的行业标准，鉴定意见的分析论证应当科学、充分。特别是中医辨证论治一直被认为“有点玄”，如果论证过程不清楚则会将法官及当事人带入误区，这样便失去了鉴定的意义。

主要参考文献

[1] 黄帝内经素问．北京：人民卫生出版社，2012.

[2] 灵枢经．北京：人民卫生出版社，2012.

[3] 鲁兆麟等点校．医宗金鉴．沈阳：辽宁科技出版社，1997.

[4] 孙思邈著，李景荣注．备急千金要方校释．北京：人民卫生出版社，2014.

[5] 刘洋．徐大椿、徐灵胎医学全书．北京：中国中医药出版社，1999.

[6] 刘侗、于奕正．帝京景物略．上海：上海古籍出版社，2001.

[7] 潘荣陛．帝京岁时纪胜．北京：北京古籍出版社，1981.

[8] 沈榜．宛署杂记．北京：北京古籍出版社，1980.

[9] 震钧．天咫偶闻．北京：北京古籍出版社，1982.

[10] 北京市地方志编纂委员会．北京志·卫生卷·卫生志．北京：北京出版社，2003.

[11] 北京市方志馆．方志北京——京华讲坛文集 2015. 北京：中国书店，2016.

[12] 北京市东城区园林局．北京庙会史料通考．北京：

北京燕山出版社，2002.

[13] 北京市政协文史资料委员会选编．杏坛忆旧．北京：北京出版社，2000.

[14] 缪果，梁峻，李经纬．东西方医学的反思与前瞻．北京：中医古籍出版社，2002.

[15] 曹正逵，唐旭东．构建和谐医患关系中医模式研究与实践．北京：中国中医药出版社，2015.

[16] 常人春．老北京的风俗．北京：燕山出版社，1996.

[17] 陈存仁．银元时代生活史．南宁：广西师范大学出版社，2007.

[18] 定宜庄，张海燕，邢海欣．个人叙述中的同仁堂历史．北京：北京出版社，2014.

[19] 高宝忠，杨天仁．面向21世纪中医药教育思想探析．北京：民族出版社，1999.

[20] 黄键．京派文学批评研究．上海：上海三联书店，2002.

[21] 乐凤鸣．同仁堂药目．北京：学苑出版社，2011.

[22] 李华．明清以来北京工商会馆碑刻选编．北京：文物出版社，1980.

[23] 李家瑞．北平风俗类征．北京：北京出版社，2010.

[24] 李青，龙艳，邓明辉．和谐社会道德体系构建研究．北京：时事出版社，2014.

[25] 李乔．行业神崇拜——中国民众造神史研究．北京：北京出版社，2016.

[26] 李养正．新编北京白云观志．北京：宗教文化出版社，2003.

[27] 李泽厚．由巫到礼 释礼归仁．北京：三联书店，2015.

［28］李泽厚．哲学纲要．北京：中华书局，2015.

［29］林文学．医疗纠纷解决机制研究．北京：法律出版社，2008.

［30］毛嘉陵．中医文化蓝皮书：北京中医药文化传播发展报告（2015）．北京：社会科学文献出版社，2015.

［31］毛嘉陵．中医文化蓝皮书：中国中医药文化传播发展报告（2016）．北京：社会科学文献出版社，2016.

［32］彭建中．泊庐医案释评．北京：化学工业出版社，2010.

［33］蒲川．医疗纠纷非诉讼处理机制研究．重庆：西南师范大学出版社，2012.

［34］顾廷龙．续修四库全书．上海：上海古籍出版社，1996.

［35］盛亦如，吴云波．中医教育思想史．北京：中国中医药出版社，2005.

［36］唐鲁孙．中国吃．南宁：广西师范大学出版社，2004.

［37］佟洵．北京地方史概要．北京：北京大学出版社，2010.

［38］王梅红，张继旺．中医药法学．北京：法律出版社，2012.

［39］李文海．民国时期社会调查丛编·宗教民俗卷．福州：福建教育出版社，2004.

［40］王岳．医事法．北京：人民卫生出版社，2011.

［41］萧承悰．一代儒医萧龙友．北京：化学工业出版社，2010.

［42］谢阳谷．百年北京中医．北京：化学工业出版社，2007.

［43］薛愚．中国药学史料．北京：人民卫生出版社，1984.

［44］叶郭立诚．北平东岳庙调查．香港：东方文化书局，1974.

［45］张法．北京的深邃——京城模式与象征体系．合肥：时代出版传媒股份有限公司，2015.

［46］张江裁．北平岁时志．台北：文海出版社，1985.

［47］张其成．中医哲学基础．北京：中国中医药出版社，2004.

［48］赵晓阳．旧京歌谣．北京：北京图书馆出版社，2006.

［49］赵园．北京：城与人．北京：北京师范大学出版社，2014.

［50］郑洪新．中医基础理论．北京：中国中医药出版社，2016.

［51］伯特兰·罗素．中国问题．上海：学林出版社，1996.

［52］平势隆郎．从城市国家到中华：殷周春秋战国．桂林：广西师范大学出版社，2014.

［53］薛史地夫．中道的医学．成都：四川科技出版社，2016.

［54］祝彬．医疗纠纷替代解决机制的分析、评价与选择．中国医院管理，2010，30（1）：49－51.

［55］安文．“实与名副 财以道生”——597 年老字号药店永安堂的故事．首都医药，2013（11）：40－41.

［56］陈巴黎．北京东岳庙七十六司概述．中国道教，2000（2）：47－52.

［57］陈方帆．中医医院医疗纠纷原因调查及对策．中医

药管理杂志，2007，15（6）：413－415.

［58］陈萌，张冬梅，李翠．燕京医派概览．中医教育，2013（2）：65－67.

［59］戴凤春．旧京国药行．海内与海外，2010（7）：47－48.

［60］丁宗烽，雷光华，孙维佳，等．浅析医疗纠纷协商和解中存在的问题及其规范化建议．中国医院管理，2009，29（12）：75－76.

［61］房耘耘，石学峰，程薇，等．北京市居民对中医药的基本认知、关注程度及知识来源分析．中国全科医学，2011（16）：1854－1860.

［62］付幸．药王神与看丹药王庙．北京档案，2013（10）：52－54.

［63］高航．中国中医药事业迅猛发展“中医中药中国行”——北京篇．中国经贸，2007（8）：90－91.

［64］洪郭驹．中医医疗事故技术鉴定与中医临床发展关系探究．中医药管理杂志，2013（3）：231.

［65］侯胜田，干永和，张玲华．北京市居民中医药健康服务认知调查．北京中医药，2016（1）：63－65.

［66］李建生，赵敏，陈明．中医诊疗体系的模式与发展趋势．中华中医药杂志，2008（6）：469－471.

［67］林巧薇．北京东岳庙与明清国家祭祀关系探研．世界宗教研究，2014（5）：61－71.

［68］刘振民，盛亦如．中医传统教育探讨．北京中医学院学报，1981（3）：44.

［69］罗晓娟．弘扬中华优秀传统文化 培育社会主义核心价值观．法制博览，2017（36）：241－242.

［70］桑滨生．略论我国中医药法制建设．中医药管理杂

志，2006（12）：1－2.

［71］施善葆．偷药锅　倒药渣　民间习俗有由来．神州民俗，2015（241）：4－7.

［72］苏庆民．中医病证结合诊疗模式的再认识．中华中医药杂志，2010（9）：1351－1355.

［73］谭巍，蒋祥，徐思群，等．北京市居民中医药科普知识认知情况调查研究．北京中医药大学学报，2014（10）：712－717.

［74］唐莉，陶红兵．中医医院医疗纠纷特点、成因及对策．医院管理论坛，2013，30（9）：33－35.

［75］唐廷猷．中药业的行会组织．中国药学杂志，1994，29（4）：241－244.

［76］王海容．唐代医政管理制度初探．世纪桥，2010（3）：49－50.

［77］王丽颖，赵学尧，宇文亚，等．中医诊疗指南与中医临床路径、中医诊疗方案的比较．中医杂志，2015（24）：2112－2115.

［78］王琦．论现代中医多元性的临床诊疗模式．中国医药学报，1998（2）：4－6.

［79］徐思群，靳琦，王慧，等．我国居民中医药科普知识认知情况调查研究．北京中医药大学学报，2015（6）：413－419.

［80］游子安．博济仙方——清末以来岭南地区仙方、善书与吕祖信仰．中国科技史杂志，2011，32（1）：47－63.

［81］张瑞贤．京都何处药王庙．北京中医药，1991（2）：59－60.

［82］张红兰．建国以来国家中医药政策的历史回顾．中国民族民间医药，2011，20（24）：84－85.

[83] 张正，官坤祥，李剑怆．浅谈高等中医药院校开展社区中医药科普宣传的意义．科协论坛（下半月），2009（2）：191－192.

[84] 张志斌，余永燕．20世纪下半叶北京中医医疗机构发展史略．中华医史杂志，2005，35（1）：11－16.

[85] 赵进喜，丁英钧，王颖辉，等．辨体质、辨病、辨证“三位一体”诊疗模式与糖尿病临床实践．中华中医药杂志，2009（8）：994－998.

[86] 郑春森．论医学科普文章的实用性．中山大学学报论丛，1997（S2）：135－138.

北京市教委共建项目资助——北京中医和谐医患关系人文内涵挖掘与模式推广研究

中医和谐医患关系模式研究

——北京中医和谐医患关系资料选编

主　编　王梅红　程　旺

中国中医药出版社
·北　京·

图书在版编目（CIP）数据

中医和谐医患关系模式研究：全2册/王梅红，裘梧，程旺主编．—北京：中国中医药出版社，2019.1

ISBN 978-7-5132-4586-9

Ⅰ.①中…　Ⅱ.①王…　Ⅲ.①中医医院-人际关系-研究-北京　Ⅳ.①R197.4

中国版本图书馆CIP数据核字（2017）第281447号

中国中医药出版社出版

北京市朝阳区北三环东路28号易亨大厦16层

邮政编码　100013

传真　010-64405750

山东百润本色印刷有限公司印刷

各地新华书店经销

开本 880×1230　1/32　印张 21　字数 512 千字

2019年1月第1版　2019年1月第1次印刷

书号　ISBN 978-7-5132-4586-9

定价　145.00元

网址　www.cptcm.com

社长热线　010-64405720

购书热线　010-89535836

维权打假　010-64405753

微信服务号　zgzyycbs

微商城网址　https://kdt.im/LIdUGr

官方微博　http://e.weibo.com/cptcm

天猫旗舰店网址　https://zgzyycbs.tmall.com

如有印装质量问题请与本社出版部联系（010-64405510）

《中医和谐医患关系模式研究》

编委会

主　编　王梅红　裘　梧　程　旺

副主编　魏　鹤　张　静　袁和静　张清怡　韩　燕

编　委　（按姓氏笔画排序）

于潇洋　马继福　王　阳　王丹凤
王良滨　刘　宁　刘　黎　孙帆帆
杨　洋　李秋艳　张涛静　张馨心
杨　婕　金智学　荣文丽　赵　丹
赵　丽　赵　畅　侯中伟　郗　效
郭斯伦　高　静　崔媛媛

前　言

党的十九大报告指出："不忘初心，牢记使命。"中国共产党人的初心和使命，就是"为中国人民谋幸福，为中华民族谋复兴"。党的十九大报告提出要实施"健康中国战略"，这是因为健康是幸福生活的基础和重要组成部分，是因为"人民健康是民族昌盛和国家富强的重要标志"。

医学的"初心"是什么？意大利著名医史学家卡斯蒂廖尼在其所著的《医学史》中指出："医学是随着人类痛苦的最初表达和减轻这份痛苦的最初愿望而诞生的……"维护和促进人类健康是医学的真正目的，因此，医学是人学，是充满人文内涵的学科。

习近平总书记曾指出："中医药学凝聚着深邃的哲学智慧和中华民族几千年的健康养生理念及其实践经验，是中国古代科学的瑰宝，也是打开中华文明宝库的钥匙。"党中央、国务院印发的《"健康中国2030"规划纲要》，提出了一系列在健康中国建设中振兴发展中医药的重大举措。

北京是首都，是全国医疗资源最为集中的城市，每天迎来送往全国各地的患者，因而面临较其他城市更大的医患纠纷压力。从历史到现在，北京地区中医医患关系总体呈和谐局面，其所包含的经验模式对新时期和谐医患关系的构建有着积极的

意义。

2015年，本研究团队承担了北京市教委共建项目——“北京中医和谐医患关系人文内涵挖掘与模式推广研究”，目的是通过研究，提炼出北京中医“以社会主义核心价值观、中国传统价值观和北京精神三位一体和谐精神为指引，以仁、和、精、诚医德传统为模范，以和为贵的中医药文化土壤为滋养，以多层面、多渠道医患和谐互动为促进，以预防与解决并重的医患关系法制建设为保障”的医患和谐模式，为本地区乃至全国构建和谐医患关系提供参考，促进健康中国建设。

《北京中医和谐医患关系研究》和《北京中医和谐医患关系资料选编》为本项目研究的两个成果。

《北京中医和谐医患关系研究》从人文社会科学角度，深入挖掘并提炼北京地区和谐医患关系的思想文化渊源，阐明北京中医药文化与京城名医医德修养对和谐医患关系的影响，从中医医患互动中探讨北京地区和谐医患关系的形成机制，从现代法制建设特别是中医药法治建设方面提出北京和谐医患关系的规范和模式。该书主要从五个方面展开研究。

1. 社会主义和谐观、北京精神与医患关系研究。深入发掘社会主义和谐观、北京精神与中国传统和谐观的内涵，阐发北京地区中医医患关系和谐思想的精神渊源和思想基础。

2. 北京地区中医医德与医患关系研究。对北京地区中医医德展开研究，探讨中医从业者所应秉持的道德风范，发掘北京地区中医道德的高尚风范和优良传统。

3. 北京地区中医文化与医患关系研究。北京中医药文化源远流长、积淀深厚，是培育北京地区中医和谐医患关系的土壤。本研究从文化层面诠释中医和谐医患关系产生及持续的原因。

4. 北京地区中医医患互动与医患关系研究。全方位展现

北京地区中医临床、中医教育、中医科普活动所体现的医患关系，探讨其理论意义。

5. 北京地区中医药法制建设与医患关系研究。阐明法律在调整医患关系中的基础性作用，探索新型医患关系机制，研究处理医患关系纠纷预防和解决的方式和程序。

这些研究对于北京地区乃至全国中医药人才培养、中医医院文化建设、大众医疗观念转变，以及和谐医患关系的法制建设都具有一定的现实价值。

该书由对中医医患关系有一定研究的人员编写，绪论由王梅红、高静编写，第一章由魏鹤编写，第二章由赵丽、袁和静编写，第三章由裘梧编写，第四章由王良滨、张清怡编写，第五章由张静、郭斯伦、赵丹编写。全书由王梅红、裘梧统稿。

《北京中医和谐医患关系资料选编》主要收集有关北京地区中医和谐医患关系的资料，研究对象具有明显的地域性、代表性和独特性，是北京地区中医和谐医患关系文化资料的第一次系统整理，既能反映中医和谐医患文化，又能从一个侧面展现北京的历史和当代文化。该书分为七章，第一章为习近平相关重要论述；第二章为和谐医患关系相关法律法规；第三章为医道医德与和谐医患关系；第四章为北京地区老字号药店与和谐医患关系；第五章为北京地区名中医和谐思想与和谐医患关系；第六章为北京地区中医医院和谐医患关系实例；第七章其他，为北京地区与中医和谐医患关系相关的资料。

将北京地区中医和谐医患关系资料汇编成书，可以说为认识和研究北京地区中医和谐医患关系提供了第一手材料，展现出北京地区生动的和谐医患关系，丰富了北京地区中医药文化内涵。资料选编注重社会效益的提升，是研究北京地区和谐医患关系和文化的基础性、工具性文献。

该书在资料选取、框架搭建和体例设计等方面群策群力，充分发挥全体编者的聪明才智，高静、孙帆帆、刘黎、张馨心、刘宁、杨婕等进行了大量的资料收集，王梅红、程旺对全书进行了统稿。

本丛书得到国家中医药管理局政策法规与监督司陈沛沛老师，北京中医药大学相关领导、专家、学者和学术界多位同仁的关心和支持，在此一并表示衷心的感谢！

《中医和谐医患关系模式研究》编委会

2018年5月

目　录
CONTENTS

北京中医和谐医患关系研究

北京中医和谐医患关系资料选编

第一章

习近平相关重要论述

实施健康中国战略。人民健康是民族昌盛和国家富强的重要标志。要完善国民健康政策，为人民群众提供全方位全周期健康服务。深化医药卫生体制改革，全面建立中国特色基本医疗卫生制度、医疗保障制度和优质高效的医疗卫生服务体系，健全现代医院管理制度。加强基层医疗卫生服务体系和全科医生队伍建设。全面取消以药养医，健全药品供应保障制度。坚持预防为主，深入开展爱国卫生运动，倡导健康文明生活方式，预防控制重大疾病。实施食品安全战略，让人民吃得放心。**坚持中西医并重，传承发展中医药事业**。支持社会办医，发展健康产业。促进生育政策和相关经济社会政策配套衔接，加强人口发展战略研究。积极应对人口老龄化，构建养老、孝老、敬老政策体系和社会环境，推进医养结合，加快老龄事业和产业发展。

（摘自2017年10月18日中国共产党第十九次全国代表大会习近平的报告《决胜全面建成小康社会 夺取新时代中国特色社会主义伟大胜利》）

各级党委和政府要关心关怀广大卫生计生工作者，采取切实措施帮助他们改善工作生活条件，推动全社会形成尊医重卫的良好氛围，加快建立中国特色基本医疗卫生制度，努力开创我国卫生和健康事业新局面。

（摘自 2017 年 8 月 17 日全国卫生计生系统表彰大会习近平对卫生计生工作作出重要指示）

要着力推动中医药振兴发展，坚持中西医并重，推动中医药和西医药相互补充、协调发展，努力实现中医药健康养生文化的创造性转化、创新性发展。

（摘自 2016 年 8 月 19 日习近平在全国卫生与健康大会上的讲话）

医疗保健是全面建成小康社会的重要方面，要下大气力抓好，生产廉价、高效、优质、群众需要的药品，杜绝假冒伪劣，切实保障老百姓的生命健康权益。中医药是中华文明瑰宝，是5000 多年文明的结晶，在全民健康中应该更好发挥作用。

（摘自 2016 年 2 月 3 日习近平到江西考察江中药谷制造基地时的讲话）

中医药学是中国古代科学的瑰宝，也是打开中华文明宝库的钥匙。当前，中医药振兴发展迎来天时、地利、人和的大好时机，希望广大中医药工作者增强民族自信，勇攀医学高峰，深入发掘中医药宝库中的精华，充分发挥中医药的独特优势，推进中医药现代化，推动中医药走向世界，切实把中医药这一祖先留给我们的宝贵财富继承好、发展好、利用好，在建设健康中国、实现中国梦的伟大征程中谱写新的篇章。

（摘自 2015 年 12 月 22 日习近平祝贺中国中医科学院成立

60周年的致信）

开设中医科、中药房很全面，现在发展中医药，很多患者喜欢看中医，因为副作用小，疗效好，中草药价格相对便宜。像我们自己也喜欢看中医。

（摘自2015年2月15日习近平考察西安市雁塔区电子城街道二〇五所社区中医馆时的讲话）

中方重视世界卫生组织的重要作用，愿继续加强双方合作，促进中西医结合及中医药在海外发展，推动更多中国生产的医药产品进入国际市场，共同帮助非洲国家开展疾病防治和卫生体系建设，为促进全球卫生事业、实现联合国千年发展目标作出更大贡献。

（摘自2013年8月20日习近平在人民大会堂会见世界卫生组织总干事陈冯富珍时的讲话）

中医药学凝聚着深邃的哲学智慧和中华民族几千年的健康养生理念及其实践经验，是中国古代科学的瑰宝，也是打开中华文明宝库的钥匙。深入研究和科学总结中医药学对丰富世界医学事业、推进生命科学研究具有积极意义。

中医孔子学院把传统和现代中医药科学同汉语教学相融合，必将为澳大利亚民众开启一扇了解中国文化新的窗口，为加强两国人民心灵沟通、增进传统友好搭起一座新的桥梁。

（摘自2010年6月20日习近平在澳大利亚出席由南京中医药大学与皇家墨尔本理工大学合办的“中医孔子学院”授牌仪式上的讲话）

第二章
和谐医患关系相关法律法规

中华人民共和国中医药法

（2016 年 12 月 25 日第十二届全国人民代表大会常务委员会第二十五次会议通过）

第一章　总　则

第一条　为了继承和弘扬中医药，保障和促进中医药事业发展，保护人民健康，制定本法。

第二条　本法所称中医药，是包括汉族和少数民族医药在内的我国各民族医药的统称，是反映中华民族对生命、健康和疾病的认识，具有悠久历史传统和独特理论及技术方法的医药学体系。

第三条　中医药事业是我国医药卫生事业的重要组成部分。国家大力发展中医药事业，实行中西医并重的方针，建立符合中医药特点的管理制度，充分发挥中医药在我国医药卫生事业中的作用。

发展中医药事业应当遵循中医药发展规律，坚持继承和创新相结合，保持和发挥中医药特色和优势，运用现代科学技术，促进中医药理论和实践的发展。

国家鼓励中医西医相互学习，相互补充，协调发展，发挥各自优势，促进中西医结合。

第四条　县级以上人民政府应当将中医药事业纳入国民经济和社会发展规划，建立健全中医药管理体系，统筹推进中医药事业发展。

第五条　国务院中医药主管部门负责全国的中医药管理工作。国务院其他有关部门在各自职责范围内负责与中医药管理有关的工作。

县级以上地方人民政府中医药主管部门负责本行政区域的中医药管理工作。县级以上地方人民政府其他有关部门在各自职责范围内负责与中医药管理有关的工作。

第六条　国家加强中医药服务体系建设，合理规划和配置中医药服务资源，为公民获得中医药服务提供保障。

国家支持社会力量投资中医药事业，支持组织和个人捐赠、资助中医药事业。

第七条　国家发展中医药教育，建立适应中医药事业发展需要、规模适宜、结构合理、形式多样的中医药教育体系，培养中医药人才。

第八条　国家支持中医药科学研究和技术开发，鼓励中医药科学技术创新，推广应用中医药科学技术成果，保护中医药知识产权，提高中医药科学技术水平。

第九条　国家支持中医药对外交流与合作，促进中医药的国际传播和应用。

第十条　对在中医药事业中做出突出贡献的组织和个人，按照国家有关规定给予表彰、奖励。

第二章　中医药服务

第十一条　县级以上人民政府应当将中医医疗机构建设纳入医疗机构设置规划，举办规模适宜的中医医疗机构，扶持有中医药特色和优势的医疗机构发展。

合并、撤销政府举办的中医医疗机构或者改变其中医医疗性质，应当征求上一级人民政府中医药主管部门的意见。

第十二条　政府举办的综合医院、妇幼保健机构和有条件的专科医院、社区卫生服务中心、乡镇卫生院，应当设置中医药科室。

县级以上人民政府应当采取措施，增强社区卫生服务站和村卫生室提供中医药服务的能力。

第十三条　国家支持社会力量举办中医医疗机构。

社会力量举办的中医医疗机构在准入、执业、基本医疗保险、科研教学、医务人员职称评定等方面享有与政府举办的中医医疗机构同等的权利。

第十四条　举办中医医疗机构应当按照国家有关医疗机构管理的规定办理审批手续，并遵守医疗机构管理的有关规定。

举办中医诊所的，将诊所的名称、地址、诊疗范围、人员配备情况等报所在地县级人民政府中医药主管部门备案后即可开展执业活动。中医诊所应当将本诊所的诊疗范围、中医医师的姓名及其执业范围在诊所的明显位置公示，不得超出备案范围开展医疗活动。具体办法由国务院中医药主管部门拟订，报国务院卫生行政部门审核、发布。

第十五条　从事中医医疗活动的人员应当依照《中华人民共和国执业医师法》的规定，通过中医医师资格考试取得中医医师资格，并进行执业注册。中医医师资格考试的内容应当体现中医药特点。

以师承方式学习中医或者经多年实践，医术确有专长的人员，由至少两名中医医师推荐，经省、自治区、直辖市人民政府中医药主管部门组织实践技能和效果考核合格后，即可取得中医医师资格；按照考核内容进行执业注册后，即可在注册的执业范围内，以个人开业的方式或者在医疗机构内从事中医医疗活动。国务院中医药主管部门应当根据中医药技术方法的安全风险拟订本款规定人员的分类考核办法，报国务院卫生行政部门审核、发布。

第十六条　中医医疗机构配备医务人员应当以中医药专业技术人员为主，主要提供中医药服务；经考试取得医师资格的中医医师按照国家有关规定，经培训、考核合格后，可以在执业活动中采用与其专业相关的现代科学技术方法。在医疗活动中采用现代科学技术方法的，应当有利于保持和发挥中医药特色和优势。

社区卫生服务中心、乡镇卫生院、社区卫生服务站以及有条件的村卫生室应当合理配备中医药专业技术人员，并运用和推广适宜的中医药技术方法。

第十七条　开展中医药服务，应当以中医药理论为指导，运用中医药技术方法，并符合国务院中医药主管部门制定的中医药服务基本要求。

第十八条　县级以上人民政府应当发展中医药预防、保健服务，并按照国家有关规定将其纳入基本公共卫生服务项目统筹实施。

县级以上人民政府应当发挥中医药在突发公共卫生事件应急工作中的作用，加强中医药应急物资、设备、设施、技术与人才资源储备。

医疗卫生机构应当在疾病预防与控制中积极运用中医药理论和技术方法。

第十九条 医疗机构发布中医医疗广告，应当经所在地省、自治区、直辖市人民政府中医药主管部门审查批准；未经审查批准，不得发布。发布的中医医疗广告内容应当与经审查批准的内容相符合，并符合《中华人民共和国广告法》的有关规定。

第二十条 县级以上人民政府中医药主管部门应当加强对中医药服务的监督检查，并将下列事项作为监督检查的重点：

（一）中医医疗机构、中医医师是否超出规定的范围开展医疗活动；

（二）开展中医药服务是否符合国务院中医药主管部门制定的中医药服务基本要求；

（三）中医医疗广告发布行为是否符合本法的规定。

中医药主管部门依法开展监督检查，有关单位和个人应当予以配合，不得拒绝或者阻挠。

第三章 中药保护与发展

第二十一条 国家制定中药材种植养殖、采集、贮存和初加工的技术规范、标准，加强对中药材生产流通全过程的质量监督管理，保障中药材质量安全。

第二十二条 国家鼓励发展中药材规范化种植养殖，严格管理农药、肥料等农业投入品的使用，禁止在中药材种植过程中使用剧毒、高毒农药，支持中药材良种繁育，提高中药材质量。

第二十三条 国家建立道地中药材评价体系，支持道地中药材品种选育，扶持道地中药材生产基地建设，加强道地中药材生产基地生态环境保护，鼓励采取地理标志产品保护等措施保护道地中药材。

前款所称道地中药材，是指经过中医临床长期应用优选出来的，产在特定地域，与其他地区所产同种中药材相比，品质和疗效更好，且质量稳定，具有较高知名度的中药材。

第二十四条　国务院药品监督管理部门应当组织并加强对中药材质量的监测，定期向社会公布监测结果。国务院有关部门应当协助做好中药材质量监测有关工作。

采集、贮存中药材以及对中药材进行初加工，应当符合国家有关技术规范、标准和管理规定。

国家鼓励发展中药材现代流通体系，提高中药材包装、仓储等技术水平，建立中药材流通追溯体系。药品生产企业购进中药材应当建立进货查验记录制度。中药材经营者应当建立进货查验和购销记录制度，并标明中药材产地。

第二十五条　国家保护药用野生动植物资源，对药用野生动植物资源实行动态监测和定期普查，建立药用野生动植物资源种质基因库，鼓励发展人工种植养殖，支持依法开展珍贵、濒危药用野生动植物的保护、繁育及其相关研究。

第二十六条　在村医疗机构执业的中医医师、具备中药材知识和识别能力的乡村医生，按照国家有关规定可以自种、自采地产中药材并在其执业活动中使用。

第二十七条　国家保护中药饮片传统炮制技术和工艺，支持应用传统工艺炮制中药饮片，鼓励运用现代科学技术开展中药饮片炮制技术研究。

第二十八条　对市场上没有供应的中药饮片，医疗机构可以根据本医疗机构医师处方的需要，在本医疗机构内炮制、使用。医疗机构应当遵守中药饮片炮制的有关规定，对其炮制的中药饮片的质量负责，保证药品安全。医疗机构炮制中药饮片，应当向所在地设区的市级人民政府药品监督管理部门备案。

根据临床用药需要，医疗机构可以凭本医疗机构医师的处方对中药饮片进行再加工。

第二十九条 国家鼓励和支持中药新药的研制和生产。

国家保护传统中药加工技术和工艺，支持传统剂型中成药的生产，鼓励运用现代科学技术研究开发传统中成药。

第三十条 生产符合国家规定条件的来源于古代经典名方的中药复方制剂，在申请药品批准文号时，可以仅提供非临床安全性研究资料。具体管理办法由国务院药品监督管理部门会同中医药主管部门制定。

前款所称古代经典名方，是指至今仍广泛应用、疗效确切、具有明显特色与优势的古代中医典籍所记载的方剂。具体目录由国务院中医药主管部门会同药品监督管理部门制定。

第三十一条 国家鼓励医疗机构根据本医疗机构临床用药需要配制和使用中药制剂，支持应用传统工艺配制中药制剂，支持以中药制剂为基础研制中药新药。

医疗机构配制中药制剂，应当依照《中华人民共和国药品管理法》的规定取得医疗机构制剂许可证，或者委托取得药品生产许可证的药品生产企业、取得医疗机构制剂许可证的其他医疗机构配制中药制剂。委托配制中药制剂，应当向委托方所在地省、自治区、直辖市人民政府药品监督管理部门备案。

医疗机构对其配制的中药制剂的质量负责；委托配制中药制剂的，委托方和受托方对所配制的中药制剂的质量分别承担相应责任。

第三十二条 医疗机构配制的中药制剂品种，应当依法取得制剂批准文号。但是，仅应用传统工艺配制的中药制剂品种，向医疗机构所在地省、自治区、直辖市人民政府药品监督管理部门备案后即可配制，不需要取得制剂批准文号。

医疗机构应当加强对备案的中药制剂品种的不良反应监

测，并按照国家有关规定进行报告。药品监督管理部门应当加强对备案的中药制剂品种配制、使用的监督检查。

第四章 中医药人才培养

第三十三条 中医药教育应当遵循中医药人才成长规律，以中医药内容为主，体现中医药文化特色，注重中医药经典理论和中医药临床实践、现代教育方式和传统教育方式相结合。

第三十四条 国家完善中医药学校教育体系，支持专门实施中医药教育的高等学校、中等职业学校和其他教育机构的发展。

中医药学校教育的培养目标、修业年限、教学形式、教学内容、教学评价及学术水平评价标准等，应当体现中医药学科特色，符合中医药学科发展规律。

第三十五条 国家发展中医药师承教育，支持有丰富临床经验和技术专长的中医医师、中药专业技术人员在执业、业务活动中带徒授业，传授中医药理论和技术方法，培养中医药专业技术人员。

第三十六条 国家加强对中医医师和城乡基层中医药专业技术人员的培养和培训。

国家发展中西医结合教育，培养高层次的中西医结合人才。

第三十七条 县级以上地方人民政府中医药主管部门应当组织开展中医药继续教育，加强对医务人员，特别是城乡基层医务人员中医药基本知识和技能的培训。

中医药专业技术人员应当按照规定参加继续教育，所在机构应当为其接受继续教育创造条件。

第五章　中医药科学研究

第三十八条　国家鼓励科研机构、高等学校、医疗机构和药品生产企业等，运用现代科学技术和传统中医药研究方法，开展中医药科学研究，加强中西医结合研究，促进中医药理论和技术方法的继承和创新。

第三十九条　国家采取措施支持对中医药古籍文献、著名中医药专家的学术思想和诊疗经验以及民间中医药技术方法的整理、研究和利用。

国家鼓励组织和个人捐献有科学研究和临床应用价值的中医药文献、秘方、验方、诊疗方法和技术。

第四十条　国家建立和完善符合中医药特点的科学技术创新体系、评价体系和管理体制，推动中医药科学技术进步与创新。

第四十一条　国家采取措施，加强对中医药基础理论和辨证论治方法，常见病、多发病、慢性病和重大疑难疾病、重大传染病的中医药防治，以及其他对中医药理论和实践发展有重大促进作用的项目的科学研究。

第六章　中医药传承与文化传播

第四十二条　对具有重要学术价值的中医药理论和技术方法，省级以上人民政府中医药主管部门应当组织遴选本行政区域内的中医药学术传承项目和传承人，并为传承活动提供必要的条件。传承人应当开展传承活动，培养后继人才，收集整理并妥善保存相关的学术资料。属于非物质文化遗产代表性项目的，依照《中华人民共和国非物质文化遗产法》的有关规定开展传承活动。

第四十三条　国家建立中医药传统知识保护数据库、保护名录和保护制度。

中医药传统知识持有人对其持有的中医药传统知识享有传承使用的权利，对他人获取、利用其持有的中医药传统知识享有知情同意和利益分享等权利。

国家对经依法认定属于国家秘密的传统中药处方组成和生产工艺实行特殊保护。

第四十四条　国家发展中医养生保健服务，支持社会力量举办规范的中医养生保健机构。中医养生保健服务规范、标准由国务院中医药主管部门制定。

第四十五条　县级以上人民政府应当加强中医药文化宣传，普及中医药知识，鼓励组织和个人创作中医药文化和科普作品。

第四十六条　开展中医药文化宣传和知识普及活动，应当遵守国家有关规定。任何组织或者个人不得对中医药作虚假、夸大宣传，不得冒用中医药名义牟取不正当利益。

广播、电视、报刊、互联网等媒体开展中医药知识宣传，应当聘请中医药专业技术人员进行。

第七章　保障措施

第四十七条　县级以上人民政府应当为中医药事业发展提供政策支持和条件保障，将中医药事业发展经费纳入本级财政预算。

县级以上人民政府及其有关部门制定基本医疗保险支付政策、药物政策等医药卫生政策，应当有中医药主管部门参加，注重发挥中医药的优势，支持提供和利用中医药服务。

第四十八条　县级以上人民政府及其有关部门应当按照法定价格管理权限，合理确定中医医疗服务的收费项目和标准，体现中医医疗服务成本和专业技术价值。

第四十九条 县级以上地方人民政府有关部门应当按照国家规定，将符合条件的中医医疗机构纳入基本医疗保险定点医疗机构范围，将符合条件的中医诊疗项目、中药饮片、中成药和医疗机构中药制剂纳入基本医疗保险基金支付范围。

第五十条 国家加强中医药标准体系建设，根据中医药特点对需要统一的技术要求制定标准并及时修订。

中医药国家标准、行业标准由国务院有关部门依据职责制定或者修订，并在其网站上公布，供公众免费查阅。

国家推动建立中医药国际标准体系。

第五十一条 开展法律、行政法规规定的与中医药有关的评审、评估、鉴定活动，应当成立中医药评审、评估、鉴定的专门组织，或者有中医药专家参加。

第五十二条 国家采取措施，加大对少数民族医药传承创新、应用发展和人才培养的扶持力度，加强少数民族医疗机构和医师队伍建设，促进和规范少数民族医药事业发展。

第八章　法律责任

第五十三条 县级以上人民政府中医药主管部门及其他有关部门未履行本法规定的职责的，由本级人民政府或者上级人民政府有关部门责令改正；情节严重的，对直接负责的主管人员和其他直接责任人员，依法给予处分。

第五十四条 违反本法规定，中医诊所超出备案范围开展医疗活动的，由所在地县级人民政府中医药主管部门责令改正，没收违法所得，并处一万元以上三万元以下罚款；情节严重的，责令停止执业活动。

中医诊所被责令停止执业活动的，其直接负责的主管人员自处罚决定作出之日起五年内不得在医疗机构内从事管理工作。医疗机构聘用上述不得从事管理工作的人员从事管理工作的，由原发证部门吊销执业许可证或者由原备案部门责令停止执业活动。

第五十五条　违反本法规定，经考核取得医师资格的中医医师超出注册的执业范围从事医疗活动的，由县级以上人民政府中医药主管部门责令暂停六个月以上一年以下执业活动，并处一万元以上三万元以下罚款；情节严重的，吊销执业证书。

第五十六条　违反本法规定，举办中医诊所、炮制中药饮片、委托配制中药制剂应当备案而未备案，或者备案时提供虚假材料的，由中医药主管部门和药品监督管理部门按照各自职责分工责令改正，没收违法所得，并处三万元以下罚款，向社会公告相关信息；拒不改正的，责令停止执业活动或者责令停止炮制中药饮片、委托配制中药制剂活动，其直接责任人员五年内不得从事中医药相关活动。

医疗机构应用传统工艺配制中药制剂未依照本法规定备案，或者未按照备案材料载明的要求配制中药制剂的，按生产假药给予处罚。

第五十七条　违反本法规定，发布的中医医疗广告内容与经审查批准的内容不相符的，由原审查部门撤销该广告的审查批准文件，一年内不受理该医疗机构的广告审查申请。

违反本法规定，发布中医医疗广告有前款规定以外违法行为的，依照《中华人民共和国广告法》的规定给予处罚。

第五十八条　违反本法规定，在中药材种植过程中使用剧毒、高毒农药的，依照有关法律、法规规定给予处罚；情节严重的，可以由公安机关对其直接负责的主管人员和其他直接责任人员处五日以上十五日以下拘留。

第五十九条　违反本法规定，造成人身、财产损害的，依法承担民事责任；构成犯罪的，依法追究刑事责任。

第九章　附　则

第六十条　中医药的管理，本法未作规定的，适用《中华人民共和国执业医师法》《中华人民共和国药品管理法》等相关法律、行政法规的规定。

军队的中医药管理，由军队卫生主管部门依照本法和军队有关规定组织实施。

第六十一条　民族自治地方可以根据《中华人民共和国民族区域自治法》和本法的有关规定，结合实际，制定促进和规范本地方少数民族医药事业发展的办法。

第六十二条　盲人按照国家有关规定取得盲人医疗按摩人员资格的，可以以个人开业的方式或者在医疗机构内提供医疗按摩服务。

第六十三条　本法自2017年7月1日起施行。

中华人民共和国执业医师法

中华人民共和国主席令第五号（1998年6月26日）

第一章　总　则

第一条　为了加强医师队伍的建设，提高医师的职业道德和业务素质，保障医师的合法权益，保护人民健康，制定本法。

第二条　依法取得执业医师资格或者执业助理医师资格，经注册在医疗、预防、保健机构中执业的专业医务人员，适用本法。

本法所称医师，包括执业医师和执业助理医师。

第三条　医师应当具备良好的职业道德和医疗执业水平，发扬人道主义精神，履行防病治病、救死扶伤、保护人民健康的神圣职责。

全社会应当尊重医师。医师依法履行职责，受法律保护。

第四条　国务院卫生行政部门主管全国的医师工作。

县级以上地方人民政府卫生行政部门负责管理本行政区域内的医师工作。

第五条　国家对在医疗、预防、保健工作中作出贡献的医师，给予奖励。

第六条　医师的医学专业技术职称和医学专业技术职务的评定、聘任，按照国家有关规定办理。

第七条　医师可以依法组织和参加医师协会。

第二章　考试和注册

第八条　国家实行医师资格考试制度。医师资格考试分为执业医师资格考试和执业助理医师资格考试。

医师资格统一考试的办法，由国务院卫生行政部门制定。医师资格考试由省级以上人民政府卫生行政部门组织实施。

第九条　具有下列条件之一的，可以参加执业医师资格考试：

（一）具有高等学校医学专业本科以上学历，在执业医师指导下，在医疗、预防、保健机构中试用期满一年的；

（二）取得执业助理医师执业证书后，具有高等学校医学专科学历，在医疗、预防、保健机构中工作满二年的；具有中等专业学校医学专业学历，在医疗、预防、保健机构中工作满五年的。

第十条　具有高等学校医学专科学历或者中等专业学校医学专业学历，在执业医师指导下，在医疗、预防、保健机构中试用期满一年的，可以参加执业助理医师资格考试。

第十一条 以师承方式学习传统医学满三年或者经多年实践医术确有专长的，经县级以上人民政府卫生行政部门确定的传统医学专业组织或者医疗、预防、保健机构考核合格并推荐，可以参加执业医师资格或者执业助理医师资格考试。考试的内容和办法由国务院卫生行政部门另行制定。

第十二条 医师资格考试成绩合格，取得执业医师资格或者执业助理医师资格。

第十三条 国家实行医师执业注册制度。

取得医师资格的，可以向所在地县级以上人民政府卫生行政部门申请注册。

除有本法第十五条规定的情形外，受理申请的卫生行政部门应当自收到申请之日起三十日内准予注册，并发给由国务院卫生行政部门统一印制的医师执业证书。

医疗、预防、保健机构可以为本机构中的医师集体办理注册手续。

第十四条 医师经注册后，可以在医疗、预防、保健机构中按照注册的执业地点、执业类别、执业范围执业，从事相应的医疗、预防、保健业务。

未经医师注册取得执业证书，不得从事医师执业活动。

第十五条 有下列情形之一的，不予注册：

（一）不具有完全民事行为能力的；

（二）因受刑事处罚，自刑罚执行完毕之日起至申请注册之日止不满二年的；

（三）受吊销医师执业证书行政处罚，自处罚决定之日起至申请注册之日止不满二年的；

（四）有国务院卫生行政部门规定不宜从事医疗、预防、保健业务的其他情形的。

受理申请的卫生行政部门对不符合条件不予注册的，应当自收到申请之日起三十日内书面通知申请人，并说明理由。申请人有异议的，可以自收到通知之日起十五日内，依法申请复议或者向人民法院提起诉讼。

第十六条 医师注册后有下列情形之一的，其所在的医疗、预防、保健机构应当在三十日内报告准予注册的卫生行政部门，卫生行政部门应当注销注册，收回医师执业证书：

（一）死亡或者被宣告失踪的；

（二）受刑事处罚的；

（三）受吊销医师执业证书行政处罚的；

（四）依照本法第三十一条规定暂停执业活动期满，再次考核仍不合格的；

（五）中止医师执业活动满二年的；

（六）有国务院卫生行政部门规定不宜从事医疗、预防、保健业务的其他情形的。

被注销注册的当事人有异议的，可以自收到注销注册通知之日起十五日内，依法申请复议或者向人民法院提起诉讼。

第十七条 医师变更执业地点、执业类别、执业范围等注册事项的，应当到准予注册的卫生行政部门依照本法第十三条的规定办理变更注册手续。

第十八条 中止医师执业活动二年以上以及有本法第十五条规定情形消失的，申请重新执业，应当由本法第三十一条规定的机构考核合格，并依照本法第十三条的规定重新注册。

第十九条 申请个体行医的执业医师，须经注册后在医疗、预防、保健机构中执业满五年，并按照国家有关规定办理审批手续；未经批准，不得行医。

县级以上地方人民政府卫生行政部门对个体行医的医师，应当按照国务院卫生行政部门的规定，经常监督检查，凡发现有本法第十六条规定的情形的，应当及时注销注册，收回医师执业证书。

第二十条 县级以上地方人民政府卫生行政部门应当将准予注册和注销注册的人员名单予以公告，并由省级人民政府卫生行政部门汇总，报国务院卫生行政部门备案。

第三章 执业规则

第二十一条 医师在执业活动中享有下列权利：

（一）在注册的执业范围内，进行医学诊查、疾病调查、医学处置、出具相应的医学证明文件，选择合理的医疗、预防、保健方案；

（二）按照国务院卫生行政部门规定的标准，获得与本人执业活动相当的医疗设备基本条件；

（三）从事医学研究、学术交流，参加专业学术团体；

（四）参加专业培训，接受继续医学教育；

（五）在执业活动中，人格尊严、人身安全不受侵犯；

（六）获取工资报酬和津贴，享受国家规定的福利待遇；

（七）对所在机构的医疗、预防、保健工作和卫生行政部门的工作提出意见和建议，依法参与所在机构的民主管理。

第二十二条 医师在执业活动中履行下列义务：

（一）遵守法律、法规，遵守技术操作规范；

（二）树立敬业精神，遵守职业道德，履行医师职责，尽职尽责为患者服务；

（三）关心、爱护、尊重患者，保护患者的隐私；

（四）努力钻研业务，更新知识，提高专业技术水平；

（五）宣传卫生保健知识，对患者进行健康教育。

第二十三条 医师实施医疗、预防、保健措施，签署有关医学证明文件，必须亲自诊查、调查，并按照规定及时填写医学文书，不得隐匿、伪造或者销毁医学文书及有关资料。

医师不得出具与自己执业范围无关或者与执业类别不相符的医学证明文件。

第二十四条　对急危患者，医师应当采取紧急措施进行诊治；不得拒绝急救处置。

第二十五条　医师应当使用经国家有关部门批准使用的药品、消毒药剂和医疗器械。

除正当诊断治疗外，不得使用麻醉药品、医疗用毒性药品、精神药品和放射性药品。

第二十六条　医师应当如实向患者或者其家属介绍病情，但应注意避免对患者产生不利后果。

医师进行实验性临床医疗，应当经医院批准并征得患者本人或者其家属同意。

第二十七条　医师不得利用职务之便，索取、非法收受患者财物或者牟取其他不正当利益。

第二十八条　遇有自然灾害、传染病流行、突发重大伤亡事故及其他严重威胁人民生命健康的紧急情况时，医师应当服从县级以上人民政府卫生行政部门的调遣。

第二十九条　医师发生医疗事故或者发现传染病疫情时，应当按照有关规定及时向所在机构或者卫生行政部门报告。

医师发现患者涉嫌伤害事件或者非正常死亡时，应当按照有关规定向有关部门报告。

第三十条　执业助理医师应当在执业医师的指导下，在医疗、预防、保健机构中按照其执业类别执业。

在乡、民族乡、镇的医疗、预防、保健机构中工作的执业助理医师，可以根据医疗诊治的情况和需要，独立从事一般的执业活动。

第四章　考核和培训

第三十一条　受县级以上人民政府卫生行政部门委托的机构或者组织应当按照医师执业标准，对医师的业务水平、工作成绩和职业道德状况进行定期考核。

对医师的考核结果，考核机构应当报告准予注册的卫生行政部门备案。

对考核不合格的医师，县级以上人民政府卫生行政部门可以责令其暂停执业活动三个月至六个月，并接受培训和继续医学教育。暂停执业活动期满，再次进行考核，对考核合格的，允许其继续执业；对考核不合格的，由县级以上人民政府卫生行政部门注销注册，收回医师执业证书。

第三十二条　县级以上人民政府卫生行政部门负责指导、检查和监督医师考核工作。

第三十三条　医师有下列情形之一的，县级以上人民政府卫生行政部门应当给予表彰或者奖励：

（一）在执业活动中，医德高尚，事迹突出的；

（二）对医学专业技术有重大突破，作出显著贡献的；

（三）遇有自然灾害、传染病流行、突发重大伤亡事故及其他严重威胁人民生命健康的紧急情况时，救死扶伤、抢救诊疗表现突出的；

（四）长期在边远贫困地区、少数民族地区条件艰苦的基层单位努力工作的；

（五）国务院卫生行政部门规定应当予以表彰或者奖励的其他情形的。

第三十四条　县级以上人民政府卫生行政部门应当制定医师培训计划，对医师进行多种形式的培训，为医师接受继续医学教育提供条件。

县级以上人民政府卫生行政部门应当采取有力措施，对在农村和少数民族地区从事医疗、预防、保健业务的医务人员实施培训。

第三十五条　医疗、预防、保健机构应当按照规定和计划保证本机构医师的培训和继续医学教育。

县级以上人民政府卫生行政部门委托的承担医师考核任务的医疗卫生机构，应当为医师的培训和接受继续医学教育提供和创造条件。

第五章　法律责任

第三十六条　以不正当手段取得医师执业证书的，由发给证书的卫生行政部门予以吊销；对负有直接责任的主管人员和其他直接责任人员，依法给予行政处分。

第三十七条　医师在执业活动中，违反本法规定，有下列行为之一的，由县级以上人民政府卫生行政部门给予警告或者责令暂停六个月以上一年以下执业活动；情节严重的，吊销其执业证书；构成犯罪的，依法追究刑事责任：

（一）违反卫生行政规章制度或者技术操作规范，造成严重后果的；

（二）由于不负责任延误急危患者的抢救和诊治，造成严重后果的；

（三）造成医疗责任事故的；

（四）未经亲自诊查、调查，签署诊断、治疗、流行病学等证明文件或者有关出生、死亡等证明文件的；

（五）隐匿、伪造或者擅自销毁医学文书及有关资料的；

（六）使用未经批准使用的药品、消毒药剂和医疗器械的；

（七）不按照规定使用麻醉药品、医疗用毒性药品、精神药品和放射性药品的；

（八）未经患者或者其家属同意，对患者进行实验性临床医疗的；

（九）泄露患者隐私，造成严重后果的；

（十）利用职务之便，索取、非法收受患者财物或者牟取其他不正当利益的；

（十一）发生自然灾害、传染病流行、突发重大伤亡事故以及其他严重威胁人民生命健康的紧急情况时，不服从卫生行政部门调遣的；

（十二）发生医疗事故或者发现传染病疫情，患者涉嫌伤害事件或者非正常死亡，不按照规定报告的。

第三十八条 医师在医疗、预防、保健工作中造成事故的，依照法律或者国家有关规定处理。

第三十九条 未经批准擅自开办医疗机构行医或者非医师行医的，由县级以上人民政府卫生行政部门予以取缔，没收其违法所得及其药品、器械，并处十万元以下的罚款；对医师吊销其执业证书；给患者造成损害的，依法承担赔偿责任；构成犯罪的，依法追究刑事责任。

第四十条 阻碍医师依法执业，侮辱、诽谤、威胁、殴打医师或者侵犯医师人身自由、干扰医师正常工作、生活的，依照治安管理处罚条例的规定处罚；构成犯罪的，依法追究刑事责任。

第四十一条 医疗、预防、保健机构未依照本法第十六条的规定履行报告职责，导致严重后果的，由县级以上人民政府卫生行政部门给予警告；并对该机构的行政负责人依法给予行政处分。

第四十二条 卫生行政部门工作人员或者医疗、预防、保健机构工作人员违反本法有关规定，弄虚作假、玩忽职守、滥用职权、徇私舞弊，尚不构成犯罪的，依法给予行政处分；构成犯罪的，依法追究刑事责任。

第六章 附则

第四十三条 本法颁布之日前按照国家有关规定取得医学专业技术职称和医学专业技术职务的人员，由所在机构报请县级以上人民政府卫生行政部门认定，取得相应的医师资格。其中在医疗、预防、保健机构中从事医疗、预防、保健业务的医务人员，依照本法规定的条件，由所在机构集体核报县级以上人民政府卫生行政部门，予以注册并发给医师执业证书。具体办法由国务院卫生行政部门会同国务院人事行政部门制定。

第四十四条 计划生育技术服务机构中的医师，适用本法。

第四十五条 在乡村医疗卫生机构中向村民提供预防、保健和一般医疗服务的乡村医生，符合本法有关规定的，可以依法取得执业医师资格或者执业助理医师资格；不具备本法规定的执业医师资格或者执业助理医师资格的乡村医生，由国务院另行制定管理办法。

第四十六条 军队医师执行本法的实施办法，由国务院、中央军事委员会依据本法的原则制定。

第四十七条 境外人员在中国境内申请医师考试、注册、执业或者从事临床示教、临床研究等活动的，按照国家有关规定办理。

第四十八条 本法自 1999 年 5 月 1 日起施行。

中华人民共和国国务院令

第701号

《医疗纠纷预防和处理条例》已经2018年6月20日国务院第13次常务会议通过，现予公布，自2018年10月1日起施行。

总理　李克强

2018年7月31日

医疗纠纷预防和处理条例

第一章　总　　则

第一条　为了预防和妥善处理医疗纠纷，保护医患双方的合法权益，维护医疗秩序，保障医疗安全，制定本条例。

第二条　本条例所称医疗纠纷，是指医患双方因诊疗活动引发的争议。

第三条　国家建立医疗质量安全管理体系，深化医药卫生体制改革，规范诊疗活动，改善医疗服务，提高医疗质量，预防、减少医疗纠纷。

在诊疗活动中，医患双方应当互相尊重，维护自身权益应当遵守有关法律、法规的规定。

第四条　处理医疗纠纷，应当遵循公平、公正、及时的原则，实事求是，依法处理。

第五条　县级以上人民政府应当加强对医疗纠纷预防和处理工作的领导、协调，将其纳入社会治安综合治理体系，建立部门分工协作机制，督促部门依法履行职责。

第六条　卫生主管部门负责指导、监督医疗机构做好医疗纠纷的预防和处理工作，引导医患双方依法解决医疗纠纷。

司法行政部门负责指导医疗纠纷人民调解工作。

公安机关依法维护医疗机构治安秩序，查处、打击侵害患者和医务人员合法权益以及扰乱医疗秩序等违法犯罪行为。

财政、民政、保险监督管理等部门和机构按照各自职责做好医疗纠纷预防和处理的有关工作。

第七条　国家建立完善医疗风险分担机制，发挥保险机制在医疗纠纷处理中的第三方赔付和医疗风险社会化分担的作用，鼓励医疗机构参加医疗责任保险，鼓励患者参加医疗意外保险。

第八条　新闻媒体应当加强医疗卫生法律、法规和医疗卫生常识的宣传，引导公众理性对待医疗风险；报道医疗纠纷，应当遵守有关法律、法规的规定，恪守职业道德，做到真实、客观、公正。

第二章　医疗纠纷预防

第九条　医疗机构及其医务人员在诊疗活动中应当以患者为中心，加强人文关怀，严格遵守医疗卫生法律、法规、规章和诊疗相关规范、常规，恪守职业道德。

医疗机构应当对其医务人员进行医疗卫生法律、法规、规章和诊疗相关规范、常规的培训，并加强职业道德教育。

第十条　医疗机构应当制定并实施医疗质量安全管理制度，设置医疗服务质量监控部门或者配备专（兼）职人员，加强对诊断、治疗、护理、药事、检查等工作的规范化管理，优化服务流程，提高服务水平。

医疗机构应当加强医疗风险管理，完善医疗风险的识别、评估和防控措施，定期检查措施落实情况，及时消除隐患。

第十一条 医疗机构应当按照国务院卫生主管部门制定的医疗技术临床应用管理规定，开展与其技术能力相适应的医疗技术服务，保障临床应用安全，降低医疗风险；采用医疗新技术的，应当开展技术评估和伦理审查，确保安全有效、符合伦理。

第十二条 医疗机构应当依照有关法律、法规的规定，严格执行药品、医疗器械、消毒药剂、血液等的进货查验、保管等制度。禁止使用无合格证明文件、过期等不合格的药品、医疗器械、消毒药剂、血液等。

第十三条 医务人员在诊疗活动中应当向患者说明病情和医疗措施。需要实施手术，或者开展临床试验等存在一定危险性、可能产生不良后果的特殊检查、特殊治疗的，医务人员应当及时向患者说明医疗风险、替代医疗方案等情况，并取得其书面同意；在患者处于昏迷等无法自主作出决定的状态或者病情不宜向患者说明等情形下，应当向患者的近亲属说明，并取得其书面同意。

紧急情况下不能取得患者或者其近亲属意见的，经医疗机构负责人或者授权的负责人批准，可以立即实施相应的医疗措施。

第十四条 开展手术、特殊检查、特殊治疗等具有较高医疗风险的诊疗活动，医疗机构应当提前预备应对方案，主动防范突发风险。

第十五条 医疗机构及其医务人员应当按照国务院卫生主管部门的规定，填写并妥善保管病历资料。

因紧急抢救未能及时填写病历的，医务人员应当在抢救结束后 6 小时内据实补记，并加以注明。

任何单位和个人不得篡改、伪造、隐匿、毁灭或者抢夺病历资料。

第十六条 患者有权查阅、复制其门诊病历、住院志、体温单、医嘱单、化验单（检验报告）、医学影像检查资料、特殊检查同意书、手术同意书、手术及麻醉记录、病理资料、护理记录、医疗费用以及国务院卫生主管部门规定的其他属于病历的全部资料。

患者要求复制病历资料的，医疗机构应当提供复制服务，并在复制的病历资料上加盖证明印记。复制病历资料时，应当有患者或者其近亲属在场。医疗机构应患者的要求为其复制病历资料，可以收取工本费，收费标准应当公开。

患者死亡的，其近亲属可以依照本条例的规定，查阅、复制病历资料。

第十七条 医疗机构应当建立健全医患沟通机制，对患者在诊疗过程中提出的咨询、意见和建议，应当耐心解释、说明，并按照规定进行处理；对患者就诊疗行为提出的疑问，应当及时予以核实、自查，并指定有关人员与患者或者其近亲属沟通，如实说明情况。

第十八条 医疗机构应当建立健全投诉接待制度，设置统一的投诉管理部门或者配备专（兼）职人员，在医疗机构显著位置公布医疗纠纷解决途径、程序和联系方式等，方便患者投诉或者咨询。

第十九条 卫生主管部门应当督促医疗机构落实医疗质量安全管理制度，组织开展医疗质量安全评估，分析医疗质量安全信息，针对发现的风险制定防范措施。

第二十条 患者应当遵守医疗秩序和医疗机构有关就诊、治疗、检查的规定，如实提供与病情有关的信息，配合医务人员开展诊疗活动。

第二十一条 各级人民政府应当加强健康促进与教育工

作，普及健康科学知识，提高公众对疾病治疗等医学科学知识的认知水平。

第三章　医疗纠纷处理

第二十二条　发生医疗纠纷，医患双方可以通过下列途径解决：

（一）双方自愿协商；

（二）申请人民调解；

（三）申请行政调解；

（四）向人民法院提起诉讼；

（五）法律、法规规定的其他途径。

第二十三条　发生医疗纠纷，医疗机构应当告知患者或者其近亲属下列事项：

（一）解决医疗纠纷的合法途径；

（二）有关病历资料、现场实物封存和启封的规定；

（三）有关病历资料查阅、复制的规定。

患者死亡的，还应当告知其近亲属有关尸检的规定。

第二十四条　发生医疗纠纷需要封存、启封病历资料的，应当在医患双方在场的情况下进行。封存的病历资料可以是原件，也可以是复制件，由医疗机构保管。病历尚未完成需要封存的，对已完成病历先行封存；病历按照规定完成后，再对后续完成部分进行封存。医疗机构应当对封存的病历开列封存清单，由医患双方签字或者盖章，各执一份。

病历资料封存后医疗纠纷已经解决，或者患者在病历资料封存满 3 年未再提出解决医疗纠纷要求的，医疗机构可以自行启封。

第二十五条　疑似输液、输血、注射、用药等引起不良后果的，医患双方应当共同对现场实物进行封存、启封，封存的现场实物由医疗机构保管。需要检验的，应当由双方共同委托依法具有检验资格的检验机构进行检验；双方无法共同委托的，由医疗机构所在地县级人民政府卫生主管部门指定。

疑似输血引起不良后果，需要对血液进行封存保留的，医疗机构应当通知提供该血液的血站派员到场。

现场实物封存后医疗纠纷已经解决，或者患者在现场实物封存满 3 年未再提出解决医疗纠纷要求的，医疗机构可以自行启封。

第二十六条　患者死亡，医患双方对死因有异议的，应当在患者死亡后 48 小时内进行尸检；具备尸体冻存条件的，可以延长至 7 日。尸检应当经死者近亲属同意并签字，拒绝签字的，视为死者近亲属不同意进行尸检。不同意或者拖延尸检，超过规定时间，影响对死因判定的，由不同意或者拖延的一方承担责任。

尸检应当由按照国家有关规定取得相应资格的机构和专业技术人员进行。

医患双方可以委派代表观察尸检过程。

第二十七条　患者在医疗机构内死亡的，尸体应当立即移放太平间或者指定的场所，死者尸体存放时间一般不得超过 14 日。逾期不处理的尸体，由医疗机构在向所在地县级人民政府卫生主管部门和公安机关报告后，按照规定处理。

第二十八条　发生重大医疗纠纷的，医疗机构应当按照规定向所在地县级以上地方人民政府卫生主管部门报告。卫生主管部门接到报告后，应当及时了解掌握情况，引导医患双方通过合法途径解决纠纷。

第二十九条　医患双方应当依法维护医疗秩序。任何单位和个人不得实施危害患者和医务人员人身安全、扰乱医疗秩序的行为。

医疗纠纷中发生涉嫌违反治安管理行为或者犯罪行为的，医疗机构应当立即向所在地公安机关报案。公安机关应当及时采取措施，依法处置，维护医疗秩序。

第三十条　医患双方选择协商解决医疗纠纷的，应当在专门场所协商，不得影响正常医疗秩序。医患双方人数较多的，应当推举代表进行协商，每方代表人数不超过5人。

协商解决医疗纠纷应当坚持自愿、合法、平等的原则，尊重当事人的权利，尊重客观事实。医患双方应当文明、理性表达意见和要求，不得有违法行为。

协商确定赔付金额应当以事实为依据，防止畸高或者畸低。对分歧较大或者索赔数额较高的医疗纠纷，鼓励医患双方通过人民调解的途径解决。

医患双方经协商达成一致的，应当签署书面和解协议书。

第三十一条　申请医疗纠纷人民调解的，由医患双方共同向医疗纠纷人民调解委员会提出申请；一方申请调解的，医疗纠纷人民调解委员会在征得另一方同意后进行调解。

申请人可以以书面或者口头形式申请调解。书面申请的，申请书应当载明申请人的基本情况、申请调解的争议事项和理由等；口头申请的，医疗纠纷人民调解员应当当场记录申请人的基本情况、申请调解的争议事项和理由等，并经申请人签字确认。

医疗纠纷人民调解委员会获悉医疗机构内发生重大医疗纠纷，可以主动开展工作，引导医患双方申请调解。

当事人已经向人民法院提起诉讼并且已被受理，或者已经申请卫生主管部门调解并且已被受理的，医疗纠纷人民调解委员会不予受理；已经受理的，终止调解。

第三十二条　设立医疗纠纷人民调解委员会，应当遵守《中华人民共和国人民调解法》的规定，并符合本地区实际需要。医疗纠纷人民调解委员会应当自设立之日起30个工作日内向所在地县级以上地方人民政府司法行政部门备案。

医疗纠纷人民调解委员会应当根据具体情况，聘任一定数量的具有医学、法学等专业知识且热心调解工作的人员担任专（兼）职医疗纠纷人民调解员。

医疗纠纷人民调解委员会调解医疗纠纷，不得收取费用。医疗纠纷人民调解工作所需经费按照国务院财政、司法行政部门的有关规定执行。

第三十三条　医疗纠纷人民调解委员会调解医疗纠纷时，可以根据需要咨询专家，并可以从本条例第三十五条规定的专家库中选取专家。

第三十四条　医疗纠纷人民调解委员会调解医疗纠纷，需要进行医疗损害鉴定以明确责任的，由医患双方共同委托医学会或者司法鉴定机构进行鉴定，也可以经医患双方同意，由医疗纠纷人民调解委员会委托鉴定。

医学会或者司法鉴定机构接受委托从事医疗损害鉴定，应当由鉴定事项所涉专业的临床医学、法医学等专业人员进行鉴定；医学会或者司法鉴定机构没有相关专业人员的，应当从本条例第三十五条规定的专家库中抽取相关专业专家进行鉴定。

医学会或者司法鉴定机构开展医疗损害鉴定，应当执行规定的标准和程序，尊重科学，恪守职业道德，对出具的医疗损害鉴定意见负责，不得出具虚假鉴定意见。医疗损害鉴定的具体管理办法由国务院卫生、司法行政部门共同制定。

鉴定费预先向医患双方收取，最终按照责任比例承担。

第三十五条　医疗损害鉴定专家库由设区的市级以上人民政府卫生、司法行政部门共同设立。专家库应当包含医学、法学、法医学等领域的专家。聘请专家进入专家库，不受行政区域的限制。

第三十六条 医学会、司法鉴定机构作出的医疗损害鉴定意见应当载明并详细论述下列内容：

（一）是否存在医疗损害以及损害程度；

（二）是否存在医疗过错；

（三）医疗过错与医疗损害是否存在因果关系；

（四）医疗过错在医疗损害中的责任程度。

第三十七条 咨询专家、鉴定人员有下列情形之一的，应当回避，当事人也可以以口头或者书面形式申请其回避：

（一）是医疗纠纷当事人或者当事人的近亲属；

（二）与医疗纠纷有利害关系；

（三）与医疗纠纷当事人有其他关系，可能影响医疗纠纷公正处理。

第三十八条 医疗纠纷人民调解委员会应当自受理之日起30个工作日内完成调解。需要鉴定的，鉴定时间不计入调解期限。因特殊情况需要延长调解期限的，医疗纠纷人民调解委员会和医患双方可以约定延长调解期限。超过调解期限未达成调解协议的，视为调解不成。

第三十九条 医患双方经人民调解达成一致的，医疗纠纷人民调解委员会应当制作调解协议书。调解协议书经医患双方签字或者盖章，人民调解员签字并加盖医疗纠纷人民调解委员会印章后生效。

达成调解协议的，医疗纠纷人民调解委员会应当告知医患双方可以依法向人民法院申请司法确认。

第四十条 医患双方申请医疗纠纷行政调解的，应当参照本条例第三十一条第一款、第二款的规定向医疗纠纷发生地县级人民政府卫生主管部门提出申请。

卫生主管部门应当自收到申请之日起5个工作日内作出是否受理的决定。当事人已经向人民法院提起诉讼并且已被受理，或者已经申请医疗纠纷人民调解委员会调解并且已被受理的，卫生主管部门不予受理；已经受理的，终止调解。

卫生主管部门应当自受理之日起30个工作日内完成调解。需要鉴定的，鉴定时间不计入调解期限。超过调解期限未达成调解协议的，视为调解不成。

第四十一条　卫生主管部门调解医疗纠纷需要进行专家咨询的，可以从本条例第三十五条规定的专家库中抽取专家；医患双方认为需要进行医疗损害鉴定以明确责任的，参照本条例第三十四条的规定进行鉴定。

医患双方经卫生主管部门调解达成一致的，应当签署调解协议书。

第四十二条　医疗纠纷人民调解委员会及其人民调解员、卫生主管部门及其工作人员应当对医患双方的个人隐私等事项予以保密。

未经医患双方同意，医疗纠纷人民调解委员会、卫生主管部门不得公开进行调解，也不得公开调解协议的内容。

第四十三条　发生医疗纠纷，当事人协商、调解不成的，可以依法向人民法院提起诉讼。当事人也可以直接向人民法院提起诉讼。

第四十四条　发生医疗纠纷，需要赔偿的，赔付金额依照法律的规定确定。

第四章　法律责任

第四十五条　医疗机构篡改、伪造、隐匿、毁灭病历资料的，对直接负责的主管人员和其他直接责任人员，由县级以上人民政府卫生主管部门给予或者责令给予降低岗位等级或者撤职的处分，对有关医务人员责令暂停6个月以上1年以下执业活动；造成严重后果的，对直接负责的主管人员和其他直接责任人员给予或者责令给予开除的处分，对有关医务人员由原发证部门吊销执业证书；构成犯罪的，依法追究刑事责任。

第四十六条 医疗机构将未通过技术评估和伦理审查的医疗新技术应用于临床的，由县级以上人民政府卫生主管部门没收违法所得，并处 5 万元以上 10 万元以下罚款，对直接负责的主管人员和其他直接责任人员给予或者责令给予降低岗位等级或者撤职的处分，对有关医务人员责令暂停 6 个月以上 1 年以下执业活动；情节严重的，对直接负责的主管人员和其他直接责任人员给予或者责令给予开除的处分，对有关医务人员由原发证部门吊销执业证书；构成犯罪的，依法追究刑事责任。

第四十七条 医疗机构及其医务人员有下列情形之一的，由县级以上人民政府卫生主管部门责令改正，给予警告，并处 1 万元以上 5 万元以下罚款；情节严重的，对直接负责的主管人员和其他直接责任人员给予或者责令给予降低岗位等级或者撤职的处分，对有关医务人员可以责令暂停 1 个月以上 6 个月以下执业活动；构成犯罪的，依法追究刑事责任：

（一）未按规定制定和实施医疗质量安全管理制度；

（二）未按规定告知患者病情、医疗措施、医疗风险、替代医疗方案等；

（三）开展具有较高医疗风险的诊疗活动，未提前预备应对方案防范突发风险；

（四）未按规定填写、保管病历资料，或者未按规定补记抢救病历；

（五）拒绝为患者提供查阅、复制病历资料服务；

（六）未建立投诉接待制度、设置统一投诉管理部门或者配备专（兼）职人员；

（七）未按规定封存、保管、启封病历资料和现场实物；

（八）未按规定向卫生主管部门报告重大医疗纠纷；

（九）其他未履行本条例规定义务的情形。

第四十八条　医学会、司法鉴定机构出具虚假医疗损害鉴定意见的，由县级以上人民政府卫生、司法行政部门依据职责没收违法所得，并处5万元以上10万元以下罚款，对该医学会、司法鉴定机构和有关鉴定人员责令暂停3个月以上1年以下医疗损害鉴定业务，对直接负责的主管人员和其他直接责任人员给予或者责令给予降低岗位等级或者撤职的处分；情节严重的，该医学会、司法鉴定机构和有关鉴定人员5年内不得从事医疗损害鉴定业务或者撤销登记，对直接负责的主管人员和其他直接责任人员给予或者责令给予开除的处分；构成犯罪的，依法追究刑事责任。

第四十九条　尸检机构出具虚假尸检报告的，由县级以上人民政府卫生、司法行政部门依据职责没收违法所得，并处5万元以上10万元以下罚款，对该尸检机构和有关尸检专业技术人员责令暂停3个月以上1年以下尸检业务，对直接负责的主管人员和其他直接责任人员给予或者责令给予降低岗位等级或者撤职的处分；情节严重的，撤销该尸检机构和有关尸检专业技术人员的尸检资格，对直接负责的主管人员和其他直接责任人员给予或者责令给予开除的处分；构成犯罪的，依法追究刑事责任。

第五十条　医疗纠纷人民调解员有下列行为之一的，由医疗纠纷人民调解委员会给予批评教育、责令改正；情节严重的，依法予以解聘：

（一）偏袒一方当事人；

（二）侮辱当事人；

（三）索取、收受财物或者牟取其他不正当利益；

（四）泄露医患双方个人隐私等事项。

第五十一条　新闻媒体编造、散布虚假医疗纠纷信息的，由有关主管部门依法给予处罚；给公民、法人或者其他组织的合法权益造成损害的，依法承担消除影响、恢复名誉、赔偿损失、赔礼道歉等民事责任。

第五十二条 县级以上人民政府卫生主管部门和其他有关部门及其工作人员在医疗纠纷预防和处理工作中，不履行职责或者滥用职权、玩忽职守、徇私舞弊的，由上级人民政府卫生等有关部门或者监察机关责令改正；依法对直接负责的主管人员和其他直接责任人员给予处分；构成犯罪的，依法追究刑事责任。

第五十三条 医患双方在医疗纠纷处理中，造成人身、财产或者其他损害的，依法承担民事责任；构成违反治安管理行为的，由公安机关依法给予治安管理处罚；构成犯罪的，依法追究刑事责任。

第五章 附 则

第五十四条 军队医疗机构的医疗纠纷预防和处理办法，由中央军委机关有关部门会同国务院卫生主管部门依据本条例制定。

第五十五条 对诊疗活动中医疗事故的行政调查处理，依照《医疗事故处理条例》的相关规定执行。

第五十六条 本条例自 2018 年 10 月 1 日起施行。

中华人民共和国国务院令

第 351 号

《医疗事故处理条例》已经 2002 年 2 月 20 日国务院第 55 次常务会议通过，现予公布，自 2002 年 9 月 1 日起施行。

总理　朱镕基

二〇〇二年四月四日

医疗事故处理条例

第一章　总　　则

第一条　为了正确处理医疗事故，保护患者和医疗机构及其医务人员的合法权益，维护医疗秩序，保障医疗安全，促进医学科学的发展，制定本条例。

第二条　本条例所称医疗事故，是指医疗机构及其医务人员在医疗活动中，违反医疗卫生管理法律、行政法规、部门规章和诊疗护理规范、常规，过失造成患者人身损害的事故。

第三条　处理医疗事故，应当遵循公开、公平、公正、及时、便民的原则，坚持实事求是的科学态度，做到事实清楚、定性准确、责任明确、处理恰当。

第四条　根据对患者人身造成的损害程度，医疗事故分为四级：

一级医疗事故：造成患者死亡、重度残疾的；

二级医疗事故：造成患者中度残疾、器官组织损伤导致严重功能障碍的；

三级医疗事故：造成患者轻度残疾、器官组织损伤导致一般功能障碍的；

四级医疗事故：造成患者明显人身损害的其他后果的。

具体分级标准由国务院卫生行政部门制定。

第二章　医疗事故的预防与处置

第五条　医疗机构及其医务人员在医疗活动中，必须严格遵守医疗卫生管理法律、行政法规、部门规章和诊疗护理规范、常规，恪守医疗服务职业道德。

第六条　医疗机构应当对其医务人员进行医疗卫生管理法律、行政法规、部门规章和诊疗护理规范、常规的培训和医疗服务职业道德教育。

第七条　医疗机构应当设置医疗服务质量监控部门或者配备专（兼）职人员，具体负责监督本医疗机构的医务人员的医疗服务工作，检查医务人员执业情况，接受患者对医疗服务的投诉，向其提供咨询服务。

第八条　医疗机构应当按照国务院卫生行政部门规定的要求，书写并妥善保管病历资料。

因抢救急危患者，未能及时书写病历的，有关医务人员应当在抢救结束后6小时内据实补记，并加以注明。

第九条　严禁涂改、伪造、隐匿、销毁或者抢夺病历资料。

第十条　患者有权复印或者复制其门诊病历、住院志、体温单、医嘱单、化验单（检验报告）、医学影像检查资料、特殊检查同意书、手术同意书、手术及麻醉记录单、病理资料、护理记录以及国务院卫生行政部门规定的其他病历资料。

患者依照前款规定要求复印或者复制病历资料的，医疗机构应当提供复印或者复制服务并在复印或者复制的病历资料上加盖证明印记。复印或者复制病历资料时，应当有患者在场。

医疗机构应患者的要求，为其复印或者复制病历资料，可以按照规定收取工本费。具体收费标准由省、自治区、直辖市人民政府价格主管部门会同同级卫生行政部门规定。

第十一条　在医疗活动中，医疗机构及其医务人员应当将患者的病情、医疗措施、医疗风险等如实告知患者，及时解答其咨询；但是，应当避免对患者产生不利后果。

第十二条　医疗机构应当制定防范、处理医疗事故的预案，预防医疗事故的发生，减轻医疗事故的损害。

第十三条　医务人员在医疗活动中发生或者发现医疗事故、可能引起医疗事故的医疗过失行为或者发生医疗事故争议的，应当立即向所在科室负责人报告，科室负责人应当及时向本医疗机构负责医疗服务质量监控的部门或者专（兼）职人员报告；负责医疗服务质量监控的部门或者专（兼）职人员接到报告后，应当立即进行调查、核实，将有关情况如实向本医疗机构的负责人报告，并向患者通报、解释。

第十四条　发生医疗事故的，医疗机构应当按照规定向所在地卫生行政部门报告。

发生下列重大医疗过失行为的，医疗机构应当在 12 小时内向所在地卫生行政部门报告：

（一）导致患者死亡或者可能为二级以上的医疗事故；

（二）导致 3 人以上人身损害后果；

（三）国务院卫生行政部门和省、自治区、直辖市人民政府卫生行政部门规定的其他情形。

第十五条　发生或者发现医疗过失行为，医疗机构及其医务人员应当立即采取有效措施，避免或者减轻对患者身体健康的损害，防止损害扩大。

第十六条 发生医疗事故争议时，死亡病例讨论记录、疑难病例讨论记录、上级医师查房记录、会诊意见、病程记录应当在医患双方在场的情况下封存和启封。封存的病历资料可以是复印件，由医疗机构保管。

第十七条 疑似输液、输血、注射、药物等引起不良后果的，医患双方应当共同对现场实物进行封存和启封，封存的现场实物由医疗机构保管；需要检验的，应当由双方共同指定的、依法具有检验资格的检验机构进行检验；双方无法共同指定时，由卫生行政部门指定。

疑似输血引起不良后果，需要对血液进行封存保留的，医疗机构应当通知提供该血液的采供血机构派员到场。

第十八条 患者死亡，医患双方当事人不能确定死因或者对死因有异议的，应当在患者死亡后 48 小时内进行尸检；具备尸体冻存条件的，可以延长至 7 日。尸检应当经死者近亲属同意并签字。

尸检应当由按照国家有关规定取得相应资格的机构和病理解剖专业技术人员进行。承担尸检任务的机构和病理解剖专业技术人员有进行尸检的义务。

医疗事故争议双方当事人可以请法医病理学人员参加尸检，也可以委派代表观察尸检过程。拒绝或者拖延尸检，超过规定时间，影响对死因判定的，由拒绝或者拖延的一方承担责任。

第十九条 患者在医疗机构内死亡的，尸体应当立即移放太平间。死者尸体存放时间一般不得超过 2 周。逾期不处理的尸体，经医疗机构所在地卫生行政部门批准，并报经同级公安部门备案后，由医疗机构按照规定进行处理。

第三章　医疗事故的技术鉴定

第二十条　卫生行政部门接到医疗机构关于重大医疗过失行为的报告或者医疗事故争议当事人要求处理医疗事故争议的申请后，对需要进行医疗事故技术鉴定的，应当交由负责医疗事故技术鉴定工作的医学会组织鉴定；医患双方协商解决医疗事故争议，需要进行医疗事故技术鉴定的，由双方当事人共同委托负责医疗事故技术鉴定工作的医学会组织鉴定。

第二十一条　设区的市级地方医学会和省、自治区、直辖市直接管辖的县（市）地方医学会负责组织首次医疗事故技术鉴定工作。省、自治区、直辖市地方医学会负责组织再次鉴定工作。

必要时，中华医学会可以组织疑难、复杂并在全国有重大影响的医疗事故争议的技术鉴定工作。

第二十二条　当事人对首次医疗事故技术鉴定结论不服的，可以自收到首次鉴定结论之日起 15 日内向医疗机构所在地卫生行政部门提出再次鉴定的申请。

第二十三条　负责组织医疗事故技术鉴定工作的医学会应当建立专家库。

专家库由具备下列条件的医疗卫生专业技术人员组成：

（一）有良好的业务素质和执业品德；

（二）受聘于医疗卫生机构或者医学教学、科研机构并担任相应专业高级技术职务 3 年以上。

符合前款第（一）项规定条件并具备高级技术任职资格的法医可以受聘进入专家库。

负责组织医疗事故技术鉴定工作的医学会依照本条例规定聘请医疗卫生专业技术人员和法医进入专家库，可以不受行政区域的限制。

第二十四条 医疗事故技术鉴定，由负责组织医疗事故技术鉴定工作的医学会组织专家鉴定组进行。

参加医疗事故技术鉴定的相关专业的专家，由医患双方在医学会主持下从专家库中随机抽取。在特殊情况下，医学会根据医疗事故技术鉴定工作的需要，可以组织医患双方在其他医学会建立的专家库中随机抽取相关专业的专家参加鉴定或者函件咨询。

符合本条例第二十三条规定条件的医疗卫生专业技术人员和法医有义务受聘进入专家库，并承担医疗事故技术鉴定工作。

第二十五条 专家鉴定组进行医疗事故技术鉴定，实行合议制。专家鉴定组人数为单数，涉及的主要学科的专家一般不得少于鉴定组成员的二分之一；涉及死因、伤残等级鉴定的，并应当从专家库中随机抽取法医参加专家鉴定组。

第二十六条 专家鉴定组成员有下列情形之一的，应当回避，当事人也可以以口头或者书面的方式申请其回避：

（一）是医疗事故争议当事人或者当事人的近亲属的；

（二）与医疗事故争议有利害关系的；

（三）与医疗事故争议当事人有其他关系，可能影响公正鉴定的。

第二十七条 专家鉴定组依照医疗卫生管理法律、行政法规、部门规章和诊疗护理规范、常规，运用医学科学原理和专业知识，独立进行医疗事故技术鉴定，对医疗事故进行鉴别和判定，为处理医疗事故争议提供医学依据。

任何单位或者个人不得干扰医疗事故技术鉴定工作，不得威胁、利诱、辱骂、殴打专家鉴定组成员。

专家鉴定组成员不得接受双方当事人的财物或者其他利益。

第二十八条 负责组织医疗事故技术鉴定工作的医学会应当自受理医疗事故技术鉴定之日起5日内通知医疗事故争议双方当事人提交进行医疗事故技术鉴定所需的材料。

当事人应当自收到医学会的通知之日起10日内提交有关医疗事故技术鉴定的材料、书面陈述及答辩。医疗机构提交的有关医疗事故技术鉴定的材料应当包括下列内容：

（一）住院患者的病程记录、死亡病例讨论记录、疑难病例讨论记录、会诊意见、上级医师查房记录等病历资料原件；

（二）住院患者的住院志、体温单、医嘱单、化验单（检验报告）、医学影像检查资料、特殊检查同意书、手术同意书、手术及麻醉记录单、病理资料、护理记录等病历资料原件；

（三）抢救急危患者，在规定时间内补记的病历资料原件；

（四）封存保留的输液、注射用物品和血液、药物等实物，或者依法具有检验资格的检验机构对这些物品、实物作出的检验报告；

（五）与医疗事故技术鉴定有关的其他材料。

在医疗机构建有病历档案的门诊、急诊患者，其病历资料由医疗机构提供；没有在医疗机构建立病历档案的，由患者提供。

医患双方应当依照本条例的规定提交相关材料。医疗机构无正当理由未依照本条例的规定如实提供相关材料，导致医疗事故技术鉴定不能进行的，应当承担责任。

第二十九条 负责组织医疗事故技术鉴定工作的医学会应当自接到当事人提交的有关医疗事故技术鉴定的材料、书面陈述及答辩之日起45日内组织鉴定并出具医疗事故技术鉴定书。

负责组织医疗事故技术鉴定工作的医学会可以向双方当事

人调查取证。

第三十条 专家鉴定组应当认真审查双方当事人提交的材料，听取双方当事人的陈述及答辩并进行核实。

双方当事人应当按照本条例的规定如实提交进行医疗事故技术鉴定所需要的材料，并积极配合调查。当事人任何一方不予配合，影响医疗事故技术鉴定的，由不予配合的一方承担责任。

第三十一条 专家鉴定组应当在事实清楚、证据确凿的基础上，综合分析患者的病情和个体差异，作出鉴定结论，并制作医疗事故技术鉴定书。鉴定结论以专家鉴定组成员的过半数通过。鉴定过程应当如实记载。

医疗事故技术鉴定书应当包括下列主要内容：

（一）双方当事人的基本情况及要求；

（二）当事人提交的材料和负责组织医疗事故技术鉴定工作的医学会的调查材料；

（三）对鉴定过程的说明；

（四）医疗行为是否违反医疗卫生管理法律、行政法规、部门规章和诊疗护理规范、常规；

（五）医疗过失行为与人身损害后果之间是否存在因果关系；

（六）医疗过失行为在医疗事故损害后果中的责任程度；

（七）医疗事故等级；

（八）对医疗事故患者的医疗护理医学建议。

第三十二条 医疗事故技术鉴定办法由国务院卫生行政部门制定。

第三十三条 有下列情形之一的，不属于医疗事故：

（一）在紧急情况下为抢救垂危患者生命而采取紧急医学措施造成不良后果的；

（二）在医疗活动中由于患者病情异常或者患者体质特殊而发生医疗意外的；

（三）在现有医学科学技术条件下，发生无法预料或者不能防范的不良后果的；

（四）无过错输血感染造成不良后果的；

（五）因患方原因延误诊疗导致不良后果的；

（六）因不可抗力造成不良后果的。

第三十四条　医疗事故技术鉴定，可以收取鉴定费用。经鉴定，属于医疗事故的，鉴定费用由医疗机构支付；不属于医疗事故的，鉴定费用由提出医疗事故处理申请的一方支付。鉴定费用标准由省、自治区、直辖市人民政府价格主管部门会同同级财政部门、卫生行政部门规定。

第四章　医疗事故的行政处理与监督

第三十五条　卫生行政部门应当依照本条例和有关法律、行政法规、部门规章的规定，对发生医疗事故的医疗机构和医务人员作出行政处理。

第三十六条　卫生行政部门接到医疗机构关于重大医疗过失行为的报告后，除责令医疗机构及时采取必要的医疗救治措施，防止损害后果扩大外，应当组织调查，判定是否属于医疗事故；对不能判定是否属于医疗事故的，应当依照本条例的有关规定交由负责医疗事故技术鉴定工作的医学会组织鉴定。

第三十七条　发生医疗事故争议，当事人申请卫生行政部门处理的，应当提出书面申请。申请书应当载明申请人的基本情况、有关事实、具体请求及理由等。

当事人自知道或者应当知道其身体健康受到损害之日起1年内，可以向卫生行政部门提出医疗事故争议处理申请。

第三十八条　发生医疗事故争议，当事人申请卫生行政部门处理的，由医疗机构所在地的县级人民政府卫生行政部门受理。医疗机构所在地是直辖市的，由医疗机构所在地的区、县人民政府卫生行政部门受理。

有下列情形之一的，县级人民政府卫生行政部门应当自接到医疗机构的报告或者当事人提出医疗事故争议处理申请之日起 7 日内移送上一级人民政府卫生行政部门处理：

（一）患者死亡；

（二）可能为二级以上的医疗事故；

（三）国务院卫生行政部门和省、自治区、直辖市人民政府卫生行政部门规定的其他情形。

第三十九条 卫生行政部门应当自收到医疗事故争议处理申请之日起 10 日内进行审查，作出是否受理的决定。对符合本条例规定，予以受理，需要进行医疗事故技术鉴定的，应当自作出受理决定之日起 5 日内将有关材料交由负责医疗事故技术鉴定工作的医学会组织鉴定并书面通知申请人；对不符合本条例规定，不予受理的，应当书面通知申请人并说明理由。

当事人对首次医疗事故技术鉴定结论有异议，申请再次鉴定的，卫生行政部门应当自收到申请之日起 7 日内交由省、自治区、直辖市地方医学会组织再次鉴定。

第四十条 当事人既向卫生行政部门提出医疗事故争议处理申请，又向人民法院提起诉讼的，卫生行政部门不予受理；卫生行政部门已经受理的，应当终止处理。

第四十一条 卫生行政部门收到负责组织医疗事故技术鉴定工作的医学会出具的医疗事故技术鉴定书后，应当对参加鉴定的人员资格和专业类别、鉴定程序进行审核；必要时，可以组织调查，听取医疗事故争议双方当事人的意见。

第四十二条 卫生行政部门经审核，对符合本条例规定作出的医疗事故技术鉴定结论，应当作为对发生医疗事故的医疗机构和医务人员作出行政处理以及进行医疗事故赔偿调解的依据；经审核，发现医疗事故技术鉴定不符合本条例规定的，应当要求重新鉴定。

第四十三条 医疗事故争议由双方当事人自行协商解决的，医疗机构应当自协商解决之日起7日内向所在地卫生行政部门作出书面报告，并附具协议书。

第四十四条 医疗事故争议经人民法院调解或者判决解决的，医疗机构应当自收到生效的人民法院的调解书或者判决书之日起7日内向所在地卫生行政部门作出书面报告，并附具调解书或者判决书。

第四十五条 县级以上地方人民政府卫生行政部门应当按照规定逐级将当地发生的医疗事故以及依法对发生医疗事故的医疗机构和医务人员作出行政处理的情况，上报国务院卫生行政部门。

第五章 医疗事故的赔偿

第四十六条 发生医疗事故的赔偿等民事责任争议，医患双方可以协商解决；不愿意协商或者协商不成的，当事人可以向卫生行政部门提出调解申请，也可以直接向人民法院提起民事诉讼。

第四十七条 双方当事人协商解决医疗事故的赔偿等民事责任争议的，应当制作协议书。协议书应当载明双方当事人的基本情况和医疗事故的原因、双方当事人共同认定的医疗事故等级以及协商确定的赔偿数额等，并由双方当事人在协议书上签名。

第四十八条 已确定为医疗事故的，卫生行政部门应医疗事故争议双方当事人请求，可以进行医疗事故赔偿调解。调解时，应当遵循当事人双方自愿原则，并应当依据本条例的规定计算赔偿数额。

经调解，双方当事人就赔偿数额达成协议的，制作调解书，双方当事人应当履行；调解不成或者经调解达成协议后一方反悔的，卫生行政部门不再调解。

第四十九条 医疗事故赔偿，应当考虑下列因素，确定具体赔偿数额：

（一）医疗事故等级；

（二）医疗过失行为在医疗事故损害后果中的责任程度；

（三）医疗事故损害后果与患者原有疾病状况之间的关系。

不属于医疗事故的，医疗机构不承担赔偿责任。

第五十条 医疗事故赔偿，按照下列项目和标准计算：

（一）医疗费：按照医疗事故对患者造成的人身损害进行治疗所发生的医疗费用计算，凭据支付，但不包括原发病医疗费用。结案后确实需要继续治疗的，按照基本医疗费用支付。

（二）误工费：患者有固定收入的，按照本人因误工减少的固定收入计算，对收入高于医疗事故发生地上一年度职工年平均工资3倍以上的，按照3倍计算；无固定收入的，按照医疗事故发生地上一年度职工年平均工资计算。

（三）住院伙食补助费：按照医疗事故发生地国家机关一般工作人员的出差伙食补助标准计算。

（四）陪护费：患者住院期间需要专人陪护的，按照医疗事故发生地上一年度职工年平均工资计算。

（五）残疾生活补助费：根据伤残等级，按照医疗事故发生地居民年平均生活费计算，自定残之月起最长赔偿30年；但是，60周岁以上的，不超过15年；70周岁以上的，不超过5年。

（六）残疾用具费：因残疾需要配置补偿功能器具的，凭医疗机构证明，按照普及型器具的费用计算。

（七）丧葬费：按照医疗事故发生地规定的丧葬费补助标准计算。

（八）被扶养人生活费：以死者生前或者残疾者丧失劳动能力前实际扶养且没有劳动能力的人为限，按照其户籍所在地或者居所地居民最低生活保障标准计算。对不满16周岁的，扶养到16周岁。对年满16周岁但无劳动能力的，扶养20年；但是，60周岁以上的，不超过15年；70周岁以上的，不超过5年。

（九）交通费：按照患者实际必需的交通费用计算，凭据支付。

（十）住宿费：按照医疗事故发生地国家机关一般工作人员的出差住宿补助标准计算，凭据支付。

（十一）精神损害抚慰金：按照医疗事故发生地居民年平均生活费计算。造成患者死亡的，赔偿年限最长不超过6年；造成患者残疾的，赔偿年限最长不超过3年。

第五十一条 参加医疗事故处理的患者近亲属所需交通费、误工费、住宿费，参照本条例第五十条的有关规定计算，计算费用的人数不超过2人。

医疗事故造成患者死亡的，参加丧葬活动的患者的配偶和直系亲属所需交通费、误工费、住宿费，参照本条例第五十条的有关规定计算，计算费用的人数不超过2人。

第五十二条 医疗事故赔偿费用，实行一次性结算，由承担医疗事故责任的医疗机构支付。

第六章 罚 则

第五十三条 卫生行政部门的工作人员在处理医疗事故过程中违反本条例的规定，利用职务上的便利收受他人财物或者其他利益，滥用职权，玩忽职守，或者发现违法行为不予查处，造成严重后果的，依照刑法关于受贿罪、滥用职权罪、玩忽职守罪或者其他有关罪的规定，依法追究刑事责任；尚不够刑事处罚的，依法给予降级或者撤职的行政处分。

第五十四条 卫生行政部门违反本条例的规定，有下列情形之一的，由上级卫生行政部门给予警告并责令限期改正；情节严重的，对负有责任的主管人员和其他直接责任人员依法给予行政处分：

（一）接到医疗机构关于重大医疗过失行为的报告后，未及时组织调查的；

（二）接到医疗事故争议处理申请后，未在规定时间内审查或者移送上一级人民政府卫生行政部门处理的；

（三）未将应当进行医疗事故技术鉴定的重大医疗过失行为或者医疗事故争议移交医学会组织鉴定的；

（四）未按照规定逐级将当地发生的医疗事故以及依法对发生医疗事故的医疗机构和医务人员的行政处理情况上报的；

（五）未依照本条例规定审核医疗事故技术鉴定书的。

第五十五条 医疗机构发生医疗事故的，由卫生行政部门根据医疗事故等级和情节，给予警告；情节严重的，责令限期停业整顿直至由原发证部门吊销执业许可证，对负有责任的医务人员依照刑法关于医疗事故罪的规定，依法追究刑事责任；尚不够刑事处罚的，依法给予行政处分或者纪律处分。

对发生医疗事故的有关医务人员，除依照前款处罚外，卫生行政部门并可以责令暂停6个月以上1年以下执业活动；情节严重的，吊销其执业证书。

第五十六条 医疗机构违反本条例的规定，有下列情形之一的，由卫生行政部门责令改正；情节严重的，对负有责任的主管人员和其他直接责任人员依法给予行政处分或者纪律处分：

（一）未如实告知患者病情、医疗措施和医疗风险的；

（二）没有正当理由，拒绝为患者提供复印或者复制病历资料服务的；

（三）未按照国务院卫生行政部门规定的要求书写和妥善保管病历资料的；

（四）未在规定时间内补记抢救工作病历内容的；

（五）未按照本条例的规定封存、保管和启封病历资料和实物的；

（六）未设置医疗服务质量监控部门或者配备专（兼）职人员的；

（七）未制定有关医疗事故防范和处理预案的；

（八）未在规定时间内向卫生行政部门报告重大医疗过失行为的；

（九）未按照本条例的规定向卫生行政部门报告医疗事故的；

（十）未按照规定进行尸检和保存、处理尸体的。

第五十七条　参加医疗事故技术鉴定工作的人员违反本条例的规定，接受申请鉴定双方或者一方当事人的财物或者其他利益，出具虚假医疗事故技术鉴定书，造成严重后果的，依照刑法关于受贿罪的规定，依法追究刑事责任；尚不够刑事处罚的，由原发证部门吊销其执业证书或者资格证书。

第五十八条　医疗机构或者其他有关机构违反本条例的规定，有下列情形之一的，由卫生行政部门责令改正，给予警告；对负有责任的主管人员和其他直接责任人员依法给予行政处分或者纪律处分；情节严重的，由原发证部门吊销其执业证书或者资格证书：

（一）承担尸检任务的机构没有正当理由，拒绝进行尸检的；

（二）涂改、伪造、隐匿、销毁病历资料的。

第五十九条 以医疗事故为由，寻衅滋事、抢夺病历资料，扰乱医疗机构正常医疗秩序和医疗事故技术鉴定工作，依照刑法关于扰乱社会秩序罪的规定，依法追究刑事责任；尚不够刑事处罚的，依法给予治安管理处罚。

第七章 附 则

第六十条 本条例所称医疗机构，是指依照《医疗机构管理条例》的规定取得《医疗机构执业许可证》的机构。

县级以上城市从事计划生育技术服务的机构依照《计划生育技术服务管理条例》的规定开展与计划生育有关的临床医疗服务，发生的计划生育技术服务事故，依照本条例的有关规定处理；但是，其中不属于医疗机构的县级以上城市从事计划生育技术服务的机构发生的计划生育技术服务事故，由计划生育行政部门行使依照本条例有关规定由卫生行政部门承担的受理、交由负责医疗事故技术鉴定工作的医学会组织鉴定和赔偿调解的职能；对发生计划生育技术服务事故的该机构及其有关责任人员，依法进行处理。

第六十一条 非法行医，造成患者人身损害，不属于医疗事故，触犯刑律的，依法追究刑事责任；有关赔偿，由受害人直接向人民法院提起诉讼。

第六十二条 军队医疗机构的医疗事故处理办法，由中国人民解放军卫生主管部门会同国务院卫生行政部门依据本条例制定。

第六十三条 本条例自2002年9月1日起施行。1987年6月29日国务院发布的《医疗事故处理办法》同时废止。本条例施行前已经处理结案的医疗事故争议，不再重新处理。

"健康中国2030"规划纲要

中共中央　国务院（2016年10月25日）

目　录

序　言

健康是促进人的全面发展的必然要求，是经济社会发展的基础条件。实现国民健康长寿，是国家富强、民族振兴的重要标志，也是全国各族人民的共同愿望。

党和国家历来高度重视人民健康。新中国成立以来特别是改革开放以来，我国健康领域改革发展取得显著成就，城乡环境面貌明显改善，全民健身运动蓬勃发展，医疗卫生服务体系日益健全，人民健康水平和身体素质持续提高。2015 年我国人均预期寿命已达76.34岁，婴儿死亡率、5岁以下儿童死亡率、孕产妇死亡率分别下降到8.1‰、10.7‰和20.1/10万，总体上优于中高收入国家平均水平，为全面建成小康社会奠定了重要基础。同时，工业化、城镇化、人口老龄化、疾病谱变化、生态环境及生活方式变化等，也给维护和促进健康带来一系列新的挑战，健康服务供给总体不足与需求不断增长之间的矛盾依然突出，健康领域发展与经济社会发展的协调性有待增强，需要从国家战略层面统筹解决关系健康的重大和长远问题。

推进健康中国建设，是全面建成小康社会、基本实现社会主义现代化的重要基础，是全面提升中华民族健康素质、实现人民健康与经济社会协调发展的国家战略，是积极参与全球健康治理、履行2030年可持续发展议程国际承诺的重大举措。未来15年，是推进健康中国建设的重要战略机遇期。经济保持中高速增长将为维护人民健康奠定坚实基础，消费结构升级将为发展健康服务创造广阔空间，科技创新将为提高健康水平提供有力支撑，各方面制度更加成熟更加定型将为健康领域可持续发展构建强大保障。

为推进健康中国建设，提高人民健康水平，根据党的十八届五中全会战略部署，制定本规划纲要。本规划纲要是推进健康中国建设的宏伟蓝图和行动纲领。全社会要增强责任感、使命感，全力推进健康中国建设，为实现中华民族伟大复兴和推动人类文明进步作出更大贡献。

第一篇　总体战略

第一章　指导思想

推进健康中国建设，必须高举中国特色社会主义伟大旗帜，全面贯彻党的十八大和十八届三中、四中、五中全会精神，以马克思列宁主义、毛泽东思想、邓小平理论、“三个代表”重要思想、科学发展观为指导，深入学习贯彻习近平总书记系列重要讲话精神，紧紧围绕统筹推进“五位一体”总体布局和协调推进“四个全面”战略布局，认真落实党中央、国务院决策部署，坚持以人民为中心的发展思想，牢固树立和贯彻落实新发展理念，坚持正确的卫生与健康工作方针，以提高人民健康水平为核心，以体制机制改革创新为动力，以普及健康生活、优化健康服务、完善健康保障、建设健康环境、发展健康产业为重点，把健康融入所有政策，加快转变健康领域发展方式，全方位、全周期维护和保障人民健康，大幅提高健康水平，显著改善健康公平，为实现“两个一百年”奋斗目标和中华民族伟大复兴的中国梦提供坚实健康基础。

主要遵循以下原则：

——健康优先。把健康摆在优先发展的战略地位，立足国情，将促进健康的理念融入公共政策制定实施的全过程，加快形成有利于健康的生活方式、生态环境和经济社会发展模式，实现健康与经济社会良性协调发展。

——改革创新。坚持政府主导，发挥市场机制作用，加快关键环节改革步伐，冲破思想观念束缚，破除利益固化藩篱，清除体制机制障碍，发挥科技创新和信息化的引领支撑作用，形成具有中国特色、促进全民健康的制度体系。

——科学发展。把握健康领域发展规律，坚持预防为主、防治结合、中西医并重，转变服务模式，构建整合型医疗卫生服务体系，推动健康服务从规模扩张的粗放型发展转变到质量效益提升的绿色集约式发展，推动中医药和西医药相互补充、协调发展，提升健康服务水平。

——公平公正。以农村和基层为重点，推动健康领域基本公共服务均等化，维护基本医疗卫生服务的公益性，逐步缩小城乡、地区、人群间基本健康服务和健康水平的差异，实现全民健康覆盖，促进社会公平。

第二章　战略主题

“共建共享、全民健康”，是建设健康中国的战略主题。核心是以人民健康为中心，坚持以基层为重点，以改革创新为动力，预防为主，中西医并重，把健康融入所有政策，人民共建共享的卫生与健康工作方针，针对生活行为方式、生产生活环境以及医疗卫生服务等健康影响因素，坚持政府主导与调动社会、个人的积极性相结合，推动人人参与、人人尽力、人人享有，落实预防为主，推行健康生活方式，减少疾病发生，强化早诊断、早治疗、早康复，实现全民健康。

共建共享是建设健康中国的基本路径。从供给侧和需求侧两端发力，统筹社会、行业和个人三个层面，形成维护和促进健康的强大合力。要促进全社会广泛参与，强化跨部门协作，深化军民融合发展，调动社会力量的积极性和创造性，加强环境治理，保障食品药品安全，预防和减少伤害，有效控制影响健康的生态和社会环境危险因素，形成多层次、多元化的社会共治格局。要推动健康服务供给侧结构性改革，卫生计生、体育等行业要主动适应人民健康需求，深化体制机制改革，优化要素配置和服务供给，补齐发展短板，推动健康产业转型升级，满足人民群众不断增长的健康需求。要强化个人健康责任，提高全民健康素养，引导形成自主自律、符合自身特点的健康生活方式，有效控制影响健康的生活行为因素，形成热爱健康、追求健康、促进健康的社会氛围。

全民健康是建设健康中国的根本目的。立足全人群和全生命周期两个着力点，提供公平可及、系统连续的健康服务，实现更高水平的全民健康。要惠及全人群，不断完善制度、扩展服务、提高质量，使全体人民享有所需要的、有质量的、可负担的预防、治疗、康复、健康促进等健康服务，突出解决好妇女儿童、老年人、残疾人、低收入人群等重点人群的健康问题。要覆盖全生命周期，针对生命不同阶段的主要健康问题及主要影响因素，确定若干优先领域，强化干预，实现从胎儿到生命终点的全程健康服务和健康保障，全面维护人民健康。

第三章　战略目标

到 2020 年，建立覆盖城乡居民的中国特色基本医疗卫生制度，健康素养水平持续提高，健康服务体系完善高效，人人享有基本医疗卫生服务和基本体育健身服务，基本形成内涵丰富、结构合理的健康产业体系，主要健康指标居于中高收入国家前列。

到 2030 年，促进全民健康的制度体系更加完善，健康领域发展更加协调，健康生活方式得到普及，健康服务质量和健康保障水平不断提高，健康产业繁荣发展，基本实现健康公平，主要健康指标进入高收入国家行列。到 2050 年，建成与社会主义现代化国家相适应的健康国家。

到 2030 年具体实现以下目标：

——人民健康水平持续提升。人民身体素质明显增强，2030 年人均预期寿命达到 79.0 岁，人均健康预期寿命显著提高。

——主要健康危险因素得到有效控制。全民健康素养大幅提高，健康生活方式得到全面普及，有利于健康的生产生活环境基本形成，食品药品安全得到有效保障，消除一批重大疾病危害。

——健康服务能力大幅提升。优质高效的整合型医疗卫生服务体系和完善的全民健身公共服务体系全面建立，健康保障体系进一步完善，健康科技创新整体实力位居世界前列，健康服务质量和水平明显提高。

——健康产业规模显著扩大。建立起体系完整、结构优化的健康产业体系，形成一批具有较强创新能力和国际竞争力的大型企业，成为国民经济支柱性产业。

——促进健康的制度体系更加完善。有利于健康的政策法律法规体系进一步健全，健康领域治理体系和治理能力基本实现现代化。

健康中国建设主要指标

领域：健康水平　指标：人均预期寿命（岁）2015 年：76.34；2020 年：77.3；2030 年：79.0

领域：健康水平　指标：婴儿死亡率（‰）2015 年：8.1；2020 年：7.5；2030 年：5.0

领域：健康水平　指标：5 岁以下儿童死亡率（‰）2015 年：10.7；2020 年：9.5；2030 年：6.0

领域：健康水平　指标：孕产妇死亡率（1/10 万）2015 年：20.1；2020 年：18.0；2030 年：12.0

领域：健康水平　指标：城乡居民达到《国民体质测定标准》合格以上的人数比例（%）2015 年：89.6（2014 年）；2020 年：90.6；2030 年：92.2

领域：健康生活　指标：居民健康素养水平（%）2015 年：10；2020 年：20；2030 年：30

领域：健康生活　指标：经常参加体育锻炼人数（亿人）2015 年：3.6（2014 年）；2020 年：4.35；2030 年：5.3

领域：健康服务与保障　指标：重大慢性病过早死亡率（%）2015 年：19.1（2013 年）；2020 年：比 2015 年降低

10%；2030 年：比 2015 年降低 30%

领域：健康服务与保障　指标：每千常住人口执业（助理）医师数（人）2015 年：2.2；2020 年：2.5；2030 年：3.0

领域：健康服务与保障　指标：个人卫生支出占卫生总费用的比重（%）2015 年：29.3；2020 年：28 左右；2030 年：25 左右

领域：健康环境　指标：地级及以上城市空气质量优良天数比率（%）2015 年：76.7；2020 年：>80；2030 年：持续改善

领域：健康环境　指标：地表水质量达到或好于Ⅲ类水体比例（%）2015 年：66；2020 年：>70；2030 年：持续改善

领域：健康产业　指标：健康服务业总规模（万亿元）2015 年：-；2020 年：>8；2030 年：16

第二篇　普及健康生活

第四章　加强健康教育

第一节　提高全民健康素养

推进全民健康生活方式行动，强化家庭和高危个体健康生活方式指导及干预，开展健康体重、健康口腔、健康骨骼等专项行动，到 2030 年基本实现以县（市、区）为单位全覆盖。开发推广促进健康生活的适宜技术和用品。建立健康知识和技能核心信息发布制度，健全覆盖全国的健康素养和生活方式监测体系。建立健全健康促进与教育体系，提高健康教育服务能力，从小抓起，普及健康科学知识。加强精神文明建设，发展健康文化，移风易俗，培育良好的生活习惯。各级各类媒体加大健康科学知识宣传力度，积极建设和规范各类广播电视等健康栏目，利用新媒体拓展健康教育。

第二节　加大学校健康教育力度

将健康教育纳入国民教育体系，把健康教育作为所有教育阶段素质教育的重要内容。以中小学为重点，建立学校健康教育推进机制。构建相关学科教学与教育活动相结合、课堂教育与课外实践相结合、经常性宣传教育与集中式宣传教育相结合的健康教育模式。培养健康教育师资，将健康教育纳入体育教师职前教育和职后培训内容。

第五章　塑造自主自律的健康行为

第一节　引导合理膳食

制定实施国民营养计划，深入开展食物（农产品、食品）营养功能评价研究，全面普及膳食营养知识，发布适合不同人群特点的膳食指南，引导居民形成科学的膳食习惯，推进健康饮食文化建设。建立健全居民营养监测制度，对重点区域、重点人群实施营养干预，重点解决微量营养素缺乏、部分人群油脂等高热能食物摄入过多等问题，逐步解决居民营养不足与过剩并存问题。实施临床营养干预。加强对学校、幼儿园、养老机构等营养健康工作的指导。开展示范健康食堂和健康餐厅建设。到2030年，居民营养知识素养明显提高，营养缺乏疾病发生率显著下降，全国人均每日食盐摄入量降低20%，超重、肥胖人口增长速度明显放缓。

第二节　开展控烟限酒

全面推进控烟履约，加大控烟力度，运用价格、税收、法律等手段提高控烟成效。深入开展控烟宣传教育。积极推进无烟环境建设，强化公共场所控烟监督执法。推进公共场所禁烟工作，逐步实现室内公共场所全面禁烟。领导干部要带头在公共场所禁烟，把党政机关建成无烟机关。强化戒烟服务。到2030年，15岁以上人群吸烟率降低到20%。加强限酒健康教育，控制酒精过度使用，减少酗酒。加强有害使用酒精监测。

第三节　促进心理健康

加强心理健康服务体系建设和规范化管理。加大全民心理健康科普宣传力度，提升心理健康素养。加强对抑郁症、焦虑症等常见精神障碍和心理行为问题的干预，加大对重点人群心理问题早期发现和及时干预力度。加强严重精神障碍患者报告登记和救治救助管理。全面推进精神障碍社区康复服务。提高突发事件心理危机的干预能力和水平。到2030年，常见精神障碍防治和心理行为问题识别干预水平显著提高。

第四节　减少不安全性行为和毒品危害

强化社会综合治理，以青少年、育龄妇女及流动人群为重点，开展性道德、性健康和性安全宣传教育和干预，加强对性传播高危行为人群的综合干预，减少意外妊娠和性相关疾病传播。大力普及有关毒品危害、应对措施和治疗途径等知识。加强全国戒毒医疗服务体系建设，早发现、早治疗成瘾者。加强戒毒药物维持治疗与社区戒毒、强制隔离戒毒和社区康复的衔接。建立集生理脱毒、心理康复、就业扶持、回归社会于一体的戒毒康复模式，最大限度减少毒品社会危害。

第六章　提高全民身体素质

第一节　完善全民健身公共服务体系

统筹建设全民健身公共设施，加强健身步道、骑行道、全民健身中心、体育公园、社区多功能运动场等场地设施建设。到2030年，基本建成县乡村三级公共体育设施网络，人均体育场地面积不低于2.3平方米，在城镇社区实现15分钟健身圈全覆盖。推行公共体育设施免费或低收费开放，确保公共体育场地设施和符合开放条件的企事业单位体育场地设施全部向社会开放。加强全民健身组织网络建设，扶持和引导基层体育社会组织发展。

第二节　广泛开展全民健身运动

继续制定实施全民健身计划，普及科学健身知识和健身方法，推动全民健身生活化。组织社会体育指导员广泛开展全民健身指导服务。实施国家体育锻炼标准，发展群众健身休闲活动，丰富和完善全民健身体系。大力发展群众喜闻乐见的运动项目，鼓励开发适合不同人群、不同地域特点的特色运动项目，扶持推广太极拳、健身气功等民族民俗民间传统运动项目。

第三节　加强体医融合和非医疗健康干预

发布体育健身活动指南，建立完善针对不同人群、不同环境、不同身体状况的运动处方库，推动形成体医结合的疾病管理与健康服务模式，发挥全民科学健身在健康促进、慢性病预防和康复等方面的积极作用。加强全民健身科技创新平台和科学健身指导服务站点建设。开展国民体质测试，完善体质健康监测体系，开发应用国民体质健康监测大数据，开展运动风险评估。

第四节 促进重点人群体育活动

制定实施青少年、妇女、老年人、职业群体及残疾人等特殊群体的体质健康干预计划。实施青少年体育活动促进计划，培育青少年体育爱好，基本实现青少年熟练掌握1项以上体育运动技能，确保学生校内每天体育活动时间不少于1小时。到2030年，学校体育场地设施与器材配置达标率达到100%，青少年学生每周参与体育活动达到中等强度3次以上，国家学生体质健康标准达标优秀率25%以上。加强科学指导，促进妇女、老年人和职业群体积极参与全民健身。实行工间健身制度，鼓励和支持新建工作场所建设适当的健身活动场地。推动残疾人康复体育和健身体育广泛开展。

第三篇 优化健康服务

第七章 强化覆盖全民的公共卫生服务

第一节 防治重大疾病

实施慢性病综合防控战略，加强国家慢性病综合防控示范区建设。强化慢性病筛查和早期发现，针对高发地区重点癌症开展早诊早治工作，推动癌症、脑卒中、冠心病等慢性病的机会性筛查。基本实现高血压、糖尿病患者管理干预全覆盖，逐步将符合条件的癌症、脑卒中等重大慢性病早诊早治适宜技术纳入诊疗常规。加强学生近视、肥胖等常见病防治。到2030年，实现全人群、全生命周期的慢性病健康管理，总体癌症5年生存率提高15%。加强口腔卫生，12岁儿童患龋率控制在

25%以内。

加强重大传染病防控。完善传染病监测预警机制。继续实施扩大国家免疫规划，适龄儿童国家免疫规划疫苗接种率维持在较高水平，建立预防接种异常反应补偿保险机制。加强艾滋病检测、抗病毒治疗和随访管理，全面落实临床用血核酸检测和预防艾滋病母婴传播，疫情保持在低流行水平。建立结核病防治综合服务模式，加强耐多药肺结核筛查和监测，规范肺结核诊疗管理，全国肺结核疫情持续下降。有效应对流感、手足口病、登革热、麻疹等重点传染病疫情。继续坚持以传染源控制为主的血吸虫病综合防治策略，全国所有流行县达到消除血吸虫病标准。继续巩固全国消除疟疾成果。全国所有流行县基本控制包虫病等重点寄生虫病流行。保持控制和消除重点地方病，地方病不再成为危害人民健康的重点问题。加强突发急性传染病防治，积极防范输入性突发急性传染病，加强鼠疫等传统烈性传染病防控。强化重大动物源性传染病的源头治理。

第二节　完善计划生育服务管理

健全人口与发展的综合决策体制机制，完善有利于人口均衡发展的政策体系。改革计划生育服务管理方式，更加注重服务家庭，构建以生育支持、幼儿养育、青少年发展、老人赡养、病残照料为主题的家庭发展政策框架，引导群众负责任、有计划地生育。完善国家计划生育技术服务政策，加大再生育计划生育技术服务保障力度。全面推行知情选择，普及避孕节育和生殖健康知识。完善计划生育家庭奖励扶助制度和特别扶助制度，实行奖励扶助金标准动态调整。坚持和完善计划生育目标管理责任制，完善宣传倡导、依法管理、优质服务、政策推动、综合治理的计划生育长效工作机制。建立健全出生人口监测工作机制。继续开展出生人口性别比治理。到2030年，全国出生人口性别比实现自然平衡。

第三节　推进基本公共卫生服务均等化

继续实施完善国家基本公共卫生服务项目和重大公共卫生服务项目，加强疾病经济负担研究，适时调整项目经费标准，不断丰富和拓展服务内容，提高服务质量，使城乡居民享有均等化的基本公共卫生服务，做好流动人口基本公共卫生计生服务均等化工作。

第八章　提供优质高效的医疗服务

第一节　完善医疗卫生服务体系

全面建成体系完整、分工明确、功能互补、密切协作、运行高效的整合型医疗卫生服务体系。县和市域内基本医疗卫生资源按常住人口和服务半径合理布局，实现人人享有均等化的基本医疗卫生服务；省级及以上分区域统筹配置，整合推进区域医疗资源共享，基本实现优质医疗卫生资源配置均衡化，省域内人人享有均质化的危急重症、疑难病症诊疗和专科医疗服务；依托现有机构，建设一批引领国内、具有全球影响力的国家级医学中心，建设一批区域医学中心和国家临床重点专科群，推进京津冀、长江经济带等区域医疗卫生协同发展，带动医疗服务区域发展和整体水平提升。加强康复、老年病、长期护理、慢性病管理、安宁疗护等接续性医疗机构建设。实施健康扶贫工程，加大对中西部贫困地区医疗卫生机构建设支持力度，提升服务能力，保障贫困人口健康。到 2030 年，15 分钟基本医疗卫生服务圈基本形成，每千常住人口注册护士数达到 4.7 人。

第二节　创新医疗卫生服务供给模式

建立专业公共卫生机构、综合和专科医院、基层医疗卫生机构“三位一体”的重大疾病防控机制，建立信息共享、互联互通机制，推进慢性病防、治、管整体融合发展，实现医防结合。建立不同层级、不同类别、不同举办主体医疗卫生机构间目标明确、权责清晰的分工协作机制，不断完善服务网络、运行机制和激励机制，基层普遍具备居民健康守门人的能力。完善家庭医生签约服务，全面建立成熟完善的分级诊疗制度，形成基层首诊、双向转诊、上下联动、急慢分治的合理就医秩序，健全治疗—康复—长期护理服务链。引导三级公立医院逐步减少普通门诊，重点发展危急重症、疑难病症诊疗。完善医疗联合体、医院集团等多种分工协作模式，提高服务体系整体绩效。加快医疗卫生领域军民融合，积极发挥军队医疗卫生机构作用，更好为人民服务。

第三节　提升医疗服务水平和质量

建立与国际接轨、体现中国特色的医疗质量管理与控制体系，基本健全覆盖主要专业的国家、省、市三级医疗质量控制组织，推出一批国际化标准规范。建设医疗质量管理与控制信息化平台，实现全行业全方位精准、实时管理与控制，持续改进医疗质量和医疗安全，提升医疗服务同质化程度，再住院率、抗菌药物使用率等主要医疗服务质量指标达到或接近世界先进水平。全面实施临床路径管理，规范诊疗行为，优化诊疗流程，增强患者就医获得感。推进合理用药，保障临床用血安全，基本实现医疗机构检查、检验结果互认。加强医疗服务人文关怀，构建和谐医患关系。依法严厉打击涉医违法犯罪行为特别是伤害医务人员的暴力犯罪行为，保护医务人员安全。

第九章　充分发挥中医药独特优势

第一节　提高中医药服务能力

实施中医临床优势培育工程，强化中医药防治优势病种研究，加强中西医结合，提高重大疑难病、危急重症临床疗效。大力发展中医非药物疗法，使其在常见病、多发病和慢性病防治中发挥独特作用。发展中医特色康复服务。健全覆盖城乡的中医医疗保健服务体系。在乡镇卫生院和社区卫生服务中心建立中医馆、国医堂等中医综合服务区，推广适宜技术，所有基层医疗卫生机构都能够提供中医药服务。促进民族医药发展。到2030年，中医药在治未病中的主导作用、在重大疾病治疗中的协同作用、在疾病康复中的核心作用得到充分发挥。

第二节　发展中医养生保健治未病服务

实施中医治未病健康工程，将中医药优势与健康管理结合，探索融健康文化、健康管理、健康保险为一体的中医健康保障模式。鼓励社会力量举办规范的中医养生保健机构，加快养生保健服务发展。拓展中医医院服务领域，为群众提供中医健康咨询评估、干预调理、随访管理等治未病服务。鼓励中医医疗机构、中医医师为中医养生保健机构提供保健咨询和调理等技术支持。开展中医中药中国行活动，大力传播中医药知识和易于掌握的养生保健技术方法，加强中医药非物质文化遗产的保护和传承运用，实现中医药健康养生文化创造性转化、创新性发展。

第三节　推进中医药继承创新

实施中医药传承创新工程，重视中医药经典医籍研读及挖掘，全面系统继承历代各家学术理论、流派及学说，不断弘扬当代名老中医药专家学术思想和临床诊疗经验，挖掘民间诊疗技术和方药，推进中医药文化传承与发展。建立中医药传统知识保护制度，制定传统知识保护名录。融合现代科技成果，挖掘中药方剂，加强重大疑难疾病、慢性病等中医药防治技术和新药研发，不断推动中医药理论与实践发展。发展中医药健康服务，加快打造全产业链服务的跨国公司和国际知名的中国品牌，推动中医药走向世界。保护重要中药资源和生物多样性，开展中药资源普查及动态监测。建立大宗、道地和濒危药材种苗繁育基地，提供中药材市场动态监测信息，促进中药材种植业绿色发展。

第十章　加强重点人群健康服务

第一节　提高妇幼健康水平

实施母婴安全计划，倡导优生优育，继续实施住院分娩补助制度，向孕产妇免费提供生育全过程的基本医疗保健服务。加强出生缺陷综合防治，构建覆盖城乡居民，涵盖孕前、孕期、新生儿各阶段的出生缺陷防治体系。实施健康儿童计划，加强儿童早期发展，加强儿科建设，加大儿童重点疾病防治力度，扩大新生儿疾病筛查，继续开展重点地区儿童营养改善等项目。提高妇女常见病筛查率和早诊早治率。实施妇幼健康和计划生育服务保障工程，提升孕产妇和新生儿危急重症救治能力。

第二节　促进健康老龄化

推进老年医疗卫生服务体系建设，推动医疗卫生服务延伸至社区、家庭。健全医疗卫生机构与养老机构合作机制，支持养老机构开展医疗服务。推进中医药与养老融合发展，推动医养结合，为老年人提供治疗期住院、康复期护理、稳定期生活照料、安宁疗护一体化的健康和养老服务，促进慢性病全程防治管理服务同居家、社区、机构养老紧密结合。鼓励社会力量兴办医养结合机构。加强老年常见病、慢性病的健康指导和综合干预，强化老年人健康管理。推动开展老年心理健康与关怀服务，加强老年痴呆症等的有效干预。推动居家老人长期照护服务发展，全面建立经济困难的高龄、失能老人补贴制度，建立多层次长期护理保障制度。进一步完善政策，使老年人更便捷获得基本药物。

第三节　维护残疾人健康

制定实施残疾预防和残疾人康复条例。加大符合条件的低收入残疾人医疗救助力度，将符合条件的残疾人医疗康复项目按规定纳入基本医疗保险支付范围。建立残疾儿童康复救助制度，有条件的地方对残疾人基本型辅助器具给予补贴。将残疾人康复纳入基本公共服务，实施精准康复，为城乡贫困残疾人、重度残疾人提供基本康复服务。完善医疗机构无障碍设施，改善残疾人医疗服务。进一步完善康复服务体系，加强残疾人康复和托养设施建设，建立医疗机构与残疾人专业康复机构双向转诊机制，推动基层医疗卫生机构优先为残疾人提供基本医疗、公共卫生和健康管理等签约服务。制定实施国家残疾预防行动计划，增强全社会残疾预防意识，开展全人群、全生命周期残疾预防，有效控制残疾的发生和发展。加强对致残疾病及其他致残因素的防控。推动国家残疾预防综合试验区试点工作。继续开展防盲治盲和防聋治聋工作。

第四篇　完善健康保障

第十一章　健全医疗保障体系

第一节　完善全民医保体系

健全以基本医疗保障为主体、其他多种形式补充保险和商业健康保险为补充的多层次医疗保障体系。整合城乡居民基本医保制度和经办管理。健全基本医疗保险稳定可持续筹资和待遇水平调整机制，实现基金中长期精算平衡。完善医保缴费参保政策，均衡单位和个人缴费负担，合理确定政府与个人分担比例。改进职工医保个人账户，开展门诊统筹。进一步健全重特大疾病医疗保障机制，加强基本医保、城乡居民大病保险、商业健康保险与医疗救助等的有效衔接。到 2030 年，全民医保体系成熟定型。

第二节　健全医保管理服务体系

严格落实医疗保险基金预算管理。全面推进医保支付方式改革，积极推进按病种付费、按人头付费，积极探索按疾病诊断相关分组付费（DRGs）、按服务绩效付费，形成总额预算管理下的复合式付费方式，健全医保经办机构与医疗机构的谈判协商与风险分担机制。加快推进基本医保异地就医结算，实现跨省异地安置退休人员住院医疗费用直接结算和符合转诊规定的异地就医住院费用直接结算。全面实现医保智能监控，将医保对医疗机构的监管延伸到医务人员。逐步引入社会力量参与医保经办。加强医疗保险基础标准建设和应用。到 2030 年，全民医保管理服务体系完善高效。

第三节 积极发展商业健康保险

落实税收等优惠政策，鼓励企业、个人参加商业健康保险及多种形式的补充保险。丰富健康保险产品，鼓励开发与健康管理服务相关的健康保险产品。促进商业保险公司与医疗、体检、护理等机构合作，发展健康管理组织等新型组织形式。到2030年，现代商业健康保险服务业进一步发展，商业健康保险赔付支出占卫生总费用比重显著提高。

第十二章 完善药品供应保障体系

第一节 深化药品、医疗器械流通体制改革

推进药品、医疗器械流通企业向供应链上下游延伸开展服务，形成现代流通新体系。规范医药电子商务，丰富药品流通渠道和发展模式。推广应用现代物流管理与技术，健全中药材现代流通网络与追溯体系。落实医疗机构药品、耗材采购主体地位，鼓励联合采购。完善国家药品价格谈判机制。建立药品出厂价格信息可追溯机制。强化短缺药品供应保障和预警，完善药品储备制度和应急供应机制。建设遍及城乡的现代医药流通网络，提高基层和边远地区药品供应保障能力。

第二节 完善国家药物政策

巩固完善国家基本药物制度，推进特殊人群基本药物保障。完善现有免费治疗药品政策，增加艾滋病防治等特殊药物免费供给。保障儿童用药。完善罕见病用药保障政策。建立以基本药物为重点的临床综合评价体系。按照政府调控和市场调节相结合的原则，完善药品价格形成机制。强化价格、医保、采购等政策的衔接，坚持分类管理，加强对市场竞争不充分药

品和高值医用耗材的价格监管，建立药品价格信息监测和信息公开制度，制定完善医保药品支付标准政策。

第五篇　建设健康环境

第十三章　深入开展爱国卫生运动

第一节　加强城乡环境卫生综合整治

持续推进城乡环境卫生整洁行动，完善城乡环境卫生基础设施和长效机制，统筹治理城乡环境卫生问题。加大农村人居环境治理力度，全面加强农村垃圾治理，实施农村生活污水治理工程，大力推广清洁能源。到 2030 年，努力把我国农村建设成为人居环境干净整洁、适合居民生活养老的美丽家园，实现人与自然和谐发展。实施农村饮水安全巩固提升工程，推动城镇供水设施向农村延伸，进一步提高农村集中供水率、自来水普及率、水质达标率和供水保证率，全面建立从源头到龙头的农村饮水安全保障体系。加快无害化卫生厕所建设，力争到 2030 年，全国农村居民基本都能用上无害化卫生厕所。实施以环境治理为主的病媒生物综合预防控制策略。深入推进国家卫生城镇创建，力争到 2030 年，国家卫生城市数量提高到全国城市总数的 50%，有条件的省（自治区、直辖市）实现全覆盖。

第二节　建设健康城市和健康村镇

把健康城市和健康村镇建设作为推进健康中国建设的重要抓手，保障与健康相关的公共设施用地需求，完善相关公共设施体系、布局和标准，把健康融入城乡规划、建设、治理的全过程，促进城市与人民健康协调发展。针对当地居民主要健康问题，编制实施健康城市、健康村镇发展规划。广泛开展健康社区、健康村镇、健康单位、健康家庭等建设，提高社会参与度。重点加强健康学校建设，加强学生健康危害因素监测与评价，完善学校食品安全管理、传染病防控等相关政策。加强健康城市、健康村镇建设监测与评价。到2030年，建成一批健康城市、健康村镇建设的示范市和示范村镇。

第十四章　加强影响健康的环境问题治理

第一节　深入开展大气、水、土壤等污染防治

以提高环境质量为核心，推进联防联控和流域共治，实行环境质量目标考核，实施最严格的环境保护制度，切实解决影响广大人民群众健康的突出环境问题。深入推进产业园区、新城、新区等开发建设规划环评，严格建设项目环评审批，强化源头预防。深化区域大气污染联防联控，建立常态化区域协作机制。完善重度及以上污染天气的区域联合预警机制。全面实施城市空气质量达标管理，促进全国城市环境空气质量明显改善。推进饮用水水源地安全达标建设。强化地下水管理和保护，推进地下水超采区治理与污染综合防治。开展国家土壤环境质量监测网络建设，建立建设用地土壤环境质量调查评估制度，开展土壤污染治理与修复。以耕地为重点，实施农用地分类管理。全面加强农业面源污染防治，有效保护生态系统和遗传多样性。加强噪声污染防控。

第二节　实施工业污染源全面达标排放计划

全面实施工业污染源排污许可管理，推动企业开展自行监测和信息公开，建立排污台账，实现持证按证排污。加快淘汰

高污染、高环境风险的工艺、设备与产品。开展工业集聚区污染专项治理。以钢铁、水泥、石化等行业为重点，推进行业达标排放改造。

第三节　建立健全环境与健康监测、调查和风险评估制度

逐步建立健全环境与健康管理制度。开展重点区域、流域、行业环境与健康调查，建立覆盖污染源监测、环境质量监测、人群暴露监测和健康效应监测的环境与健康综合监测网络及风险评估体系。实施环境与健康风险管理。划定环境健康高风险区域，开展环境污染对人群健康影响的评价，探索建立高风险区域重点项目健康风险评估制度。建立环境健康风险沟通机制。建立统一的环境信息公开平台，全面推进环境信息公开。推进县级及以上城市空气质量监测和信息发布。

第十五章　保障食品药品安全

第一节　加强食品安全监管

完善食品安全标准体系，实现食品安全标准与国际标准基本接轨。加强食品安全风险监测评估，到2030年，食品安全风险监测与食源性疾病报告网络实现全覆盖。全面推行标准化、清洁化农业生产，深入开展农产品质量安全风险评估，推进农兽药残留、重金属污染综合治理，实施兽药抗菌药治理行动。加强对食品原产地指导监管，完善农产品市场准入制度。建立食用农产品全程追溯协作机制，完善统一权威的食品安全监管体制，建立职业化检查员队伍，加强检验检测能力建设，强化日常监督检查，扩大产品抽检覆盖面。加强互联网食品经营治理。加强进口食品准入管理，加大对境外源头食品安全体

系检查力度，有序开展进口食品指定口岸建设。推动地方政府建设出口食品农产品质量安全示范区。推进食品安全信用体系建设，完善食品安全信息公开制度。健全从源头到消费全过程的监管格局，严守从农田到餐桌的每一道防线，让人民群众吃得安全、吃得放心。

第二节　强化药品安全监管

深化药品（医疗器械）审评审批制度改革，研究建立以临床疗效为导向的审批制度，提高药品（医疗器械）审批标准。加快创新药（医疗器械）和临床急需新药（医疗器械）的审评审批，推进仿制药质量和疗效一致性评价。完善国家药品标准体系，实施医疗器械标准提高计划，积极推进中药（材）标准国际化进程。全面加强药品监管，形成全品种、全过程的监管链条。加强医疗器械和化妆品监管。

第十六章　完善公共安全体系

第一节　强化安全生产和职业健康

加强安全生产，加快构建风险等级管控、隐患排查治理两条防线，切实降低重特大事故发生频次和危害后果。强化行业自律和监督管理职责，推动企业落实主体责任，推进职业病危害源头治理，强化矿山、危险化学品等重点行业领域安全生产监管。开展职业病危害基本情况普查，健全有针对性的健康干预措施。进一步完善职业安全卫生标准体系，建立完善重点职业病监测与职业病危害因素监测、报告和管理网络，遏制尘肺病和职业中毒高发势头。建立分级分类监管机制，对职业病危害高风险企业实施重点监管。开展重点行业领域职业病危害专项治理。强化职业病报告制度，开展用人单位职业健康促进工作，预防和控制工伤事故及职业病发生。加强全国个人辐射剂量管理和放射诊疗辐射防护。

第二节　促进道路交通安全

加强道路交通安全设施设计、规划和建设，组织实施公路安全生命防护工程，治理公路安全隐患。严格道路运输安全管理，提升企业安全自律意识，落实运输企业安全生产主体责任。强化安全运行监管能力和安全生产基础支撑。进一步加强道路交通安全治理，提高车辆安全技术标准，提高机动车驾驶人和交通参与者综合素质。到2030年，力争实现道路交通万车死亡率下降30%。

第三节　预防和减少伤害

建立伤害综合监测体系，开发重点伤害干预技术指南和标准。加强儿童和老年人伤害预防和干预，减少儿童交通伤害、溺水和老年人意外跌落，提高儿童玩具和用品安全标准。预防和减少自杀、意外中毒。建立消费品质量安全事故强制报告制度，建立产品伤害监测体系，强化重点领域质量安全监管，减少消费品安全伤害。

第四节　提高突发事件应急能力

加强全民安全意识教育。建立健全城乡公共消防设施建设和维护管理责任机制，到2030年，城乡公共消防设施基本实现全覆盖。提高防灾减灾和应急能力。完善突发事件卫生应急体系，提高早期预防、及时发现、快速反应和有效处置能力。建立包括军队医疗卫生机构在内的海陆空立体化的紧急医学救援体系，提升突发事件紧急医学救援能力。到2030年，建立起覆盖全国、较为完善的紧急医学救援网络，突发事件卫生应急处置能力和紧急医学救援能力达到发达国家水平。进一步健全医疗急救体系，提高救治效率。到2030年，力争将道路交通事故死伤比基本降低到中等发达国家水平。

第五节 健全口岸公共卫生体系

建立全球传染病疫情信息智能监测预警、口岸精准检疫的口岸传染病预防控制体系和种类齐全的现代口岸核生化有害因子防控体系，建立基于源头防控、境内外联防联控的口岸突发公共卫生事件应对机制，健全口岸病媒生物及各类重大传染病监测控制机制，主动预防、控制和应对境外突发公共卫生事件。持续巩固和提升口岸核心能力，创建国际卫生机场（港口）。完善国际旅行与健康信息网络，提供及时有效的国际旅行健康指导，建成国际一流的国际旅行健康服务体系，保障出入境人员健康安全。

提高动植物疫情疫病防控能力，加强进境动植物检疫风险评估准入管理，强化外来动植物疫情疫病和有害生物查验截获、检测鉴定、除害处理、监测防控规范化建设，健全对购买和携带人员、单位的问责追究体系，防控国际动植物疫情疫病及有害生物跨境传播。健全国门生物安全查验机制，有效防范物种资源丧失和外来物种入侵。

第六篇 发展健康产业

第十七章 优化多元办医格局

进一步优化政策环境，优先支持社会力量举办非营利性医疗机构，推进和实现非营利性民营医院与公立医院同等待遇。鼓励医师利用业余时间、退休医师到基层医疗卫生机构执业或开设工作室。个体诊所设置不受规划布局限制。破除社会力量进入医疗领域的不合理限制和隐性壁垒。逐步扩大外资兴办医疗机构的范围。加大政府购买服务的力度，支持保险业投资、设立医疗机构，推动非公立医疗机构向高水平、规模化方向发展，鼓励发展专业性医院管理集团。加强政府监管、行业自律与社会监督，促进非公立医疗机构规范发展。

第十八章　发展健康服务新业态

积极促进健康与养老、旅游、互联网、健身休闲、食品融合，催生健康新产业、新业态、新模式。发展基于互联网的健康服务，鼓励发展健康体检、咨询等健康服务，促进个性化健康管理服务发展，培育一批有特色的健康管理服务产业，探索推进可穿戴设备、智能健康电子产品和健康医疗移动应用服务等发展。规范发展母婴照料服务。培育健康文化产业和体育医疗康复产业。制定健康医疗旅游行业标准、规范，打造具有国际竞争力的健康医疗旅游目的地。大力发展中医药健康旅游。打造一批知名品牌和良性循环的健康服务产业集群，扶持一大批中小微企业配套发展。

引导发展专业的医学检验中心、医疗影像中心、病理诊断中心和血液透析中心等。支持发展第三方医疗服务评价、健康管理服务评价，以及健康市场调查和咨询服务。鼓励社会力量提供食品药品检测服务。完善科技中介体系，大力发展专业化、市场化医药科技成果转化服务。

第十九章　积极发展健身休闲运动产业

进一步优化市场环境，培育多元主体，引导社会力量参与健身休闲设施建设运营。推动体育项目协会改革和体育场馆资源所有权、经营权分离改革，加快开放体育资源，创新健身休闲运动项目推广普及方式，进一步健全政府购买体育公共服务的体制机制，打造健身休闲综合服务体。鼓励发展多种形式的体育健身俱乐部，丰富业余体育赛事，积极培育冰雪、山地、水上、汽摩、航空、极限、马术等具有消费引领特征的时尚休闲运动项目，打造具有区域特色的健身休闲示范区、健身休闲产业带。

第二十章　促进医药产业发展

第一节　加强医药技术创新

完善政产学研用协同创新体系，推动医药创新和转型升级。加强专利药、中药新药、新型制剂、高端医疗器械等创新能力建设，推动治疗重大疾病的专利到期药物实现仿制上市。大力发展生物药、化学药新品种、优质中药、高性能医疗器械、新型辅料包材和制药设备，推动重大药物产业化，加快医疗器械转型升级，提高具有自主知识产权的医学诊疗设备、医用材料的国际竞争力。加快发展康复辅助器具产业，增强自主创新能力。健全质量标准体系，提升质量控制技术，实施绿色和智能改造升级，到 2030 年，药品、医疗器械质量标准全面与国际接轨。

第二节　提升产业发展水平

发展专业医药园区，支持组建产业联盟或联合体，构建创新驱动、绿色低碳、智能高效的先进制造体系，提高产业集中度，增强中高端产品供给能力。大力发展医疗健康服务贸易，推动医药企业走出去和国际产业合作，提高国际竞争力。到 2030 年，具有自主知识产权新药和诊疗装备国际市场份额大幅提高，高端医疗设备市场国产化率大幅提高，实现医药工业中高速发展和向中高端迈进，跨入世界制药强国行列。推进医药流通行业转型升级，减少流通环节，提高流通市场集中度，形成一批跨国大型药品流通企业。

第七篇　健全支撑与保障

第二十一章　深化体制机制改革

第一节　把健康融入所有政策

加强各部门各行业的沟通协作，形成促进健康的合力。全面建立健康影响评价评估制度，系统评估各项经济社会发展规划和政策、重大工程项目对健康的影响，健全监督机制。畅通公众参与渠道，加强社会监督。

第二节　全面深化医药卫生体制改革

加快建立更加成熟定型的基本医疗卫生制度，维护公共医疗卫生的公益性，有效控制医药费用不合理增长，不断解决群众看病就医问题。推进政事分开、管办分开，理顺公立医疗卫生机构与政府的关系，建立现代公立医院管理制度。清晰划分中央和地方以及地方各级政府医药卫生管理事权，实施属地化和全行业管理。推进军队医院参加城市公立医院改革、纳入国家分级诊疗体系工作。健全卫生计生全行业综合监管体系。

第三节　完善健康筹资机制

健全政府健康领域相关投入机制，调整优化财政支出结构，加大健康领域投入力度，科学合理界定中央政府和地方政府支出责任，履行政府保障基本健康服务需求的责任。中央财政在安排相关转移支付时对经济欠发达地区予以倾斜，提高资金使用效益。建立结果导向的健康投入机制，开展健康投入绩效监测和评价。充分调动社会组织、企业等的积极性，形成多元筹资格局。鼓励金融等机构创新产品和服务，完善扶持措施。大力发展慈善事业，鼓励社会和个人捐赠与互助。

第四节　加快转变政府职能

进一步推进健康相关领域简政放权、放管结合、优化服务。继续深化药品、医疗机构等审批改革，规范医疗机构设置审批行为。推进健康相关部门依法行政，推进政务公开和信息公开。加强卫生计生、体育、食品药品等健康领域监管创新，加快构建事中和事后监管体系，全面推开“双随机、一公开”机制建设。推进综合监管，加强行业自律和诚信建设，鼓励行业协会商会发展，充分发挥社会力量在监管中的作用，促进公平竞争，推动健康相关行业科学发展，简化健康领域公共服务流程，优化政府服务，提高服务效率。

第二十二章　加强健康人力资源建设

第一节　加强健康人才培养培训

加强医教协同，建立完善医学人才培养供需平衡机制。改革医学教育制度，加快建成适应行业特点的院校教育、毕业后教育、继续教育三阶段有机衔接的医学人才培养培训体系。完善医学教育质量保障机制，建立与国际医学教育实质等效的医学专业认证制度。以全科医生为重点，加强基层人才队伍建设。完善住院医师与专科医师培养培训制度，建立公共卫生与临床医学复合型高层次人才培养机制。强化面向全员的继续医学教育制度。加大基层和偏远地区扶持力度。加强全科、儿科、产科、精神科、病理、护理、助产、康复、心理健康等急需紧缺专业人才培养培训。加强药师和中医药健康服务、卫生应急、卫生信息化复合人才队伍建设。加强高层次人才队伍建设，引进和培养一批具有国际领先水平的学科带头人。推进卫生管理人员专业化、职业化。调整优化适应健康服务产业发展的医学教育专业结构，加大养老护理员、康复治疗师、心理咨询师等健康人才培养培训力度。支持建立以国家健康医疗开放大学为基础、中国健康医疗教育慕课联盟为支撑的健康教育培训云平台，便捷医务人员终身教育。加强社会体育指导员队伍建设，到2030年，实现每千人拥有社会体育指导员2.3名。

第二节　创新人才使用评价激励机制

落实医疗卫生机构用人自主权，全面推行聘用制，形成能进能出的灵活用人机制。落实基层医务人员工资政策。创新医务人员使用、流动与服务提供模式，积极探索医师自由执业、医师个体与医疗机构签约服务或组建医生集团。建立符合医疗卫生行业特点的人事薪酬制度。对接国际通行模式，进一步优化和完善护理、助产、医疗辅助服务、医疗卫生技术等方面人员评价标准。创新人才评价机制，不将论文、外语、科研等作为基层卫生人才职称评审的硬性要求，健全符合全科医生岗位特点的人才评价机制。

第二十三章　推动健康科技创新

第一节　构建国家医学科技创新体系

大力加强国家临床医学研究中心和协同创新网络建设，进一步强化实验室、工程中心等科研基地能力建设，依托现有机构推进中医药临床研究基地和科研机构能力建设，完善医学研究科研基地布局。加强资源整合和数据交汇，统筹布局国家生物医学大数据、生物样本资源、实验动物资源等资源平台，建设心脑血管、肿瘤、老年病等临床医学数据示范中心。实施中国医学科学院医学与健康科技创新工程。加快生物医药和大健康产业基地建设，培育健康产业高新技术企业，打造一批医学研究和健康产业创新中心，促进医研企结合，推进医疗机构、科研院所、高等学校和企业等创新主体高效协同。加强医药成果转化推广平台建设，促进医学成果转化推广。建立更好的医学创新激励机制和以应用为导向的成果评价机制，进一步健全科研基地、生物安全、技术评估、医学研究标准与规范、医学伦理与科研诚信、知识产权等保障机制，加强科卫协同、军民融合、省部合作，有效提升基础前沿、关键共性、社会公益和战略高科技的研究水平。

第二节　推进医学科技进步

启动实施脑科学与类脑研究、健康保障等重大科技项目和重大工程，推进国家科技重大专项、国家重点研发计划重点专项等科技计划。发展组学技术、干细胞与再生医学、新型疫苗、生物治疗等医学前沿技术，加强慢病防控、精准医学、智慧医疗等关键技术突破，重点部署创新药物开发、医疗器械国产化、中医药现代化等任务，显著增强重大疾病防治和健康产业发展的科技支撑能力。力争到2030年，科技论文影响力和三方专利总量进入国际前列，进一步提高科技创新对医药工业增长贡献率和成果转化率。

第二十四章　建设健康信息化服务体系

第一节　完善人口健康信息服务体系建设

全面建成统一权威、互联互通的人口健康信息平台，规范和推动“互联网+健康医疗”服务，创新互联网健康医疗服务模式，持续推进覆盖全生命周期的预防、治疗、康复和自主健康管理一体化的国民健康信息服务。实施健康中国云服务计划，全面建立远程医疗应用体系，发展智慧健康医疗便民惠民服务。建立人口健康信息化标准体系和安全保护机制。做好公民入伍前与退伍后个人电子健康档案军地之间接续共享。到2030年，实现国家省市县四级人口健康信息平台互通共享、规范应用，人人拥有规范化的电子健康档案和功能完备的健康卡，远程医疗覆盖省市县乡四级医疗卫生机构，全面实现人口健康信息规范管理和使用，满足个性化服务和精准化医疗的需求。

第二节　推进健康医疗大数据应用

加强健康医疗大数据应用体系建设，推进基于区域人口健康信息平台的医疗健康大数据开放共享、深度挖掘和广泛应用。消除数据壁垒，建立跨部门跨领域密切配合、统一归口的健康医疗数据共享机制，实现公共卫生、计划生育、医疗服务、医疗保障、药品供应、综合管理等应用信息系统数据采集、集成共享和业务协同。建立和完善全国健康医疗数据资源目录体系，全面深化健康医疗大数据在行业治理、临床和科研、公共卫生、教育培训等领域的应用，培育健康医疗大数据应用新业态。加强健康医疗大数据相关法规和标准体系建设，强化国家、区域人口健康信息工程技术能力，制定分级分类分域的数据应用政策规范，推进网络可信体系建设，注重内容安全、数据安全和技术安全，加强健康医疗数据安全保障和患者隐私保护。加强互联网健康服务监管。

第二十五章　加强健康法治建设

推动颁布并实施基本医疗卫生法、中医药法，修订实施药品管理法，加强重点领域法律法规的立法和修订工作，完善部门规章和地方政府规章，健全健康领域标准规范和指南体系。强化政府在医疗卫生、食品、药品、环境、体育等健康领域的监管职责，建立政府监管、行业自律和社会监督相结合的监督管理体制。加强健康领域监督执法体系和能力建设。

第二十六章　加强国际交流合作

实施中国全球卫生战略，全方位积极推进人口健康领域的国际合作。以双边合作机制为基础，创新合作模式，加强人文交流，促进我国和“一带一路”沿线国家卫生合作。加强南南合作，落实中非公共卫生合作计划，继续向发展中国家派遣医疗队员，重点加强包括妇幼保健在内的医疗援助，重点支持疾病预防控制体系建设。加强中医药国际交流与合作。充分利用国家高层战略对话机制，将卫生纳入大国外交议程。积极参与全球卫生治理，在相关国际标准、规范、指南等的研究、谈判与制定中发挥影响，提升健康领域国际影响力和制度性话语权。

第八篇　强化组织实施

第二十七章　加强组织领导

完善健康中国建设推进协调机制，统筹协调推进健康中国建设全局性工作，审议重大项目、重大政策、重大工程、重大问题和重要工作安排，加强战略谋划，指导部门、地方开展工作。

各地区各部门要将健康中国建设纳入重要议事日程，健全领导体制和工作机制，将健康中国建设列入经济社会发展规划，将主要健康指标纳入各级党委和政府考核指标，完善考核机制和问责制度，做好相关任务的实施落实工作。注重发挥工会、共青团、妇联、残联等群团组织以及其他社会组织的作用，充分发挥民主党派、工商联和无党派人士作用，最大限度凝聚全社会共识和力量。

第二十八章　营造良好社会氛围

大力宣传党和国家关于维护促进人民健康的重大战略思想和方针政策，宣传推进健康中国建设的重大意义、总体战略、目标任务和重大举措。加强正面宣传、舆论监督、科学引导和典型报道，增强社会对健康中国建设的普遍认知，形成全社会关心支持健康中国建设的良好社会氛围。

第二十九章　做好实施监测

制定实施五年规划等政策文件，对本规划纲要各项政策和措施进行细化完善，明确各个阶段所要实施的重大工程、重大项目和重大政策。建立常态化、经常化的督查考核机制，强化激励和问责。建立健全监测评价机制，制定规划纲要任务部门分工方案和监测评估方案，并对实施进度和效果进行年度监测和评估，适时对目标任务进行必要调整。充分尊重人民群众的首创精神，对各地在实施规划纲要中好的做法和有效经验，要及时总结，积极推广。

关于促进健康服务业发展的若干意见

国务院（2013 年 9 月 28 日）

新一轮医药卫生体制改革实施以来，取得重大阶段性成效，全民医保基本实现，基本医疗卫生制度初步建立，人民群众得到明显实惠，也为加快发展健康服务业创造了良好条件。为实现人人享有基本医疗卫生服务的目标，满足人民群众不断增长的健康服务需求，要继续贯彻落实《中共中央国务院关于深化医药卫生体制改革的意见》（中发〔2009〕6 号），坚定不移地深化医药卫生体制改革，坚持把基本医疗卫生制度作为公共产品向全民提供的核心理念，按照保基本、强基层、建机制的基本原则，加快健全全民医保体系，巩固完善基本药物制度和基层运行新机制，积极推进公立医院改革，统筹推进基本公共卫生服务均等化等相关领域改革。同时，要广泛动员社会力量，多措并举发展健康服务业。

健康服务业以维护和促进人民群众身心健康为目标，主要包括医疗服务、健康管理与促进、健康保险以及相关服务，涉及药品、医疗器械、保健用品、保健食品、健身产品等支撑产业，覆盖面广，产业链长。加快发展健康服务业，是深化医改、改善民生、提升全民健康素质的必然要求，是进一步扩大内需、促进就业、转变经济发展方式的重要举措，对稳增长、调结构、促改革、惠民生，全面建成小康社会具有重要意义。为促进健康服务业发展，现提出以下意见。

一、总体要求

（一）指导思想

以邓小平理论、“三个代表”重要思想、科学发展观为指导，在切实保障人民群众基本医疗卫生服务需求的基础上，转变政府职能，加强政策引导，充分调动社会力量的积极性和创造性，大力引入社会资本，着力扩大供给、创新服务模式、提高消费能力，不断满足人民群众多层次、多样化的健康服务需求，为经济社会转型发展注入新的动力，为促进人的全面发展创造必要条件。

（二）基本原则

坚持以人为本、统筹推进。把提升全民健康素质和水平作为健康服务业发展的根本出发点、落脚点，切实维护人民群众健康权益。区分基本和非基本健康服务，实现两者协调发展。统筹城乡、区域健康服务资源配置，促进均衡发展。

坚持政府引导、市场驱动。强化政府在制度建设、规划和政策制定及监管等方面的职责。发挥市场在资源配置中的基础性作用，激发社会活力，不断增加健康服务供给，提高服务质量和效率。

坚持深化改革、创新发展。强化科技支撑，拓展服务范围，鼓励发展新型业态，提升健康服务规范化、专业化水平，建立符合国情、可持续发展的健康服务业体制机制。

（三）发展目标

到2020年，基本建立覆盖全生命周期、内涵丰富、结构合理的健康服务业体系，打造一批知名品牌和良性循环的健康服务产业集群，并形成一定的国际竞争力，基本满足广大人民群众的健康服务需求。健康服务业总规模达到8万亿元以上，成为推动经济社会持续发展的重要力量。

——医疗服务能力大幅提升。医疗卫生服务体系更加完善，形成以非营利性医疗机构为主体、营利性医疗机构为补充，公立医疗机构为主导、非公立医疗机构共同发展的多元办医格局。康复、护理等服务业快速增长。各类医疗卫生机构服务质量进一步提升。

——健康管理与促进服务水平明显提高。中医医疗保健、健康养老以及健康体检、咨询管理、体质测定、体育健身、医疗保健旅游等多样化健康服务得到较大发展。

——健康保险服务进一步完善。商业健康保险产品更加丰富，参保人数大幅增加，商业健康保险支出占卫生总费用的比重大幅提高，形成较为完善的健康保险机制。

——健康服务相关支撑产业规模显著扩大。药品、医疗器械、康复辅助器具、保健用品、健身产品等研发制造技术水平有较大提升，具有自主知识产权产品的市场占有率大幅提升，相关流通行业有序发展。

——健康服务业发展环境不断优化。健康服务业政策和法规体系建立健全，行业规范、标准更加科学完善，行业管理和监督更加有效，人民群众健康意识和素养明显提高，形成全社会参与、支持健康服务业发展的良好环境。

二、主要任务

（一）大力发展医疗服务

加快形成多元办医格局。切实落实政府办医责任，合理制定区域卫生规划和医疗机构设置规划，明确公立医疗机构的数量、规模和布局，坚持公立医疗机构面向城乡居民提供基本医疗服务的主导地位。同时，鼓励企业、慈善机构、基金会、商业保险机构等以出资新建、参与改制、托管、公办民营等多种形式投资医疗服务业。大力支持社会资本举办非营利性医疗机构、提供基本医疗卫生服务。进一步放宽中外合资、合作办医条件，逐步扩大具备条件的境外资本设立独资医疗机构试点。各地要清理取消不合理的规定，加快落实对非公立医疗机构和公立医疗机构在市场准入、社会保险定点、重点专科建设、职称评定、学术地位、等级评审、技术准入等方面同等对待的政策。对出资举办非营利性医疗机构的非公经济主体的上下游产业链项目，优先按相关产业政策给予扶持。鼓励地方加大改革创新力度，在社会办医方面先行先试，国家选择有条件的地区和重点项目作为推进社会办医联系点。

优化医疗服务资源配置。公立医院资源丰富的城市要加快推进国有企业所办医疗机构改制试点；国家确定部分地区进行公立医院改制试点。引导非公立医疗机构向高水平、规模化方向发展，鼓励发展专业性医院管理集团。二级以上医疗机构检验对所有医疗机构开放，推动医疗机构间检查结果互认。各级政府要继续采取完善体制机制、购买社会服务、加强设施建设、强化人才和信息化建设等措施，促进优质资源向贫困地区和农村延伸。各地要鼓励以城市二级医院转型、新建等多种方式，合理布局、积极发展康复医院、老年病医院、护理院、临终关怀医院等医疗机构。

推动发展专业、规范的护理服务。推进临床护理服务价格调整，更好地体现服务成本和护理人员技术劳动价值。强化临床护理岗位责任管理，完善质量评价机制，加强培训考核，提高护理质量，建立稳定护理人员队伍的长效机制。科学开展护理职称评定，评价标准侧重临床护理服务数量、质量、患者满意度及医德医风等。加大政策支持力度，鼓励发展康复护理、老年护理、家庭护理等适应不同人群需要的护理服务，提高规范化服务水平。

（二）加快发展健康养老服务

推进医疗机构与养老机构等加强合作。在养老服务中充分融入健康理念，加强医疗卫生服务支撑。建立健全医疗机构与养老机构之间的业务协作机制，鼓励开通养老机构与医疗机构的预约就诊绿色通道，协同做好老年人慢性病管理和康复护理。增强医疗机构为老年人提供便捷、优先优惠医疗服务的能力。推动二级以上医院与老年病医院、老年护理院、康复疗养机构等之间的转诊与合作。各地要统筹医疗服务与养老服务资源，合理布局养老机构与老年病医院、老年护理院、康复疗养机构等，形成规模适宜、功能互补、安全便捷的健康养老服务网络。

发展社区健康养老服务。提高社区为老年人提供日常护理、慢性病管理、康复、健康教育和咨询、中医保健等服务的能力，鼓励医疗机构将护理服务延伸至居民家庭。鼓励发展日间照料、全托、半托等多种形式的老年人照料服务，逐步丰富和完善服务内容，做好上门巡诊等健康延伸服务。

（三）积极发展健康保险

丰富商业健康保险产品。在完善基本医疗保障制度、稳步提高基本医疗保障水平的基础上，鼓励商业保险公司提供多样化、多层次、规范化的产品和服务。鼓励发展与基本医疗保险相衔接的商业健康保险，推进商业保险公司承办城乡居民大病保险，扩大人群覆盖面。积极开发长期护理商业险以及与健康管理、养老等服务相关的商业健康保险产品。推行医疗责任保险、医疗意外保险等多种形式医疗执业保险。

发展多样化健康保险服务。建立商业保险公司与医疗、体检、护理等机构合作的机制，加强对医疗行为的监督和对医疗费用的控制，促进医疗服务行为规范化，为参保人提供健康风险评估、健康风险干预等服务，并在此基础上探索健康管理组织等新型组织形式。鼓励以政府购买服务的方式委托具有资质的商业保险机构开展各类医疗保险经办服务。

（四）全面发展中医药医疗保健服务

提升中医健康服务能力。充分发挥中医医疗预防保健特色优势，提升基层中医药服务能力，力争使所有社区卫生服务机构、乡镇卫生院和 70% 的村卫生室具备中医药服务能力。推动医疗机构开展中医医疗预防保健服务，鼓励零售药店提供中医坐堂诊疗服务。开发中医诊疗、中医药养生保健仪器设备。

推广科学规范的中医保健知识及产品。加强药食同用中药材的种植及产品研发与应用，开发适合当地环境和生活习惯的保健养生产品。宣传普及中医药养生保健知识，推广科学有效的中医药养生、保健服务，鼓励有资质的中医师在养生保健机构提供保健咨询和调理等服务。鼓励和扶持优秀的中医药机构到境外开办中医医院、连锁诊所等，培育国际知名的中医药品牌和服务机构。

（五）支持发展多样化健康服务

发展健康体检、咨询等健康服务。引导体检机构提高服务水平，开展连锁经营。加快发展心理健康服务，培育专业化、规范化的心理咨询、辅导机构。规范发展母婴照料服务。推进全科医生服务模式和激励机制改革试点，探索面向居民家庭的签约服务。大力开展健康咨询和疾病预防，促进以治疗为主转向预防为主。

发展全民体育健身。进一步开展全民健身运动，宣传、普及科学健身知识，提高人民群众体育健身意识，引导体育健身消费。加强基层多功能群众健身设施建设，到2020年，80%以上的市（地）、县（市、区）建有“全民健身活动中心”，70%以上的街道（乡镇）、社区（行政村）建有便捷、实用的体育健身设施。采取措施推动体育场馆、学校体育设施等向社会开放。支持和引导社会力量参与体育场馆的建设和运营管理。鼓励发展多种形式的体育健身俱乐部和体育健身组织，以及运动健身培训、健身指导咨询等服务。大力支持青少年、儿童体育健身，鼓励发展适合其成长特点的体育健身服务。

发展健康文化和旅游。支持健康知识传播机构发展，培育健康文化产业。鼓励有条件的地区面向国际国内市场，整合当地优势医疗资源、中医药等特色养生保健资源、绿色生态旅游资源，发展养生、体育和医疗健康旅游。

（六）培育健康服务业相关支撑产业

支持自主知识产权药品、医疗器械和其他相关健康产品的研发制造和应用。继续通过相关科技、建设专项资金和产业基金，支持创新药物、医疗器械、新型生物医药材料研发和产业化，支持到期专利药品仿制，支持老年人、残疾人专用保健用品、康复辅助器具研发生产。支持数字化医疗产品和适用于个人及家庭的健康检测、监测与健康物联网等产品的研发。加大政策支持力度，提高具有自主知识产权的医学设备、材料、保健用品的国内市场占有率和国际竞争力。

大力发展第三方服务。引导发展专业的医学检验中心和影像中心。支持发展第三方的医疗服务评价、健康管理服务评价，以及健康市场调查和咨询服务。公平对待社会力量提供食品药品检测服务。鼓励药学研究、临床试验等生物医药研发服务外包。完善科技中介体系，大力发展专业化、市场化的医药科技成果转化服务。

支持发展健康服务产业集群。鼓励各地结合本地实际和特色优势，合理定位、科学规划，在土地规划、市政配套、机构准入、人才引进、执业环境等方面给予政策扶持和倾斜，打造健康服务产业集群，探索体制创新。要通过加大科技支撑、深化行政审批制度改革、产业政策引导等综合措施，培育一批医疗、药品、医疗器械、中医药等重点产业，打造一批具有国际影响力的知名品牌。

（七）健全人力资源保障机制

加大人才培养和职业培训力度。支持高等院校和中等职业学校开设健康服务业相关学科专业，引导有关高校合理确定相关专业人才培养规模。鼓励社会资本举办职业院校，规范并加快培养护士、养老护理员、药剂师、营养师、育婴师、按摩师、康复治疗师、健康管理师、健身教练、社会体育指导员等从业人员。对参加相关职业培训和职业技能鉴定的人员，符合条件的按规定给予补贴。建立健全健康服务业从业人员继续教育制度。各地要把发展健康服务业与落实各项就业创业扶持政策紧密结合起来，充分发挥健康服务业吸纳就业的作用。

促进人才流动。加快推进规范的医师多点执业。鼓励地方探索建立区域性医疗卫生人才充分有序流动的机制。不断深化公立医院人事制度改革，推动医务人员保障社会化管理，逐步变身份管理为岗位管理。探索公立医疗机构与非公立医疗机构在技术和人才等方面的合作机制，对非公立医疗机构的人才培养、培训和进修等给予支持。在养老机构服务的具有执业资格的医护人员，在职称评定、专业技术培训和继续医学教育等方面，享有与医疗机构医护人员同等待遇。深入实施医药卫生领域人才项目，吸引高层次医疗卫生人才回国服务。

（八）夯实健康服务业发展基础

推进健康服务信息化。制定相关信息数据标准，加强医院、医疗保障等信息管理系统建设，充分利用现有信息和网络设施，尽快实现医疗保障、医疗服务、健康管理等信息的共享。积极发展网上预约挂号、在线咨询、交流互动等健康服务。以面向基层、偏远和欠发达地区的远程影像诊断、远程会诊、远程监护指导、远程手术指导、远程教育等为主要内容，发展远程医疗。探索发展公开透明、规范运作、平等竞争的药品和医疗器械电子商务平台。支持研制、推广适应广大乡镇和农村地区需求的低成本数字化健康设备与信息系统。逐步扩大数字化医疗设备配备，探索发展便携式健康数据采集设备，与物联网、移动互联网融合，不断提升自动化、智能化健康信息服务水平。

加强诚信体系建设。引导企业、相关从业人员增强诚信意识，自觉开展诚信服务，加强行业自律和社会监督，加快建设诚信服务制度。充分发挥行业协会、学会在业内协调、行业发展、监测研究，以及标准制订、从业人员执业行为规范、行业信誉维护等方面的作用。建立健全不良执业记录制度、失信惩戒以及强制退出机制，将健康服务机构及其从业人员诚信经营和执业情况纳入统一信用信息平台。加强统计监测工作，加快完善健康服务业统计调查方法和指标体系，健全相关信息发布制度。

三、政策措施

（一）放宽市场准入

建立公开、透明、平等、规范的健康服务业准入制度，凡是法律法规没有明令禁入的领域，都要向社会资本开放，并不断扩大开放领域；凡是对本地资本开放的领域，都要向外地资本开放。民办非营利性机构享受与同行业公办机构同等待遇。对连锁经营的服务企业实行企业总部统一办理工商注册登记手续。各地要进一步规范、公开医疗机构设立的基本标准、审批程序，严控审批时限，下放审批权限，及时发布机构设置和规划布局调整等信息，鼓励有条件的地方采取招标等方式确定举办或运行主体。简化对康复医院、老年病医院、儿童医院、护理院等紧缺型医疗机构的立项、开办、执业资格、医保定点等审批手续。研究取消不合理的前置审批事项。放宽对营利性医院的数量、规模、布局以及大型医用设备配置的限制。

（二）加强规划布局和用地保障

各级政府要在土地利用总体规划和城乡规划中统筹考虑健康服务业发展需要，扩大健康服务业用地供给，优先保障非营利性机构用地。新建居住区和社区要按相关规定在公共服务设施中保障医疗卫生、文化体育、社区服务等健康服务业相关设施的配套。支持利用以划拨方式取得的存量房产和原有土地兴办健康服务业，土地用途和使用权人可暂不变更。连续经营1年以上、符合划拨用地目录的健康服务项目可按划拨土地办理用地手续；不符合划拨用地目录的，可采取协议出让方式办理用地手续。

（三）优化投融资引导政策

鼓励金融机构按照风险可控、商业可持续原则加大对健康服务业的支持力度，创新适合健康服务业特点的金融产品和服务方式，扩大业务规模。积极支持符合条件的健康服务企业上市融资和发行债券。鼓励各类创业投资机构和融资担保机构对健康服务领域创新型新业态、小微企业开展业务。政府引导、推动设立由金融和产业资本共同筹资的健康产业投资基金。创新健康服务业利用外资方式，有效利用境外直接投资、国际组织和外国政府优惠贷款、国际商业贷款。大力引进境外专业人才、管理技术和经营模式，提高健康服务业国际合作的知识和技术水平。

（四）完善财税价格政策

建立健全政府购买社会服务机制，由政府负责保障的健康服务类公共产品可通过购买服务的方式提供，逐步增加政府采购的类别和数量。创新财政资金使用方式，引导和鼓励融资性担保机构等支持健康服务业发展。将健康服务业纳入服务业发展引导资金支持范围并加大支持力度。符合条件、提供基本医疗卫生服务的非公立医疗机构，其专科建设、设备购置、人才队伍建设纳入财政专项资金支持范围。完善政府投资补助政策，通过公办民营、民办公助等方式，支持社会资本举办非营利性健康服务机构。经认定为高新技术企业的医药企业，依法享受高新技术企业税收优惠政策。企业、个人通过公益性社会团体或者县级以上人民政府及其部门向非营利性医疗机构的捐赠，按照税法及相关税收政策的规定在税前扣除。发挥价格在促进健康服务业发展中的作用。非公立医疗机构用水、用电、用气、用热实行与公立医疗机构同价政策。各地对非营利性医疗机构建设免予征收有关行政事业性收费，对营利性医疗机构建设减半征收有关行政事业性收费。清理和取消对健康服务机构不合法、不合理的行政事业性收费项目。纠正各地自行出台的歧视性价格政策。探索建立医药价格形成新机制。非公立医疗机构医疗服务价格实行市场调节价。

（五）引导和保障健康消费可持续增长

政府进一步加大对健康服务领域的投入，并向低收入群体倾斜。完善引导参保人员利用基层医疗服务、康复医疗服务的措施。着力建立健全工伤预防、补偿、康复相结合的工伤保险制度体系。鼓励地方结合实际探索对经济困难的高龄、独居、失能老年人补贴等直接补助群众健康消费的具体形式。企业根据国家有关政策规定为其员工支付的补充医疗保险费，按税收政策规定在企业所得税税前扣除。借鉴国外经验并结合我国国情，健全完善健康保险有关税收政策。

（六）完善健康服务法规标准和监管

推动制定、修订促进健康服务业发展的相关法律、行政法规。以规范服务行为、提高服务质量和提升服务水平为核心，健全服务标准体系，强化标准的实施，提高健康服务业标准化水平。在新兴的健康服务领域，鼓励龙头企业、地方和行业协会参与制订服务标准。在暂不能实行标准化的健康服务行业，广泛推行服务承诺、服务公约、服务规范等制度。完善监督机制，创新监管方式，推行属地化管理，依法规范健康服务机构从业行为，强化服务质量监管和市场日常监管，严肃查处违法经营行为。

（七）营造良好社会氛围

充分利用广播电视、平面媒体及互联网等新兴媒体深入宣传健康知识，鼓励开办专门的健康频道或节目栏目，倡导健康的生活方式，在全社会形成重视和促进健康的社会风气。通过广泛宣传和典型报道，不断提升健康服务业从业人员的社会地位。规范药品、保健食品、医疗机构等方面广告和相关信息发布行为，严厉打击虚假宣传和不实报道，积极营造良好的健康消费氛围。

各地区、各部门要高度重视，把发展健康服务业放在重要位置，加强沟通协调，密切协作配合，形成工作合力。各有关部门要根据本意见要求，各负其责，并按职责分工抓紧制定相关配套文件，确保各项任务措施落实到位。省级人民政府要结合实际制定具体方案、规划或专项行动计划，促进本地区健康服务业有序快速发展。发展改革委要会同有关部门对落实本意见的情况进行监督检查和跟踪分析，重大情况和问题及时向国务院报告。国务院将适时组织专项督查。

关于扶持和促进中医药事业发展的若干意见

国务院（2009 年 5 月 7 日）

一、充分认识扶持和促进中医药事业发展的重要性和紧迫性

长期以来，中医药和西医药互相补充、协调发展，共同担负着维护和增进人民健康的任务，这是我国医药卫生事业的重要特征和显著优势。中医药临床疗效确切、预防保健作用独特、治疗方式灵活、费用比较低廉，特别是随着健康观念变化

和医学模式转变，中医药越来越显示出独特优势。中医药作为中华民族的瑰宝，蕴含着丰富的哲学思想和人文精神，是我国文化软实力的重要体现。扶持和促进中医药事业发展，对于深化医药卫生体制改革、提高人民群众健康水平、弘扬中华文化、促进经济发展和社会和谐，都具有十分重要的意义。

随着经济全球化、科技进步和现代医学的快速发展，我国中医药发展环境发生了深刻变化，面临许多新情况、新问题。中医药特色优势逐渐淡化，服务领域趋于萎缩；老中医药专家很多学术思想和经验得不到传承，一些特色诊疗技术、方法濒临失传，中医药理论和技术方法创新不足；中医中药发展不协调，野生中药资源破坏严重；中医药发展基础条件差，人才匮乏。各地区、各有关部门要充分认识扶持和促进中医药事业发展的重要性和紧迫性，采取有效措施，全面加强中医药工作，开创中医药事业持续健康发展新局面。

二、发展中医药事业的指导思想和基本原则

（一）指导思想

坚持以邓小平理论和“三个代表”重要思想为指导，全面贯彻落实科学发展观，把满足人民群众对中医药服务的需求作为中医药工作的出发点。遵循中医药发展规律，保持和发扬中医药特色优势，推动继承与创新，丰富和发展中医药理论与实践，促进中医中药协调发展，为提高全民健康水平服务。

（二）基本原则

坚持中西医并重，把中医药与西医药摆在同等重要的位置；坚持继承与创新的辩证统一，既要保持特色优势又要积极利用现代科技；坚持中医与西医相互取长补短、发挥各自优势，促进中西医结合；坚持统筹兼顾，推进中医药医疗、保健、科研、教育、产业、文化全面发展；坚持发挥政府扶持作用，动员各方面力量共同促进中医药事业发展。

三、发展中医医疗和预防保健服务

（一）加强中医医疗服务体系建设

县级以上地方人民政府要在区域卫生规划中合理规划和配置中医医疗机构（包括中西医结合和民族医医疗机构）。大力加强综合医院、乡镇卫生院和社区卫生服务中心的中医科室建设，积极发展社区卫生服务站、村卫生室的中医药服务。在其他医疗卫生机构中积极推广使用中医药适宜技术。通过中央和地方共同努力，进一步加大公立中医医院的改造建设力度，有条件的县以上综合医院和乡镇卫生院、社区卫生服务中心都要设置中医科和中药房，配备中医药专业技术人员、基本中医诊疗设备和必备中药，基本实现每个社区卫生服务站、村卫生室都能够提供中医药服务。加强中医医疗机构服务能力建设，研究制订中医诊疗常规、出入院标准、用药指南、临床诊疗路径、医疗服务质量评价标准等技术标准和规范，促进中医医疗机构因病施治、规范诊疗、合理用药，提高医疗服务质量。培育、培养一批名院、名科、名医。推动中医药进乡村、进社区、进家庭。

积极促进非公立中医医疗机构发展，形成投资主体多元化、投资方式多样化的办医格局。鼓励有资质的中医专业技术人员特别是名老中医开办中医诊所或个体行医，允许符合条件的药品零售企业举办中医坐堂医诊所。非公立中医医疗机构在医保定点、科研立项、职称评定和继续教育等方面，与公立中医医疗机构享受同等待遇，对其在服务准入、监督管理等方面一视同仁。

（二）积极发展中医预防保健服务

充分发挥中医预防保健特色优势，将中医药服务纳入公共卫生服务项目，在疾病预防与控制中积极运用中医药方法和技术。推动中医医院和基层医疗卫生机构开展中医预防保健服务。鼓励社会力量投资兴办中医预防保健服务机构。制定中医预防保健服务机构、人员准入条件和服务规范，加强引导和管理。

四、推进中医药继承与创新

（一）做好中医药继承工作

开展中医药古籍普查登记，建立综合信息数据库和珍贵古籍名录，加强整理、出版、研究和利用。整理历代医家医案，研究其学术思想、技术方法和诊疗经验，总结中医药学重大学术创新规律。依托现有中医药机构设立一批当代名老中医药专家学术研究室，系统研究其学术思想、临证经验和技术专长。整理研究传统中药制药技术和经验，形成技术规范。挖掘整理民间医药知识和技术，加以总结和利用。

（二）加快中医药科技进步与创新

建立符合中医药特点的科技创新体系、评价体系和管理体制，改革和创新项目组织管理模式，整合中医药科技资源。推进中医药科研基地特别是国家和省级中医临床研究基地建设。支持中医药科技创新，开展中医药基础理论、诊疗技术、疗效评价等系统研究，推动中药新药和中医诊疗仪器、设备的研制开发，加强重大疾病的联合攻关和常见病、多发病、慢性病的中医药防治研究。推行中医药科研课题立项、科技成果评审同行评议制度。

五、加强中医药人才队伍建设

（一）改革中医药院校教育

根据经济社会发展和中医药事业需要，规划发展中医药院校教育。调整中医药高等教育结构和规模，坚持以中医药专业为主体，按照中医药人才成长规律施教，强化中医药基础理论教学和基本实践技能培养。选择部分高等中医药院校进行中医临床类本科生招生与培养改革试点。加强中医药职业教育，加快技能型人才培养。国家支持建设一批中医药重点学科、专业和课程，重点建设一批中医临床教学基地。

（二）完善中医药师承和继续教育制度

总结中医药师承教育经验，制订师承教育标准和相关政策措施，探索不同层次、不同类型的师承教育模式，丰富中医药人才培养方式和途径。落实名老中医药专家学术经验继承人培养与专业学位授予相衔接的政策。妥善解决取得执业资格的师承人员在职称评定和岗位聘用等方面的相关问题。完善中医药继续教育制度，健全继续教育网络。

（三）加快中医药基层人才和技术骨干的培养

制订切实可行的实施方案，积极探索定向为农村培养中医药人才的措施。鼓励基层中医药人员参加学历教育以及符合条件的中医执业医师带徒培训。探索中医执业医师多点执业的办法和形式。将农村具有中医药一技之长的人员纳入乡村医生管理。制订实施中医药学科带头人和技术骨干培养计划，造就新一代中医药领军人才和一大批中青年名中医。鼓励西医师学习中医，培养一批中西医结合人才。开展面向基层医生的中医药基本知识与适宜技术培训。

（四）完善中医药人才考核评价制度

制订体现中医药特点的中医药专业技术人员水平能力评价标准，改进和完善卫生专业技术人员资格考试中的中医药专业考试方法和标准。建立国家中医药专业人员职业资格证书制度，开展中医药行业特有工种技能鉴定工作。建立政府表彰和社会褒奖相结合的中医药人才激励机制。

六、提升中药产业发展水平

（一）促进中药资源可持续发展

加强对中药资源的保护、研究开发和合理利用。开展全国中药资源普查，加强中药资源监测和信息网络建设。保护药用野生动植物资源，加快种质资源库建设，在药用野生动植物资源集中分布区建设保护区，建立一批繁育基地，加强珍稀濒危品种保护、繁育和替代品研究，促进资源恢复与增长。结合农业结构调整，建设道地药材良种繁育体系和中药材种植规范化、规模化生产基地，开展技术培训和示范推广。合理调控、依法监管中药原材料出口。

（二）建设现代中药工业和商业体系

加强中药产业发展的统筹规划，制定有利于中药产业发展的优惠政策。组织实施现代中药高技术产业化项目，加大支持力度。鼓励中药企业优势资源整合，建设现代中药产业制造基地、物流基地，打造一批知名中药生产、流通企业。加大对中药行业驰名商标、著名商标的扶持与保护力度。优化中药产品出口结构，提高中药出口产品附加值，扶持中药企业开拓国际市场。

（三）加强中药管理

完善中药注册管理，充分体现中药特点，着力提高中药新药的质量和临床疗效。推进实施中药材生产质量管理规范，加强对中药饮片生产质量和中药材、中药饮片流通监管。加强对医疗机构使用中药饮片和配制中药制剂的管理，鼓励和支持医疗机构研制和应用特色中药制剂。

七、加快民族医药发展

加强民族医医疗机构服务能力建设，改善就医条件，满足民族医药服务需求。加强民族医药教育，重视人才队伍建设，提高民族医药人员素质。完善民族医药从业人员准入制度。加强民族医药继承和科研工作，支持重要民族医药文献的校勘、注释和出版，开展民族医特色诊疗技术、单验方等整理研究，筛选推广一批民族医药适宜技术。建设民族药研发基地，促进民族医药产业发展。

八、繁荣发展中医药文化

将中医药文化建设纳入国家文化发展规划。加强中医药文物、古迹保护，做好中医药非物质文化遗产保护传承工作，加大对列入国家级非物质文化遗产名录项目的保护力度，为国家级非物质文化遗产中医药项目代表性传承人创造良好传习条件。推进中医药机构文化建设，弘扬行业传统职业道德。开展中医药科学文化普及教育，加强宣传教育基地建设。加强中医药文化资源开发利用，打造中医药文化品牌。加强舆论引导，营造全社会尊重、保护中医药传统知识和关心、支持中医药事业发展的良好氛围。

九、推动中医药走向世界

积极参与相关国际组织开展的传统医药活动，进一步开展与外国政府间的中医药交流合作，扶持有条件的中医药企业、医疗机构、科研院所和高等院校开展对外交流合作。完善相关政策，积极拓展中医药服务贸易。在我国对外援助、政府合作项目中增加中医药项目。加强中医药知识和文化对外宣传，促进国际传播。

十、完善中医药事业发展保障措施

（一）加强对中医药工作的组织领导。根据国民经济和社会发展总体规划和医疗卫生事业、医药产业发展要求，编制实施国家中医药中长期发展专项规划。充分发挥中医药工作部际协调机制作用，加强对中医药工作的统筹协调。地方各级人民政府要切实加强对中医药工作的领导，及时研究解决中医药事业发展中的问题，认真落实各项政策措施。

（二）加大对中医药事业投入。各级政府要逐步增加投入，重点支持开展中医药特色服务、公立中医医院基础设施建设、重点学科和重点专科建设以及中医药人才培养。落实政府对公立中医医院投入倾斜政策，研究制订有利于公立中医医院发挥中医药特色优势的具体补助办法。完善相关财政补助政策，鼓励基层医疗卫生机构提供中医药适宜技术与服务。制定优惠政策，鼓励企事业单位、社会团体和个人捐资支持中医药事业。合理确定中医医疗服务收费项目和价格，充分体现服务成本和技术劳务价值。

（三）医疗保障政策和基本药物政策要鼓励中医药服务的提供和使用。将符合条件的中医医疗机构纳入城镇职工基本医疗保险、城镇居民基本医疗保险和新型农村合作医疗的定点机构范围，将符合条件的中医诊疗项目、中药品种和医疗机构中药制剂纳入报销范围。按照中西药并重原则，合理确定国家基本药物目录中的中药品种，基本药物的供应保障、价格制定、临床应用、报销比例要充分考虑中药特点，鼓励使用中药。

（四）加强中医药法制建设和知识产权保护。积极推进中医药立法进程，完善法律法规。加强中医药知识产权保护和利用，完善中医药专利审查标准和中药品种保护制度，研究制订中医药传统知识保护名录，逐步建立中医药传统知识专门保护制度。加强中药道地药材原产地保护工作，将道地药材优势转化为知识产权优势。

（五）加强中医药行业管理。加强中医药行业统一规划，按照中医药自身特点和规律管理中医药。推进中医药信息化建设，建立健全综合统计制度。推进中医药标准化建设，建立标准体系，推动我国中医药标准向国际标准转化。严格中医药执法监督，严厉打击假冒中医名义非法行医、发布虚假违法中医中药广告以及制售假冒伪劣中药行为。加强地方中医药管理机构建设，强化管理职能，提高管理水平。

住院医师规范化培训管理办法(试行)

国家卫生计生委（2014 年 8 月 25 日）

第一章　总　则

第一条　为贯彻《关于建立住院医师规范化培训制度的指导意见》，规范住院医师规范化培训实施工作，培养一支高素质的临床医师队伍，制定本办法。

第二条　住院医师规范化培训是毕业后医学教育的重要组成部分，目的是为各级医疗机构培养具有良好的职业道德、扎实的医学理论知识和临床技能，能独立、规范地承担本专业常见多发疾病诊疗工作的临床医师。

第三条　住院医师规范化培训对象为：

（一）拟从事临床医疗工作的高等院校医学类相应专业（指临床医学类、口腔医学类、中医学类和中西医结合类，下同）本科及以上学历毕业生；

（二）已从事临床医疗工作并获得执业医师资格，需要接受培训的人员；

（三）其他需要接受培训的人员。

第二章　组织管理

第四条　卫生计生行政部门（含中医药管理部门，下同）对住院医师规范化培训实行全行业管理、分级负责，充分发挥相关行业协会、专业学会和有关单位的优势和作用。

第五条　国务院卫生计生行政部门负责全国住院医师规范化培训的统筹管理，健全协调机制，制订培训政策，编制培训规划，指导监督各地培训工作。

第六条 国务院卫生计生行政部门根据需要组建专家委员会或指定有关行业组织、单位负责全国住院医师规范化培训的具体业务技术建设和日常管理工作，其职责是：

（一）研究提出培训专业设置建议；

（二）研究提出培训内容与标准、培训基地认定标准和管理办法的方案建议；

（三）对培训基地和专业基地建设、认定和管理工作进行检查指导；

（四）建立住院医师规范化培训招收匹配机制，对培训招收工作进行区域间统筹协调；

（五）对培训实施情况进行指导监督，对培训效果进行评价；

（六）制定考核标准和要求，检查指导考核工作；

（七）承担国务院卫生计生行政部门委托的其他相关工作。

第七条 省级卫生计生行政部门负责本地住院医师规范化培训的组织实施和管理监督。按照国家政策规定，制订本地实施方案和措施，编制落实培训规划和年度培训计划；按照国家规划与标准，建设、认定和管理培训基地、专业基地，并报告国务院卫生计生行政部门予以公布；根据需要组建专家委员会或指定有关行业组织、单位负责本地住院医师规范化培训的具体业务技术建设和日常管理工作。

省级以下卫生计生行政部门根据各自职责，配合做好当地住院医师规范化培训有关工作。

第八条 培训基地接受上级卫生计生行政部门监督指导，具体做好培训招收、实施和考核及培训对象的管理工作。

第三章　培训基地

第九条　培训基地是承担住院医师规范化培训的医疗卫生机构。国务院卫生计生行政部门根据培训需求及各地的培训能力，统筹规划各地培训基地数量。培训基地应当具备以下基本条件：

（一）为三级甲等医院；

（二）达到《住院医师规范化培训基地认定标准（试行）》要求；

（三）经所在地省级卫生计生行政部门组建的专家委员会或其指定的行业组织、单位认定合格。

根据培训内容需要，可将符合专业培训条件的其他三级医院、妇幼保健院和二级甲等医院及基层医疗卫生机构、专业公共卫生机构等作为协同单位，发挥其优势特色科室作用，形成培训基地网络。

第十条　培训基地由符合条件的专业基地组成。专业基地由本专业科室牵头，会同相关科室制订和落实本专业培训对象的具体培训计划，实施轮转培训，并对培训全过程进行严格质量管理。

第十一条　对培训基地及专业基地实行动态管理。培训基地、专业基地应当定期向所在地省级卫生计生行政部门或其指定的行业组织、单位报告培训工作情况，接受检查指导。根据工作需要遴选建设部分示范性的培训基地、专业基地，发挥引领作用。对达不到培训基地认定标准要求或培训质量难以保证的培训基地及专业基地，取消其基地资格，并视情况削减所在省（区、市）培训基地分配名额。

第十二条　培训基地必须高度重视并加强对住院医师规范化培训工作的领导，建立健全住院医师规范化培训协调领导机制，制订并落实确保培训质量的管理制度和各项具体措施，切实使住院医师规范化培训工作落到实处。培训基地主要行政负责人作为培训工作的第一责任人全面负责基地的培训工作，分管院领导具体负责住院医师规范化培训工作；教育培训管理职能部门作为协调领导机制办公室，具体负责培训工作的日常管理与监督。承担培训任务的科室实行科室主任负责制，健全组织管理机制，切实履行对培训对象的带教和管理职能。

第十三条　培训基地应当落实培训对象必要的学习、生活条件和有关人事薪酬待遇，做好对培训对象的管理工作；专业基地应当具备满足本专业和相关专业培训要求的师资队伍、诊疗规模、病种病例、病床规模、模拟教学设施等培训条件。

第十四条　培训基地应当选拔职业道德高尚、临床经验丰富、具有带教能力和经验的临床医师作为带教师资，其数量应当满足培训要求。带教师资应当严格按照住院医师规范化培训内容与标准的要求实施培训工作，认真负责地指导和教育培训对象。培训基地要将带教情况作为医师绩效考核的重要指标，对带教医师给予补贴。

第十五条　培训基地应当按照国家统一制定的《住院医师规范化培训内容与标准（试行）》，结合本单位具体情况，制订科学、严谨的培训方案，建立严格的培训管理制度并规范地实施，强化全过程监管与培训效果激励，确保培训质量。

第十六条　培训基地应当依照《执业医师法》相关规定，组织符合条件的培训对象参加医师资格考试，协助其办理执业注册和变更手续。

第四章　培训招收

第十七条　探索建立国家住院医师规范化培训招收匹配机制，逐步推进区域间招收统筹协调。

第十八条　省级卫生计生行政部门会同相关部门依据本地医疗卫生工作对临床医师的培养需求和住院医师规范化培训能力，制订年度培训计划，向培训基地下达培训任务，并在培训名额分配方面向全科以及儿科、精神科等紧缺专业以及县级及以下基层医疗卫生机构倾斜。

第十九条　省级卫生计生行政部门或其指定的行业组织、单位应当及时将培训基地基本情况、招收计划、报名条件、招收程序、招收结果等信息通过网络或其他适宜形式予以公布，向申请培训人员提供信息，接受社会监督。有关情况同时报告国务院卫生计生行政部门或其指定的有关行业组织、单位。

第二十条　单位委派的培训对象由培训基地、委派单位和培训对象三方签订委托培训协议；面向社会招收的培训对象与培训基地签订培训协议。培训基地要做好培训档案资料的管理工作。申请培训人员根据省级卫生计生行政部门或其指定的行业组织、单位公布的招收信息，选择培训基地及其专业基地，填报培训志愿，并按要求提交申请材料。单位委派培训对象填报培训志愿，应当取得委派单位同意。

第二十一条　培训基地对申请培训人员的申请材料进行审核，对审核合格者组织招收考核，依照公开公平、择优录取、双向选择的原则确定培训对象。

第二十二条　培训基地要及时向当地省级卫生计生行政部门或其指定的行业组织、单位报送招收录取信息，各省（区、市）可在招收计划剩余名额内对未被录取的申请培训人员进行调剂招收，重点补充有名额空缺的全科以及儿科、精神科等紧缺专业。

第二十三条　国家统筹协调发达地区省（市）支援欠发达地区省（区、市）的住院医师规范化培训工作。各有关省级卫生计生行政部门之间应当签定对口支援协议，发达地区的培训基地及专业基地，每年应当面向欠发达地区招收一定数量的培训对象，培训招收重点向边远地区、民族地区、集中连片特殊困难地区及其地市级以下医疗卫生机构倾斜。在起步阶段，年招收数量原则上不低于发达地区培训招收数的10%，随着培训工作的推进，适当增加招收规模。招收对象培训期满后依协议回原派出地区工作。

第五章　培训实施

第二十四条　培训对象是培训基地住院医师队伍的一部分，在培训基地接受以提高职业素养及临床规范诊疗能力为主的系统性、规范化培训。

第二十五条　培训年限一般为3年。已具有医学类相应专业学位研究生学历的人员和已从事临床医疗工作的医师参加培训，由培训基地根据其临床经历和诊疗能力确定接受培训的具体时间及内容。

在规定时间内未按照要求完成培训或考核不合格者，培训时间可顺延，顺延时间一般不超过3年。顺延期间费用由个人承担。

第二十六条　住院医师规范化培训以培育岗位胜任能力为核心，依据住院医师规范化培训内容与标准分专业实施。培训内容包括医德医风、政策法规、临床实践能力、专业理论知识、人际沟通交流等，重点提高临床规范诊疗能力，适当兼顾临床教学和科研素养。

第二十七条　实行培训信息登记管理制度。国家建立住院医师规范化培训信息管理系统，逐步实现住院医师培训招收、培训实施、监测评估、培训考核等全过程的信息化管理。培训基地和培训对象应当及时、准确、详实地将培训过程和培训内容记录在住院医师规范化培训登记和考核手册并妥善保存，同时将有关信息及时录入信息管理系统，作为培训考核的重要依据。

第六章　培训考核

第二十八条　住院医师规范化培训考核包括过程考核和结业考核，以过程考核为重点。过程考核合格和通过医师资格考试是参加结业考核的必备条件。培训对象申请参加结业考核，须经培训基地初审合格并报省级卫生计生行政部门或其指定的行业组织、单位核准。

第二十九条　过程考核是对住院医师轮转培训过程的动态综合评价。过程考核一般安排在完成某专业科室轮转培训后进行，内容包括医德医风、出勤情况、临床实践能力、培训指标完成情况和参加业务学习情况等方面。过程考核由培训基地依照各专业规范化培训内容和标准，严格组织实施。

第三十条　结业考核包括理论考核和临床实践能力考核。国务院卫生计生行政部门或其指定的有关行业组织、单位制订结业考核要求，建立理论考核题库，制订临床实践能力考核标准，提供考核指导；各省级卫生计生行政部门或其指定的行业组织、单位负责组织实施结业考核，从国家建立的理论考核题库抽取年度理论考核试题组织理论考核，安排实施临床实践能力考核。

第三十一条　对通过住院医师规范化培训结业考核的培训对象，颁发统一制式的《住院医师规范化培训合格证书》（样式附后）。

第七章　附 则

第三十二条　中医类别住院医师规范化培训实施办法由国家中医药管理局另行制订。

第三十三条 本办法自印发之日起施行。

第三十四条 本办法由国务院卫生计生行政部门负责解释。

中医药健康服务发展规划（2015—2020年）

国务院办公厅（2017年7月3日）

中医药（含民族医药）强调整体把握健康状态，注重个体化，突出治未病，临床疗效确切，治疗方式灵活，养生保健作用突出，是我国独具特色的健康服务资源。中医药健康服务是运用中医药理念、方法、技术维护和增进人民群众身心健康的活动，主要包括中医药养生、保健、医疗、康复服务，涉及健康养老、中医药文化、健康旅游等相关服务。充分发挥中医药特色优势，加快发展中医药健康服务，是全面发展中医药事业的必然要求，是促进健康服务业发展的重要任务，对于深化医药卫生体制改革、提升全民健康素质、转变经济发展方式具有重要意义。为贯彻落实《中共中央 国务院关于深化医药卫生体制改革的意见》《国务院关于扶持和促进中医药事业发展的若干意见》（国发〔2009〕22号）和《国务院关于促进健康服务业发展的若干意见》（国发〔2013〕40号），促进中医药健康服务发展，制定本规划。

一、总体要求

（一）指导思想

以邓小平理论、“三个代表”重要思想、科学发展观为指导，深入贯彻党的十八大和十八届二中、三中、四中全会精神，按照党中央、国务院决策部署，在切实保障人民群众基本医疗卫生服务需求的基础上，全面深化改革，创新服务模式，鼓励多元投资，加快市场培育，充分释放中医药健康服务潜力和活力，充分激发并满足人民群众多层次多样化中医药健康服务需求，推动构建中国特色健康服务体系，提升中医药对国民经济和社会发展的贡献率。

（二）基本原则

以人为本，服务群众。把提升全民健康素质作为中医药健康服务发展的出发点和落脚点，区分基本和非基本中医药健康服务，实现两者协调发展，切实维护人民群众健康权益。

政府引导，市场驱动。强化政府在制度建设、政策引导及行业监管等方面的职责。发挥市场在资源配置中的决定性作用，充分调动社会力量的积极性和创造性，不断增加中医药健康服务供给，提高服务质量和效率。

中医为体，弘扬特色。坚持中医药原创思维，积极应用现代技术方法，提升中医药健康服务能力，彰显中医药特色优势。

深化改革，创新发展。加快科技转化，拓展服务范围，创新服务模式，建立可持续发展的中医药健康服务发展体制机制。

（三）发展目标

到 2020 年，基本建立中医药健康服务体系，中医药健康服务加快发展，成为我国健康服务业的重要力量和国际竞争力的重要体现，成为推动经济社会转型发展的重要力量。

——中医药健康服务提供能力大幅提升。中医医疗和养生保健服务网络基本健全，中医药健康服务人员素质明显提高，中医药健康服务领域不断拓展，基本适应全社会中医药健康服务需求。

——中医药健康服务技术手段不断创新。以中医药学为主体，融合现代医学及其他学科的技术方法，创新中医药健康服务模式，丰富和发展服务技术。

——中医药健康服务产品种类更加丰富。中医药健康服务相关产品研发、制造与流通规模不断壮大。中药材种植业绿色发展和相关制造产业转型升级明显加快，形成一批具有国际竞争力的中医药企业和产品。

——中医药健康服务发展环境优化完善。中医药健康服务政策基本健全，行业规范与标准体系不断完善，政府监管和行业自律机制更加有效，形成全社会积极支持中医药健康服务发展的良好氛围。

二、重点任务

（一）大力发展中医养生保健服务

支持中医养生保健机构发展。支持社会力量举办规范的中医养生保健机构，培育一批技术成熟、信誉良好的知名中医养生保健服务集团或连锁机构。鼓励中医医疗机构发挥自身技术人才等资源优势，为中医养生保健机构规范发展提供支持。

规范中医养生保健服务。加快制定中医养生保健服务类规范和标准，推进各类机构根据规范和标准提供服务，形成针对不同健康状态人群的中医健康干预方案或指南（服务包）。建立中医健康状态评估方法，丰富中医健康体检服务。推广太极拳、健身气功、导引等中医传统运动，开展药膳食疗。运用云计算、移动互联网、物联网等信息技术开发智能化中医健康服务产品。为居民提供融中医健康监测、咨询评估、养生调理、跟踪管理于一体，高水平、个性化、便捷化的中医养生保健服务。

开展中医特色健康管理。将中医药优势与健康管理结合，以慢性病管理为重点，以治未病理念为核心，探索融健康文化、健康管理、健康保险为一体的中医健康保障模式。加强中医养生保健宣传引导，积极利用新媒体传播中医药养生保健知识，引导人民群众更全面地认识健康，自觉培养健康生活习惯和精神追求。加快制定信息共享和交换的相关规范及标准。鼓励保险公司开发中医药养生保健、治未病保险以及各类医疗保险、疾病保险、护理保险和失能收入损失保险等商业健康保险产品，通过中医健康风险评估、风险干预等方式，提供与商业健康保险产品相结合的疾病预防、健康维护、慢性病管理等中医特色健康管理服务。指导健康体检机构规范开展中医特色健康管理业务。

专栏1　中医养生保健服务建设项目

治未病服务能力建设

在中医医院及有条件的综合医院、妇幼保健院设立治未病中心，开展中医健康体检，提供规范的中医健康干预服务。

中医特色健康管理合作试点

建立健康管理组织与中医医疗、体检、护理等机构合作机制，在社区开展试点，形成中医特色健康管理组织、社区卫生服务中心与家庭、个人多种形式的协调互动。

中医养生保健服务规范建设

加强中医养生保健机构、人员、技术、服务、产品等规范管理，提升服务质量和水平。

（二）加快发展中医医疗服务

鼓励社会力量提供中医医疗服务。建立公立中医医疗机构为主导、非公立中医医疗机构共同发展，基层中医药服务能力突出的中医医疗服务体系。通过加强重点专科建设和人才培养、规范和推进中医师多点执业等措施，支持社会资本举办中医医院、疗养院和中医诊所。鼓励有资质的中医专业技术人员特别是名老中医开办中医诊所，允许药品经营企业举办中医坐堂医诊所。鼓励社会资本举办传统中医诊所。

创新中医医疗机构服务模式。转变中医医院服务模式，推进多种方法综合干预，推动医疗服务从注重疾病治疗转向注重健康维护，发展治未病、康复等服务。支持中医医院输出管理、技术、标准和服务产品，与基层医疗卫生机构组建医疗联合体，鼓励县级中医医院探索开展县乡一体化服务，力争使所有社区卫生服务机构、乡镇卫生院和70%的村卫生室具备中医药服务能力。推动中医门诊部、中医诊所和中医坐堂医诊所规范建设和连锁发展。

专栏2　中医医疗服务体系建设项目

中医专科专病防治体系建设

建立由国家、区域和基层中医专科专病诊疗中心三个层次构成的中医专科专病防治体系。优化诊疗环境，提高服务质量，开展科学研究，发挥技术辐射作用。

基层中医药服务能力建设

在乡镇卫生院、社区卫生服务中心建设中医临床科室集中设置、多种中医药方法和手段综合使用的中医药特色诊疗区，规范中医诊疗设备配备。加强基层医疗卫生机构非中医类医生、乡村医生中医药适宜技术培训。针对部分基层常见病种，推广实施中药验方，规范中药饮片的使用和管理。

非营利性民营中医医院建设

鼓励社会资本举办肛肠、骨伤、妇科、儿科等非营利性中医医院；发展中医特色突出的康复医院、老年病医院、护理院、临终关怀医院等医疗机构。

民族医药特色健康服务发展

支持发展民族医特色专科。支持具备条件的县级以上藏、蒙、维、傣、朝、壮、哈萨克等民族自治地方设置本民族医医院。规范发展民族医药健康服务技术，在基层医疗卫生服务机构推广应用。

（三）支持发展中医特色康复服务

促进中医特色康复服务机构发展。各地根据康复服务资源配置需求，设立中医特色康复医院和疗养院，加强中医医院康复科建设。鼓励社会资本举办中医特色康复服务机构。

拓展中医特色康复服务能力。促进中医技术与康复医学融合，完善康复服务标准及规范。推动各级各类医疗机构开展中医特色康复医疗、训练指导、知识普及、康复护理、辅具服务。建立县级中医医院与社区康复机构双向转诊机制，在社区康复机构推广适宜中医康复技术，提升社区康复服务能力和水平，让群众就近享有规范、便捷、有效的中医特色康复服务。

专栏3　中医特色康复服务能力建设项目

中医特色康复服务能力建设

根据区域卫生规划，加强中医特色康复医院和中医医院康复科服务能力建设。支持县级中医医院指导社区卫生服务中心、乡镇卫生院、残疾人康复中心、工伤康复中心、民政康复机构、特殊教育学校等机构，开展具有中医特色的社区康复服务。

（四）积极发展中医药健康养老服务

发展中医药特色养老机构。鼓励新建以中医药健康养老为主的护理院、疗养院。有条件的养老机构设置以老年病、慢性病防治为主的中医诊室。推动中医医院与老年护理院、康复疗养机构等开展合作。

促进中医药与养老服务结合。二级以上中医医院开设老年病科，增加老年病床数量，开展老年病、慢性病防治和康复护理，为老年人就医提供优先优惠服务。支持养老机构开展融合中医特色健康管理的老年人养生保健、医疗、康复、护理服务。有条件的中医医院开展社区和居家中医药健康养老服务，为老年人建立健康档案，建立医疗契约服务关系，开展上门诊视、健康查体、保健咨询等服务。

专栏4　中医药健康养老服务试点项目

中医药与养老服务结合试点

开展中医药与养老服务结合试点，探索形成中医药与养老服务结合的主要模式和内容。包括：发展中医药健康养老新机构，以改建转型和社会资本投入新建为主，设立以中医药健康养老为主的护理院、疗养院；探索中医医院与养老机构合作新模式，延伸提供社区和居家中医药健康养老服务；创新老年人中医特色健康管理，研究开发多元化多层次的中医药健康管理服务包，发展养老服务新业态；培育中医药健康养老型人才，依托院校、中医医疗预防保健机构建立中医药健康养老服务实训基地，加强老年家政护理人员中医药相关技能培训。

（五）培育发展中医药文化和健康旅游产业

发展中医药文化产业。发掘中医药文化资源，优化中医药文化产业结构。创作科学准确、通俗易懂、贴近生活的中医药文化科普创意产品和文化精品。发展数字出版、移动多媒体、动漫等新兴文化业态，培育知名品牌和企业，逐步形成中医药文化产业链。依据《中国公民中医养生保健素养》开展健康教育。将中医药知识纳入基础教育。借助海外中国文化中心、中医孔子学院等平台，推动中医药文化国际传播。

发展中医药健康旅游。利用中医药文化元素突出的中医医疗机构、中药企业、名胜古迹、博物馆、中华老字号名店以及中药材种植基地、药用植物园、药膳食疗馆等资源，开发中医药特色旅游路线。建设一批中医药特色旅游城镇、度假区、文化街、主题酒店，形成一批与中药科技农业、名贵中药材种植、田园风情生态休闲旅游结合的养生体验和观赏基地。开发中医药特色旅游商品，打造中医药健康旅游品牌。支持举办代表性强、发展潜力大、符合人民群众健康需求的中医药健康服务展览和会议。

专栏5 中医药文化和健康旅游产业发展项目

中医药文化公共设施建设

加强中医药文化全媒体传播与监管评估。建设一批中医药文化科普宣传教育基地。依托现有公园设施，引入中医药健康理念，推出一批融健康养生知识普及、养生保健体验、健康娱乐于一体的中医药文化主题园区。中医药文化大众传播工程推进中医中药中国行活动。通过中医药科普宣传周、主题文化节、知识技能竞赛、中医药文化科普巡讲等多种形式，提高公众中医养生保健素养。建设中医药文化科普队伍，深入研究、挖掘、创作中医药文化艺术作品，开展中医药非物质文化遗产传承与传播。

中医药健康旅游示范区建设

发挥中医药健康旅游资源优势，整合区域内医疗机构、中医养生保健机构、养生保健产品生产企业等资源，引入社会力量，打造以中医养生保健服务为核心，融中药材种植、中医医疗服务、中医药健康养老服务为一体的中医药健康旅游示范区。

（六）积极促进中医药健康服务相关支撑产业发展

支持相关健康产品研发、制造和应用。鼓励研制便于操作使用、适于家庭或个人的健康检测、监测产品以及自我保健、功能康复等器械产品。通过对接研发与使用需求，加强产学研医深度协作，提高国际竞争力。发展中医药健康服务产业集群，形成一批具有国际影响力的知名品牌。

促进中药资源可持续发展。大力实施中药材生产质量管理规范（GAP），扩大中药材种植和贸易。促进中药材种植业绿色发展，加快推动中药材优良品种筛选和无公害规范种植，健全中药材行业规范，加强中药资源动态监测与保护，建设中药材追溯系统，打造精品中药材。开展中药资源出口贸易状况监测与调查，保护重要中药资源和生物多样性。

大力发展第三方服务。开展第三方质量和安全检验、检测、认证、评估等服务，培育和发展第三方医疗服务认证、医疗管理服务认证等服务评价模式，建立和完善中医药检验检测体系。发展研发设计服务和成果转化服务。发挥省级药品集中采购平台作用，探索发展中医药电子商务。

专栏6　中医药健康服务相关支撑产业重点项目

协同创新能力建设

以高新技术企业为依托，建设一批中医药健康服务产品研发创新平台，促进产品的研发及转化。

中医药健康产品开发

加强中医诊疗设备、中医健身产品、中药、保健食品研发，重点研发中医健康识别系统、智能中医体检系统、经络健康辨识仪等中医健康辨识、干预设备；探索发展用于中医诊疗的便携式健康数据采集设备，与物联网、移动互联网融合，发展自动化、智能化的中医药健康信息服务。

第三方平台建设

扶持发展第三方检验、检测、认证、评估及相应的咨询服务机构，开展质量检测、服务认证、健康市场调查和咨询服务。支持中医药技术转移机构开展科技成果转化。

中药资源动态监测信息化建设

提供中药资源和中药材市场动态监测信息。

（七）大力推进中医药服务贸易

吸引境外来华消费。鼓励有条件的非公立中医医院成立国际医疗部或外宾服务部，鼓励社会资本提供多样化服务模式，为境外消费者提供高端中医医疗保健服务。全面推进多层次的中医药国际教育合作，吸引更多海外留学生来华接受学历教育、非学历教育、短期培训和临床实习。整合中医药科研优势资源，为境外机构提供科研外包服务。推动中医药健康服务走出去。扶持优秀中医药企业和医疗机构到境外开办中医医院、连锁诊所等中医药服务机构，建立和完善境外营销网络。培育一批国际市场开拓能力强的中医药服务企业或企业集团。鼓励中医药院校赴境外办学。鼓励援外项目与中医药健康服务相结合。

专栏7　中医药服务贸易重点项目

中医药服务贸易先行先试

扶持一批市场优势明显、具有发展前景的中医药服务贸易重点项目，建设一批特色突出、能够发挥引领辐射作用的中医药服务贸易骨干企业（机构），创建若干个综合实力强、国际影响力突出的中医药服务贸易重点区域。发展中医药医疗保健、教育培训、科技研发等服务贸易，开发国际市场。

中医药参与“一带一路”建设

遴选可持续发展项目，与丝绸之路经济带、21世纪海上丝绸之路沿线国家开展中医药交流与合作，提升中医药健康服务国际影响力。

民族医药健康产业区

以丝绸之路经济带、中国－东盟（10+1）、澜沧江－湄公河对话合作机制、大湄公河次区域等区域次区域合作机制为平台，在边境地区建设民族医药产业区，提升民族医医疗、保健、健康旅游、服务贸易等服务能力，提高民族医药及相关产品研发、制造能力。

三、完善政策

（一）放宽市场准入

凡是法律法规没有明令禁入的中医药健康服务领域，都要向社会资本开放，并不断扩大开放领域；凡是对本地资本开放的中医药健康服务领域，都要向外地资本开放。对于社会资本举办仅提供传统中医药服务的传统中医诊所、门诊部，医疗机构设置规划、区域卫生发展规划不作布局限制。允许取得乡村医生执业证书的中医药一技之长人员，在乡镇和村开办只提供经核准的传统中医诊疗服务的传统中医诊所。

（二）加强用地保障

各地依据土地利用总体规划和城乡规划，统筹考虑中医药健康服务发展需要，扩大中医药健康服务用地供给，优先保障非营利性中医药健康服务机构用地。在城镇化建设中，优先安排土地满足中医药健康服务机构的发展需求。按相关规定配置中医药健康服务场所和设施。支持利用以划拨方式取得的存量房产和原有土地兴办中医药健康服务机构，对连续经营1年以上、符合划拨用地目录的中医药健康服务项目，可根据规定划拨土地办理用地手续；对不符合划拨用地条件的，可采取协议出让方式办理用地手续。

（三）加大投融资引导力度

政府引导、推动设立由金融和产业资本共同筹资的健康产业投资基金，统筹支持中医药健康服务项目。拓宽中医药健康服务机构及相关产业发展融资渠道，鼓励社会资本投资和运营中医药健康服务项目，新增项目优先考虑社会资本。鼓励中医药企业通过在银行间市场交易商协会注册发行非金融企业债务融资工具融资。积极支持符合条件的中医药健康服务企业上市融资和发行债券。扶持发展中医药健康服务创业投资企业，规范发展股权投资企业。加大对中医药服务贸易的外汇管理支持力度，促进海关通关便利化。鼓励各类创业投资机构和融资担保机构对中医药健康服务领域创新型新业态、小微企业开展业务。

（四）完善财税价格政策

符合条件、提供基本医疗卫生服务的非公立中医医疗机构承担公共卫生服务任务，可以按规定获得财政补助，其专科建设、设备购置、人员培训可由同级政府给予支持。加大科技支持力度，引导关键技术开发及产业化。对参加相关职业培训和职业技能鉴定的人员，符合条件的按规定给予补贴。企业、个人通过公益性社会团体或者县级以上人民政府及其部门向非营利性中医医疗机构的捐赠，按照税法及相关税收政策的规定在税前扣除。完善中医药价格形成机制，非公立中医医疗机构医疗服务价格实行市场调节价。

四、保障措施

（一）加强组织实施

各地区、各有关部门要高度重视，把发展中医药健康服务摆在重要位置，统筹协调，加大投入，创造良好的发展环境。中医药局要发挥牵头作用，制定本规划实施方案，会同各有关部门及时研究解决规划实施中的重要问题，加强规划实施监测评估。发展改革、财政、民政、人力资源社会保障、商务、文化、卫生计生、旅游等部门要各司其职，扎实推动落实本规划。各地区要依据本规划，结合实际，制定本地区中医药健康服务发展规划，细化政策措施，认真抓好落实。

（二）发挥行业组织作用

各地区、各有关部门要支持建立中医药健康服务行业组织，通过行政授权、购买服务等方式，将适宜行业组织行使的职责委托或转移给行业组织，强化服务监管。发挥行业组织在行业咨询、标准制定、行业自律、人才培养和第三方评价等方面的重要作用。

（三）完善标准和监管

以规范服务行为、提高服务质量、提升服务水平为核心，推进中医药健康服务规范和标准制修订工作。对暂不能实行标准化的领域，制定并落实服务承诺、公约、规范。建立标准网上公告制度，发挥标准在发展中医药健康服务中的引领和支撑作用。

建立健全中医药健康服务监管机制，推行属地化管理，重点监管服务质量，严肃查处违法行为。建立不良执业记录制度，将中医药健康服务机构及其从业人员诚信经营和执业情况纳入统一信用信息平台，引导行业自律。在中医药健康服务领域引入认证制度，通过发展规范化、专业化的第三方认证，推进中医药健康服务标准应用，为政府监管提供技术保障和支撑。

专栏8　中医药健康服务标准化项目

中医药健康服务标准制定

制定中医药健康服务机构、人员、服务、技术产品标准，完善中医药健康服务标准体系。推进中医药健康服务标准国际化进程。建立中医药健康服务标准公告制度，加强监测信息定期报告、评价和发布。

中医药健康服务标准应用推广

依托中医药机构，加强中医药健康服务标准应用推广。发挥中医药学术组织、行业协会等社会组织的作用，采取多种形式开展面向专业技术人员的中医药标准应用推广培训，推动中医药标准的有效实施。

中医药服务贸易统计体系建设

制订符合中医药特点的统计方式和统计体系，完善统计信息报送和发布机制。

（四）加快人才培养

推动高校设立健康管理等中医药健康服务相关专业，拓宽中医药健康服务技术技能人才岗位设置，逐步健全中医药健康服务领域相关职业（工种）。促进校企合作办学，着力培养中医临床紧缺人才和中医养生保健等中医药技术技能人才。规范并加快培养具有中医药知识和技能的健康服务从业人员，探索培养中医药健康旅游、中医药科普宣传、中医药服务贸易等复合型人才，促进发展中医药健康服务与落实就业创业相关扶持政策紧密衔接。

改革中医药健康服务技能人员职业资格认证管理方式，推动行业协会、学会有序承接中医药健康服务水平评价类职业资格认定具体工作，建立适应中医药健康服务发展的职业技能鉴定体系。推进职业教育学历证书和职业资格证书“双证书”制度，在符合条件的职业院校设立职业技能鉴定所（站）。

专栏9　中医药健康服务人力资源建设项目

中医药优势特色教育培训

依托现有中医药教育资源，加强中医药健康服务教育培训，培养一批中医药健康服务相关领域领军（后备）人才、骨干人才和师资。

中医药职业技能培训鉴定体系建设

拓宽中医药健康服务技术技能型人才岗位设置，制定中医药行业特有工种培训职业技能标准，加强中医药行业特有工种培训，推动行业协会、学会有序承接中医药健康服务水平评价类职业资格认定具体工作。

（五）营造良好氛围

加强舆论引导，营造全社会尊重和保护中医药传统知识、重视和促进健康的社会风气。支持广播、电视、报刊、网络等媒体开办专门的节目栏目和版面，开展中医药文化宣传和知识普及活动。弘扬大医精诚理念，加强职业道德建设，不断提升从业人员的职业素质。开展中医药养生保健知识宣传，应当聘请中医药专业人员，遵守国家有关规定，坚持科学精神，任何组织、个人不得对中医药作虚假、夸大宣传，不得以中医药名义谋取不正当利益。依法严厉打击非法行医和虚假宣传中药、保健食品、医疗机构等违法违规行为。

深化医教协同
进一步推进医学教育改革与发展的意见

国务院办公厅（2017 年 7 月 3 日）

医教协同推进医学教育改革与发展，加强医学人才培养，是提高医疗卫生服务水平的基础工程，是深化医药卫生体制改革的重要任务，是推进健康中国建设的重要保障。为深入贯彻落实全国卫生与健康大会精神和《“健康中国 2030”规划纲要》，进一步加强医学人才培养，经国务院同意，现提出以下意见。

一、总体要求

（一）指导思想

全面贯彻党的十八大和十八届三中、四中、五中、六中全会精神，深入贯彻习近平总书记系列重要讲话精神和治国理政新理念新思想新战略，认真落实党中央、国务院决策部署，统筹推进“五位一体”总体布局和协调推进“四个全面”战略布局，牢固树立和贯彻落实新发展理念，坚持以人民为中心的发展思想，紧紧围绕推进健康中国建设，贯彻党的教育方针和卫生与健康工作方针，始终坚持把医学教育和人才培养摆在卫生与健康事业优先发展的战略地位，遵循医学教育规律和医学人才成长规律，立足基本国情，借鉴国际经验，创新体制机制，以服务需求、提高质量为核心，建立健全适应行业特点的医学人才培养制度，完善医学人才使用激励机制，为建设健康中国提供坚实的人才保障。

（二）主要目标

到 2020 年，医学教育管理体制机制改革取得突破，医学人才使用激励机制得到完善，以“5+3”（5年临床医学本科教育+3年住院医师规范化培训或3年临床医学硕士专业学位研究生教育）为主体、“3+2”（3年临床医学专科教育+2年助理全科医生培训）为补充的临床医学人才培养体系基本建立，全科、儿科等紧缺人才培养得到加强，公共卫生、药学、护理、康复、医学技术等人才培养协调发展，培养质量显著提升，对卫生与健康事业的支撑作用明显增强。到2030年，医学教育改革与发展的政策环境更加完善，具有中国特色的标准化、规范化医学人才培养体系更加健全，医学人才队伍基本满足健康中国建设需要。

二、加快构建标准化、规范化医学人才培养体系，全面提升人才培养质量

（三）提高生源质量

本科临床医学类、中医学类专业逐步实现一本招生，已经实施招生批次改革的省份，要采取措施吸引优秀生源报考医学专业，提高生源质量。严格控制医学院校本科临床医学类专业单点招生规模。鼓励举办医学教育的中央部门所属院校适度扩大本科医学类专业招生规模，增加优质人才供给。

（四）提升医学专业学历教育层次

中职层次农村医学、中医专业要逐步缩减初中毕业生招生规模，逐步转向在岗乡村医生能力和学历提升。2020年后，逐步停止中职层次农村医学、中医专业招生；届时中西部地区、贫困地区确有需要举办的，应依据本地区村卫生室人员岗位需求，按照省级卫生计生行政部门（含中医药管理部门，下同）有关开办区域、培养规模、执业地域范围等方面的要求，由省级教育行政部门会同省级卫生计生行政部门按照有关规定备案后招生。根据行业需求，严格控制高职（专科）临床医学专业招生规模，重点为农村基层培养助理全科医生。稳步发展医学类专业本科教育。调整优化护理职业教育结构，大力发展高职护理专业教育。

（五）深化院校医学教育改革

夯实5年制临床医学、中医学教育基础地位。把思想政治教育和医德培养贯穿教育教学全过程，推动人文教育和专业教育有机结合，引导医学生将预防疾病、解除病痛和维护群众健康权益作为自己的职业责任。统筹优化通识教育、基础教育、专业教育，推动基础与临床融合、临床与预防融合，加强面向全体医学生的全科医学教育，规范临床实习管理，提升医学生解决临床实际问题的能力，鼓励探索开展基于器官/系统的整合式教学和基于问题的小组讨论式教学。推进信息技术与医学教育融合，建设国家教学案例共享资源库，建设一批国家精品在线开放课程。加强教师队伍建设，在医学院校建立教师发展示范中心，对新任职教师（含临床教师）逐步实施岗前培训制度。积极推进卫生职业教育教学改革，构建现代卫生职业教育体系，坚持工学结合，规范和强化实践教学环节，健全教学标准动态更新机制，促进教育教学内容与临床技术技能同步更新。

深化临床医学、口腔医学、中医专业学位研究生教育改革。考试招生要加强临床医学职业素质和临床能力考查；统筹优化临床培养培训内容和时间，促进硕士专业学位研究生教育与住院医师规范化培训有机衔接；加强硕士专业学位研究生的临床科研思维和分析运用能力培养，学位论文可以是研究报告、临床经验总结、临床疗效评价、专业文献循证研究、文献综述、针对临床问题的实验研究等。严格控制8年制医学教育高校数量和招生规模，积极探索基础宽厚、临床综合能力强的复合型高层次医学人才培养模式和支撑机制。

加强医学院校临床教学基地建设，制订完善各类临床教学基地标准和准入制度，严格临床教学基地认定审核和动态管理，依托高校附属医院建设一批国家临床教学培训示范中心，在本科生临床实践教学、研究生培养、住院医师规范化培训及临床带教师资培训等方面发挥示范辐射作用。高校要把附属医院教学建设纳入学校发展整体规划，明确附属医院临床教学主体职能，将教学作为附属医院考核评估的重要内容；高校附属医院要把医学人才培养作为重大使命，处理好医疗、教学和科研工作的关系，健全教学组织机构，加大教学投入，围绕人才培养优化临床科室设置，加强临床学科建设，落实教育教学任务。

（六）建立完善毕业后医学教育制度

落实并加快完善住院医师规范化培训制度，健全临床带教激励机制，加强师资队伍建设，严格培训过程管理和结业考核，持续加强培训质量建设，培训合格证书在全国范围内有效。保障住院医师培训期间待遇，积极扩大全科、儿科等紧缺专业培训规模，探索建立培训招收计划与临床岗位需求紧密衔接的匹配机制，增补建设一批住院医师规范化培训基地，2020年前基本满足行业需求和人才培养需要；高校要加大投入、加快建设，提升附属医院临床教学水平，将符合条件的附属医院优先纳入培训基地。稳妥推进专科医师规范化培训制度试点，不断提高临床医师专科诊疗水平，探索和完善待遇保障、质量控制、使用激励等相关政策，逐步建立专科医师规范化培训制度。探索建立公共卫生与临床医学复合型人才培养机制，培养一批临床医学专业基础扎实、防治结合的公共卫生人才。

积极探索和完善接受住院医师规范化培训、专科医师规范化培训的人员取得临床医学、口腔医学、中医硕士和博士专业学位的办法。调整完善住院医师规范化培训和专科医师规范化培训标准、年限以及考核要求等规定，逐步建立统一规范的毕业后医学教育制度。

（七）健全继续医学教育制度

强化全员继续医学教育，健全终身教育学习体系。将继续医学教育合格作为医疗卫生人员岗位聘用和定期考核的重要依据，作为聘任专业技术职务或申报评定上一级资格的重要条件。以基层为重点，以岗位胜任能力为核心，围绕各类人才职业发展需求，分层分类制订继续医学教育指南，遴选开发优质教材，健全继续医学教育基地网络，开展有针对性的教育培训活动，强化规范管理。大力发展远程教育，支持建立以国家健康医疗开放大学为基础、中国健康医疗教育慕课联盟为支撑的健康教育培训云平台。

（八）强化医学教育质量评估

建立健全医学教育质量评估与认证制度，到2020年建立起具有中国特色、国际实质等效的院校医学教育专业认证制度，探索实施高职临床医学、护理等专业质量评估，加强医学类博士、硕士学位授权点合格评估，推进毕业后医学教育和继续医学教育第三方评估。将人才培养工作纳入公立医院绩效考核以及院长年度和任期目标责任考核的重要内容。将医师和护士资格考试通过率、规范化培训结业考核通过率、专业认证结果等逐步予以公布，并作为高校和医疗卫生机构人才培养质量评价的重要内容。建立预警和退出机制，对高校和承担培训任务的医疗卫生机构实施动态管理，质量评估与专业认证不合格者限期整改，整改后不达标者取消招生（收）资格。

三、促进医学人才供给与需求有效衔接，全面优化人才培养结构

（九）建立健全医学人才培养供需平衡机制

统筹卫生与健康事业各类医学人才需求，制定卫生与健康人才培养规划，加强全科、儿科、妇产科、精神科、病理、老年医学、公共卫生、护理、助产、康复、心理健康等紧缺人才培养。制定服务健康事业和健康产业人才培养的引导性专业目录，推动医学院校进一步优化学科专业结构。严格医学教育准入标准，规范医学专业办学，强化监督管理，新增医学类专业布点重点向中西部医学教育资源匮乏的地区倾斜。省级教育、卫生计生行政部门要定期沟通，坚持按需招生、以用定招，探索建立招生、人才培养与就业联动机制，省级卫生计生行政部门要定期制定和发布人才需求规划，省级教育行政部门及医学院校要根据人才需求及医学教育资源状况，合理确定医学专业招生规模及结构。

（十）加强以全科医生为重点的基层医疗卫生人才培养

通过住院医师规范化培训、助理全科医生培训、转岗培训等多种途径，加大全科医生培养力度。完善订单定向医学生教育培养政策，鼓励有条件的省份结合本地实际积极探索按照考生户籍以县为单位定向招生的办法，将本科毕业生全部纳入全科专业住院医师规范化培训，根据需求适度扩大培养规模；严格履约管理，及时落实就业岗位和薪酬待遇，鼓励各地探索实行“县管乡用”（县医院聘用管理、乡镇卫生院使用）的用人管理制度。对在岗基层卫生人员（含乡村医生）加强全科医学、中医学基本知识技能和适宜技术培训。

（十一）加强中医药人才培养

分类推进中医药教育改革，适度增加具有推荐优秀应届本科毕业生免试攻读研究生资格的中医类院校为“5＋3”一体化招生院校，促进中医药院校教育与中医住院医师规范化培训的衔接。构建服务生命全周期的中医药学科专业体系，推进中医药养生保健、健康养老等人才培养。完善中医药师承教育制度，加强师承导师、学科带头人、中青年骨干教师培养，建立以名老中医药专家、教学名师为核心的教师团队，实施中医药传承与创新“百千万”人才工程（岐黄工程），加快推进中医药高层次人才培养。建立完善西医学习中医制度，鼓励临床医学专业毕业生攻读中医专业学位，鼓励西医离职学习中医。鼓励扶持民族地区和高等院校开办民族医药相关专业，支持有条件的院校开展民族医药研究生教育。

（十二）促进区域医学教育协调发展

以中西部地区为重点，加强薄弱地区医学院校教育、毕业后教育和继续教育能力建设。在中西部高等教育振兴计划实施过程中，加大对中西部医学院校的政策和资金支持力度。发挥高水平医学院校的辐射带动作用，提升薄弱院校办学水平，加大东部高校“团队式”对口支援西藏医学教育工作力度，加快西藏现代高等医学教育体系建设。以新疆和西藏为重点，实施住院医师规范化培训西部支援行动和专科医师规范化培训中西部地区支持计划。通过专家支援、骨干进修、适宜医疗技术推广等多种形式，提升中西部地区、贫困地区、农村基层医务人员的医疗卫生服务能力。

四、创新体制机制，加强医教协同管理

（十三）建立医学教育宏观管理协调机制

国家和各省（区、市）要分别建立教育、卫生计生、机构编制、发展改革、财政、人力资源社会保障、中医药等多部门共同参与的医学教育宏观管理协调机制，统筹医学教育改革发展，共同研究协商重大政策与问题。

（十四）强化医学教育统筹管理

教育部、国家卫生计生委、国家中医药局要进一步加强医学教育综合管理和统筹协调。成立医学教育专家委员会，充分发挥专家智库作用，为医学教育改革与发展提供智力支持。支持行业学（协）会参与学科专业设置、人才培养规划、标准制修订、考核评估等工作，相关公共服务逐步交由社会组织承担。教育部、国家卫生计生委与省级人民政府要共建一批医学院校，教育部、国家中医药局与省级人民政府要共建若干中医药院校，在人才培养、科学研究、经费投入等方面给予政策倾斜，提升共建院校办学能力和水平，更好地服务区域和全国卫生与健康事业发展。在世界一流大学和一流学科建设中对医学院校和医学学科予以支持。

（十五）深化综合性大学医学教育管理体制改革

遵循医学教育规律，完善大学、医学院（部）、附属医院医学教育管理运行机制，保障医学教育的完整性。加强对医学教育的组织领导，在现有领导职数限额内，逐步实现配备有医学专业背景的副校长分管医学教育或兼任医学院（部）院长（主任），有条件的高校可根据实际需要探索由常务副校长分管医学教育或兼任医学院（部）院长（主任），或由党委副书记兼任医学院（部）书记。实化医学院（部）职能，建立健全组织机构，强化对医学教育的统筹管理，承担医学相关院系和附属医院教学、科研、人事、学生管理、教师队伍建设、国际交流等职能。教育部、国家卫生计生委要组织开展综合性大学医学教育管理体制改革试点，在国家改革建设重大项目上对试点高校予以倾斜支持。

五、完善人才使用激励政策

（十六）提升医疗卫生行业职业吸引力

深化医药卫生体制改革，理顺医疗服务价格，合理体现医务人员专业技术劳务价值，加快建立适应行业特点的人事薪酬制度，吸引优秀人才从事医疗卫生工作，特别是全科、儿科、精神科、公共卫生等紧缺专业。建立健全符合行业特点的人才评价机制，坚持德才兼备，注重凭能力、实绩和贡献评价人才，克服唯学历、唯资历、唯论文等倾向。完善职称晋升办法，拓宽医务人员职业发展空间。本科及以上学历毕业生参加住院医师规范化培训合格并到基层医疗卫生机构（新疆、西藏及四省藏区等艰苦边远地区可放宽到县级医疗卫生机构，下同）工作的，可直接参加中级职称考试，考试通过的直接聘任中级职称，增加基层医疗卫生机构的中高级专业技术岗位比例。对“定向评价、定向使用”的基层医疗卫生机构高级专业技术岗位实行总量控制、比例单列，不占各地高级岗位比例。

根据医疗卫生机构功能定位和工作特点，分层分类完善临床、公共卫生、护理、康复、医学技术等各类专业人才准入和评价标准。创新人才使用机制，落实公立医院用人自主权，对急需引进的高层次人才、紧缺专业人才以及具有高级专业技术职务或住院医师规范化培训合格证书、专科医师规范化培训合格证书的人员，可由医院采取考察的方式予以公开招聘。基层卫生计生事业单位招聘高层次和全科等急需紧缺专业技术人才，可直接考察聘用。

六、完善保障措施

（十七）加强组织实施

各地各有关部门要充分认识医教协同推进医学教育改革发展的重要意义，提高思想认识，加强组织领导，强化部门协同，明确责任分工，狠抓贯彻落实。各省（区、市）要在2017年9月底前出台具体实施方案。

（十八）保障经费投入

积极发挥财政投入的引导和激励作用，调动社会、医疗卫生机构、个人出资的积极性，建立健全多元化、可持续的医学教育经费保障机制和政府投入动态调整机制。根据财力、物价变动水平、培养成本等情况适时调整医学门类专业生均定额拨款标准、住院医师规范化培训补助标准，探索建立专科医师规范化培训补助机制，加大继续医学教育投入，合理确定医学门类专业学费标准，完善对贫困家庭医学生的资助政策。改革探索以培养质量、绩效评价为导向的经费拨款方式，提高资金使用效率。地方各级人民政府要按照规定落实投入责任，加大投入力度，中央财政予以适当补助。

（十九）强化追踪监测

建立健全追踪监测机制，制订部门分工方案和追踪监测方案，对实施进度和效果进行监测评估。实施常态化、经常化的督导考核机制，强化激励和问责。对各地在实施过程中好的做法和有效经验，要及时总结推广。

关于医教协同　深化中医药教育改革与发展的指导意见

教育部　国家中医药管理局（2017 年 7 月 13 日）

为深入贯彻党的十八大和十八届三中、四中、五中、六中全会精神以及全国卫生与健康大会精神，全面落实《国家中长期教育改革和发展规划纲要（2010—2020 年）》《国务院关于扶持和促进中医药事业发展的若干意见》《中医药发展战略规划纲要（2016—2030 年）》等文件精神，加快构建符合自身特点的中医药人才培养体系，促进中医药教育更好地服务中医药发展和健康中国建设，现就医教协同深化中医药教育改革与发展提出如下意见。

一、指导思想

以邓小平理论、“三个代表”重要思想、科学发展观为指导，深入贯彻习近平总书记系列重要讲话精神和治国理政新理念新思想新战略，遵循中医药教育和人才成长规律，以解决中医药教育科学发展关键领域的重点难点问题为突破口，以完善中医药教育体制机制为着力点，深化中医药教育综合改革，全面提高中医药教育质量，推进中医药人才队伍建设，为中医药振兴发展提供强有力的智力支持和人才保障。

二、总体目标与重点任务

到2020年，基本建成院校教育、毕业后教育、继续教育三阶段有机衔接，师承教育贯穿始终，符合中医药事业发展要求和学科特色的中医药人才培养体系。院校教育质量得到显著提高，毕业后教育得到有效普及，继续教育实现全面覆盖，师承教育优势得到充分发挥。

围绕中医药医疗、保健、教育、科研、产业、文化和对外交流与合作全面协调发展需求，着力推进以“5+3”（5年中医学本科教育+3年中医住院医师规范化培训或3年中医硕士专业学位研究生教育）为主体、以“3+2”（3年中医学专科教育+2年中医类别助理全科医生培训）为补充的中医临床人才培养，加快推进中医药健康服务技术技能人才培养，统筹推进多类型中医药人才培养，建立和完善符合中医药行业特点、以职业胜任能力和创新创业能力提升为主线的人才培养、评价、激励机制，形成有利于优秀中医药人才脱颖而出的政策环境和社会氛围。

三、主要举措

（一）深化院校教育改革，提高中医药人才培养质量

1. 创新中医药人才培养模式

落实立德树人的根本任务，强化德育为先、能力为重、通专融合的教育理念，坚持继承与创新相结合、理论与实践相结合、共性培养与个性发展相结合，着力加强中医药思维培养与实践能力、传承创新能力和人文精神的同步提升。扎实推进卓越医生（中医）教育培养计划和中药类专业教育教学改革，健全完善中医药长学制教育，适度增加具有推免资格的中医药

院校为“5+3”一体化招生院校。改革中医硕士专业学位研究生教育培养模式，推进研究生教育与中医住院医师规范化培训的深度融合。加强中医药院校信息化建设和跨区域、跨学科合作，促进中医药教育优质资源的开放与共享。

2. 优化中医药学科专业结构

围绕建设“世界一流大学和一流学科”的总体要求，加强中医药重点学科建设，打造一批世界一流的中医药名校和学科。围绕健康服务发展需求，构建服务生命全周期的中医药学科专业体系，加强中医护理人才培养力度，鼓励有条件的高校试办中医药健康服务学院，设立中医养生、中医康复、健康管理等专业，加大应用型中医药健康服务专门人才培养。以加强高层次中西医结合人才培养为重点，开展中西医结合教育改革，鼓励临床医学专业学生报考中医专业学位研究生和西医离职学习中医，建立更加完善的西医学习中医制度。大力发展民族医药教育，鼓励和扶持民族地区和高校开办民族医药专业，支持有条件的高校开展民族医药研究生教育。

3. 改革中医药课程体系

推进中医药课程内容整合与优化，构建以中医药传统文化与经典课程为根基，以提升中医药健康服务能力为导向的课程体系。加强基础与临床课程的贯通，实现理论与实践的充分融合。探索开展中医药经典能力等级考试等改革试点。鼓励高校开设适应中医药健康服务需求的创新课程。推动中医药人文社科振兴发展，促进中医药人文教育与专业教育的有机结合。推动中医药教材改革，推出一批符合中医药教育规律、适应中医药教育改革发展要求的优秀教材。

4. 加强中医药实践教学能力建设

进一步理顺中医药院校与其附属医院、教学医院的关系，明确并强化附属医院、教学医院临床教学主体职能，充分发挥中医药院校附属医院在中医药临床教学、住院医师规范化培训中的示范引领作用，建设一批集临床实践教学、住院医师规范化培训、继续教育为一体的中医药临床教育基地。制订完善各类中医临床教学基地标准和准入制度，开展临床教学基地认定审核工作，规范附属医院、教学医院、实习医院的认定与管理。将临床教学质量评价作为医院等级评审与综合考核、院校教育质量审核评估、专业认证等的核心内容，以及中医药院校附属医院专业技术职务评审与聘用的必要条件与重要依据。

5. 强化中医药师资队伍建设

建设若干国家中医药教师发展中心，实施高水平“双师型”师资和优秀教学团队发展计划，加强师承导师、学科带头人、中青年骨干教师培养。各中医药院校及其附属医院要建立以名老中医药专家、教学名师为核心的教师团队，支持中医课程教师从事中医临床工作，强化中医药经典理论教师、临床教师培养，鼓励名老中医药专家“上讲台”，中青年教师“做临床”，临床医师“授经典”。

6. 健全中医药教育质量保障体系

推进建立涵盖院校教育和毕业后教育的质量保障机制，充分发挥国家高等中医药教育质量监测中心作用，加强对中医药学科建设、专业建设、教学质量、需求与就业等的监测、分析、评价与信息发布，定期发布国家高等中医药教育质量监测年度报告。加快建立中医药专业认证制度。积极推进中医类别执业医师分阶段考试改革。

7. 加强中医药教育对外交流与合作

加快建立中医药教育国际标准体系，加大与国际组织、外国政府和地区以及高等学校之间的中医药国际教育交流与合作，鼓励中医药院校在境外开办中医孔子学院、中医药中心。大力发展各层次中医药留学生教育，努力提高中医药留学生教育质量。积极开展针对境外人员的短期中医药知识与技能培训。推进能够满足中医药“一带一路”建设、中医药服务贸易、中医药国际标准化等需要的中医药外向型复合型人才培养。进一步提高中医药教育服务质量，开发品牌教育产品，发挥教育在中医药对外交流与合作中的促进作用。

（二）建立健全毕业后教育制度，培养合格中医临床医师

1. 全面实施中医住院医师规范化培训

完善中医住院医师规范化培训相关政策机制，统筹兼顾中医类专业学生数量和培训基地培养能力，合理确定培训规模。加强中医住院医师规范化培训基地建设及师资培养，强化培训质量监测与评估，建设一批国家示范性中医住院医师规范化培训基地和师资培训基地。建立国家统一的结业考核专业理论题库，严格培训过程管理与考核，确保培训质量。

2. 探索开展中医医师专科规范化培训

在全面提高中医医师临床诊疗能力基础上，科学设定培训专科，开展中医医师专科规范化培训试点。充分发挥名老中医药专家作用，探索建立符合中医药自身特点的，以传承名老中医药专家学术思想与临床经验、提升中医医师专科诊疗能力与水平为主要内容的中医医师专科规范化培训模式。做好中医医师专科规范化培训与中医类别医师执业管理制度的衔接。

3. 积极推进中医类别全科医生（助理全科医生）培养

健全中医全科专业培训体系，鼓励中医药院校设立全科医学系，将中医全科作为中医住院医师规范化培训的急需紧缺专业进行重点招收培训。加大支持力度，提升中医全科岗位吸引力，鼓励和吸引中医类专业毕业生参加中医类别全科医生（助理全科医生）规范化培训，充分发挥中医类别全科医生在基层医疗卫生服务中的作用，提高基层中医药服务能力和水平。

（三）完善继续教育体系，提升中医药人才队伍整体素质

1. 扩大中医药继续教育覆盖面

以满足中医药人员职业发展需求为导向，以岗位胜任能力为核心，以突出中医药特色优势为重点，广泛深入开展各种适宜有效的中医药继续教育活动，不断提升中医药人员的职业素质能力。着力推进基层中医药人才培养，开展中医适宜技术推广、在职在岗医药卫生人员中医药知识与技能培训等面向基层的中医药继续教育和人才培养专项。

2. 创新中医药继续教育模式

加强统筹管理，充分利用中医药院校、中医医疗机构等的教学资源，发挥中医药行业学术团体的优势和作用，创新中医药继续教育模式及管理方法，探索开展“互联网+”中医药继续教育，提高中医药继续教育的针对性、有效性和便捷性。

3. 健全中医药继续教育体系

加强中医药继续教育政策制度、组织管理、师资队伍、信息化建设和日常监管，鼓励优秀中医药人才承担继续教育教学工作。建立能够满足各级各类中医药人员培训需求的中医药继续教育基地，发挥基地的示范引领作用，提高中医药继续教育质量。

（四）加强师承教育，提高中医药传承创新能力

1. 逐步建立中医药师承教育制度

将师承教育贯穿于中医药人才培养全过程，发挥师承教育独特作用，总结师承教育规律，制定师承教育标准和相关政策措施，建立师承教育运行机制，完善师承教育考评和监管体系，推动师承教育全面发展。

2. 创新师承教育与院校教育、毕业后教育相结合的人才培养模式

鼓励有条件的中医药院校将师承教育全面覆盖中医药类专

业学生，推动中医药研究生教育与师承教育的有机衔接，提高院校教育教学质量。将师承教育作为中医医师规范化培训的重要内容，提高中医医师临床诊疗水平。

3. 推进师承教育模式的人才培养专项建设

深入开展全国老中医药专家学术经验继承工作、名老中医药专家和中医学术流派传承工作室建设、中药特色技术传承人才培养等不同层次、不同类型的师承教育项目，吸引、鼓励名老中医药专家和长期服务基层的中医药专家通过师承模式培养多层次中医药骨干人才，充分发挥师承教育优势，强化中医药学术、技能传承，着力培养一批中医药传承领军人才、特色人才。

四、保障措施

（一）建立推进中医药教育改革与发展的政策保障机制

健全国家、省级教育行政部门和中医药管理部门之间的中医药教育工作协调机制，加强对中医药人才培养的宏观规划、政策保障、工作指导和质量监控，在专业设置、教学管理、模式创新、评价考核等方面给予高等学校更多自主权。建立中医药人才培养与中医药行业人才需求的供需平衡机制，各级中医药管理部门要根据中医药事业发展需要，研究提出全国和本地区不同层次、不同专业人才需求规划，并纳入国家和区域卫生计生人才发展规划；国家和各级教育行政部门积极支持高等医学院校，根据人才需求及中医药教育资源状况，合理确定中医药专业招生规模及结构。加大对中西部地区高等中医药院校的支持，在中西部高校基础能力建设专项等项目中优先纳入中西部中医药院校，缩小区域、院校和学科专业之间培养水平的差距。推进教育部、国家中医药管理局等与地方省级人民政府共建中医药院校工作，加大共建力度，发挥共建院校在中医药教育教学改革中的示范、引领作用。推动中医药教育协同创新，面向国家健康服务业和中医药事业发展的战略需求，支持中医药院校加强协同创新中心建设。支持建设国家级中医临床教学案例共享资源库和精品在线开放课程，开展中医药行业教学成果、优秀教材、教学名师等遴选建设工作。

（二）建立中医药教育投入保障机制

各级教育、中医药行政管理部门要积极协调发展改革、财政等部门，根据中医药人才培养的特点，进一步加大中医药教育财政补助，参照教育部直属高校医学类专业生均拨款标准，提高中医学类专业生均拨款。中医药院校要统筹加强中医药实践教学基地建设，切实加大对中医药实践教学基地的经费投入。国家重点支持建设一批中医药重点学科、专业和课程，重点建设一批中医临床教学基地、住院医师规范化培训基地和继续教育基地，重点补助基础设施建设、设备购置、教学实践活动等。实施中医药传承与创新“百千万”人才工程，建立骨干人才、优秀人才、领军人才有机衔接的中医药高层次人才队伍。

（三）建立完善中医药人才评价与激励机制

积极推动完善中医药专业技术职务评审考核机制，注重实践能力、工作绩效、职业素养的考评。健全符合中医药行业特点的中医药专业技术人员评价体系和绩效考核指标体系，坚持德才兼备，注重实绩和贡献，克服唯学历、唯职称、唯论文等倾向。探索建立国医大师、全国名中医、省级名中医等不同层级衔接，政府表彰和社会褒奖相结合的激励机制，促进优秀人才脱颖而出。

中医药“一带一路”发展规划
（2016—2020 年）

国家中医药管理局　国家发展和改革委员会

（2016 年 12 月 30 日）

为贯彻落实《推动共建丝绸之路经济带和 21 世纪海上丝绸之路的愿景与行动》，加强与“一带一路”沿线国家在中医药（含民族医药）领域的交流与合作，开创中医药全方位对外开放新格局，制定本规划。

一、基本形势

自古以来，中医药就是古丝绸之路沿线国家交流合作的重要内容，伴随早期的商贸活动在沿线国家落地生根，以不同形态成为沿线民众共享共建的卫生资源。近年来，随着健康观念和医学模式的转变，中医药在防治常见病、多发病、慢性病及重大疾病中的疗效和作用日益得到国际社会的认可和接受。目前，中医药已传播到 183 个国家和地区，中国已同外国政府、地区主管机构和国际组织签署了 86 个中医药合作协议。屠呦呦研究员因发现青蒿素获得 2015 年诺贝尔生理学或医学奖，表明中医药为人类健康做出卓越贡献。中医针灸列入联合国教科文组织“人类非物质文化遗产代表作名录”，《本草纲目》和《黄帝内经》列入“世界记忆名录”。国际标准化组织（ISO）成立中医药技术委员会（ISO/TC249），并陆续制定颁布 10 余项中医药国际标准。以中医药为代表的传统医学首次纳入世界卫生组织国际疾病分类代码（ICD－11），中医药作为国际医学体系的重要组成部分，正为促进人类健康发挥积极作用。

与此同时，我们也清醒地认识到，中医药“一带一路”

发展还面临着诸多困难和挑战。由于文化背景和理论体系的差异，沿线卫生管理模式大部分建立在现代医学体系上，中医药面临政策和技术等方面的壁垒。传统医药在大多数国家处于补充和替代地位，发展环境不容乐观。国内中医药事业发展质量和效益尚显薄弱，“走出去”的基础有待加强。同时，现有外向型合作机制还不能很好地适应形势发展需要，具有国际竞争力的外向型团队尚未形成，中医药参与“一带一路”建设的任务依然十分艰巨。

推动中医药“一带一路”建设，对服务国家战略具有重要意义。中医药凝聚着中华民族传统文化的精华，是中华文明与沿线国家人文交流的重要内容，有助于促进与沿线国家民心相通。中医药是中国特色医药卫生事业的重要组成部分，可以为沿线国家解决医疗可持续发展提供借鉴参考，满足沿线各国建设民生的普遍关切。随着中医药融入国际医学体系的步伐逐渐加快，中医药健康服务业发展存在巨大潜力，能够为促进经济结构转型、拉动经济增长贡献力量。积极参与“一带一路”建设，有利于促进中医药传承创新，促进中医药原创思维与现代科技融合发展，为维护人类健康做出新的贡献。

二、总体要求

（一）指导思想

认真落实党的十八大和十八届二中、三中、四中、五中、六中全会精神，深入贯彻习近平总书记系列重要讲话精神，按照“一带一路”愿景与行动倡议总体部署，秉持亲诚惠容，坚持共商、共建、共享理念，遵循中医药发展规律，充分利用国内国际两种资源、两个市场、两类规则，立足沿线各国不同发展现状，丰富对外合作内涵，提高对外合作水平，统筹推进中医药医疗、保健、教育、科研、文化和产业的对外交流与合作，实现中医药与沿线各国传统医学和现代医学的融合发展，为“一带一路”倡议服务，为维护人类健康服务。

（二）基本原则

依托优势，服务大局。充分发挥中医药作为卫生资源、经济资源、科技资源、文化资源和生态资源等五大资源优势，服从和服务于国家全方位对外开放新格局的整体部署，推动中医药与沿线各国深度融合。

政府引领，市场运作。充分利用政府间现有多边、双边机制，搭建稳固合作平台。发挥各类机构在对外合作中的主体作用，充分遵循市场规律，加强供给侧和需求侧协同发展，扩大有效和中高端供给。

因地制宜，分类施策。立足沿线各国不同发展现状，针对当地民众医疗保健需求，有区别地选择合作领域、模式和项目，制定和实施符合实际的合作路线和措施。

上下联动，内外统筹。统筹国际和区域发展布局，有效引导地方依据自身特色与沿线国家开展交流合作，形成错位发展、分工协作、步调一致、共同推进的工作局面。

（三）发展目标

到2020年，中医药“一带一路”全方位合作新格局基本形成，国内政策支撑体系和国际协调机制逐步完善，以周边国家和重点国家为基础，与沿线国家合作建设30个中医药海外中心，颁布20项中医药国际标准，注册100种中药产品，建设50家中医药对外交流合作示范基地。中医药医疗与养生保健的价值被沿线民众广泛认可，更多沿线国家承认中医药的法律地位，中医药与沿线合作实现更大范围、更高水平、更深层次的大开放、大交流、大融合。

三、主要任务

（一）政策沟通，完善政府间交流合作机制

充分利用现有政府间合作机制，加强传统医学政策法规、人员资质、产品注册、市场准入、质量监管等方面的交流沟通和经验分享，为有条件的中医药机构“走出去”搭建平台，为中医药对外合作提供政策支持。深化与世界卫生组织、国际标准化组织、上海合作组织、中东欧、欧盟、东盟等多边合作机制，积极参与国际组织发展战略、运行规则、政策动态和标准规范的研究与制定，营造有利于中医药海外发展的国际环境。

专栏1　政府间合作机制建设，双边合作机制项目

落实中医药双边合作协议，构建政府间磋商和协调机制，加强政策沟通，协调解决重大问题，为中医药沿“一带一路”走出去营造良好政策环境。

国际组织平台项目

充分发挥世界卫生组织、国际标准化组织等多边组织作用，利用国际植物药法规与监管合作组织（IRCH）、中国－中东欧、中国－东盟、西太区草药协调论坛等多边机制，积极参与国际传统医学发展战略和标准规范研究与制定工作。

（二）资源互通，与沿线国家共享中医药服务

回应国际需求，做好区域布局，支持各类优秀中医药机构与沿线国家合作建设中医药中心，结合不同国家的常见病、多发病、慢性病以及重大疑难疾病，面向沿线民众提供中医医疗和养生保健服务，推动中医药理论、服务、文化融入沿线国家卫生体系。以医带药，针对不同国家的药品规管制度，推动成熟的中药产品以药品、保健品、功能食品等多种方式在沿线国家进行注册，形成知名品牌，扩大中药产品在国际市场所占份额。

专栏2　中医药国际医疗服务体系建设，中医药海外中心项目

支持与沿线国家政府开展合作，本着政府支持、民间运作、服务当地、互利共赢的原则，沿中蒙俄、中国－中亚－西亚、中国－中南半岛、新亚欧大陆桥、中巴、孟中印缅等国际经济合作走廊，在中亚、西亚、南亚、东南亚、中东欧、欧洲、大洋洲、非洲等区域建设30个中医药海外中心。

中医药国际医疗基地项目

依托各类中医药机构，在国内建设一批中医药国际医疗合作基地，提升外向型合作水平，吸引沿线民众来华接受中医药医疗保健服务。支持有实力的中医医疗机构获得国际知名保险机构的认证，提高国内中医医疗机构的服务品质，推动纳入国际医疗保险体系。

中药产品海外注册项目

搭建中药海外注册的公共服务平台，支持100种成熟的中药产品以药品、保健品、功能食品等多种方式在沿线国家进行注册，进入沿线国家医疗卫生体系，不断完善销售渠道，形成知名品牌，扩大国际市场份额。

（三）民心相通，加强与沿线国家人文交流

开展中医药公共外交，以中医药为载体传播中华传统文化，用国际化语言讲述中国故事，促进中医药文化在沿线国家传播与推广，将中医药打造成中国在国际舞台的一张亮丽名片。优化中医药对外教育结构、提高教育质量，鼓励中医药高等院校、社会团体等机构与沿线著名大学合作，将中医药学科建设纳入沿线高等教育体系。面向沿线国家开展中医药学历教育、短期培训和进修，提高沿线中医药从业人员的素质和水平。

专栏3　中医药国际教育及文化传播体系建设，与沿线国家合作办学项目

与沿线知名大学合作办学，将中医药纳入沿线国家高等教育体系，扩大中医药在沿线国家的学历教育和继续教育规模，提升教学质量。在条件成熟的沿线国家开设更多的中医孔子学院。

中医药国际教育基地项目

遴选一批具备条件的中医药高等院校，面向沿线国家开展中医药学历教育、短期培训以及临床实习。加强海外中医医师规范化培训，提高服务能力和诊疗水平。支持中医药院校开展非学历远程教育。

中医药国际文化传播项目

积极利用驻外使领馆、中医药海外中心、孔子学院和海外中国文化中心等多种平台，举办大型中医药文化展览、义诊、健康讲座和科普宣传活动，制作中医药国际宣传材料，促进沿线民众对中医药理论和医疗保健服务作用的了解与认同。

（四）科技联通，推动中医药传承创新

支持中医医疗机构、科研院所、高等院校和中药企业与沿线一流机构开展科技合作，建立协同创新机制和合作平台，运用现代科学技术和中医药传统研究方法，开展多领域、跨学科联合攻关，加强中医药领域国际科技合作，并转化为产品、技术和服务。遵照国际标准制定规则，充分借助世界卫生组织和国际标准化组织等平台，研究制定符合中医药特点的疾病诊断、治疗方法、疗效评价、质量控制等国际标准和规范，在沿线国家推广应用。优化中医药知识产权公共服务，加强中药资源和中医药知识产权保护。

专栏4　中医药国际科技体系建设，高层次中医药国际科技合作项目

支持中医药科研机构和高等院校与沿线国家共建联合实验室或研究中心，利用国际先进的现代科学技术和方法，进行科研大协作，开展中医药基础理论、临床和中药产品等重点领域研究。针对沿线国家常见病、多发病、重大疾病，开展中医药循证医学研究，为中医药进入沿线国家主流医药市场发挥支撑引领作用。

中医药国际标准化项目

以世界卫生组织国际疾病分类代码传统医学章节（ICTM）项目和国际标准化组织中医药技术委员会（ISO/TC249）平台为重点，围绕中医、中药材、中药产品、中医药医疗器械设备、中医药名词术语与信息学等领域颁布20项国际标准，并开展采标、认证、推广等合作。

（五）贸易畅通，发展中医药健康服务业

充分利用“互联网+”等新兴业态，加强供给侧改革，建立以沿线市场需求为导向的中医药贸易促进体系和国际营销体系。拓展中医药服务贸易市场，发挥中医药医疗保健、教育培训等传统服务贸易领域的规模优势，支持在海内外设立中医药服务贸易机构，巩固传统市场，挖掘服务出口潜力，提高新兴国家市场占比。支持有实力的中药企业通过新设、并购、租赁、联合投资等方式在沿线国家建立子公司或分公司，构建跨国营销网络，建设中医药物流配送中心和经济联盟。利用多边、双边自由贸易区谈判，推动中医药产品和服务贸易发展。

专栏5　中医药国际贸易体系建设，中医药服务贸易项目

建立以跨境支付、境外消费、商业存在和自然人移动四种模式协调发展的中医药服务贸易体系，扶持一批市场优势明显、具有发展前景的中医药服务贸易示范项目，建设一批特色突出、能够发挥引领辐射作用的中医药服务贸易骨干机构，创建若干个综合实力强、国际影响力突出的中医药服务贸易重点区域。

中医药健康旅游项目

整合中医药医疗机构、养生保健机构、生产企业等资源，建设以中医药文化传播和体验为主题，融中医医疗、养生、康复、养老、文化传播、商务会展、中药材科考与旅游于一体的10个中医药健康旅游示范区、100个示范基地和1000个示范项目。

中医药参与中外自贸区谈判项目

积极参与中外自贸区谈判，推动将中医药纳入中外自贸协定内容，扩大沿线国家对中医药的市场开放，降低对中医药服务和产品的准入壁垒。

四、保障措施

（一）完善政策机制

建立多部门协调机制，推动将“一带一路”中医药建设纳入国家外交、卫生、科技、文化、贸易等发展战略中，制定扶持政策，实施优惠措施，为中医药与“一带一路”沿线国家合作提供强有力的政策保障。推动将中医药合作纳入与沿线国家多、双边合作机制，加强与沿线国家在传统医药、中医药相关法律法规、政策措施等领域信息交流，加大政府间磋商力度，推动沿线国家放宽对中医药服务及产品的准入限制。

（二）加大金融财税支持

充分发挥丝路基金作用，对中医药“一带一路”建设项目给予支持。鼓励国家政策性银行在业务范围内为符合条件的中医药服务出口项目提供信贷支持。鼓励社会资本积极参与中医药“一带一路”建设，以多种形式成立中医药“一带一路”基金。支持保险公司对中医药“一带一路”建设项目和服务出口项目提供保险服务，鼓励保险资金参与中医药“一带一路”建设项目。建设以各类中医药机构为主体、以项目为基础、各类基金为引导、社会各界广泛参与的多元化投融资模式。符合条件的经认定为高新技术企业的中医药骨干企业可按税收法律法规规定，减按 15% 的税率征收企业所得税。对企业从事中药材的种植、牧畜、家禽的饲养以及濒危野生动植物养殖（种植）等项目所得，可按税收法律法规规定减免企业所得税。

（三）强化人才队伍建设

通过多种途径和渠道，培养一批中医药基本功扎实、熟练使用外国语言、熟悉国际规则的复合型人才。加强海外高层次人才的引进，聘请有国际交流与合作经验及影响力的专家、知名人士作为中医药对外交流与合作顾问，推动建设中医药对外交流合作专家智库。有针对性地选派优秀人才到国际组织任职锻炼，建设国际人才梯队，逐步打造一支高素质的国际人才队伍。

（四）加强组织实施

发挥推进“一带一路”建设工作领导小组和国家中医药工作部际联席会议制度作用，制定任务分工方案，协调解决重大问题，加强对政策落实的指导、督促和检查。地方各级政府要将中医药“一带一路”工作纳入经济社会发展规划，加强组织领导，健全统筹协调机制和工作机制，制定具体实施方案，鼓励相关机构开展中医药“一带一路”合作，实现各地方分工协作、错位协调发展态势。

中医中药中国行——中医药健康文化推进行动实施方案（2016—2020年）

国家中医药管理局（2016年12月30日）

一、背景

“中医中药中国行”活动是由国家中医药管理局联合22个部委共同主办的大型中医药科普宣传活动，自2007年启动以来，历经两个阶段，第一阶段以城市大型现场公益活动为主，第二阶段以“进乡村、进社区、进家庭”为主，为展示中医药特色优势、传播中医药健康文化知识、营造中医药事业发展良好氛围，发挥了积极作用，成为迄今为止规格最高、规模最大、时间最长、范围最广、参与最多、影响深远的公益性中医药文化科普宣传活动。

全国卫生与健康大会提出，要把人民健康放在优先发展的战略地位，以普及健康生活、优化健康服务、完善健康保障、建设健康环境、发展健康产业为重点，加快推进健康中国建设，努力全方位、全周期保障人民健康。为普及健康生活方式，实现中医药健康养生文化的创造性转化、创新性发展，引导人民群众养成具有中国特色的健康生活习惯，在深入总结“中医中药中国行”活动经验的基础上，开展“中医中药中国行”第三阶段活动——中医药健康文化推进行动，以“传播中医药健康文化、提升民众健康素养”为主题，在全国范围内举办形式多样的中医药健康文化知识传播活动。

二、目标

（一）普及中医药知识方法，促进民众养成健康的生活习惯，推动中国公民中医药健康文化素养提升10%，培育健康生活方式。

（二）增进社会对中医药核心价值理念的认知和认同，营造更加关心支持中医药事业发展的社会氛围。

（三）初步建立中医药健康文化传播体系和机制，打造一批中医药健康文化传播示范基地。

三、基本原则

（一）以人为本，政府主导，动员社会广泛参与。

（二）明确分工，上下联动，中央地方各负其责。

（三）总结经验，维护品牌，创新活动内容形式。

（四）线上线下，互动合作，传统媒体与新媒体优势互补。

四、组织机构

（一）主办单位

中医中药中国行组委会。

（二）承办单位

地方各级中医药管理部门牵头。

五、主要内容

（一）打造中医药健康文化推进平台

1. 建设中医药健康文化知识角。在乡镇、社区等基层单位以及基层医疗卫生机构中医综合服务区（中医馆、国医堂）建设中医药健康文化知识角，通过中医药健康知识展板、宣传墙、漫画等的形式，向城乡居民宣传普及中医药健康文化。

2. 实施中医药文化进校园行动。联合教育部门推动中医药文化进入校园，帮助中小学生养成良好的健康意识和生活习惯，激发对中华传统文化的自豪感与自信心。

3. 实施中医药新媒体建设工程。开通中医药科普微信、微博，建设中医药文化科普网站、栏目或频道，运用手机等移动终端及社交网络、电子阅报栏等新技术新手段，扩大中医药健康文化知识传播范围。

4. 成立中医药文化科普媒体传播联盟。联合相关媒体，组织优秀中医药文化科普专家，共同打造中医养生类节目（栏目）的品牌。

5. 建设中医药健康养生文化体验场馆。遴选推出一批融健康养生知识、养生保健体验、休闲娱乐于一体的中医药健康养生文化体验场馆，打造中医药健康养生文化转化传播平台，提供中医药健康服务实地体验。

（二）传播中医药健康文化理念

6. 开展中医药健康教育。依据中医药健康文化内涵、中医药健康教育基本内容，深入基层开展中医药健康教育，传播中医药健康文化，普及具有中国特色的健康生活方式，以及中医药养生防病知识。

7. 创作推广中医药文化作品。组织创作一批富有艺术魅力、体现价值追求的中医药文化精品，制作推出一批科学准确、通俗易懂、贴近生活中医药科普作品，征集推广一批具有中医药元素、内容生动、易于传播的中医药音像作品，扩大中医药健康文化的影响，将中医药健康养生文化内涵转化为便于民众理解、掌握和应用的中医药养生方法。

（三）倡导养成具有中国特色的健康行为

8. 组织开展“服务百姓健康行动”全国大型义诊活动。组织公共场所义诊，义诊进社区、下乡镇，国家医疗队赴重点地区义诊等活动，进一步加强中医药健康文化知识的普及，推行便民惠民措施，服务群众。

9. 组织开展中医药健康文化大型宣传活动。以“中医健康你我他”为主题，依照“因时制宜、因地制宜、因人制宜”原则，开展全国大型中医药文化科普活动，通过设立讲座区、展览区、义诊区和体验区，推广中医药的理念、知识、方法和产品。

10. 组织开展中医药健康文化知识大赛。以“生活处处有中医”为主题，围绕中医药核心价值理念、《黄帝内经》等中医药经典以及《中国公民中医养生保健素养》设计赛程和题库，组织各界共同参与中医药健康文化知识大赛，向全社会宣传中医药核心价值理念和中国公民中医养生保健素养内容。

11. 组织开展全国悦读中医活动。以“悦读中医 健康中国”为主题，以“传播中医文化 助力全民阅读”为目的，围绕中医药图书、报纸、期刊，组织中医药院校师生、行业人员及中医药爱好者共同参与活动，向全社会传播中医药文化知识，打造行业内的品牌活动。

12. 组织开展中医药文化科普巡讲活动。组织专家深入社区、农村、部队等，开展中医药文化科普巡讲，讲授中医药饮食、起居、情志调摄、食疗药膳、运动锻炼等养生保健知识。

（四）建立中医药健康文化推进保障机制

13. 中医药健康文化素养监测机制。开展中医药健康文化素养调查，掌握全国乡村、社区、家庭中医药健康文化知识普及情况基础信息和全国健康文化素养水平，为中医药健康文化的推广提供数据支撑。

14. 建立健全中医药文化传播人才培养机制。定期开展中医药文化传播人才遴选培训，造就一批中医药文化传播高层次领军人才，培育一批中医药文化传播专门人才，培养一批中医药文化传播管理人员，建立一支适应中医药文化发展需求的人才队伍。

15. 建立跨部门工作机制。统筹协调多方力量，形成推动中医药健康文化传播与知识普及的强大合力，多部门联合推动各项工作的有序开展，同时发挥好专家的指导协同配合作用。

六、组织实施

（一）加强组织领导

活动组委会负责领导“中医中药中国行——中医药健康文化推进行动”的实施工作。组委会下设办公室，中国中医药报社组织协调办公室日常工作。中华中医药学会负责组织实施中医药文化作品征集活动，中国中医药报社负责组织实施中医药健康文化大型宣传活动，中国中医药出版社负责组织实施中医药健康文化知识大赛和全国悦读中医活动。

各级中医药管理部门按照《中医中药中国行——中医药健康文化推进行动实施方案（2016—2020年）》的要求，将有关任务纳入相应工作规划和计划，在广泛调研了解实际情况和论证活动可行性的基础上，明确工作目标，制定实施方案，加以落实。

（二）加大投入力度

要采取多种措施，加大政府和社会投入，形成多渠道投入机制，为中医药健康文化推进行动的实施提供资金保障。各有关单位和地方各级中医药管理部门要根据承担具体任务，按照国家预算管理的规定和现行资金渠道，统筹考虑和落实所需经费。鼓励社会捐赠，充分发挥市场作用，广辟资金投入渠道。

（三）强化督导考核

认真总结、及时推广中医药健康文化推进行动中的好做法、好经验、好成果，进一步扩大中医药社会影响，使中医药更好地惠及民生。各省（区、市）中医药管理部门要将活动的开展情况于每年12月31日前报组委会办公室。组委会办公室将不定期组织专家对各地行动开展情况进行评估检查。

中医医术确有专长人员医师资格考核注册管理暂行办法

国家卫生计生委（2017 年 12 月 20 日）

第一章　总　则

第一条　为做好中医医术确有专长人员医师资格考核注册管理工作，根据《中华人民共和国中医药法》有关规定，制定本办法。

第二条　以师承方式学习中医或者经多年实践，医术确有专长的人员参加医师资格考核和执业注册，适用本办法。

第三条　国家中医药管理局负责全国中医医术确有专长人员医师资格考核及执业工作的管理。

省级中医药主管部门组织本省、自治区、直辖市中医医术确有专长人员医师资格考核；负责本行政区域内取得医师资格的中医医术确有专长人员执业管理。

省级中医药主管部门应当根据本办法制定本省、自治区、直辖市中医医术确有专长人员医师资格考核注册管理实施细则。

设区的市和县级中医药主管部门负责本行政区域内中医医术确有专长人员医师资格考核组织申报、初审及复审工作，负责本行政区域内取得医师资格的中医医术确有专长人员执业日常管理。

第二章　考核申请

第四条　以师承方式学习中医或者经多年实践，医术确有专长的人员，可以申请参加中医医术确有专长人员医师资格考核。

第五条 以师承方式学习中医的，申请参加医师资格考核应当同时具备下列条件：

（一）连续跟师学习中医满五年，对某些病证的诊疗，方法独特、技术安全、疗效明显，经指导老师评议合格；

（二）由至少两名中医类别执业医师推荐，推荐医师不包括其指导老师。

第六条 经多年中医医术实践的，申请参加医师资格考核应当同时具备下列条件：

（一）具有医术渊源，在中医医师指导下从事中医医术实践活动满五年或者《中华人民共和国中医药法》施行前已经从事中医医术实践活动满五年的；

（二）对某些病证的诊疗，方法独特、技术安全、疗效明显，并得到患者的认可；

（三）由至少两名中医类别执业医师推荐。

第七条 推荐医师应当为被推荐者长期临床实践所在省、自治区、直辖市相关专业中医类别执业医师。

第八条 以师承方式学习中医的，其指导老师应当具有中医类别执业医师资格，从事中医临床工作十五年以上或者具有中医类副主任医师以上专业技术职务任职资格。指导老师同时带徒不超过四名。

第九条 符合本办法第五条或者第六条规定的人员，可以向其长期临床实践所在地县级中医药主管部门提出考核申请。

第十条 申请参加中医医术确有专长人员医师资格考核的，应当提交以下材料：

（一）国家中医药管理局统一式样的《中医医术确有专长人员医师资格考核申请表》；

（二）本人有效身份证明；

（三）中医医术专长综述，包括医术的基本内容及特点描述、适应症或者适用范围、安全性及有效性的说明等，以及能够证明医术专长确有疗效的相关资料；

（四）至少两名中医类别执业医师的推荐材料；

（五）以师承方式学习中医的，还应当提供跟师学习合同，学习笔记、临床实践记录等连续跟师学习中医满五年的证明材料，以及指导老师出具的跟师学习情况书面评价意见、出师结论；经多年中医医术实践的，还应当提供医术渊源的相关证明材料，以及长期临床实践所在地县级以上中医药主管部门或者所在居委会、村委会出具的从事中医医术实践活动满五年证明，或者至少十名患者的推荐证明。

第十一条　县级中医药主管部门和设区的市级中医药主管部门分别对申请者提交的材料进行初审和复审，复审合格后报省级中医药主管部门。省级中医药主管部门对报送材料进行审核确认，对符合考核条件的人员、指导老师和推荐医师信息应当予以公示。申请者在临床实践中存在医疗纠纷且造成严重后果的，取消其报名资格。

第三章　考核发证

第十二条　中医医术确有专长人员医师资格考核实行专家评议方式，通过现场陈述问答、回顾性中医医术实践资料评议、中医药技术方法操作等形式对实践技能和效果进行科学量化考核。专家人数应当为不少于五人的奇数。

第十三条　考核专家应当对参加考核者使用中医药技术方法的安全性进行风险评估，并针对风险点考核其安全风险意识、相关知识及防范措施。根据参加考核者使用的中医药技术方法分为内服方药和外治技术两类进行考核。

第十四条 内服方药类考核内容包括：医术渊源或者传承脉络、医术内容及特点；与擅长治疗的病证范围相关的中医基础知识、中医诊断技能、中医治疗方法、中药基本知识和用药安全等。

考核程序分为医术专长陈述、现场问答、诊法技能操作和现场辨识相关中药等。

考核专家应当围绕参加考核者使用的中药种类、药性、药量、配伍等进行安全性评估，根据风险点考核相关用药禁忌、中药毒性知识等。

第十五条 外治技术类考核内容包括：医术渊源或者传承脉络、外治技术内容及特点；与其使用的外治技术相关的中医基础知识、擅长治疗的病证诊断要点、外治技术操作要点、技术应用规范及安全风险防控方法或者措施等。

考核程序分为医术专长陈述、现场问答、外治技术操作等。

考核专家应当围绕参加考核者使用外治技术的操作部位、操作难度、创伤程度、感染风险等进行安全性评估，根据风险点考核其操作安全风险认知和有效防范方法等；外敷药物中含毒性中药的，还应当考核相关的中药毒性知识。

第十六条 治疗方法以内服方药为主、配合使用外治技术，或者以外治技术为主、配合使用中药的，应当增加相关考核内容。

第十七条 考核专家根据参加考核者的现场陈述，结合回顾性中医医术实践资料等，围绕相关病证的疗效评价关键要素进行分析评估并提问，对其医术专长的效果进行现场评定。必要时可采用实地调查核验等方式评定效果。

第十八条 经综合评议后，考核专家对参加考核者作出考核结论，并对其在执业活动中能够使用的中医药技术方法和具体治疗病证的范围进行认定。

第十九条　考核合格者，由省级中医药主管部门颁发《中医（专长）医师资格证书》。

第二十条　县级以上地方中医药主管部门应当加强对考核合格人员有关卫生和中医药法律法规基本知识、基本急救技能、临床转诊能力、中医医疗技术相关性感染防控指南、传染病防治基本知识及报告制度、中医病历书写等知识的培训，提高其执业技能，保障医疗安全。

第四章　考核组织

第二十一条　省级中医药主管部门应当加强考核工作的组织领导，完善考核制度，强化考核工作人员和专家培训，严格考核管理，确保考核公平、公正、安全、有序进行。

第二十二条　省级中医药主管部门每年定期组织中医医术确有专长人员医师资格考核，考核时间应当提前三个月向社会公告。

第二十三条　省级中医药主管部门应当建立中医医术确有专长人员医师资格考核专家库。考核专家应当同时符合下列条件：

（一）中医类别执业医师；

（二）具有丰富的临床经验和技术专长，具备副主任医师以上专业技术职务任职资格或者从事中医临床工作十五年以上具有师承或者医术确有专长渊源背景人员；

（三）遵纪守法，恪守职业道德，公平公正，原则性强，工作认真负责。

第二十四条　根据参加考核人员申报的医术专长，由省级中医药主管部门在中医医术确有专长人员医师资格考核专家库内抽取考核专家。考核专家是参加考核人员的近亲属或者与其有利害关系的，应当予以回避。

第五章 执业注册

第二十五条 中医（专长）医师实行医师区域注册管理。取得《中医（专长）医师资格证书》者，应当向其拟执业机构所在地县级以上地方中医药主管部门提出注册申请，经注册后取得《中医（专长）医师执业证书》。

第二十六条 中医（专长）医师按照考核内容进行执业注册，执业范围包括其能够使用的中医药技术方法和具体治疗病证的范围。

第二十七条 中医（专长）医师在其考核所在省级行政区域内执业。中医（专长）医师跨省执业的，须经拟执业所在地省级中医药主管部门同意并注册。

第二十八条 取得《中医（专长）医师执业证书》者，即可在注册的执业范围内，以个人开业的方式或者在医疗机构内从事中医医疗活动。

第六章 监督管理

第二十九条 县级中医药主管部门负责对本行政区域内中医（专长）医师执业行为的监督检查，重点对其执业范围、诊疗行为以及广告宣传等进行监督检查。

第三十条 中医（专长）医师应当参加定期考核，每两年为一个周期。定期考核有关要求由省级中医药主管部门确定。

第三十一条 县级以上地方中医药主管部门应当加强对中医（专长）医师的培训，为中医（专长）医师接受继续教育提供条件。

第三十二条 中医（专长）医师通过学历教育取得省级

以上教育行政部门认可的中医专业学历的，或者执业时间满五年、期间无不良执业记录的，可以申请参加中医类别执业医师资格考试。

第三十三条　国家建立中医（专长）医师管理信息系统，及时更新中医（专长）医师注册信息，实行注册内容公开制度，并提供中医（专长）医师注册信息查询服务。

第七章　法律责任

第三十四条　参加中医医术确有专长人员资格考核的人员和考核工作人员，违反本办法有关规定，在考核过程中发生违纪违规行为的，按照国家医师资格考试违纪违规处理有关规定处罚；通过违纪违规行为取得《中医（专长）医师资格证书》、《中医（专长）医师执业证书》的人员，由发证部门撤销并收回《中医（专长）医师资格证书》、《中医（专长）医师执业证书》，并进行通报。

第三十五条　中医医术确有专长人员医师资格考核专家违反本办法有关规定，在考核工作中未依法履行工作职责的，省级中医药主管部门应当停止其参与考核工作；情节严重的，应当进行通报批评，并建议其所在单位依法给予相应的处分；存在其他违纪违规行为的，按照国家医师资格考试违纪违规处理有关规定处罚；构成犯罪的，依法追究刑事责任。

第三十六条　推荐中医医术确有专长人员的中医医师、以师承方式学习中医的医术确有专长人员的指导老师，违反本办法有关规定，在推荐中弄虚作假、徇私舞弊的，由县级以上中医药主管部门依法责令暂停六个月以上一年以下执业活动；情节严重的，吊销其医师执业证书；构成犯罪的，依法追究刑事责任。

第三十七条　中医（专长）医师在执业中超出注册的执

业范围从事医疗活动的，由县级以上中医药主管部门责令暂停六个月以上一年以下执业活动，并处一万元以上三万元以下罚款；情节严重的，吊销其执业证书。造成患者人身、财产损害的，依法承担民事责任；构成犯罪的，依法追究刑事责任。

第八章　附　则

第三十八条　本办法实施前已经取得《乡村医生执业证书》的中医药一技之长人员可以申请参加中医医术确有专长人员医师资格考核，也可继续以乡村医生身份执业，纳入乡村医生管理。自本办法施行之日起，不再开展中医药一技之长人员纳入乡村医生管理工作。

本办法实施前已经按照《传统医学师承和确有专长人员医师资格考核考试办法》规定取得《传统医学师承出师证》的，可以按照本办法规定，在继续跟师学习满两年后申请参加中医医术确有专长人员医师资格考核。

本办法实施前已经按照《传统医学师承和确有专长人员医师资格考核考试办法》规定取得《传统医学医术确有专长证书》的，可以按照本办法规定申请参加中医医术确有专长人员医师资格考核。

第三十九条　港澳台人员在内地以师承方式学习中医的，可在指导老师所在省、自治区、直辖市申请参加中医医术确有专长医师资格考核。

第四十条　《中医（专长）医师资格证书》和《中医（专长）医师执业证书》由国家中医药管理局统一印制。

第四十一条　本办法自2017年12月20日起施行。

中医诊所备案管理暂行办法

国家卫生计生委（2017 年 12 月 01 日）

第一章　总　则

第一条　为做好中医诊所的备案管理工作，根据《中华人民共和国中医药法》以及《医疗机构管理条例》等法律法规的有关规定，制定本办法。

第二条　本办法所指的中医诊所，是在中医药理论指导下，运用中药和针灸、拔罐、推拿等非药物疗法开展诊疗服务，以及中药调剂、汤剂煎煮等中药药事服务的诊所。不符合上述规定的服务范围或者存在不可控的医疗安全隐患和风险的，不适用本办法。

第三条　国家中医药管理局负责全国中医诊所的管理工作。

县级以上地方中医药主管部门负责本行政区域内中医诊所的监督管理工作。

县级中医药主管部门具体负责本行政区域内中医诊所的备案工作。

第二章　备　案

第四条　举办中医诊所的，报拟举办诊所所在地县级中医药主管部门备案后即可开展执业活动。

第五条　举办中医诊所应当同时具备下列条件：

（一）个人举办中医诊所的，应当具有中医类别《医师资格证书》并经注册后在医疗、预防、保健机构中执业满三年，或者具有《中医（专长）医师资格证书》；法人或者其他组织举办中医诊所的，诊所主要负责人应当符合上述要求；

（二）符合《中医诊所基本标准》；

（三）中医诊所名称符合《医疗机构管理条例实施细则》的相关规定；

（四）符合环保、消防的相关规定；

（五）能够独立承担民事责任。

《医疗机构管理条例实施细则》规定不得申请设置医疗机构的单位和个人，不得举办中医诊所。

第六条 中医诊所备案，应当提交下列材料：

（一）《中医诊所备案信息表》；

（二）中医诊所主要负责人有效身份证明、医师资格证书、医师执业证书；

（三）其他卫生技术人员名录、有效身份证明、执业资格证件；

（四）中医诊所管理规章制度；

（五）医疗废物处理方案、诊所周边环境情况说明；

（六）消防应急预案。

法人或者其他组织举办中医诊所的，还应当提供法人或者其他组织的资质证明、法定代表人身份证明或者其他组织的代表人身份证明。

第七条 备案人应当如实提供有关材料和反映真实情况，并对其备案材料实质内容的真实性负责。

第八条 县级中医药主管部门收到备案材料后，对材料齐全且符合备案要求的予以备案，并当场发放《中医诊所备案证》；材料不全或者不符合备案要求的，应当当场或者在收到备案材料之日起五日内一次告知备案人需要补正的全部内容。

国家逐步推进中医诊所管理信息化，有条件的地方可实行网上申请备案。

第九条 中医诊所应当将《中医诊所备案证》、卫生技术人员信息在诊所的明显位置公示。

第十条 中医诊所的人员、名称、地址等实际设置应当与《中医诊所备案证》记载事项相一致。

中医诊所名称、场所、主要负责人、诊疗科目、技术等备案事项发生变动的，应当及时到原备案机关对变动事项进行备案。

第十一条 禁止伪造、出卖、转让、出借《中医诊所备案证》。

第十二条 中医诊所应当按照备案的诊疗科目、技术开展诊疗活动，加强对诊疗行为、医疗质量、医疗安全的管理，并符合中医医疗技术相关性感染预防与控制等有关规定。

中医诊所发布医疗广告应当遵守法律法规规定，禁止虚假、夸大宣传。

第十三条 县级中医药主管部门应当在发放《中医诊所备案证》之日起二十日内将辖区内备案的中医诊所信息在其政府网站公开，便于社会查询、监督，并及时向上一级中医药主管部门报送本辖区内中医诊所备案信息。上一级中医药主管部门应当进行核查，发现不符合本办法规定的备案事项，应当在三十日内予以纠正。

第三章 监督管理

第十四条 县级以上地方中医药主管部门应当加强对中医诊所依法执业、医疗质量和医疗安全、诊所管理等情况的监督管理。

第十五条 县级中医药主管部门应当自中医诊所备案之日起三十日内，对备案的中医诊所进行现场核查，对相关材料进行核实，并定期开展现场监督检查。

第十六条 有下列情形之一的，中医诊所应当向所在地县级中医药主管部门报告，县级中医药主管部门应当注销备案并及时向社会公告：

（一）中医诊所停止执业活动超过一年的；

（二）中医诊所主要负责人被吊销执业证书或者被追究刑事责任的；

（三）举办中医诊所的法人或者其他组织依法终止的；

（四）中医诊所自愿终止执业活动的。

第十七条 县级中医药主管部门应当定期组织中医诊所负责人学习卫生法律法规和医疗机构感染防控、传染病防治等知识，促进中医诊所依法执业；定期组织执业人员参加继续教育，提高其专业技术水平。

第十八条 县级中医药主管部门应当建立中医诊所不良执业行为记录制度，对违规操作、不合理收费、虚假宣传等进行记录，并作为对中医诊所进行监督管理的重要依据。

第四章 法律责任

第十九条 县级以上地方中医药主管部门未履行本办法规定的职责，对符合备案条件但未及时发放备案证或者逾期未告知需要补正材料、未在规定时限内公开辖区内备案的中医诊所信息、未依法开展监督管理的，按照《中医药法》第五十三条的规定予以处理。

第二十条 违反本办法规定，未经县级中医药主管部门备案擅自执业的，由县级中医药主管部门责令改正，没收违法所得，并处三万元以下罚款，向社会公告相关信息；拒不改正的，责令其停止执业活动，其直接责任人员自处罚决定作出之日起五年内不得从事中医药相关活动。

第二十一条　提交虚假备案材料取得《中医诊所备案证》的，由县级中医药主管部门责令改正，没收违法所得，并处三万元以下罚款，向社会公告相关信息；拒不改正的，责令其停止执业活动并注销《中医诊所备案证》，其直接责任人员自处罚决定作出之日起五年内不得从事中医药相关活动。

第二十二条　违反本办法第十条规定，中医诊所擅自更改设置未经备案或者实际设置与取得的《中医诊所备案证》记载事项不一致的，不得开展诊疗活动。擅自开展诊疗活动的，由县级中医药主管部门责令改正，给予警告，并处一万元以上三万元以下罚款；情节严重的，应当责令其停止执业活动，注销《中医诊所备案证》。

第二十三条　违反本办法第十一条规定，出卖、转让、出借《中医诊所备案证》的，由县级中医药主管部门责令改正，给予警告，可以并处一万元以上三万元以下罚款；情节严重的，应当责令其停止执业活动，注销《中医诊所备案证》。

第二十四条　中医诊所超出备案范围开展医疗活动的，由所在地县级中医药主管部门责令改正，没收违法所得，并处一万元以上三万元以下罚款。有下列情形之一的，应当责令其停止执业活动，注销《中医诊所备案证》，其直接负责的主管人员自处罚决定作出之日起五年内不得在医疗机构内从事管理工作：

（一）因超出备案范围开展医疗活动曾受过行政处罚的；

（二）超出备案范围从事医疗活动给患者造成伤害的；

（三）违反本办法规定造成其他严重后果的。

第五章　附　则

第二十五条　本办法未规定的中医诊所管理要求，按照有关法律法规和国家医疗机构管理的相关规定执行。

第二十六条　《中医诊所备案信息表》和《中医诊所备

案证》格式由国家中医药管理局统一规定。

第二十七条 本办法施行前已经设置的中医诊所，符合本办法规定备案条件的，在《医疗机构执业许可证》有效期到期之前，可以按照《医疗机构管理条例》的要求管理，也可以按照备案要求管理；不符合备案条件的其他诊所仍然按照《医疗机构管理条例》的要求实行审批管理。

第二十八条 本办法规定的期限以工作日计算。

第二十九条 本办法自 2017 年 12 月 1 日起施行。

关于加强医疗纠纷人民调解工作的意见

司法部　卫生部　保监会（2010 年 1 月 8 日）

为进一步发挥新时期人民调解工作在化解医疗纠纷、和谐医患关系、促进平安医院建设、构建社会主义和谐社会中的重要作用，现就加强医疗纠纷人民调解工作提出如下意见：

一、高度重视人民调解工作的重要作用，积极构建和谐医患关系

构建和谐的医患关系，维护医患双方的合法权益，维持正常的医疗秩序，实现病有所医，是以改善民生为重点的社会建设的重要内容，是构建社会主义和谐社会的需要。近年来，随着我国经济、社会、文化等各项事业的快速发展，人民群众不断增长的医疗服务需求与医疗服务能力、医疗保障水平的矛盾日益突出，人民群众对疾病的诊治期望与医学技术的客观局限性之间的矛盾日益突出，因医疗产生的医患纠纷呈频发态势，严重影响医疗秩序，一些地方甚至出现了因医疗纠纷引发的群体性事件，成为影响社会稳定的突出问题。贯彻“调解优先”原则，引入人民调解工作机制，充分发挥人民调解工作预防和化解矛盾纠纷的功能，积极参与医疗纠纷的化解工作，对于建立和谐的医患关系，最大限度地消除不和谐因素，最大限度地增加和谐因素，更好地维护社会稳定具有十分重要的意义。

加强医疗纠纷人民调解工作要以邓小平理论和“三个代表”重要思想为指导，深入贯彻落实科学发展观，坚持围绕中心、服务大局，发挥人民调解扎根基层、贴近群众、熟悉民情的特点和优势，坚持合理合法、平等自愿、不妨碍当事人诉讼权利的原则，及时妥善、公平公正地化解医疗纠纷，构建和谐医患关系，维护社会和谐稳定。

二、加强医疗纠纷人民调解组织建设

医疗纠纷人民调解委员会是专业性人民调解组织。各级司法行政部门、卫生行政部门要积极与公安、保监、财政、民政等相关部门沟通，指导各地建立医疗纠纷人民调解委员会，为化解医疗纠纷提供组织保障。

要积极争取党委、政府支持，建立由党委、政府领导的，司法行政部门和卫生行政部门牵头，公安、保监、财政、民政等相关部门参加的医疗纠纷人民调解工作领导小组，明确相关部门在化解医疗纠纷、维护医疗机构秩序、保障医患双方合法权益等方面的职责和任务，指导医疗纠纷人民调解委员会的工作。

医疗纠纷人民调解委员会原则上在县（市、区）设立。各地应结合本地实际，循序渐进，有计划、有步骤开展，不搞一刀切。

三、加强医疗纠纷人民调解员队伍建设

医疗纠纷人民调解委员会人员组成，要注重吸纳具有较强专业知识和较高调解技能、热心调解事业的离退休医学专家、法官、检察官、警官，以及律师、公证员、法律工作者和人民调解员。原则上每个医疗纠纷人民调解委员会至少配备 3 名以上专职人民调解员；涉及保险工作的，应有相关专业经验和能力的保险人员；要积极发挥人大代表、政协委员、社会工作者等各方面的作用，逐步建立起专兼职相结合的医疗纠纷人民调解员队伍。

要重视和加强对医疗纠纷人民调解员的培训，把医疗纠纷人民调解员培训纳入司法行政队伍培训计划，坚持统一规划、分级负责、分期分批实施，不断提高医疗纠纷人民调解员的法律知识、医学专业知识、业务技能和调解工作水平。

四、建立健全医疗纠纷人民调解委员会的保障机制

医疗纠纷人民调解委员会调解医疗纠纷不收费。其办公场所、工作经费应当由设立单位解决。经费不足的，各级司法行政部门按照财政部、司法部《关于进一步加强人民调解工作经费保障的意见》（财行〔2007〕179 号）的要求，争取补贴。鼓励医疗纠纷人民调解委员会通过吸纳社会捐赠、公益赞助等符合国家法律法规规定的渠道筹措工作经费。

各地要按照规范化人民调解委员会建设的标准，建设医疗纠纷人民调解委员会。医疗纠纷人民调解委员会的办公场所，应设置办公室、接待室、调解室、档案室等，悬挂人民调解工作标识和“医疗纠纷人民调解委员会”标牌，配备必要的办公设施。要建立健全各项规章制度，规范工作流程，并将工作制度、工作流程和人民调解委员会组成人员加以公示。

五、规范医疗纠纷人民调解委员会的业务工作

医疗纠纷人民调解委员会受理本辖区内医疗机构与患者之间的医疗纠纷。受理范围包括患者与医疗机构及其医务人员就检查、诊疗、护理等过程中发生的行为、造成的后果及原因、责任、赔偿等问题，在认识上产生分歧而引起的纠纷。

医疗纠纷人民调解委员会调解医疗纠纷应当按照国务院《人民调解委员会组织条例》、司法部《人民调解工作若干规定》的要求，采取说服、教育、疏导等方法，促使医患双方当事人消除隔阂，在平等协商、互谅互让的基础上达成调解协议。要善于根据矛盾纠纷的性质、难易程度和当事人的具体情况，充分利用便民利民的方式，因地制宜地开展调解工作，切实提高人民调解工作质量。需要进行相关鉴定以明确责任的，经双方同意，医疗纠纷人民调解委员会可以委托有法定资质的专业鉴定机构进行鉴定。调解成功的一般应当制作人民调解协议书，人民调解委员会应当督促当事人履行协议。

六、加强医疗纠纷人民调解工作的指导管理

各级司法行政部门和卫生行政部门应当加强沟通与协作，通过医疗纠纷人民调解工作领导小组加强对医疗纠纷人民调解工作的指导。要建立健全联席会议制度，定期召开会议，通报工作情况，共同研究和解决工作中遇到的困难和问题。

司法行政部门要会同卫生、保监、财政、民政等部门加强对医疗纠纷人民调解委员会的监督指导，建立医学、法学专家库，提供专业咨询指导，帮助医疗纠纷人民调解委员会做到依法、规范调解。要对医疗纠纷人民调解员的工作进行定期评估，帮助他们不断改进工作。

卫生行政部门要指导各级各类医疗机构坚持“以病人为中心”，提高医疗质量，注重人文关怀，加强医患沟通，正确处理事前防范与事后调处的关系，通过分析典型医疗纠纷及其特点进行针对性改进，预防和减少医疗纠纷的发生。各省、自治区、直辖市卫生行政部门可根据本地实际情况，对公立医疗机构就医疗纠纷与患者自行和解的经济补偿、赔偿最高限额等予以规定。

七、进一步健全和完善医疗责任保险制度

各地要积极推进医疗责任保险工作。司法行政部门要指导医疗纠纷人民调解组织加强与卫生行政部门、保险部门的沟通，建立信息共享、互动合作的长效工作机制。各级卫生行政部门要组织公立医疗机构参加医疗责任保险，鼓励和支持其他各级各类医疗机构参加医疗责任保险。保监部门要鼓励、支持和引导保险公司积极依托医疗纠纷人民调解机制，处理涉及医疗责任保险的有关保险赔案，在医疗纠纷调解委员会主持下达成的调解协议，是医疗责任保险理赔的依据。形成医疗纠纷人民调解和保险理赔互为补充、互相促进的良好局面。

八、加大医疗纠纷人民调解工作宣传表彰力度

要引导新闻单位坚持正面宣传报道为主，大力宣传医疗卫生工作者为维护人民群众的身体健康和生命安全所作出的不懈努力和无私奉献；宣传医德高尚、医术精湛的正面典型，弘扬正气，增强医患之间的信任感；客观宣传生命科学和临床医学的特殊性、高科技性和高风险性，引导群众理性对待可能发生的医疗风险和医疗损害纠纷，优化医疗执业环境，增进社会各界对医学和医疗卫生工作的尊重、理解和支持。要加强对医疗纠纷人民调解工作的宣传，通过多种形式，借助有关媒体大力宣传医疗纠纷人民调解工作的特点、优势、方法、程序以及调解协议的效力，引导纠纷当事人尽可能地通过调解的方式解决纠纷。对于在医疗纠纷人民调解工作中表现突出的先进集体和先进个人应当予以大力表彰和宣传。

北京市医疗纠纷人民调解规程（试行）

北京市医疗纠纷人民调解委员会（2011 年 5 月 30 日）

第一章　总　则

第一条　为化解医疗机构与患者之间的矛盾，构建和谐医患关系，促进首都社会和谐稳定，根据《中华人民共和国侵权责任法》《中华人民共和国人民调解法》《中华人民共和国民事诉讼法》等法律法规的规定，结合北京市医疗纠纷人民调解工作的实际，制定本规程。

第二条　本规程所称医疗纠纷，是指患者与医疗机构及其医务人员在诊疗过程中发生的医疗损害赔偿纠纷。

本规程适用于本市行政区域内医疗纠纷调解。

第三条　北京市医疗纠纷人民调解委员会（以下简称医调委）调解医疗纠纷，应当遵循下列原则：

（一）在当事人自愿、平等的基础上进行调解；

（二）不违背法律、法规和国家政策；

（三）尊重当事人的权利，不得因调解而阻止当事人依法通过仲裁、行政、司法等途径维护自己的权利。

第四条　医调委接受司法行政部门的工作指导，接受人民法院的业务指导，接受社会各界监督。

第五条　医调委调解医疗纠纷，不收取任何费用。

第二章　受理范围

第六条　当事人申请调解，符合下列条件的，医调委应当受理：

（一）医患双方自愿申请；

（二）在诉讼时效内；

（三）当事人与医疗纠纷有直接利害关系；

（四）有具体的调解请求、事实依据和理由。

第七条　医调委不受理调解当事人提起的下列医疗纠纷：

（一）一方当事人明确拒绝调解的；

（二）法律、法规规定由专门机关管辖处理的，或者不适宜通过人民调解方式解决的；

（三）人民法院、公安机关或者其他行政部门已经受理或正在处理的。

第八条 医调委在接到医患双方调解申请之日起三个工作日内，通知医患双方是否受理。

第三章 人民调解员回避制度

第九条 医调委调解医疗纠纷，可由一名或数名人民调解员（以下简称调解员）进行调解。

第十条 医患双方当事人有权以口头或者书面方式申请调解员回避，调解员也可以自行回避。调解员有下列情形之一的，应当回避：

（一）是本医疗纠纷当事人或者当事人、代理人的近亲属；

（二）与本医疗纠纷有利害关系；

（三）与本医疗纠纷当事人有其他关系，可能影响公正调解的。

第十一条 当事人提出回避申请，应当说明理由。被申请回避的调解员在医调委做出是否回避的决定前，应当暂停参与本纠纷的调解工作，但需要采取紧急措施的除外。

第十二条 调解员是否回避应当由医调委主管主任决定。

第十三条 医调委对当事人提出的回避申请，应当在申请提出之日起三个工作日内作出决定并告知当事人。

第四章 调解参加人及证明材料

第十四条 医疗纠纷的调解参加人包括医疗纠纷当事人及其代理人。

与纠纷调解结果有法律上的利害关系的第三人，可以申请参加调解。

参加调解的各方当事人均不得超过三人。

第十五条 当事人有权委托一至两名代理人参加调解，代理人应当出具相关的授权委托文书。

第十六条 当事人应当在接到医调委受理通知之日起七个工作日内提交以下材料：

（一）申请调解的书面材料；

（二）病历及其他诊治资料；

（三）授权委托文书；

（四）医疗执业资质证明；

（五）身份证明、身份关系证明；

（六）其他证明材料。

第五章 调解程序

第十七条 医调委应当认真审核当事人的申请及证明材料，证明材料不全的，应当通知当事人及时补齐。

第十八条 医疗纠纷涉及第三人的，应当通知其参加调解。

第十九条 涉及隐私或者相关法律规定的可以不公开调解的医疗纠纷，当事人提出要求的，应当不公开调解。

第二十条 对事实清楚、损害后果明确、双方当事人对责任认定无争议的医疗纠纷，医调委可以即时引导双方当事人达成调解协议。

第二十一条 医调委在确定调解会的时间和地点后，应当提前三个工作日通知当事人。

第二十二条 调解会开始时，由调解员宣布调解会场纪律，核对当事人，宣布调解员名单，告知当事人权利义务，询问当事人是否提出回避申请。

第二十三条 调解员应当充分听取当事人的陈述，宣传有关法律、法规和国家政策，耐心疏导，协助当事人自愿达成调解共识。

第二十四条 调解员应当将调解会的主要内容记入笔录，由调解员签名。

调解会笔录应当由当事人阅签。当事人拒绝阅签的，由调解员记明情况附卷。

第二十五条 医调委对于医疗损害过错的认定，实行专家合议制度。

对复杂、疑难、争议较大的纠纷，医调委可以召开调解听证会。

第二十六条 医调委依照法律、法规、部门规章和诊疗护理规范、常规，在基本事实清楚的基础上，结合专家合议意见，进行调解。

第二十七条 医调委应当引导双方当事人通过沟通、协商，达成调解协议。

第二十八条 当事人达成调解协议的，由医调委主持签署调解协议书。

第二十九条 调解协议书应当按照规定的文书格式制作，当事人各执一份、医调委留存一份。

第三十条 调解协议书应当载明：

（一）双方当事人基本情况；

（二）患方当事人的赔偿请求及理由；

（三）调解协议内容、履行的方式、期限。

第三十一条 双方当事人应当在调解协议书上签名、盖章或按指印。

调解协议书由调解员签名，加盖医调委印章。

第三十二条 当事人未达成调解协议的，调解员应当引导当事人通过其他方式依法解决医疗纠纷。

第三十三条 医调委应当在当事人材料提交齐全之日起四

十五个工作日内结案。但经双方当事人申请或因医疗纠纷调解情况确有需要的，可以延长三十个工作日。经延长仍不能结案的，可以告知当事人向人民法院起诉或由其他部门处理。

第三十四条　医调委调解医疗纠纷，有下列情形之一的，中止调解：

（一）当事人拒绝配合调解、失去联系超过六十日的；

（二）患方当事人死亡，尚未确定权利义务承受人的；

（三）患方当事人丧失行为能力，尚未确定法定代理人的；

（四）医方当事人的法人或者其他组织终止，尚未确定权利义务承受人的；

（五）其他应当中止调解的情形。

中止调解的原因消除后，恢复调解。

第三十五条　医调委调解医疗纠纷，有下列情形之一的，终结调解：

（一）当事人不能达成调解协议的；

（二）患方当事人死亡，没有继承人，或者继承人放弃调解权利的；

（三）一方当事人在调解过程中，已向人民法院、公安机关或者其他行政部门提请处理的。

（四）其他应当终结调解的情形。

第六章　医疗纠纷防范

第三十六条　医调委根据医疗纠纷防范的需要，对医疗纠纷调解进行回访，并将情况记录在案。

第三十七条　医调委应当针对医疗机构存在的问题提出改进建议。

第三十八条　对医疗执业存在的普遍性问题，医调委应当定期向卫生行政部门提交医疗纠纷防范建议，并组织医疗机构进行医疗纠纷防范培训。

第三十九条 医调委应当建立健全医疗纠纷调解档案管理制度，做好调解卷宗的归档工作。

第七章 附 则

第四十条 本规程自北京市医疗纠纷人民调解委员会成立之日起试行。

根据《北京市医疗纠纷人民调解规程》《北京市医疗纠纷人民调解委员会工作流程》的规定，医疗纠纷人民调解遵循下列流程：符合受理条件的，在接到医患双方调解申请之日起3个工作日内受理案件，在当事人材料提交齐全之日起45个工作日内结案；经双方当事人申请或因医疗纠纷调解情况确有需要的，可以延长30个工作日；经延长仍不能结案的，可以告知当事人向人民法院起诉或由其他部门处理。

中医药临床研究伦理审查管理规范

国家中医药管理局（2010年9月8日）

第一章 总则

第一条 为规范中医药临床研究伦理审查工作，尊重和保护参加中医药临床研究受试者的权益与安全，依据《中华人民共和国科学技术进步法》《中华人民共和国中医药条例》《医疗机构管理条例》有关规定，制定本管理规范。

第二条 涉及人的中医药临床研究伦理审查工作按照本管理规范执行。

第二章　伦理委员会

第三条　国家和省级中医药管理部门负责建立本行政区域内的伦理专家委员会。伦理专家委员会受管理部门委托开展如下工作：针对重大伦理问题进行研究讨论并提出政策咨询意见；对重大科研项目进行伦理审查；对辖区内机构伦理委员会工作进行指导、监督；开展伦理培训和学术交流。

第四条　开展中医药临床研究的医疗卫生机构、科研院所、高等院校等，负责设立本机构的伦理委员会，为伦理委员会工作提供必要的保障条件。伦理委员会应当在本行政区域中医药管理部门备案。

第五条　伦理委员会的组成和工作应当符合独立、胜任、多元和透明的原则。伦理委员会的审查决定不受研究者、申办者及其主管部门的影响。

第六条　伦理委员会应当由 5 名以上委员组成，包括医药专业（含中医临床专业）、非医药专业、法律专业以及外单位人员，并且应有不同性别的委员。伦理委员会委员可通过招聘或推荐等方式产生。

第七条　伦理委员会委员应当同意公开其姓名、职业和隶属关系，承诺对有关审查项目、受试者信息等保密，遵守利益冲突管理规定。

第八条　伦理委员会应当规定项目审查会议所需的法定到会人数。法定到会的人数应超过委员的半数，并且不得少于 5 人，包括医药专业、非医药专业的委员，本单位、非本单位的委员，以及不同性别的委员。

第九条　根据工作需要，伦理委员会可以聘请独立顾问。独立顾问就研究方案中的一些专门问题向伦理委员会提供咨询意见，但不具有表决权。

第十条 伦理委员会应当建立上岗培训和继续教育机制，培训内容包括相关法律法规、研究伦理基本原则、伦理指南以及标准操作规程等。

第十一条 伦理委员会应当制定工作制度、岗位职责与标准操作规程，伦理委员会工作制度应明确其隶属机构、组织构架、工作职能；标准操作规程应涵盖伦理审查工作的各个环节，明确工作流程、责任人、操作细则等。

第十二条 伦理委员会负责对本机构所承担实施的中医药临床研究项目进行伦理审查；也可以受委托对其他机构提交的中医药临床研究项目进行伦理审查。

第十三条 伦理委员会对中医药临床研究项目进行审查可以行使以下权力：批准/不批准一项中医药临床研究；对批准的中医药临床研究进行跟踪审查；终止或暂停已经批准的中医药临床研究。

第三章　伦理审查

第十四条 需要进行伦理审查的研究项目应当向伦理委员会提交下列材料：

（一）临床研究方案（注明版本号和日期）；

（二）知情同意书（注明版本号和日期）；

（三）招募受试者材料（如有）；

（四）病例报告表/调查问卷；

（五）研究者手册（如有）；

（六）主要研究者履历；

（七）其他伦理委员会对本研究项目的重要决定等。

第十五条 伦理审查以遵循现行法律法规为前提，审查研究方案的科学性和伦理性，主要审查内容和要求包括：

（一）研究的设计与实施

（1）研究符合公认的科学原理，基于中医药长期的临床使用经验，必要时有充分的实验室研究和动物实验证据，并考虑中药多成分混合物的特点。

（2）研究设计与研究目的相符。研究对照应选择已被证明的最佳干预措施，如果没有已被证明有效的干预措施，或出于令人信服的、科学合理的方法学理由，使用安慰剂对照或不予治疗不会使受试者遭受任何严重或不可逆的伤害时，可以考虑使用安慰剂对照。

（3）研究人员具有相应的资格与经验，并有充分的时间开展临床研究，具有与研究相适应的条件与设备。

（二）试验的风险与受益

风险应在可能的范围内最小化，研究对受试者的风险相对于预期受益来说是合理的；对受试者健康的考虑应优先于科学和社会的利益。

（1）对受试者有直接受益前景的研究，预期受益与风险应当至少与目前可获得的替代治疗的受益与风险相当；试验风险相对于受试者预期的受益而言必须是合理的。

（2）对受试者没有直接受益前景的研究，风险相对于社会预期受益而言，必须是合理的。

（三）受试者的招募

研究的负担和受益在研究目标疾病人群中公平分配，受试者人群相对于研究目标疾病人群具有代表性。

（四）知情同意书告知的信息主要包括

（1）说明是临床研究，而非临床医疗。包括研究目的、应遵循的研究步骤（包括所有侵入性操作）、研究持续时间以及可供受试者选择的其他治疗方法等。

（2）预期的受试者风险与受益，当受试者没有直接受益时，应告知受试者。

（3）参加研究是否获得报酬和承担费用情况。

（4）能识别受试者身份有关记录的保密程度，说明研究主管部门、伦理委员会可以按规定查阅受试者研究记录。

（5）如发生与研究相关的损害，受试者可以获得的医疗和相应赔偿。

（6）受试者参加研究是自愿的，受试者可以拒绝参加或在任何时候以任何理由退出研究，不会遭到歧视和报复，其应享有的权益不会受到影响。

（7）当存在有关研究和受试者权利的问题，以及发生试验相关伤害时，联系人及联系方式。

（五）知情同意的过程

知情同意应当符合完全告知、充分理解、自主选择的原则。知情同意书语言和表述符合受试者理解水平。对如何获得知情同意有详细的描述，包括明确规定由谁负责获取知情同意以及签署知情同意书。

（六）受试者的医疗和保护

研究者的资格和经验与研究要求相适应；在研究过程中和研究结束后，应向受试者提供相应的医疗保障。如发生与研究相关的损害时，受试者可以获得治疗和相应的赔偿。

（七）隐私和保密

保护受试者个人信息和隐私的措施恰当；有可以查阅受试者个人信息（包括病历记录、生物学标本）人员的规定。

（八）涉及弱势群体的研究

唯有以该弱势人群作为受试者，研究才能很好地进行。

研究是针对该弱势群体特有的疾病或健康问题；当研究对弱势群体受试者不提供直接受益可能时，研究风险一般不得大于最小风险，除非伦理委员会同意风险程度可略有增加。

当受试者不能给予充分知情同意时，要获得其法定代理人的知情同意，如有可能还应同时获得受试者本人的同意。

（九）涉及特殊疾病人群、特定地区人群或族群的研究

考虑研究对特殊疾病人群或特定地区人群或族群造成的影响，该研究应有利于当地的发展，如加强当地的医疗保健服务，提升研究能力以及应对公共卫生需求的能力等。

第十六条　批准中医药临床研究必须至少符合以下原则：

（一）对预期的试验风险采取了相应的风险控制管理措施；

（二）受试者的风险相对于预期受益而言是合理的；

（三）受试者的选择是公平和公正的；

（四）知情同意告知信息充分，获取知情同意的过程符合规定；

（五）如有需要，研究方案应有数据和安全监查计划，以保证受试者的安全；

（六）受试者的隐私得到保护；

（七）涉及弱势群体的研究具有相应的特殊保护措施。

第十七条　伦理委员会的审查方式有会议审查、紧急会议审查、快速审查。

会议审查应提前向委员递送审查文件，为委员预审留有充足时间。

第十八条　伦理委员会应当在对研究方案进行充分讨论后，以投票表决的方式做出审查决定。

做出审查决定应当符合以下条件：审查材料齐全、充分讨论、符合法定到会人数、避免利益冲突。

第十九条　伦理审查决定可以是：同意、作必要的修正后同意、作必要的修正后重审、不同意、终止或暂停已批准的研究。

第二十条　伦理审查会议应当有书面会议记录。伦理审查

决定应当以书面形式及时传达给申请人。

（一）对于“作必要的修正后同意”和“作必要的修正后重审”的研究项目，应通过审查确认研究者已经按伦理审查意见做出修改或澄清后，方可发出同意批件。

（二）对于“不同意”和“终止或暂停已批准的研究”，伦理审查决定文件应当明确阐述理由。如果申请人对审查决定有不同意见，可以向伦理委员会提出申诉。

第二十一条 对于所有批准的临床研究项目，伦理委员会应当进行跟踪审查，从批准研究开始直到研究结束。

跟踪审查包括：复审、修正案审查、年度/定期跟踪审查、严重不良事件审查、违背方案审查、提前终止研究审查、结题审查。必要时，伦理委员会可以开展实地访查。

第二十二条 快速审查适用于不大于最小风险的研究项目。快速审查由一至两名委员负责审查。如果两名委员的意见不一致或审查为否定性意见，应转入会议审查。快速审查同意的研究项目应在下一次伦理审查会议上通报。

第二十三条 多中心临床研究的伦理审查应以审查的一致性和及时性为基本原则。多中心临床研究可建立协作审查的工作程序。各中心的伦理委员会均有权批准、不批准或中止在其机构进行的研究。

第二十四条 国际多中心临床研究，除申办国伦理委员会审查外，研究实施国伦理委员会也应进行审查。

第二十五条 伦理审查项目应独立建档，保存研究者提交的审查文件、审查记录、审查决定文件、跟踪审查记录等。项目审查文件档案保存至临床研究结束后5年。

第四章　监督管理

第二十六条 国家和省级中医药管理部门负责对伦理委员

会的审查工作进行监督管理。包括：开展涉及人的中医药临床研究机构是否按要求设立伦理委员会；伦理委员会是否按照伦理审查原则实施伦理审查；伦理审查内容和程序是否符合有关法规和指南要求。

第二十七条　任何个人或者单位均有权利和义务向有关伦理委员会或中医药管理部门反映中医药临床研究中违反伦理的行为；也可以向有关管理部门反映伦理委员会工作中出现违反法律法规规定的问题。

第二十八条　伦理委员会没有依据本规范及其他相关法律法规开展审查工作，各级中医药管理部门应予以相应的处理，包括：公开批评、提出警告、责令整改等；情节严重者，取消该伦理委员会的备案。

中医药临床研究中如发生违反伦理规范的行为，所属机构以及中医药管理部门均有权给予相应的处理，包括公开批评、中止项目实施、取消相关资格等；触犯国家法律的，移交司法机关处理。

第五章　附　则

第二十九条　本规范由国家中医药管理局负责解释。

第三十条　本规范自发布之日起施行。

中医药临床研究伦理审查平台建设规范（试行）

国家中医药管理局（2011 年 7 月 6 日）

第一章　总则

第一条　为加强伦理审查平台建设，保护受试者的权益和健康，促进高质量的临床研究，根据卫生部《涉及人的生物医学研究伦理审查办法（试行）》（2007），国家中医药管理局《中医药临床研究伦理审查管理规范》（2010），国家食品药品监督管理局《药物临床试验质量管理规范》（2003）、《药物临床试验伦理审查工作指导原则》（2010），以及世界医学会《赫尔辛基宣言》（2008）、国际医学科学组织理事会《人体生物医学研究国际伦理指南》（2002），制定本规范。

第二条 临床研究伦理审查平台建设涉及开展临床研究的医疗卫生机构、科研院所、高等院校等（统称“组织机构”）、伦理委员会、伦理委员会办公室、研究者及研究协助人员等有关方面，是一个关系到受试者保护的系统工程。国家中医临床研究基地临床研究伦理审查平台建设按照本规范执行；开展中医药临床研究的组织机构，伦理审查平台建设参照本规范执行。

第二章 组织机构

第三条 开展中医药临床研究的组织机构根据相关法律法规、伦理指南，负责建立人体研究受试者保护的组织管理体系，明确相关部门与人员职责，保证本组织机构承担的、以及在本组织机构内实施的所有涉及人的生物医学研究项目都提交伦理审查，受试者得到保护；保证伦理委员会独立履行职能。

第四条 组织机构负责制定伦理委员会章程，负责本机构伦理委员会的组建与换届。

第五条 组织机构根据伦理审查的范围，在章程中规定伦理委员会的组织架构。

第六条 组织机构应为伦理委员会工作提供必需的行政与财政支持，配备与其职责相适应的办公场所、设备、人员与经费。

第七条 组织机构应制定培训计划，提高伦理委员会委员的审查能力，提高研究者对受试者权益保护的能力。

第八条 组织机构应定期评估伦理委员会的工作质量，对检查发现的问题采取相应的改进措施。有条件的伦理委员会，可接受独立的、外部的质量评估。

第三章 伦理委员会

第九条 伦理委员会组成人员应符合相关法规的规定，应与其所审查项目的数量和性质相适应。必要时，伦理委员会应聘请独立顾问。

第十条 伦理委员会对各种资助来源、研究设计类型的项目，采用统一的标准进行独立、公正和及时的审查。审查应符合法律、法规、规章与相关伦理指南。审查内容包括研究的科学性和伦理合理性。

第十一条 会议审查是伦理委员会主要审查方式。研究过程中出现重大或严重问题，危及受试者安全时，伦理委员会应召开紧急会议进行审查。

审查会议前，参会委员应预审送审材料；主审委员应填写审查工作表。

审查会议的法定到会人数应超过半数成员，并不少于五人；到会委员应包括医药专业、非医药专业，独立于研究单位之外的委员，以及不同性别的委员。

第十二条 快速审查是会议审查的补充形式，以提高审查工作效率。快速审查适用于不大于最小风险的研究项目，如对伦理委员会已批准的临床研究方案的较小修正，不影响研究的风险受益比；尚未纳入受试者，或已完成研究干预措施的研究项目的年度/定期跟踪审查；预期的严重不良事件审查。

快速审查由一至两名委员负责审查。如果审查为否定性意见，或两名委员的意见不一致，或委员提出需要会议审查，快速审查项目应转入会议审查。

快速审查“同意”的研究项目，由主任委员审核并签发决定文件，并在下一次伦理委员会会议上报告；如果到会委员提出异议，快速审查项目则转入会议审查。

第十三条 研究方案应经伦理委员会审查同意并签署批准意见后方可实施。初始审查项目的审查要素包括：研究的设计与实施，风险与受益，受试者的招募，知情同意书告知的信息，知情同意的过程，受试者的医疗和保护，隐私和保密，涉及弱势群体的研究。

第十四条 伦理委员会应对已批准的项目进行跟踪审查。跟踪审查的审查要素包括：再次评估研究的风险与受益，受试者安全和权益的保护。

第十五条 伦理委员会提出“修改”的审查意见，申请人修改后应提交复审申请。复审的审查要素包括：按伦理审查意见进行的修改或说明是否符合伦理委员会的要求；是否认可申请人对伦理委员会建议所作的说明。

第十六条 审查会议应在送审文件齐全，符合法定到会人数，申请人与存在利益冲突委员离场，经过充分讨论后，以投票方式做出决定。审查决定意见可以是同意，作必要的修正后同意，作必要的修正后重审，不同意，终止或暂停已经批准的临床研究。

第十七条 伦理委员会批准临床研究项目必须至少符合以下标准：对预期的研究风险采取了相应的风险控制管理措施；受试者的风险相对于预期受益来说是合理的；受试者的选择是公平和公正的；知情同意书告知信息充分，获取知情同意过程符合规定；如有需要，研究方案应有充分的数据与安全监察计划，以保证受试者的安全；保护受试者的隐私和保证数据的保密性；涉及弱势群体的研究，具有相应的附加保护措施。

第四章　伦理委员会办公室

第十八条　伦理委员会办公室在伦理委员会主任领导下负责伦理委员会的日常工作。办公室应根据相关法规与指南，组织制定伦理委员会管理制度、指南与标准操作规程；应定期审核相关制度、指南与标准操作规程，必要时加以修改完善。

伦理委员会管理制度包括：审查会议规则，利益冲突管理政策，保密制度，培训制度，经费管理制度等。

伦理审查申请/报告指南应向申请人公开，说明需要提交伦理审查的研究项目范围，各类伦理审查申请/报告的定义与送审文件要求。应为申请人提供伦理审查申请表/报告的模板。

临床研究主要伦理问题审查指南是委员开展伦理审查工作的指导性文件，应符合相关伦理指南，内容涵盖各伦理审查类别、不同研究设计类型的审查要素与审查要点。

标准操作规程应涵盖伦理审查流程的各个环节，明确各项工作的流程、责任人、操作细则等，并制定相应的工作表格。标准操作规程包括：标准操作规程与指南的制定，组织管理，研究项目的受理，研究项目的处理，研究项目的审查，传达决定，监督检查，办公室管理。

第十九条　伦理委员会办公室应确保伦理委员会工作遵照既定管理制度、指南与标准操作规程。

第二十条　伦理委员会办公室应建立与其他伦理委员会之间的信息交流与工作合作机制。

第二十一条　伦理委员会办公室应建立独立的档案文件管理。档案文件可分为管理文件和项目审查文件。文件档案保存时间应符合相关法规、组织机构政策和申办者要求。

第二十二条　伦理委员会办公室应采用计算机应用软件管理系统，对研究项目的受理、处理、审查、传达决定，以及跟踪审查的信息进行管理。

第五章　研究者与研究协助人员

第二十三条　研究人员应遵循伦理原则，将受试者权益和健康的保护放在首要地位。研究人行修正，会已批准的临床研究方案的不影响研究的究单位之外的人员、员应按照组织机构政策，确定并公开与研究相关的经济利益，与组织机构一起管理、减少或消除经济利益冲突；根据专业科学标准设计研究，以受试者风险最小化为原则设计研究；以公平公正的方式招募受试者；负责获取受试者参加研究的知情同意。

第二十四条　研究人员应遵循法规、遵循方案开展研究。研究人员知晓哪些研究项目需要提交伦理审查；研究者/申办者负责提交伦理审查申请/报告。主要研究者和研究团队的资质、经验和培训适任研究岗位要求，并有充分的时间参加研究。主要研究者负责组织研究团队、恰当委派研究职责，保护受试者的健康与权益。

第六章　附则

第二十五条　本意见由国家中医药管理局负责解释。

第二十六条　本意见自发布之日起施行。

关于支持中医药振兴发展的意见

北京市人民政府（2017 年 2 月 7 日）

一、总体要求

（一）指导思想

全面贯彻落实党的十八大和十八届三中、四中、五中、六中全会精神，以习近平总书记视察北京重要讲话精神为根本遵循，牢固树立和贯彻落实新发展理念，坚持中西医并重，充分遵循中医药自身发展规律，以推进继承创新为主题，以提高中医药发展水平为中心，以完善符合首都中医药特点的管理体制和政策体系为重点，以增进人民群众健康为目标，发挥中医药在促进卫生、经济、科技、文化和生态文明发展中的独特作用，统筹推进中医药振兴发展，全力打造中医药发展首善之区。

（二）工作目标

到 2020 年，基层中医药服务量占全市中医药服务总量的 40% 以上，中医药成为提升基层卫生服务水平的重要力量。加快中医药服务模式、管理模式和产业商业模式创新，中医药一二三产业、“五种资源”（卫生资源、经济资源、科技资源、文化资源、生态资源）融合发展，中药工业总产值占全市医药工业总产值的 30% 以上。符合中医药发展规律的法规体系、政策体系、标准体系、评价体系、监管体系基本建立，中医药对经济社会发展的贡献度明显提升，在全国的引领和示范作用显著增强。

二、主要任务

（一）统筹做好中医药规划发展

1. 在制定国民经济和社会发展总体规划时，要统筹考虑中医药资源布局和利用。在制定战略性新兴产业规划时，要将中药产业作为重点进行专项规划。在城市总体规划和土地利用总体规划中充分考虑中医药机构发展需求，合理规划并保障其用地。制定实施中医药区域发展规划，构建中医药区域发展的评价指标体系，挖掘各区中医药发展潜在资源，优化中医药发展布局。积极推进京津冀中医药协同发展，促进三地中医药医疗、科技、教育、产业同规划、同发展。

（二）提高中医药医疗服务能力

2. 增加中医药服务供给。进一步挖掘中医药卫生资源，建立中医药卫生服务岗位管理制度，对中医全科医师、中医特色护理、中药饮片验收、中医药传统技能等岗位实行分类管理，提高服务质量。发挥中医药在公共卫生服务领域作用，在妇幼保健机构、精神卫生防治机构、疾病预防控制机构中配备中医药专业技术人员，建立传染病中西医联合诊疗制度，将区级中医类医院（含中医、中西医结合、民族医等医院）纳入院前急救体系。支持社会资本举办中医妇科、儿科、康复、老年病和其他专科医疗机构。对只提供传统中医药服务的中医门诊部、诊所实施备案制管理。

3. 增强基层中医药服务能力。建立健全大型中医类医院面向基层的服务管理制度，鼓励其在社区卫生服务中心（站）设立门诊部、诊所或医疗服务延伸点。建立名老中医基层服务补贴制度，完善中医药从业人员上门服务制度，引导中医药服务优质资源向基层下沉。继续实施中医药健康乡村（社区）建设。加强中医全科医生队伍建设，以中医全科医师为核心的全科医师服务团队数量不低于全市全科医师服务团队总数的25%。以区级中医类医院为基础，打造区域中医医疗中心，提升基层中医药综合服务能力。

（三）完善中医药传承创新体系

4. 建立健全中医药分级分类传承制度。实施中医药当代名家收徒传承工程，推行中医药学术传承人制度，建立国家、市、区三级传承导师和传承人才管理制度。加大对名老中医药专家传承工作室建设的财政支持力度，鼓励专家学者为中医药发展提供智力支持。实施“燕京学派”传承工程，鼓励建立中医药传统师承教学机构，建立健全传承工作室多点服务机制。创立中医药传承学科，完善师承教育与学位挂钩制度。支持开展中医药民间特色诊疗技术传承，完善民间医生和公立医院医生间的“双向教学”机制，鼓励确有专长人员参与教育教学，支持其举办中医药传统技能服务机构。

5. 推进中医药创新驱动发展。建设国家级中医药创新驱动发展示范区，完善中医药研发、转化、推广平台。加大对中医药科技创新项目和创新平台类重点示范项目的支持力度，推进中医药重大科研项目协作合作。切实落实重大科研基础设施和大型科研仪器向社会开放的规定，满足中医药医疗、科研等工作需要。支持中医药学与现代科学融合。完善中医药科技管理体制机制，改革中医药科技评审评估和成果评价制度，建立健全中医药科技成果转化年度统计报告制度。加强中医药知识产权保护，完善中医药技术转移工作体系，落实国有企事业单位科技成果转化的激励政策。

（四）推进中医药文化创造性转化

6. 推进中医药文化中心建设。将中医药文化中心建设作为全国文化中心建设的重要组成部分。发挥国家中医药综合改革试验区的示范引领作用，推进以标志性成果、标准性项目为主要内容的中医药文化“北京品牌”行动，打造一批中医药文化特色品牌。完善中医药文化设施布局和功能。扩大中医药文化教育服务范围，推进中医药文化进校园、进社区、进企业、进机关、进家庭。实施中医药文化“走出去”战略，加快中医药文化国际传播。积极发展中医药文化旅游。

7. 挖掘中医药文化内涵。加强同仁堂等老字号、中医药文物、古迹、名医故居保护，加强中医药古籍整理。加大对中医药非物质文化遗产代表性项目和传承人的保护力度，加快培养一批高层次、复合型、国际化的中医药文化创意人才，推动中医药文化创意产业发展。

8. 提高市民中医药健康文化素养。实施市民中医药健康文化素养提升工程。完善社区中医药健康养生公共设施。建立中医药健康教育宣传推广制度，在社区学院开展中医药健康素养学历教育，评选中医药健康素养老人。规范中医药健康教育，加强对中医药文化书籍出版的管理。

（五）全面提升中医药产业发展水平

9. 提升首都中药产业竞争力。完善中药材资源保护利用机制，促进中医药生态资源集约利用。将中药材种植纳入农业产业结构调整范围。制定中药养生种植园建设标准，高标准做好2019北京世园会“本草园”建设工作。持续推动中药产业绿色发展，大力推进首都“十病十药”科技攻关。支持医疗机构提供中药临方制剂服务，对采取传统方法加工的临方制剂品种实施备案制管理。建立中药饮片质量追溯制度。探索建立中医药产业发展评价指标体系。

10. 促进中医药相关产业融合发展。开展中医药一二三产业增品种、提品质、创品牌专项行动，建立一二三产业融合发展创新示范基地。开展中医药消费品“北京品牌”行动，培育一批品牌企业。实施中医药健康服务业跨界融合行动，打造国家级中医药健康服务业发展示范区。探索集健康教育、健康管理、健康保险于一体的中医健康保障模式。

（六）推进中医药行业管理能力现代化

11. 完善中医药行业管理制度。加快推进《北京市发展中医条例》修订工作。对中医类医院建立以提升中医药健康管理服务能力为导向的考核评估制度。定期发布中医药卫生服务白皮书，客观反映中医药服务的贡献度。健全中医药监督执法队伍，加强对中医医疗服务、养生保健服务及产品、从业人员资格、机构资质和互联网信息发布等监管。建立中医药监督信息平台，完善信息发布、黑名单、约谈制度。支持中医药社团组织发展壮大，充分发挥其行业监督作用。

12. 提升中医药标准化和信息化水平。制定中医药管理与服务的地方标准，健全中医技术、诊疗、管理和中药质量标准体系。加强中医药国际标准化建设，积极参与中医药国际标准制定。建设中医药大数据库和云计算中心，加快推动中医药公共数据资源向社会开放。建立中医药综合业务管理信息平台，实现医疗、医保、医药信息的汇聚共享。建立中医药统计机制和中医药统计信息发布制度，客观反映本市中医药发展状况。

（七）大力推进中医药服务贸易

13. 加快制定中医药服务贸易发展规划。研究制定支持中医药服务贸易发展的政策，在金融、保险、外汇结算、外商投资、知识产权保护、出入境便利等方面提供支持。推动本市中医药相关机构和企业与国外机构和企业开展合作，打造一批中医药对外服务贸易品牌。加强国家级中医药服务贸易示范区建设。引导中医药机构在海外建立集医疗、教育、科研、文化传播于一体的中医中心。支持建设一批面向国际、具备医疗与旅游服务功能的中医药医疗保健机构，支持建设国家级中医药健康旅游示范区。改善中医药高等院校、中医类医院的师资、教学设备等条件，优化服务与管理，吸引更多留学生来京接受中医药教育。

三、保障措施

（一）加强组织领导

建立北京市中医药工作部门联席会议，由市政府分管领导担任召集人，研究制定本市中医药发展的重大政策举措，协调解决重大问题，联席会议办公室设在市中医局。联席会议办公室要加强统筹协调，制定配套文件和分工方案，加强对本意见确定的各项政策措施落实的指导、督促和检查。各区政府要建立相应的组织协调机制，结合实际制定具体实施方案。

（二）完善财税等支持政策

继续实施公立中医类医院中医药特色绩效考核财政补偿政策，并将民族医院和民族特色医院纳入补偿范围。建立体现中医药服务人员技术劳务价值的中医药价格形成机制和动态调整机制。加大对中医药基础设施、信息化、重点学科专科建设和传承创新、人才培养、文化传播等的财政支持力度。建立与中医药服务模式相适应的医保付费制度。建立中医类医院医保总额与医保患者增长幅度相适应的动态调整机制。建立中医药医疗、医药、医保联动机制，将符合条件的新增中医药技术项目、新批医疗机构中药制剂和合理进行价格调整的中药制剂，按规定纳入医保报销范围。中医药企业或支持中医药发展的相关企业，可依照相关规定享受税收优惠政策。积极利用市政府投资引导基金，支持有条件的中医药企业上市或并购重组。引导金融机构与中医药企业加强对接，充分发挥债券、信托、债权基金等融资渠道对中医药发展的支持作用。

（三）完善人才培养激励机制

落实人才兴业战略，健全促进中医药人才发展的体制机制。完善中医药人才评价制度，改革中医药人员职称管理制度。健全国医大师推荐制度，实施首都国医名师培养计划。探索建立对民间医生的考核评价机制，调动各类中医药人才创新创业的积极性。建立中医专科医师规范化培训制度，强化中医住院医师规范化培训。支持高等院校开设面向社区卫生服务机构的中医学专业，鼓励高等院校、中等职业院校培养实用型中医药技能人才。通过以上措施，打造以 30 名全国国医大师、100 名首都国医名师、100 名国家级中医药领军人才、50 名国家级中西医结合“双领”人才、300 名中青年名中医为骨干的中医药人才队伍。

（四）加强宣传引导

综合运用各类媒体，大力弘扬中医药文化，宣传中医药在经济社会发展中的重要作用，充分调动各方面积极性、主动性和创造性，广泛凝聚社会共识，营造促进中医药发展的良好氛围。

北京市实施基层中医药服务能力提升工程工作方案

北京市中医管理局（2012年11月6日）

为深入贯彻落实国家中医药管理局、卫生部、人力资源社会保障部、国家食品药品监督管理局、总后卫生部《关于实施基层中医药服务能力提升工程的意见》（国中医药医政发〔2012〕31号）和北京市中医管理局、北京市卫生局、北京市发展和改革委员会、北京市财政局、北京市人力资源和社会保障局、北京市药品监督管理局六部门共同制定的《北京市关于实施基层中医药服务能力提升工程的意见》（京中医政字〔2012〕206号）精神，全面实施北京市中医药事业发展“十二五”规划，不断加强基层医疗卫生机构中医药工作内涵建设，认真组织实施基层中医药服务能力提升工程（以下简称提升工程），特制订本工作方案。

一、指导思想和原则

指导思想：以科学发展观为指导，坚持中西医并重，按照“保基本、强基层、建机制”的基本原则，紧紧围绕“服务更可及、能力有提高、群众得实惠”的工作宗旨，贯彻落实基层中医药工作的各项部署和要求，充分调动各级政府和相关委办局以及中医医院（民族医医院、中西医结合医院、综合医院中医科)、基层医疗卫生机构（社区卫生服务中心、乡镇卫生院、社区卫生服务站、村卫生室）的积极性，投入建设与督导实施并举，落实政策与推进改革并重，通过完善基层中医药服务网络建设，不断提高可及性和可得性，充分发挥中医药“简、便、验、廉”的特色和优势，构建中西医优势互补、广泛应用、相互学习、共同提高、可持续发展的中国特色的基本医疗卫生制度，更好地满足城乡居民日益增长的医疗保健服务需求。

指导原则：政府主导、行业落实；以人为本、服务群众；部门支持，上下联动；城乡统筹，整体推进。

二、工作目标

（一）总体目标

到2015年，以基层医疗卫生机构（社区卫生服务中心、乡镇卫生院、社区卫生服务站、村卫生室，下同）为主体、区县中医医院（民族医医院、中西医结合医院下同）为龙头，三级中医医院和三级综合医院示范中医科为支撑、社会资本举办的中医医疗机构为补充的基层中医药服务网络更加完善，中医药服务设施设备更加齐全，人员配备较为合理，素质进一步提高，能力进一步提升，基本满足城乡居民对中医药医疗保健服务需求，使城乡居民看中医更方便、更有效、更便宜，通过中医预防保健达到不生病、少生病、延缓生病。

（二）具体目标

到2015年底：

1. 100%的社区卫生服务中心（乡镇卫生院）能够提供中医药服务。

2. 100%的社区卫生服务站能够提供中医药服务。

3. 100%的村卫生室能够提供中医药服务。

4. 100%的区县开展中医药基本公共卫生服务。

5. 中医药健康知识社区覆盖率达到100%。

6. 在社区卫生服务中心（乡镇卫生院）建立100个中医服务综合诊区示范单位。

7. 各区县基层医疗卫生机构中医药服务量在“十二五”期间有明显上升，达到基层医疗机构总服务量一定比例。

8. 中医药门急诊服务量占全市比重>30%，住院服务量逐年递增。

9. 各区县中医医院建设4个市级以上的重点专科。

10. 完成“一十百千万”工程。

（三）年度目标

各区县年度具体目标由北京市与各区县共同商定。

三、主要任务

针对当前基层中医药工作中存在的薄弱环节和突出问题，从以下八个方面入手，不断提升基层中医药服务能力。

（一）推进基层中医药各项政策贯彻落实

1. 加强中医行政管理

完善中医管理体制。依据《北京市人民政府关于促进首都中医药事业发展的意见》要求，区县卫生行政管理部门应明确中医管理职能的专门机构，其主要职责是统筹协调区县中医工作和基层中医药工作，履行本辖区中医管理职能。

2. 在健全全民医保体系中发挥中医药优势和作用

（1）中医类基本医疗保险定点医疗机构为全市参保人员的定点医疗机构，参保人员可直接就医。

（2）参保人员在定点中医医院针灸科住院，以中医针灸治疗为主的，其住院医疗费用的起付标准降低50%。

（3）将符合条件的医疗机构中药制剂、针灸及治疗性中医传统诊疗项目，纳入新农合及城镇职工和居民基本医疗保险的报销范围，引导应用中医药适宜技术。

（4）在制定北京市新农合报销目录时，将治疗性中医传统诊疗项目等和符合条件的医疗机构中药制剂纳入报销范围。

（5）提高新农合中医药报销比例。

3. 在巩固完善基本药物制度中体现中医药特点

（1）按照基本药物制度的要求，所有的基层医疗卫生机构配备必要的中药饮片和中成药品种；

（2）广泛推广《中成药临床应用指导原则》《基本药物（中成药）临床应用指南》《中药注射剂临床应用指南》，开展宣传和培训，指导基层医务人员合理使用基本药物；

（3）中药饮片的基本药物管理暂按北京市有关部门关于中药饮片定价、采购、配送、使用和基本医疗保险给付等政策规定执行；

（4）鼓励以区县为单位开展中成药、中药饮片临床使用综合评价工作，并鼓励使用推广具有区域特征的“简、便、验、廉”特色的中药验方；

（5）鼓励乡村中医药技术人员在规范管理的基础上，自采、自种、自用中草药。

4. 在基层医疗卫生机构绩效考核和评审中将中医药工作作为重要内容

（1）各区县在社区卫生服务机构绩效考核或评审中，将中医药服务单列为一级指标，中医药内容分值所占比例不低于10%；

（2）各区县在基层医疗卫生机构绩效考核中，将“中医药门诊占总门诊人次比例”列为重要考核指标；

（3）在基层医疗卫生机构评审及考核中，将中医药科室建设、设备设施配置、人员配备、人员培训和中医药服务提供列为重要指标；

（4）在区县中医医院评审中，将其从学科、人才、技术等多方面对口帮扶基层医疗卫生机构提升中医药服务能力作为关键性指标进行考核。

5. 提高中医药服务可及性

(1) 支持医疗机构中药制剂进社区、进农村，让更多患者受益。经药品监督管理部门批准，医疗机构中药制剂可以在技术协作、对口支援的医疗机构和社区卫生服务中心（站）共同使用。

(2) 鼓励市区级老中医药专家在基层医疗机构建立工作室，直接为基层群众提供服务。

(3) 鼓励市区级老中医药专家开办中医诊所。

(4) 鼓励开展县乡村中医药整体化管理工作。

（二）进一步完善基层中医药服务网络建设

1. 各社区卫生服务中心（乡镇卫生院）按照卫生部、国家中医药管理局联合印发的《社区卫生服务机构管理办法》和《社区卫生服务中心基本标准》以及卫生部等 5 部门联合印发的《乡镇卫生院管理办法》、卫生部、国家中医药管理局联合印发的《乡镇卫生院中医科基本标准》设置中医科、中药房，配备中医诊疗设备。

2. 为社区卫生服务站和村卫生室配备适宜的中医诊疗设备，按照药品配备、使用等相关规定，配置包括国家基本药物目录规定品种在内的中成药和中药饮片。

3. 加强区县中医医院建设

加强区县中医医院基本条件建设、中医重点（特色）专科建设和信息化建设。到 2015 年，100% 的区县中医类别医院达到二级甲等及以上医院水平，并且每院至少有 4 个市级以上重点中医专科（含针灸理疗康复专科），使其具备指导基层中医药服务的基本临床业务能力，建成区域中医医疗中心。

4. 根据区域卫生规划，对医疗资源比较密集的区县，支持将综合医院转型为中西医结合医院。

（三）加强基层中医药人才培养和队伍建设

1. 提高基层医疗机构的中医药人员数量和水平

利用四个一批政策，鼓励二三级医院中医药人员到社区卫生服务中心（乡镇卫生院）工作。从高中生中招收学员，为农村地区社区卫生服务机构定向培养中医学专业大专和本科生。争取到 2015 年，95% 的社区卫生服务中心（乡镇卫生院）中医类别执业医师或执业助理医师占本机构执业（助理）医师总数的比例达到 20%。其中社区卫生服务中心（乡镇卫生院）至少有 1 名主治医师及以上资格的中医类别执业医师，至少配备 1 名中药专业主管药师或中药执业药师；各社区卫生服务站至少配备 1 名中医类别执业（助理）医师或能够提供中医药服务的临床类别执业（助理）医师、各村卫生室至少配备 1 名以中医药服务为主或能中会西的乡村医生，至少配备 1 名掌握中药饮片鉴别和调剂知识的人员。

2. 加强基层医疗机构中医药全科医生队伍培养

开展中医类别全科医师规范化培训和转岗培训，逐步使中医类别全科医师占基层医疗卫生机构中医类别执业（助理）医师的比例达到 50% 以上；中医类别全科医生占基层全科医生的比例达到 20% 以上。

3. 开展基层中医药人员的师承教育

利用市级老中医药专家学术思想和经验继承工作平台为基层医疗机构培养人才，为每位市级老中医药专家配备至少 1 名基层医疗机构的学员，到 2015 年为基层培养 100 名继承人。鼓励开展区县级老中医药专家学术思想和经验继承工作，在全市各区县社区卫生服务中心（乡镇卫生院）共建立 100 个老中医工作室或基层服务点。

4. 加强中医药知识专项培训

为农村地区中医药人员开展专项培养，不断提高中医药人员服务能力。积极开展基层在职在岗临床类别执业医师和乡村医生中医药知识与技能培训，开展临床类别医师和以西医为主的乡村医生中医药知识与技能培训，提高中医药服务能力和水平。

5. 培养基层中医药科研骨干

鼓励和扶持基层医疗卫生机构开展中医药研究工作，培养基层科研带头人，提高基层机构中医药人员科研能力。

（四）加强基层医疗机构中医药服务能力建设

1. 将社区卫生服务中心（乡镇卫生院）的中医临床科室集中设置，形成中医药文化氛围浓郁并相对独立的中医药综合服务诊区，形成多种中医药方法和手段综合使用的中医药综合服务模式。建立100个中医服务综合诊区示范单位。

2. 按照中医“治未病”理论开展中医药预防保健服务，积极开展中医药科普文化宣传和养生保健知识普及。运用中医健康管理软件，开展中医体质辨识，逐年提高居民健康档案中医体质辨识的比例；开展重点人群（0～6岁儿童、孕产妇、65岁以上老年人）和重点慢性疾病（高血压病、2型糖尿病）的中医健康管理，逐年提高重点人群和慢病患者中医健康管理率；开展中医健康教育，在健康教育印刷资料、音像资料的种类、数量、宣教栏更新次数以及讲座、咨询活动次数等方面，中医内容比例占50%以上。开展中医家庭保健员的培训工作。探索北京市公民中医健康素养培养工作的开展。

3. 积极开展中医基本公共卫生服务。到2015年有100%的区县参与，探索在基本公共卫生服务中充分发挥中医药作用的有效途径和模式。

4. 建立三级中医医院和区县中医医院对基层医疗卫生机构指导帮扶机制。采取对口支援区县的形式，以重点专病建设、接受进修、技术培训、定期指导等形式，对口支援区县中医医院和中医服务综合诊区示范单位为主。在区县中医医院设置基层指导科，采取接受进修、巡回医疗、定期指导、技术培训等多种形式，对基层医疗卫生机构开展中医业务指导，对口帮扶社区卫生服务中心（乡镇卫生院）建设中医科、培训乡村医生。

5. 开展县、乡、村整体化管理工作，并逐步推广。探索中医类别医师县、乡、村纵向流动机制，建立县乡村整体化管理试点工作，区县级中医医院多方面帮扶社区卫生服务中心（乡镇卫生院）提升中医科服务能力，并逐步在全市推广。

6. 编制《基层医疗卫生机构常见病多发病中医病症诊疗常规》，并组织培训与实施。

（五）推广基层常见病多发病中医药适宜技术

1. 由北京市中医管理局牵头，建立市级中医药适宜技术推广基地；各区县均建立中医药适宜技术推广基地，并组织开展基层中医药适宜技术推广能力建设。

2. 以适宜技术推广基地为载体，做好接入全国基层中医药适宜技术推广视频网络平台工作，开展中医药适宜技术推广、远程会议、交流、会诊等和民间医药挖掘、整理、推广、应用工作。

3. 针对不同级别医疗卫生机构和不同类别医务人员推广以《基层中医药适宜技术手册》为重点的中医药适宜技术。到2015年底，每个社区卫生服务中心（乡镇卫生院）至少掌握10项中医药适宜技术，每个村卫生室、社区卫生服务站至少掌握4项中医药适宜技术。

（六）鼓励社会力量在基层举办中医医疗机构

1. 出台鼓励有资质的中医专业技术人员特别是老中医在基层开设中医诊所或个体行医的政策措施。

2. 鼓励辖区内零售药店设置中医诊所提供规范的中医药

诊疗服务。

3. 鼓励有条件的药品零售企业在基层开办连锁经营的中医诊所。

（七）规范基层药品采购渠道，把好源头质量

1. 鼓励从通过新版 GMP 认证的药品生产企业购进药品，扶持综合实力强的中药饮片生产企业与基层医疗卫生机构结成供需对子，按照基本药物制度的要求，提供符合《中国药典》和《北京市中药饮片炮制规范》的中药饮片，形成适合基层中医药服务的中药饮片供应体系。

2. 落实配备的中药饮片品种、采购配送形式，落实医保支付比例和总量控制政策。

3. 鼓励持有医疗机构中药制剂品种的医疗机构委托通过新版 GMP 认证的药品生产企业加工制剂。

（八）依法加强基层中医中药监督管理

1. 强化中医监督管理，所有基层医疗卫生机构执行各项中医行业标准和技术规范。杜绝不具备执业资格的人员个体开业，严厉打击打着中医旗号的各种非法行医活动和虚假医疗广告。

2. 加强中药使用管理，对所有基层医疗卫生机构培训推广《中成药临床应用指导原则》《基本药物（中成药）临床应用指南》《中药注射剂临床应用指南》，指导基层医务人员合理使用中成药。

3. 加强中药质量监管，规范基层医疗卫生机构中药饮片采购程序。基层医疗卫生机构严格审核中药饮片生产、经营企业资质，购进的中药饮片必须符合《中国药典》和《北京市中药饮片炮制规范》的标准要求；保证中药饮片、中成药的基本储存要求，加强对日常使用中药饮片的养护。委托配制制剂的医疗机构应建立覆盖配制全过程的质量监控体系。严禁假

劣中药进入基层医疗卫生机构和个体诊所。

（九）加大中医中药北京行推进力度

全面推进“中医中药北京行—进乡村进社区进家庭进学校进机关进军营、进工地”活动，开展群众喜闻乐见、内容丰富、形式多样的中医药文化科普宣传活动，加大中医药知识的普及面，中医药健康知识宣传普及社区覆盖率达到100%。

四、重点项目

以提升能力为核心，以“一十百千万”项目为抓手，以提高疗效为原则，积极推进基层中医药各项工作的落实。

（一）在延庆县开展县乡村整体化管理试点

构建以县中医医院为龙头，以社区卫生服务中心（乡镇卫生院）为支柱，以社区卫生服务站、村医务室为网底的中医药服务纵向管理体系，实现县中医医院对社区卫生服务中心（乡镇卫生院）、卫生服务站、村医务室的包干指导，创新中医药服务整体化管理模式。

（二）在郊区县建立10个基层流动中医医院项目

在北京市10个郊区县建立流动中医医院，配备设备齐全的流动车，解决郊区县群众“看病难、看病贵”问题，使郊区县群众就近享受到便捷的中医药医疗保健服务。

（三）中医药服务能力普及建设项目

实施基层“百千万”工程。完成100名市级老中医为基层培养100名中医师的“双百工程”建设项目；基层100名群众喜爱的优秀中医师评选项目；基层100名膏方医师培养项目。完成基层100个中医服务综合诊区示范单位建设项目；基层100个中医药专病适宜技术推广建设项目。完成基层100首中医经方推广应用项目；基层100种常见病中医综合诊疗方案编制项目；基层100个老中医工作室建设项目。

完成1000名社区医生和乡村医生轮训项目。

完成10000名中医家庭保健员培养项目。

五、组织实施

（一）动员部署

2012年10月正式启动北京市实施基层中医药服务能力提升工程，北京市中医管理局、北京市卫生局、北京市发展和改革委员会、北京市财政局、北京市人力资源和社会保障局、北京市药品监督管理局落实相关责任，各区县作为工程执行主体保障此项工作落实，并将此项工作纳入本区域医改绩效考核。

（二）目标管理

为保证国家此项工作文件精神落实，国家提升工程领导小组与北京市政府签订目标承诺书，北京市政府与各区县政府签订目标承诺书，以确保此项工作的实施。

（三）督导检查

北京市将此项工作落实纳入医改考核目标。按照《北京市关于实施基层中医药服务能力提升工程的意见》《北京市实施基层中医药服务能力提升工程工作方案》年度目标，每年由提升工程领导小组牵头会同相关单位，依据各区县的年度目标承诺书进行考核。

六、工作要求

（一）加强领导，明确目标，落实责任

各区县卫生（中医）、发展改革委、财政、人力社保、药品监管部门要把实施提升工程作为一项重要任务，切实加强领导，精心组织，周密安排，务求实效。北京市中医管理局、北京市卫生局、北京市发展和改革委员会、北京市财政局、北京市人力资源社会保障局和北京市药品监督管理局成立提升工程领导小组，并设立办公室。各区县要成立由卫生（中医）、发展改革委、财政局、人力资源社会保障、药品监管等部门参加的提升工程组织领导机构。各区县卫生行政部门都要把提升工程作为一把手工程抓好抓实。其他部门要结合部门职责对提升工程各项目标和任务进行细化分解，明确各项任务的具体负责部门和责任人。

（二）广泛宣传，提高认识，营造氛围

各区县要加强部署和新闻宣传工作，举行一定规模的提升工程启动仪式，开展大型义诊、咨询等宣传活动，使各级卫生(中医)、财政、发展改革委、人力社保、药品监管部门和基层医疗卫生机构充分认识开展提升工程的重要意义，增强实施提升工程的积极性和主动性。各区县要在辖区内基层医疗卫生机构广泛开展动员部署活动，按照北京市有关规定对提升工程开展得力、效果明显的单位进行表彰。加大对实施提升工程的宣传力度，营造全社会共同支持提升工程的良好氛围。

（三）加大投入，上下联动，整体推进

各级财政应按照分级财政管理体制规定，围绕基层中医药服务提升工程明确的工作任务和实施的建设项目，进一步优化支出结构，切实增加对中医药事业的投入力度，引导社会资源向基层医疗卫生机构倾斜，确保各项工作任务顺利完成。

（四）动态监测，加强督导，明确奖惩

提升工程领导小组成员单位对各区县提升工程年度目标实施进度和重点项目执行情况进行定期检查评估和不定期督导。开展基层中医药服务信息统计和动态监测，及时掌握各区县实施进度。建立奖惩机制，将目标承诺书年度完成情况作为基层中医药服务能力项目测算和安排的主要依据，对落实不力的地区通报批评和督导。

（五）积极探索，大胆创新，建立机制

各区县要把加强基层中医药服务能力建设作为一项长期性工作抓好抓实，持之以恒地予以推动。要及时总结和大力推广实施基层中医药服务能力提升工程取得的经验和体会，积极探索，大胆创新，逐步建立加强基层中医药工作的长效机制。

北京中医药行业开展法治宣传教育第七个五年规划（2016—2020年）

北京市中医管理局（2016年11月16日）

在国家中医药管理局和市委市政府的正确领导下，首都中医药法制宣传教育的第六个五年规划（2011—2015年）顺利实施并圆满完成，法治宣传教育工作取得明显成效。以宪法为核心、卫生法规为主要内容的中国特色社会主义法律体系得到深入宣传，法治宣传教育的基础性、先导性作用得到充分发挥，法治创建活动全面推进。

为进一步深化北京中医药行业法治宣传教育，增强中医药行业广大干部职工法治观念，深入推进中医药行业依法治理，根据《中共中央、国务院转发〈中央宣传部、司法部关于在公民中开展法治宣传教育的第七个五年规划（2016—2020年）〉的通知》和国家中医药管理局关于印发《中医药行业开展法治宣传教育第七个五年规划（2016—2020年）的通知》要求，结合北京中医药普法宣传教育工作实际，制定本规划。

一、指导思想和主要目标

（一）指导思想

高举中国特色社会主义伟大旗帜，全面贯彻党的十八大和十八届三中、四中、五中、六中全会精神，以马克思列宁主义、毛泽东思想、邓小平理论、“三个代表”重要思想、科学发展观为指导，深入贯彻习近平总书记系列重要讲话精神和对北京工作的重要指示精神，坚持“四个全面”战略布局，坚持创新、协调、绿色、开放、共享的发展理念，按照全面依法治国新要求，深入开展中医药行业法治宣传教育，扎实推进中医药行业依法治理和法治创建，弘扬社会主义法治精神，建设社会主义法治文化，推进中医药法治宣传教育与法治实践相结合，健全普法宣传教育机制，推动工作创新，充分发挥法治宣传教育在中医药行业全面依法治理中的基础作用，推动全行业树立法治意识，为“十三五”时期中医药事业发展营造良好法治环境，为实现中医药振兴发展、推动健康北京建设和率先全面建成小康社会做出积极贡献。

（二）主要目标

按照法治中国首善之区的建设要求，进一步完善中医药行业普法宣传教育工作体制和机制，增强中医药行业遵法守法学法用法的法治观念，进一步提高社会对中医药法律和卫生法律的认知度和普及度，促进新媒体、网络信息法治文化繁荣发展，提高全市中医药行政管理部门和从业人员运用法治思维和法治方式的能力。

二、重点任务

（一）深入学习习近平总书记关于全面依法治国的重要论述

深入学习宣传习近平总书记关于全面依法治国的重要论述，增强走中国特色社会主义道路的自觉性和坚定性，增强中医药行业厉行法治的积极性和主动性。深入学习宣传以习近平同志为核心的党中央关于全面依法治国的重要部署，宣传科学立法、严格执法、公正司法、全民守法和党内法规建设的生动实践，使中医药行业广大干部职工了解和掌握全面依法治国的重大意义和总体要求，更好地发挥法治的引领和规范作用。

（二）突出学习宣传宪法和中国特色社会主义法律体系

坚持把学习宣传宪法摆在首要位置，在中医药行业普遍开展宪法教育，弘扬宪法精神，提高宪法意识，树立宪法权威。

实行宪法宣誓制度，认真组织好“12.4”国家宪法日集中宣传活动。坚持把宣传以宪法为核心的中国特色社会主义法律体系作为法治宣传教育的基本任务，通过干部普法培训、信息员培训等具体活动，大力宣传宪法及民商法、行政法、经济法、社会法、刑法、诉讼与非诉讼程序法等法律法规。注重弘扬法治精神、培育法治理念、树立法治意识，大力宣传宪法法律至上、法律面前人人平等、权由法定、权依法使等基本法治理念，引导全行业形成自觉守法、遇事找法、解决问题靠法的良好法治氛围。

（三）深入学习宣传医药卫生和中医药相关法律法规

深入开展医疗卫生、食品药品安全和中医药方面的法律法规学习宣传，促进保障和改善民生，优化中医药发展的法制环境。大力宣传中医药专门性法律法规，树立依法保护、扶持和促进中医药事业发展的法治意识，努力推进法治政府建设。大力宣传中医药医疗、保健、科研、教育、产业、文化等相关法律法规和规范性文件，推动中医药事业法治化、规范化发展。大力宣传中医药标准，推动中药、医疗、管理标准全面、正确实施。

（四）深入学习宣传党内法规

适应全面从严治党、依规治党新形势新要求，切实加大党内法规宣传力度，突出宣传党章，教育引导中医药行业广大党员尊崇党章，以党章为根本遵循，坚决维护党章权威。大力宣传《党章》《中国共产党廉洁自律准则》《中国共产党纪律处分条例》《关于新形势下党内政治生活的若干准则》和《中国共产党党内监督条例》等各项党内法规，注重党内法规宣传与国家法律宣传的衔接和协调，坚持纪在法前、纪严于法，把纪律和规矩挺在前面，教育引导中医药行业广大党员做党章党规党纪和国家法律的自觉尊崇者、模范遵守者、坚定捍卫者。

围绕党内法规开展各种形式的学习和实践活动，提高党员的自律意识。

（五）推进《北京市发展中医条例》的修订和宣传

要以推进中医药法制建设为目标，进一步加强中医药地方性法规的制定宣传和实施，发挥好中医药条例的保护、促进和规范作用；要通过创新首都中医药立法工作，促进首都中医药发展，切实提高北京中医药行业的法制建设水平，真正做到有法可依、执法必严。

（六）开展多种形式的中医药法制宣传教育活动

以宣传法律知识、弘扬法治精神、推动法治实践为主旨，积极推动法治文化建设与中医药法治宣传教育活动。利用地坛文化节、北京外语游园会、京交会、大型义诊等文化活动开展法治宣传教育工作，推动中医药法律知识进校园、进社区、进家庭。推进法治教育与道德教育相结合，大力弘扬社会主义核心价值观和中华传统美德，践行新时期医疗卫生职业精神，倡导良好医德医风。通过开展国医大师评选表彰、名老中医工作室建设等，树立北京中医药行业道德模范形象，推进中医药行业社会信用体系建设，发挥法治在解决道德领域突出问题中的作用。

（七）开展中医药行业依法治理

坚持法治宣传教育与法治实践相结合，把法律条文变成引导、保障中医药事业发展的基本规则，深化中医药行业依法治理。认真贯彻《中共中央关于全面推进依法治国若干重大问题的决定》和中共中央、国务院印发的《法治政府建设实施纲要（2015—2020 年）》，积极开展中医药行业国家工作人员学法用法活动，深入推进法治政府建设，进一步提升中医药行业依法行政水平和法治化管理水平，全面推进中医药行业法治建设。加强中医药监督执法力量和综合治理措施，支持中医药各类学会、协会发挥行业自律和专业服务功能，发挥社会组织对其成员的行为导引、规则约束、权益维护等作用。认真开展行业内依法治理行动，强化法律的约束性。

（八）健全中医药管理部门普法责任制

落实“谁执法谁普法”“谁主管谁负责”的普法责任制，建立普法责任清单制度。加强中医药执法监督案例整理编辑工作，建立行政执法典型案例发布制度。开展以案释法和警示教育等，不断拓宽法治宣传教育渠道，推进形式创新。中医药行业各单位要在管理、服务过程中，结合行业特点和特定群体的法律需求，开展法治宣传教育。健全行业媒体公益普法制度，各级中医药行业媒体要自觉履行普法责任，针对新出台中医药法律法规、社会热点和典型案（事）例开展及时权威的法律解读。中医药行业各级党组织要坚持全面从严治党、依规治党，切实履行学习宣传党内法规的职责，把党内法规作为学习型党组织建设的重要内容，充分发挥正面典型倡导和反面案例警示作用，为党内法规的贯彻实施营造良好氛围。

（九）创新法治宣传教育

要坚持围绕中心、服务大局，围绕中医药重点工作，服务人民群众的健康权益，努力培育中医药行业广大干部职工法治信仰，增强法治宣传教育工作实效。要创新方式方法，坚持集中法治宣传教育与经常性法治宣传教育相结合，深化中医药“法律进机关、进医院、进基层”宣传教育主题活动，借助各种媒体、中医药文化宣传活动、义诊服务活动等平台，建立长效机制，充分利用公共场所开展法治宣传教育。在中医药管理部门、中医药服务机构的服务大厅和服务窗口增加法治宣传教育功能。充分运用互联网传播平台，加强新媒体技术在普法中的运用，推进“互联网＋法制宣传”行动。运用微信、微博、政务网站开展普法活动。

（十）建立中医药法制智库，健全法制工作机制

加强中医药行业法制智库建设，建立法制工作的人才库，选聘优秀法律专业人才充实到智库之中，并健全完善管理制度，广泛开展业务培训，培育一批普法智库专家。建立中医药法律顾问工作机制，扩大法治宣传教育专兼职队伍规模，提高中医药兼职法治宣传教育工作者的政治业务素质和工作能力。

三、工作安排

全市中医药七五法制宣传教育规划分为三个阶段。

第一阶段：宣传发动阶段（2016 年下半年）

各区、各单位要做好宣传发动工作，制定本区域和本单位中医药法制宣传教育“七五”规划或实施方案，2016 年 12 月 31 日前将电子版和纸质版（盖章）上报北京市中医管理局备案，邮箱（bjzyjxz@ 126. com）。

第二阶段：组织实施阶段（2017 年上半年至 2020 年上半年）

各区、各单位要将中医药“七五”法治宣传教育规划纳入工作规划，认真组织贯彻实施，将工作落到实处。

第三阶段：考核总结阶段（2020 年下半年）

北京市中医管理局将在 2020 年下半年对法治宣传教育工作进行督导考核，各区、各单位每年要认真做好自查和总结工作并按要求上报材料。

四、组织领导

（一）高度重视，加强领导

各区、各单位要高度重视法治宣传教育，健全法制宣传教育工作领导机制，建立“七五”普法领导小组和工作机构。每年定期组织听取法治宣传教育工作情况汇报，及时研究解决工作中的重大问题，把法治宣传教育纳入综合绩效考核等内容。

（二）强化队伍，提高水平

各区、各单位要提高管理人员法治水平，加强分类指导，增强中医药法治宣传教育的针对性。定期组织法治知识讲座和宣传教育，提高行业队伍法治思维和能力。

（三）认真总结，交流经验

各区、各单位要不断提高中医药法治宣传教育的实效性，认真总结推广法治宣传教育工作的好经验、好做法，充分发挥先进典型的示范和带动作用，定期进行普法工作经验交流座谈会，推进中医药行业法治宣传教育不断深入。

第三章
医道医德与和谐医患关系

《素问·疏五过论》（节选）

凡未诊病者，必问尝贵后贱，虽不中邪，病从内生，名曰脱营。尝富后贫，名曰失精，五气留连，病有所并。医工诊之，不在脏腑，不变躯形，诊之而疑，不知病名。身体日减，气虚无精，病深无气，洒洒然时惊，病深者，以其外耗于卫，内夺于荣。良工所失，不知病情，此亦治之一过也。

凡欲诊病者，必问饮食居处，暴乐暴苦，始乐后苦，皆伤精气，精气竭绝，形体毁沮。暴怒伤阴，暴喜伤阳，厥气上行，满脉去形。愚医治之，不知补泻，不知病情，精华日脱，邪气乃并，此治之二过也。

善为脉者，必以比类奇恒从容知之，为工而不知道，此诊之不足贵，此治之三过也。

诊有三常，必问贵贱，封君败伤，及欲侯王。故贵脱势，虽不中邪，精神内伤，身必败亡。始富后贫，虽不伤邪，皮焦筋屈，痿躄为挛。医不能严，不能动神，外为柔弱，乱至失常，病不能移，则医事不行，此治之四过也。

凡诊者，必知终始，有知余绪，切脉问名，当合男女。离绝菀结，忧恐喜怒，五脏空虚，血气离守，工不能知，何术之语。尝富大伤，斩筋绝脉，身体复行，令泽不息。故伤败结，留薄归阳，脓积寒炅。粗工治之，亟刺阴阳，身体解散，四支转筋，死日有期，医不能明，不问所发，惟言死日，亦为粗工，此治之五过也。

凡此五者，皆受术不通，人事不明也。故曰：圣人之治病也，必知天地阴阳，四时经纪，五脏六腑，雌雄表里，刺灸砭石，毒药所主，从容人事，以明经道，贵贱贫富，各异品理，问年少长，勇怯之理，审于分部，知病本始，八正九候，诊必副矣。

治病之道，气内为宝，循求其理，求之不得，过在表里。守数据治，无失俞理，能行此术，终身不殆。不知俞理，五脏菀热，痈发六腑。诊病不审，是谓失常，谨守此治，与经相明。《上经》《下经》，揆度阴阳，奇恒五中，决以明堂，审于终始，可以横行。

《素问·征四失论》（节选）

子年少智未及邪？将言以杂合耶？夫经脉十二，络脉三百六十五，此皆人之所明知，工之所循用也。所以不十全者，精神不专，志意不理，外内相失，故时疑殆。诊不知阴阳逆从之理，此治之一失矣。

受师不卒，妄作杂术，谬言为道，更名自功，妄用砭石，后遗身咎。此治之二失也。

不适贫富贵贱之居，坐之薄厚，形之寒温，不适饮食之宜，不别人之勇怯，不知比类，足以自乱，不足以自明。此治之三失也。

诊病不问其始，忧患饮食之失节，起居之过度，或伤于毒，不先言此，卒持寸口，何病能中？妄言作名，为粗所穷，此治之四失也。

是以世人之语者，驰千里之外，不明尺寸之论，诊无人事。治数之道，从容之葆，坐持寸口，诊不中五脉，百病所起，始以自怨，遗师其咎。是故治不能循理，弃术于市，妄治时愈，愚心自得。呜呼！窈窈冥冥，孰知其道?！道之大者，拟于天地，配于四海，汝不知道之谕，受以明为晦。

《大医精诚》（节选）

唐·孙思邈

凡大医治病，必当安神定志，无欲无求，先发大慈恻隐之心，誓愿普救含灵之苦。若有疾厄来求救者，不得问其贵贱贫富，长幼妍媸，怨亲善友，华夷愚智，普同一等，皆如至亲之想。亦不得瞻前顾后，自虑吉凶，护惜身命。见彼苦恼，若己有之，深心凄怆。勿避险巇、昼夜寒暑、饥渴疲劳，一心赴救，无作功夫形迹之心。如此可为苍生大医，反此则是含灵巨贼。自古明贤治病，多用生命以济危急，虽曰贱畜贵人，至于爱命，人畜一也，损彼益己，物情同患，况于人乎。夫杀生求生，去生更远。吾今此方，所以不用生命为药者，良由此也。其虻虫、水蛭之属，市有先死者，则市而用之，不在此例。只如鸡卵一物，以其混沌未分，必有大段要急之处，不得已隐忍而用之。能不用者，斯为大哲亦所不及也。其有患疮痍、下痢，臭秽不可瞻视，人所恶见者，但发惭愧、凄怜、忧恤之意，不得起一念蒂芥之心，是吾之志也。

夫大医之体，欲得澄神内视，望之俨然；宽裕汪汪，不皎不昧；省病诊疾，至意深心；详察形候，纤毫勿失；处判针药，无得参差。虽曰病宜速救，要须临事不惑。唯当审谛覃思，不得于性命之上，率尔自逞俊快，邀射名誉，甚不仁矣。又到病家，纵绮罗满目，勿左右顾眄；丝竹凑耳，无得似有所娱；珍馐迭荐，食如无味；醽醁兼陈，看有若无。所以尔者，夫一人向隅，满堂不乐，而况病人苦楚，不离斯须，而医者安然欢娱，傲然自得，兹乃人神之所共耻，至人之所不为，斯盖医之本意也。

夫为医之法，不得多语调笑，谈谑喧哗，道说是非，议论人物，炫耀声名，訾毁诸医，自矜己德。偶然治瘥一病，则昂头戴面，而有自许之貌，谓天下无双，此医人之膏肓也。老君曰：人行阳德，人自报之；人行阴德，鬼神报之。人行阳恶，人自报之；人行阴恶，鬼神害之。寻此二途，阴阳报施，岂诬也哉。所以医人不得侍己所长，专心经略财物，但作救苦之心，于冥运道中，自感多福者耳。又不得以彼富贵，处以珍贵之药，令彼难求，自炫功能，谅非忠恕之道。志存救济，故亦曲碎论之，学者不可耻言之鄙俚也。

《医工论》

宋代《小儿卫生总微论方》

凡为医之道，必先正己，然后正物。正己者，谓能明理以尽术也；正物者，谓能用药以对病也。如此，然后事必济而功必著矣。若不能正己，则岂能正物，不能正物，则岂能愈疾！今冠于篇首，以劝学者。

凡为医者，性存温雅，志必谦恭，动须礼节，举乃和柔，无自妄尊，不可矫饰，广收方论，博通义理，明运气，晓阴阳，善诊切，精察视，辨真伪，分寒热，审标本，识轻重。疾小不可言大，事易不可云难，贫富用心皆一，贵贱使药无别。苟能如此，于道几希；反是者，为生灵之巨寇。

凡为医者，遇有请召，不择高下远近必赴。如到其家，须先问曾请医未曾，又问曾进是何汤药，已未经下，乃可得知虚实也。如已曾经下，即虚矣。更可消息参详，则可无误。又治小儿之法，必明南北禀受之殊，必察土地寒温之异，不可一同施治，古人最为慎耳。

《医家十要》《病家十要》

明·龚廷贤

医家十要

一存仁心，乃是良箴，博施济众，惠泽斯深。
二通儒道，儒医世宝，道理贵明，群书当考。
三精脉理，宜分表里，指下既明，沉疴可起。
四识病原，生死敢言，医家至此，始称专门。
五知运气，以明岁序，补泻温凉，按时处治。
六明经络，认病不错，脏腑洞然，今之扁鹊。
七识药性，立方应病，不辨温凉，恐伤性命。
八会炮制，火候详细，太过不及，安危所系。
九莫嫉妒，因人好恶，天理昭然，速当悔悟。
十勿重利，当存仁义，贫富虽殊，施药无二。

病家十要

一择明医，于病有裨，不可不慎，生死相随。

二肯服药，诸病可却，有等愚人，自家耽搁。

三宜早治，始则容易，履霜不谨，坚冰即至。

四绝空房，自然无疾，倘若犯之，神医无术。

五戒恼怒，必须省悟，怒则火起，难以救护。

六息妄想，须当静养，念虑一除，精神自娱。

七节饮食，调理有则，过则伤神，太饱难克。

八慎起居，交际当法，稍若劳役，元气愈虚。

九莫信邪，信之则差，异端狂诱，惑乱人家。

十勿惜费，惜之何谓，请问君家，命财孰贵。

《医家五戒十要》

明·陈实功

一戒：凡病家大小贫富人等，请观者便可往之，勿得迟延厌弃，欲往而不往，不为平易。药金毋论轻重有无，当尽力一例施与，自然阴骘日增，无伤方寸。

二戒：凡视妇人及孀尼僧人等，必候侍者在旁，然后入房诊视，倘旁无伴，不可自看。假有不便之患，更宜真诚窥睹，虽对内人不可谈，此因闺阃故也。

三戒：不得出脱病家珠珀珍贵等送家合药，以虚存假换，如果该用，令彼自制入之。倘服不效，自无疑谤，亦不得称赞彼家物色之好，凡此等非君子也。

四戒：凡救世者，不可行乐登山，携酒游玩，又不可片时离去家中。凡有抱病至者，必当亲视，用意发药，又要依经写出药帖，必不可杜撰药方，受人驳问。

五戒：凡娼妓及私伙家请看，亦当正己视如良家子女，不可任意儿戏，以取不正，视毕便回。贫窘者药金可璧，看回只可与药，不可再去，以希邪淫之报。

一要：先知儒理，然后方知医理，或内或外，勤读先古名医确论之书，须旦夕手不释卷，一一参明，融化机变，印之在心，慧之于目，凡临证时自无差谬矣。

二要：选买药品，必遵雷公炮炙，药有依方修合者，又有因病随时加减者，汤散宜近备，丸丹须预制，常药愈久愈灵，线药越陈越异，药不吝珍，终久必济。

三要：凡乡井同道之士，不可生轻侮傲慢之心，切要谦和谨慎，年尊者恭敬之，有学者师事之，骄傲者逊让之，不及者荐拔之，如此自无谤怨，信和为贵也。

四要：治家与治病同，人之不惜元气，斫丧太过，百病生焉，轻则支离身体，重则丧命。治家若不固根本而奢华，费用太过，轻则无积，重则贫窘。

五要：人之受命于天，不可负天之命。凡欲进取，当知彼心顺否，体认天道顺逆。凡顺取，人缘相庆；逆取，子孙不吉。为人何不轻利远害，以防还报之业也？

六要：里中亲人友情，除婚丧疾病庆贺外，其余家务，至于馈送往来之礼，不可求奇好胜。凡飧只可一鱼一菜，一则省费，二则惜禄，谓广求不如俭用。

七要：贫困之家及游食僧道、衙门差役人等，凡来看病，不可要他药钱，只当奉药。再遇贫难者，当量力微赠，方为仁术。不然有药而无伙食者，命亦难保也。

八要：凡有所蓄，随其大小，便当置买产业以为根本，不可收买玩器及不紧物件，浪费钱财。又不可做银会酒会，有妨生意，必当一例禁之，自绝谤怨。

九要：凡室中所用各种物具，俱要精备齐整，不得临时缺少。又古今前贤书籍，及近时明公新刊医理词说，必寻参看以资学问，此诚为医家之本务也。

十要：凡奉官衙所请，必要速去，无得怠缓，要诚意恭敬，告明病源，开具方药。病愈之后，不得图求匾礼，亦不得言说民情，至生罪戾。闲不近公，自当守法。

《祝医五则》

明·缪希雍

凡人疾病，皆由前生不惜众生身命，竭用人财，好杀鸟兽昆虫，好箠楚下贱，甚则枉用毒刑，加诸无罪。种种业因，感此苦报。业作医师，为人司命，见诸苦恼，当兴悲悯。详检方书，精求医道，谛察深思，务期协中。常自思惟，药不对病，病不对机，二旨或乖，则下咽不返。人命至重，冥报难逃。勿为一时衣食，自贻莫忏之罪于千百劫。戒之哉！宜惧不宜喜也。

凡为医师，当先读书。凡欲读书，当先识字。字者，文之始也。不识字义，宁解文理？文理不通，动成窒碍。虽诗书满目，于神不染，触途成滞，何由省入？譬诸面墙，亦同木偶。望其拯生民之疾苦，顾不难哉？故昔称太医，今日儒医太医者，读书穷理，本之身心，验之事物，战战兢兢，求中于道。造次之际，罔敢或肆者也。外此则俗工耳，不可以言医矣。

凡为医师，先当识药。药之所产，方隅不同，则精粗顿异，收采不时，则力用全乖。又或市肆饰伪，足以混真。苟非确认形质，精尝气味，鲜有不为其误者。譬诸将不知兵，立功何自？医之于药，亦犹是耳。既识药矣，宜习修事。《雷公炮炙》固为大法，或有未尽，可以意通，必期躬亲，勿图苟且。譬诸饮食，烹调失度，尚不益人，反能增害，何况药物关于躯命者耶？可不慎诸！

凡作医师，宜先虚怀。灵知空洞，本无一物。苟执我见，便与物对。我见坚固，势必轻人；我是人非，与境角立，一灵空窍，动为所塞，虽日亲至人，终不获益。白首故吾，良可悲已！执而不化，害加于人。清夜深思，宜生愧耻。况人之才识，自非生知，必假问学。问学之益，广博难量。脱不虚怀，何由纳受？不耻无学，而耻下问。师心自圣，于道何益？苟非至愚，能不儆省乎！

医师不患道术不精，而患取金不多。舍其本业，专事旁求。假宠贵人，冀其口吻，以希世重。纵得多金，无拔苦力。于当来世，岂不酬偿？作是思惟，是苦非乐。故当勤求道术，以济物命。纵有功效，任其自酬，勿责厚报。等心施治，勿轻贫贱。如此则德植厥躬，鬼神幽赞矣。

上来所祝五条，皆关切医师才品道术，利济功过。仰愿来学，俯从吾祝，则进乎道而不囿于技矣。讵非生人之至幸，斯道之大光也哉！

《袁氏医家十事》

明·王绍隆

一、医之志。须发慈悲恻隐之心，誓救大地含灵之苦。视众生之病，不论亲疏贵贱，贤愚贫富，皆当恫瘝乃身，尽力殚力，曲为拯理。

二、医之学。须上通天道，使五运六气，变化郁复之理，无一不精。中察人身，使十四经络，内而五脏六腑之渊涵，外而四肢百骸之贯串，无一不彻。下明物理，使昆虫草木之性情气味，无一不畅。然后可以识病而用药。

三、医之识。医之用药，如将之用兵。纵横合变，呼吸异宜。非识见之高，不能神会而独断也。然此识非可袭取，非可商量。全在方寸中，虚明活泼。须涤除嗜欲，恬淡无为，则虚空自然生白也。

四、医之慎。医为人之司命，生死系之。用药之际，须兢兢业业，不可好奇而妄投一药，不可轻人命而擅试一方，不可骋聪明而遽违古法。倘或稍误，明有人非，幽有鬼责，可惧也。

五、医之养。君子之游艺，与据德依仁，皆为实学。故古人技艺之工，都从善养中得来。若承蜩，若养鸡，皆是法也。医虽小道，实具甚深三昧。须收摄心体，涵泳性灵，动中习存，忙中习定。外则四体常和，内则元神常寂。然后望色闻声，问病切脉。自然得其精，而施治得宜也。

六、医之术。医非徒仁术，亦仙术也。谚云：古来医道通仙道，此岂无稽之言哉。凡欲学医，须将玄门之旨，留神讲究。玄牝之门，生身之户，守中养气之诀，观窍观妙之理，务求明师指示，亲造其藩而闯其室。此处看得明白，则病候之生灭，身中之造化，已洞悉矣。以之治疾，岂不易易。况人之疾，有草木金石所不能治者，则教之依法用功，无不立愈。天台智者禅师，谓一日一夜调息之功，可以已二十余年之痼疾。盖天之阳气一回，则万物生色。人之元气一复，则百体皆和。宿疾普消，特其余事耳。

七、医之量。书云：必有忍，其乃有济。有容德乃大。医者术业既高，则同类不能无忌。识见出众，则庸庶不能无疑。疑与忌合，而诽谤指摘，无所不至矣。须容之于不校，付之于无心，而但尽力于所事。间有排挤殴詈，形之辞色者，亦须以孟子三自反之法应之。彼以逆来，我以顺受。处之超然，待之有礼，勿使病家动念可也。

八、医之言。仲尼大圣屡以慎言为训。而医者之言，尤当慎者，不可夸己之长，不可谈人之短，不可浮诞而骇惑病人，不可轻躁而诋诽同类。病情之来历，用药之权衡，皆当据实晓告，使之安心调理。不可诬轻为重，不可诳重为轻。即有不讳，亦须委曲明谕。病未剧，则宽以慰之，使安心调理；病既剧，则示以全归之道，使心意泰然。宁默毋哗，宁慎毋躁。

九、医之行。语曰：以身教之从，以言教之讼。故慎吾之言，不若端吾之行。道高天下，守之以谦。智绝人群，处之以晦。敦孝弟，重伦理，而于礼、义、廉、耻四字，则秉之如蓍龟，遵之如柱石。久而勿失，自然起敬起信，而医道易行也。

十、医之守。医虽为养家，尤须以不贪为本。凡有病人在，即举家不宁。当此时而勒人酬谢。家稍不足，则百计营求，艰难更倍。即充足之家，亦于满堂懊恼之中，而受其咨诅痛苦之惠，亦非心之所安也。故我生平于病人所馈，不敢纤毫轻受。有不给者，或更多方周给之。非以市恩，吾尽吾心而已矣。子孙习医而能依此十事，古之圣贤，何以加此。

《为医八要》

清·潘楫

医家存心，当自重，不当自轻。当自谦，不当自傲。当计功，不当计利。当怜贫，不当谄富。自重必多道气，自轻必无恒心。自谦者，久必学进；自傲者，久必术疏。计功则用心于治病而伎巧生，计利则用心于肥家而诡诈出。怜贫则不择人而医，阴德无穷。谄富则不待请而至，卑污莫状。

《采芝八则》

清・蒋式金

立己宜养重，不宜自轻

吾党既以斯道为己任，则此一人之身，实千万人之所系命者也。必当立志清华，持躬敦朴，以示吾道之不苟。倘复徇人丧己，径窦甘趋，且非怀珍待聘之心，难免枉寻直尺之诮。

临证宜计功，不宜图利

业以治生。若谓忧道不忧贫，斯不近情之语也。第贪得之念胜，则随在而急欲奏功。未能殚厥心以从事，有以人图侥幸者矣。是宜恫瘝乃身，以祈必济。庶功成而利亦随之。洵不必撄情得失，而已禄在其中。

持心宜善下，不宜恃能

学问之道，虚己者多助，自恃者罔功。况岐伯之传，义精理奥，岂一人之私智所能洞测者乎？若彼管窥，狃于一得，遂有蔑视侪类之思。是以安于寡陋，而所业日荒，古人所以有持满之戒也。良贾深藏，允宜被服。

行道宜怜贫，不宜谄富

炎凉丑态，涉世恒情。吾党虽无是行，而或存是心。每见遇贵介之子，持术惟患其不精。值窭寒之徒，用意辄邻于忽略。抑思此术，原为救人而设。茕独无告者，更宜加以矜怜。匪第完济世之初心，是亦阴行善之一节。

看书宜辨理，不宜执方

陈言往论，虽古人已试之明验，然神而明之，存乎其人。况五方之风气强弱不齐，古今人之禀性厚薄亦异。若必执成法而不善变，是何异强方枘以就圆凿也。渊博之士，宜出自心之玄解，毋泥括帖之旧闻。

治病宜究因，不宜务末

标本之说，昔人论之甚祥。今之图治者，不审其致之之徭，而漫施补救。如救焚者，第扑其燎原之焰，而不灭其火。焰虽熄而火性尚存，终必复燃也。是在培其根、塞其源，歼厥渠魁，而群丑自向风而遁矣。

处友宜从厚，不宜怀谗

慨自人不古处，交道寖衰。在同途共事者，更深操戈下石之惨。不知谮人者，人亦谮之。曷若息厥雌黄，互相规劝。宏其当类，各借声援。一以收同人之益，一以维声气之穷。

制药宜求精，不宜就简

质本五行，各宜其用，制法咸宗雷公矣。然考诸出处，或一本而根梢异治，或一味而咀不同。所产有地土之殊，所藏有新旧之别。慎毋指鹿为马，徒取充宠。认鲁为鱼，漫夸具眼。致令奇方圣剂，竟介于效与不效之间。不惟无以起沉疴，而适足以损令望。

《医中百误歌》

清·程钟龄

医中之误有百端，漫说《肘后》尽金丹。先将医误从头数，指点分明见一斑。

医家误，辨证难，三因分症似三山，三山别出千条脉，病有根源仔细看。

医家误，脉不真，浮沉迟数不分清，却到分清浑又变，胸中了了指难明。

医家误，失时宜，寒热温凉要相时，时中消息团团转，惟在沉潜观化机。

医家误，不明经，十二经中好问因，经中不辨循环理，管教阳症入三阴。

医家误，药不中，攻补寒温不对证，实实虚虚误匪轻，举手须知严且慎。

医家误，伐无过，药有专司切莫错，引经报使本殊途，投剂差讹事辄覆。

医家误，药不称，重病药轻轻反重，轻重不均皆误人，此道微乎危亦甚。

医家误，药过剂，疗寒未已热又至，疗热未已寒更生，劝君举笔须留意。

医家误，失标本，缓急得宜方是稳，先病为本后为标，纤悉几微要中肯。

医家误，舍正路，治病不识求其属，壮水益火究根源，太仆之言要诵读。

医家误，昧阴阳，阴阳极处没抓拿，亢则害兮承乃制，灵兰秘旨最神良。

医家误，昧寒热，显然寒热易分别，寒中有热热中寒，须得长沙真秘诀。

医家误，昧虚实，显然虚实何难治，虚中有实实中虚，用药东垣有次第。

医家误，药姑息，症属外邪须克治，痞满燥实病坚牢，茶果汤丸何所济。

医家误，药轻试，攻病不知顾元气，病若怯时元气伤，似此何劳君算计。

医家误，不知几，脉动症变只几希，病在未形先着力，明察秋毫乃得之。

医家误，鲜定见，见理真时莫改变，恍似乘舟破浪涛，把舵良工却不眩。

医家误，强识病，并不识时莫强认，谦躬退位让贤能，务俾他人全性命。

医家误，在刀针，针有时宜并浅深，百毒总应先艾灸，头面之上用神灯。

医家误，薄愚蒙，先王矜恤是孤穷，病笃必施真救济，好生之念合苍穹。

医家误，不克己，见人开口便不喜，岂知刍荛有一能，何况同人说道理。

医家误未已，病家误方兴，与君还细数，请君为我听。

病家误，早失计，初时抱恙不介意，人日虚兮病日增，纵有良工也费气。

病家误，不直说，讳疾试医工与拙，所伤所作只君知，纵有名家猜不出。

病家误，性躁急，病有回机药须吃，药既相宜病自除，朝夕更医也不必。

病家误，不相势，病势沉沉急变计，若在蹉跎时日深，恐怕回春无妙剂。

病家误，在服药，服药之中有窍妙，或冷或热要分明，食后食前皆有道。

病家误，最善怒，气逆冲胸仍不悟，岂知肝木克脾元，愿君养性须回护。

病家误，苦忧思，忧思抑郁欲何之，常将不如己者比，知得雄来且守雌。

病家误，好多言，多言伤气最难痊，劝君默口存神坐，好将真气养真元。

病家误，染风寒，风寒散去又复还。譬如城郭未完固，那堪盗贼更摧残。

病家误，不戒口，口腹伤人处处有，食饮相宜中气和，鼓腹含哺天地久。

病家误，不戒慎，闺房衽席不知命，命有颠危可若何，愿将好色人为镜。

病人误，救绝气，救气闭口莫闭鼻，若连鼻子一齐扪，譬如入井复下石。

两者相误误未歇，又恐旁人误重迭，还须屈指与君陈，好把旁人数一切。

旁人误，代惊惶，不知理路乱忙忙，用药之时偏做主，平时可是学岐黄。

旁人误，引邪路，妄把师巫当仙佛，有病之家易着魔，到底昏迷永不误。

更有大误药中寻，与君细说好留神。

药中误，药不真，药材真致力方深，有名无实何能效，徒使医家枉用心。

药中误，失炮制，炮制不工非善剂，市中之药未蒸炒，劝君审度才堪试。

药中误，丑人参，或用粗枝枯小参，蒸过取汤兼灌锡，方中用下却无功。

药中误，称不均，贱药多分贵药轻，君臣佐使交相失，偾事由来最恼人。

仍有药中误，好向水中寻，劝君煎药务得人。

煎药误，水不洁，油汤入药必呕哕，呕哕之时病转增，任是名医审不决。

煎药误，水频添，药炉沸起又加些，气轻力减何能效，枉怪医家主见偏。

此系医中百种误，说与君家记得熟，记得熟时病易瘳，与君共享大春秋。

《医戒十二条》

施今墨

第一条 医之为业，为人而非为己也，故不可耽安逸，不可邀名利，但以救人为本务，除保存人之性命、治疗人之疾病、解除人之痛苦外，更无所事事。

第二条 医者以治病为务，故当但见病人，不当以其富贵贫贱而有所歧异。贫贱人双行之泪，不让富贵人一握之金也，愿深思之。

第三条 医者当以病人为正鹄，勿以病人为弓矢，不可坚执一己之见，漫尔尝试。

第四条 学术固须精进，言行亦当注重，不可为诡奇之言论，不可效时俗之行为，一味虚伪，为医界羞。

第五条 每日夜间，当更将昼间之医案，再加考核，详细札记，积久成书，为己为人，两有裨益。

第六条　诊病不厌精详，彼临症粗疏而又妄自尊大者最为可恶。

第七条　病即不治，须设法解其痛苦，切不可直言告之，使其绝望；亦不可忍心不救，有乖人道。

第八条　病人果系素寒，务当利济为怀，却不可强索重金，转致其人于死。

第九条　医者当以笃实为主，以沉默为贵，酒色财气是其大戒。

第十条　对于同道，老者须敬之，少者须爱之，勿论前医之得失，勿道他人之短长，亦不可倾轧嫉妒。

第十一条　会商病情，斟酌方药，当以病人之安全为务，不可人执一见，互相纷争，转害病者。

第十二条　病人信托之医而窃商诸他医，未知，慎勿与闻；然设明知其误治闻，亦不得漠视不言。

《医范十条》

萧龙友

第一条　造父非良马不善御，羿非调弓矢不善射，医非有验方妙法不能治病，汗、吐、下三者，张长沙所传之遗法也。后世有以此法不能尽病之变者，于是假他道而矫饰，偷他技为附会，崇利名誉，交战方寸，而医道遂一落千丈，圣学不兴，百技陋衰，后学者何处问津耶？虽然学视者先视舆薪，学听者先闻抚钟，汗、吐、下者，即如视者之薪，听者之钟也。医者舍此将安适从哉，此汉学之所以可贵也。

第二条　以学稽古，以才御今，医者之务也，不明乎此，何以见张长沙之所述耶，苟徇俗之所习，囿已之所见，不遵古法，此之谓不学无术，不学则失师，无术则非技，以之治病，岂非盲于心者哉。何能稽古，何能御今，吾见其误人而已矣，奚可哉！

第三条 以今眼观古术，犹登塔楼而望泰岱，其高难跻。以古眼观今术，犹对明镜而察妍媸，其蔽立见。故泥于古不可言医，囿于今更不可言医，必也斟酌损益，以求合乎今人之所宜，而后可以愈病。然非困于学，竭于术，不能至斯境也。彼夸寸长，衒小慧，而扬扬得意者知所反已。

第四条 帝王不同礼，齐鲁各异政，天变道不变，世异艺必迁，其势然也。古医不可知，即载在典籍者，如和缓之类，亦仅震其名而矣。自后汉张长沙之法与晋王叔和之法行，唐宋元明各医家莫不遵而守之，虽著书立说各有不同，而惟阴阳之理是循则一，至于五行生克之说，皆后起者也，不可泥也，然今之医，舍是无可言，岂非悖古之甚者耶？

第五条 人之生也，七窍相同，九脏无异，然有夷夏之别，南北之殊，山海之奇，寒热之变，虽夏葛冬裘，酒醉肉饱，比比皆是。然所病则千变万化，无一可以同治，药石之施，岂易言哉，此我道之所以易知而不易行，而获古之业其可以已耶？

第六条 今医能如古医耶？今药能胜古药耶？吾之其必不然也。古之人医重师传，阳年采阳药，阴年采阴药，悉皆野产，得天地之气厚，日月星辰之精华多，风雨霜雪之蕴泽厚，故其力专而功大，医用之又有法，故称为特效。今之药多出于种植，生者气力已薄，及制为膏丹丸散，药水药片，其效虽专，其气力更薄，盖不得天地山川阴阳之真气，徒以欺世骇俗而已，医药云乎哉！

第七条 以镜鉴人，不如以人鉴人，盖镜中影只自知无可比，而书中影则使万世之人皆知也。伤寒诸书，仲景之影也，以之作鉴则治病必有一定之法，如影之不变也，反是则离神而取影，鉴中之影，皆非真影矣，学医者其鉴诸。

第八条　国异政，家殊俗，三代两汉之人之言医者，吾未之见也。医书汗牛充栋，究其可读者，不过两三种。灵素伪书也，皆不可信，王叔和《脉经》以次，亦多伪书也，皆不可信。其不伪可信者，惟《伤寒》《金匮》《本草经》而已。然《伤寒》虽分六经，而多脱简，《金匮》亦非完全之本，特古医之精义皆在，故汉以来皆奉为金科玉律，《本草》尚可以解药性、药味及出产之地，舍此又奚从哉。

第九条　夫医者意也，意生于心，必心正而后意诚，意诚而后能辨证，而后能处方。大学所谓诚其意者，勿自欺也，即学医之要诀也，今之医能不自欺者有几人哉，自不能信而欲信于人，难矣！徒以糊口而已，诚意云乎哉。

第十条　人有观英雄之迹，闻烈士之行，中心慷慨而向慕之者无他，忠愤之感。千古一气，不可止也，况举古之术以疗今之病，吐下寒热苟中窍，则知古贤之不欺，自可与之晤言于一堂，交欢于万里，梦寐之间，如相晤语，岂非神乎技也哉，然而难矣，望古而未之见矣，徒向慕而矣哉，知闻而欲行古之道者，可以反观矣。岂知仲景之书即英雄之迹，烈士之行也哉。

《医师规》

孙光荣

为加强医德医风建设，规范执业行为，特秉持“大医精诚”精神制定医师规，以期本门同道谨遵恪守。

立规矩以简明、具体、易行为要，故本“医师规”仅列具“诚、净、严、精”四条，每条分为“必须”“应当”“不准”三个层次，共十二项。

一、以“诚”执业

1. 必须坚持“生命至贵，病人至上”的服务理念，尊重患者的人格与选择诊疗方式的意愿。

2. 应当以仁爱、悲悯之心给患者一视同仁的重视、关心、照顾；在不违反法律法规的前提下及条件许可时，满足病人及其家属的合理要求；以诚恳、友好的态度建立互尊、互信、和谐、合作的医患关系。

3. 不准由于种族、国籍、信仰、性别、出身、地位、病种、病情及经济状况等因素歧视甚至拒诊、拒治病人；不准以夸大病情等方式恐吓、误导、讹诈病人；不准由于畏势、畏强、畏惑等因素迁就患者及其家属不合理要求，要恪尽职守，维护医师的荣誉与尊严。

二、以“净”执业

1. 必须坚持“清廉自律，干净执业”的服务操守，严禁挟技谋取、交换患者的利益。

2. 应当不务虚名以求“心净”，不图财色以求“身净”。

3. 不准参与、支持违背人道主义的行为；不准在非诊疗必需时为炫耀医术或为谋取利益而开具大检查、大处方；不准以任何方式接受企业及其中介为推销其产品而提供的赞助、提成、宴请、礼品、旅游、休闲等利益输送。

三、以“严”执业

1. 必须坚持“严谨尽职，规范执业”的服务风格，在临床、教学、科研、管理、宣传中，充分体现医师的职业风范和社会责任。

2. 应当保持谦虚谨慎的作风，对患者认真、耐心接诊，正确、亲切、朴实地与患者沟通；应当对同行的诊疗给予公正、准确的评价和正当的维护；应当对学生认真、正确地给予传授、指导。

3. 不准挟技危害患者或让患者在不知情时承担隐性的治疗风险，不准在未征得患者同意的情况下，以传授、指导为名泄露可能造成伤害患者身心的隐私；不准因自恃医术、自顾名誉而隐避、拒绝讨论或转诊以致造成误诊、误治或延误治疗，在任何情况下不准提供虚假的诊疗数据与资料；不准在患者、学生中诋毁、贬低、打击、讥讽同行；不准对违背医师道德的言行包庇和袒护。

四、以“精”执业

1. 必须坚持“勤求博采，精益求精”的服务精神，精确诊断、精准治疗。

2. 应当认真坚持终身学习，按年度完成师承、培训任务，积极参与学术交流，不断提高专业知识和技能；应当及时、精确记录诊疗过程和数据。

3. 不准自行对患者试用未经政府批准使用的药物、医技、医疗器械；不准隐瞒、销毁原始诊疗资料；不准在自身论著中剽窃、抄袭他人论文、著作；不准利用电视、广播、网络、报纸、图书、课堂、带教等平台或载体，宣讲、传授、传播违背道德、违背科学或非自身熟悉专业的知识和技术。

医师职业重要而高尚，医师服务覆盖人类生老病死全程，首先必须遵守医师规，坚守职业道德，致力造福人民大众。

（2007 年 10 月 1 日）

《中国医师道德准则》

中国医师协会（2014 年 6 月 25）

引 言

《中国医师道德准则》规范了医师的道德底线，促使医师把职业谋生手段升华为职业信仰；医师应遵从行业自律的要求，以医师职业为荣，笃行中国医师道德准则，赢得社会的尊重，让医学的文化得以传承和发扬。

一、基本准则

1. 坚持患者至上，给予患者充分尊重。

2. 敬畏生命，以悲悯之心给予患者恰当的关怀与照顾。

3. 不因任何因素影响自己的职业行为，拒绝参与或支持违背人道主义的行为。

4. 在临床实践、教学、研究、管理或宣传倡导中，承担符合公众利益的社会责任。

5. 终身学习，不断提高专业知识和技能。

6. 以公平、公正的原则分配医疗资源，使其发挥最大效益。

7. 维护职业荣耀与尊严，保持良好执业状态。

二、医师与患者

8. 不因患者年龄、性别、婚姻状况、政治关系、种族、宗教信仰、国籍、出身、身体或精神状况、性取向或经济地位等原因拒绝收治或歧视患者。

9. 耐心倾听患者陈述，建立相互尊重的合作式医患关系。

10. 以患者可以理解的语言或方式与之进行交流，并尽可能回答患者提出的问题。不以不实的宣传或不正当的手段误导、吸引患者。

11. 不以所学的医学知识和专业技术危害患者或置患者于不必要的风险处境。

12. 医师不应将手术、特殊检查和治疗前的知情同意视为免责或自我保护的举措，更不应流于形式或视为负担，而应重视与患者的沟通和宣教。

13. 医师享有对患者处方、治疗或转诊等技术决策的自主权，当患者利益可能受到损害而医师本人无力解决时，应主动通过相关途径寻求解决。

14. 选择适宜的医疗措施，对于经济困难的患者尽量给予医疗帮助或协助其寻找救助途径。

15. 追随医学进步，不断更新知识，通过自我提升，更好帮助患者。

16. 在医疗实践中，严格区分治疗行为与实验行为，恪守职业道德。

17. 正确评价自己的医疗能力，在个人技术有局限性时，应与同事商讨或寻求帮助，以求得到合理诊疗方案。

18. 在临床实践中应时刻关注可能威胁患者安全的危险因素，并积极向管理者提出危险预警和改进建议。

19. 在指导医学生临床诊疗活动中应避免给患者带来身心损害。

20. 慎重对待患者对于维持生命治疗的选择。尊重丧失能力患者在其丧失能力之前所表达的意愿，可通过生前遗嘱、替代同意等方式，最大限度地保护患者的权益。

21. 为患者保守秘密，避免在公共场合讨论或评论涉及患者隐私或有身份识别的信息。

22. 除信息公开可能对患者造成伤害而需要隐瞒信息的情

况外，患者有权知道病历上与其相关的信息及健康状况，但病历上如涉及第三者的保密信息，医师则应征得第三者同意才可以告知患者。

23. 尊重患者的合理要求和选择，尊重其接受或拒绝任何医疗建议的权利。

24. 面对失去意识的急危患者，应寻求法定代理人的同意，在无法联系患者法定代理人时，医师可默认为患者同意，报经医疗机构管理者或授权负责人同意后施救。对自杀患者，也应挽救其生命。

25. 对行为能力受限的患者，应尽量让其在诊疗过程中参与决策。

26. 如果患者法定代理人或授权人禁止为患者提供必要的治疗时，医师有义务提出异议，如在危急时则以患者利益至上而从事医疗行为。

27. 发现患者涉嫌伤害事件或者非正常死亡时，应向有关部门报告，并应特别关注对未成年人、妇女和精神障碍者的人身保护。

28. 在宣告患者死亡时，要严格按照临床死亡标准和相关医疗程序施行。在患者死亡后，应当安慰家属，告知其善后事宜。

三、医师与同行

29. 医师应彼此尊重，相互信任和支持；正确对待中医、西医各自的理论与实践。

30. 公正、客观评价同行医师的品格和能力，不包庇和袒护同行，积极参与医疗技术鉴定和出庭作证等法律程序。

31. 医师不应相互诋毁，更不得以不正当方法妨碍患者对其他同行的信赖。

32. 医师应与同行相互学习与交流，并将自己的技术和知识无私地传授给年轻或下级医师。

四、医师与社会

33. 给予急需医疗帮助的人提供适当的医疗帮助并负有专业责任。

34. 对社会负有解释科学知识的专业责任，医师应成为公众健康的倡导者、健康知识的传播者和公众健康危险的警示者。

35. 要意识到团体、社会和环境在患者个人健康方面的重要影响因素。要在公共健康、健康教育、环境保护、生态平衡、社会福利以及相关立法等方面发挥积极作用。

36. 应确保所参与的项目研究符合科学和伦理道德要求。

五、医师与企业

37. 不得因医药企业的资助而进行有悖科学和伦理的研究，不能为个人利益推销任何医疗产品或进行学术推广。

38. 对于医药企业资助的研究，医师应该在公布、展示研究成果或宣教时声明资助事实。

39. 医师不得参与或接受影响医疗公正性的宴请、礼品、旅游、学习、考察或其他休闲社交活动，对于企业的公益资助、临床研究或学术推广应按规定申报和说明。

40. 应当抵制医药企业假借各种名义向医师推介的处方药品搭售、附赠等促销活动。

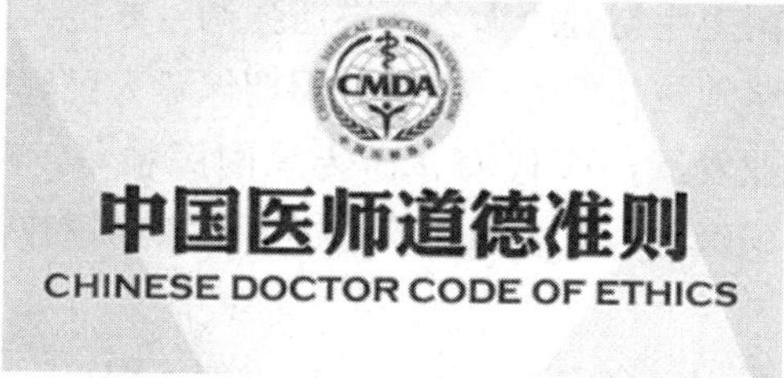

《传承国医精华 践行人文精神》（倡议书）

中国医学人文大会·岐黄人文论坛

致全国医务工作者：

泱泱华夏，中华民族。国医文化，源远流长。人文肇始，绵延千古。德慧双运，泽被四海。

五千年来，国医支撑国脉，铸就仁术医魂。观天地，通人事。明经络，识脏腑。辨气化，用药石。处方有三因治宜，疗疾重四失五过。病患之情，纤毫莫失，良医之德，尽力求索。

医乃仁术，以人为本，是中医最重要的内在品格。大医精诚，调和至中，是中医最关注的核心价值。步入21世纪，中医药振兴发展迎来天时、地利、人和的大好时机。医者之心，要纯素不杂，保持心灵之洁白。医者之术，要精益求精，务尽医理之精专。在医患鱼水难离、互依互惠的今天，高举医学人文旗帜，崇尚国医道德与良心，以文化人、以德感人、以疗效取信于人，成为医务工作者应当践行的根本信条。

解决当下的问题，既要尊重现实、尊重科学、尊重人才，也要回归传统、回归经典、回归人文。习近平总书记在全国高校思想政治工作会议上讲话强调，要坚持把立德树人作为中心环节。在全国卫生与健康大会上讲话强调，要把人民健康放在优先发展战略地位，努力全方位全周期保障人民健康。而这正是中医药事业发展的时代使命，传承国医精华，践行人文精神，优化中国医学人文生态环境，推进健康中国建设，我们义不容辞。

因此，我们向全国医务工作者提出如下倡议：

作为新中国新时代的白衣天使，我们应让中华医学之美德与智慧贯穿于育人求学之全方位、贯穿于医患诊疗之全过程。在中医药现代化、国际化的今天，我们应当更加深入挖掘国医精华，锤炼人文品格。把跨越时空、超越国度、富有永恒魅力、具有当代价值的文化宝藏弘扬起来！

朋友们！同道们！让我们重温唐代大医“药王”孙思邈《大医精诚》中的铮铮誓言，从中汲取能量，砥砺前进：

“凡大医治病，必当安神定志，无欲无求，先发大慈恻隐之心，誓愿普救含灵之苦。若有疾厄来求救者，不得问其贵贱贫富，长幼妍媸，怨亲善友，华夷愚智，普同一等，皆如至亲之想。亦不得瞻前顾后，自虑吉凶，护惜身命，见彼苦恼，若己有之，深心凄怆，勿避险巇，昼夜寒暑，饥渴疲劳，一心赴救，无作功夫形迹之心。如此可为苍生大医，反此则是含灵巨贼。”

让我们共同携手，为中国梦、中医梦、健康中国梦的实现而努力奋斗！

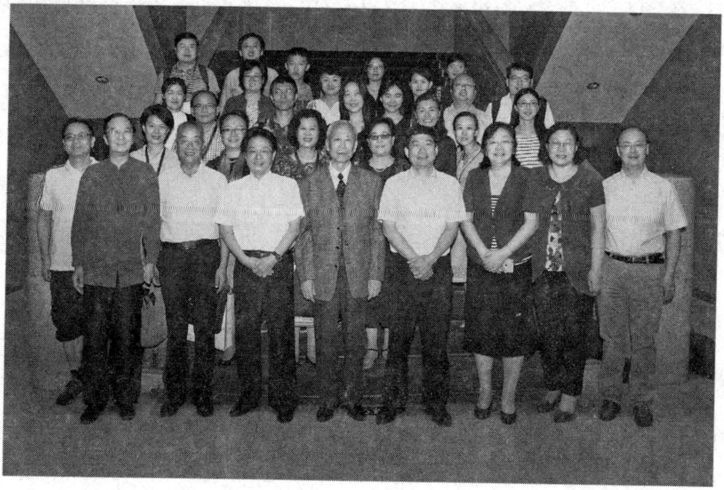

（2017 年 9 月 8 日）

第四章
北京地区老字号药店与和谐医患关系

“老字号”是指在百年以上的生产经营活动中，沿袭和继承了优秀的文化传统，具有鲜明的地域文化特征和历史痕迹、具有独特的工艺和经营特色，取得了社会广泛认同和良好商业信誉的企业名称和产品品牌。每一个老字号药店，都有一段传奇、一个故事。它们在经历了艰苦奋斗的创业史后，历练成数百年医药行业竞争中的精品，屹立于华夏大地，成为中华民族优秀传统文化的重要组成部分。在全国众多行业中，北京老字号药店以其特有的魅力，在商业繁华的市面上，宛若一道雨后亮丽的彩虹，它们正在为人类的健康保驾护航。

永安堂

据现今唯一的医药珍贵文史资料即永安堂原主人于清乾隆甲子年（1744 年）撰写的《北平永安堂参茸胶醋丸散膏丹药目序》一书记载：永安堂始创于明朝永乐年间（1403—1424 年），即在明朝上半叶，正值全国各地纷纷开中药铺子之时，永安堂随之在京城开业了。因此，永安堂的创业迄今已有 589 年的历史。永安堂先于同行的药店一两百年建立，可称得上是一家名副其实的老字号了。早年地址位于齐化门（现北京市朝阳门）内大街215号，即原东四牌楼东南角。两层楼面，门楹中央悬挂“永安堂”颜体楷书匾额和“采云”“炼月”的金字牌匾分挂两端，显得庄重气派。永安堂药厂就在其对过路北243号，有三层院落，前门在朝内大街，后门则通东四头条。内设刀房、斗房、碾房，还有贮蜜库和鲜药库等，这在当年亦是颇具实力的药厂。自产自销中成药16个门类487种，外厂药品一律不销，这使得永安堂自产名药得以真传，故在京城史业鼎盛，商誉大振。

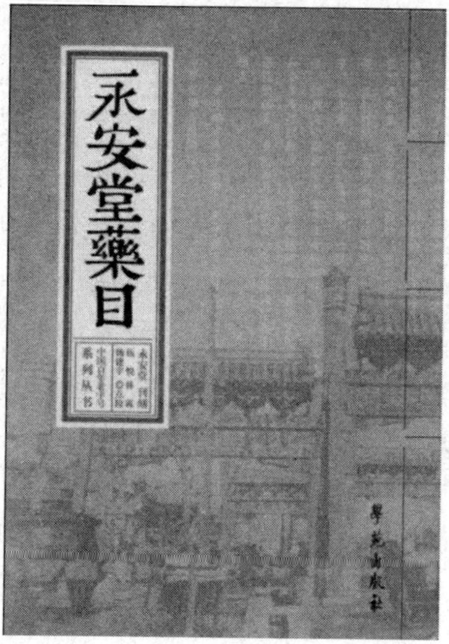

《永安堂药目序》一书曾开宗明义地讲道：永安堂药店的从业祖训或宗旨是“实与名副，财以道生。”简言之，就是“货真价实，童叟无欺”。永安堂制药的真谛，在于它久研病理，深攻药性，遵照古方及名师秘授，虔修各种丸、散、膏、丹；兼设药圃，培养各色鲜药等而驰名海内外、妇孺皆知的。

据说，永安堂在民国初年时出让给一位北方人，即杨周臣先生。他精通业务，勤于管理，或坐堂闻听，或后堂（药厂）查看。对加工的药面儿，他一看色便知投料是否有误；口尝便能品出压碾、过箩是否有偷工省事儿。老掌柜杨周臣曾书道："监制者责任重大，终日督饬，唯恐疏漏，虽神疲力竭，亦弗敢稍懈。"

当年服药者，尤其是贵重药品多是旧王府、大宅门和满门旗人。他们买药后，都是逐味核对，逐样以毫、厘复称，这也从没出过错。永安堂的万应锭这种小药，据说是专为劳苦大众所做，货真价廉，疗效也好。这万应锭还有一段小故事。一次，礼士胡同的张先生因眼底红肿充血，病情很严重，晚上买了一包万应锭，服后药到病除。这位张先生颇感奇怪，便来个货比三家，分别在三家药店各买了一包万应锭进行研究，结果发现，永安堂的万应锭是将细料和入药中，久存后色泽、药效如初，而另两家的是把细料用于表面儿包衣，不仅没有麝香味儿，药品还变成了黑色。张先生得出的结论是："我用药就去永安堂"。久而久之，口口相传，永安堂的商誉大增。故当年在京城便流传起"内永安外同仁"的说法（注：早年的北京以前门作界，分为内城和外城，内永安即永安堂，外同仁即同仁堂）。

（资料来源：北京中医药大学博物馆编《北京老字号药店的传承文化》）

鹤年堂

北京鹤年堂是始建于明永乐三年（1405 年）的医药老字号。鹤年堂取自《淮南子·说林》中"鹤寿千岁，以极其游"之意。明代戚继光领导抗倭战斗，鹤年堂的白鹤保命丹等急救药、刀伤药和辟瘟药在戚家军南北千里征战倭寇的历程中发挥

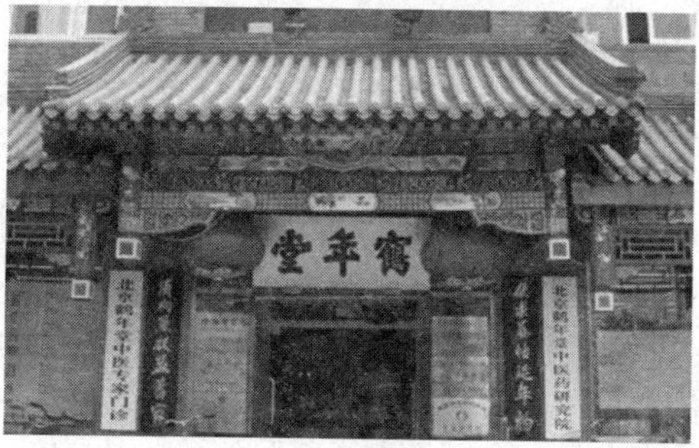

了重要作用，使戚家军避免了瘟疫传染之病，也挽救了许许多多抗倭勇士的生命。戚继光回京后，专程到鹤年堂表示感谢之意，并欣然为鹤年堂写下了“调元气”“养太和”的匾额。后来，戚继光又为鹤年堂题写楹联“拮披赤箭青芝品，制式灵枢玉版篇”，至今仍悬挂在鹤年堂正堂之上。鹤年堂走过了明朝、清朝、民国和中华人民共和国四个历史阶段，历经了六百余年的风风雨雨，有着深厚的历史积淀，传承了丰富的中医药养生文化。

据史料记载，鹤年堂的创始人丁鹤年（1335—1424 年），字永庚，号友鹤山人，回族，武昌人。丁鹤年博学广闻，精通诗律，是元末明初很有影响的诗人，有《丁鹤年集》传世。他更精通回、汉医学，元末明初，为逃避“反色目人（主要是回回人）”运动，丁鹤年浪迹江湖，穷困潦倒，以教书、卖药行医为生。明永乐三年（1405 年），他来到回族人集居的北京牛街地区，在阿訇和当地回民朋友的帮助下，在牛街地区的繁华地段——菜市口开办了鹤年堂药铺。

此药铺开办之初，不仅以行医看病为善事，而且对中药的炮制工艺秉承传统，精益求精，尤以汤剂饮片最为有名，曾有“要吃丸散膏丹，请到同仁堂；要吃汤剂饮片，请到鹤年堂”的说法。其饮片剂选料考究，制作精细，其饮片加工的工艺水平在中药界有口皆碑。

中药产地之讲究，自古就有药物“各有相宜地产，气味功力异常”之说。因此，鹤年堂一直遵循“非上等地道药材不用”的古训。它的饮片剂，是选用地道的一级药材精制而成。如其中的金银花采购于河南省，花嫩、不开朵、尖硬；制作法半夏经过用清水、石灰、矾、甘草、生姜等七道工序炮制，需用49天方能全部完成；制成后晒干，内外均黄无杂色；又如白芍只用杭白芍（川白芍、亳芍均不用），而且要粗细均匀的方能使用，凡底根炸芯者也不用；再如泽泻均选用中个的，特大、特小或多炸芯者不用；黄芪则选用内蒙古和外蒙库伦产的绵黄芪，切成斜片，其根粗、黑心部分不用。

另一特点加工精致。一直在中药界流传的“半夏不见边，木通飞上天，陈皮一条线，枳壳赛纽襻”，就是形容鹤年堂制作饮片的刀功的。如郁金、清半夏、元胡、天麻等药材，都要切成极薄的片，以利于煎煮。还保持光亮润泽，不走原色。每一斤只出成品三两多，其余算损耗归料，供配各类药品用。其他各种药品也都精工炮制，一丝不苟，大熟地、山萸肉、何首乌等用黄酒反复蒸制，蒸至内软糖心为度；沉香以沉入水底为佳。

总之，在蒸、炒、制、煅方面，鹤年堂的传统技术代代相传；供应商们都知道，鹤年堂进货近乎苛刻，如沉香以沉入水底为佳，进药时，都倒在水里，不沉的不选。直到民国时期，河北安国等大的中草药集市，都要等鹤年堂这么两三个大家儿派出的收购人员到了以后才开始营业。而且同一种药材，最高的那一等必须由鹤年堂他们几家以最高的价钱收购，也只有他们才有这样的实力。

为了满足本店的国药要求，鹤年堂还在南城陶然亭附近建鹿囿一处，占地20亩，中间盖起房子。当时外购梅花鹿，雌雄共50余头，由技工进行喂养，逐年生产小鹿，最多头数达1000多只，是北京最早养鹿的一家。他们聘任技师，专门精制鹿茸贵品。其经销范围不仅在国内各地，而且远销东南亚一带，打开北京鹿茸出口的途径。他们制作的“锯角”由于质高肥嫩，深受当地侨胞欢迎，享有盛名。曾获巴拿马赛会奖章。同时还喂养乌鸡，专为制作乌鸡白凤丸所用。鹤年堂还雇佣技工师傅种植各类鲜药材，如薄荷、枇杷树、佩兰、天冬、麦冬、石斛、三七、鲜荷叶，随时可供应门市售用。

历经世纪沧桑，鹤年堂在经营上创出了自己独到的特点，即中药饮片炮制方法精良，他们聘用有经验的药师，采购地道药材，选其良者，拒用伪品，遵古炮制，药片整洁，质地精细，疗效甚高，其声誉传遍京城。故有社会流传：欲服丸散膏丹请到同仁堂，想购汤剂饮片就到鹤年堂。如今这个凝聚着丰厚的中医药文化的老字号企业，于2002年9月28日，终于以崭新的面貌重现在菜市口闹市区。2002年，鹤年堂与近年来在中国医药领域迅速成长起来的中信医药实业公司进行资产、资源重组，建立了北京鹤年堂医药有限责任公司，给百年老店注入了新的生机与活力。

（资料来源：北京中医药大学博物馆编《北京老字号药店的传承文化》）

同仁堂

在历史的长河中，声名远扬，盛极一时的名号显铺不胜枚举，然而像同仁堂这样延续三百余年而依旧独步潮头的实属凤毛麟角。明朝永乐年间，生于浙江宁波的铃医乐良才来到北京，娶妻生子，开创了京城乐氏一脉。此后乐氏几代均以行医为生。斗转星移，乐氏祖业传到了乐显扬手中，他酷爱方书，

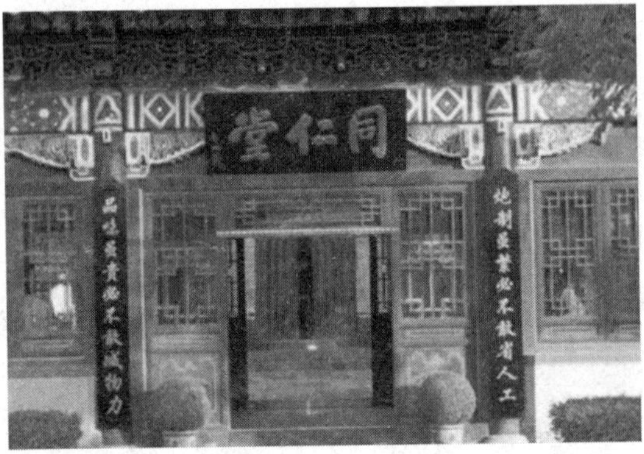

善辨药材，毕生致力于研修金石之方。凡经他制售的丸散，必求地道药材，功效颇佳。乐显扬也因此成为清宫太医院的高级医官。清康熙八年（1669 年），业有所成的乐显扬决定创办药室，作为自己济世养生，治病救人的根基。同仁堂自此肇始。“同仁”一词语出《易经》，意为“和同于人，宽广无私”，同时也有远近亲疏一视同仁之意。乐显扬因喜欢“同仁”二字，“公而雅”，故以之为名。创业之初，乐显扬以几十年亲身从医经验为基础，为同仁堂立下规矩，要求制药必须精益求精，不得有丝毫马虎，为后世树立了良好榜样。

康熙四十一年（1702 年），乐显扬之子乐凤鸣接续父业，并在商贾云集的北京前门大栅栏开设了同仁堂药铺。为将中医制药理论发扬光大，乐凤鸣集毕生精力，汇浩瀚方书精粹，大量收录历代宫廷秘方与民间验方，五易其稿编撰《乐氏世代祖传丸散膏丹下料配方》，为同仁堂选方制药确立了严格的规范。在其序言中，乐凤鸣告诫子孙、门下：“炮制虽繁必不敢省人工，品味虽贵必不敢减物力”，现已成为同仁堂延续了三百余年的古训，迄今依然铭刻在每个同仁堂人的心中。同仁堂药铺创办不久，便因药力神效且经营有道而声振京城。清雍正初年（1723 年），皇帝钦定：“同仁堂供奉御药房需用药料和代制内廷所需各种中成药”。自此，同仁堂得享殊荣，独办御药直至清王朝退出中国的历史舞台。在长达188年的供奉御药过程中，同仁堂以其特殊的身份与雄厚的资本，成为中医药界的当然首领，在京城医家、祁州药市独领风骚。

成功的路途充满艰辛，同仁堂的发展也并非一帆风顺。在最困难的时候，乐氏家族已独木难支，同仁堂处于风雨飘摇之中。然而，沧海横流方显英雄本色，就在事关生死存亡的关键时刻，百年老号出现了一位风云人物——乐平泉。乐平泉（1810—1880年）名平泉，字清安，印川是他的号，是道光十一年（1831年）继承凤鸣的第四代乐百龄名下为嗣的。乐平泉为人精明干练，懂经营会管理，采用寄卖成药、多方融资等形式，不但使同仁堂起死回生，而且还有了长足的发展。更难得的是，他在研方制药上也是行家里手，他为同仁堂新创制的安坤赞育丸、定喘丸、如意长生酒等近百种中成药，在以往配本中从未记载，后均成为同仁堂传统药目中的珍品。乐平泉过世后，他的夫人许叶芬继续打理同仁堂。在清末内忧外患的特殊环境下，许氏以其独到的管理方式使同仁堂内外相安，成为同仁堂三百余年发展史上一位杰出的女性代表。

从历史来看，同仁堂展现出深厚的和谐医患文化底蕴。

1. 标榜“济世养生”

以“济世”作为宣传，让“同仁堂”的名字深入人心，扩大影响。所谓“济世”，就是行些“善事”，“救济”世人。乐印川以同仁堂的名义办了普善粥厂，每年施粥；又办长寿木厂，施棺材，办义学等所谓慈善事业。火警、水灾也带头拯救。在每年北京打磨厂挖阴沟时，因没有路灯，坎坷中时常有人摔跤，甚至有摔死的。同仁堂在晚上就点起许多灯笼，照耀马路，方便行人。重要的是灯笼上写着同仁堂几个大字，给人留下深刻的印象，在行善事的名义下做了广告。这方面乐印川是不惜工本的，为了救火，乐印川特地亲自到广州买了几个最好的救火唧筒。有一年，太和殿失火，腐败的清宫内救火设备，竟救不灭这熊熊火焰，只得破例准许民间人士进宫，替他们救火。在官员的驱使下，许多人带着水桶、唧筒拥进王宫，其时火势极猛，已经窜到殿顶，很多唧筒因为压力不够，水力不大，浇不着上腾的烈焰，压不下火苗。父亲带了乐印川买的唧筒，赶到现场，自己把着唧筒嘴，因为唧筒压力大，喷射的巨大水柱，一下就浇灭了殿顶的火势，给王室立了功，于是那拉氏用光绪的名义给这个唧筒赐名“大白龙”。父亲还曾使这个唧筒救灭过祈年殿一次大火，又办过赈济水灾等。由于这些“功劳”，曾由清王朝赐给乐家花翎顶戴，其实都是职工劳动成果购买的，广大职工的劳动染红了顶子。过去我家一直引以为荣，城内有火警，都带头去救，在人们的思想中，留下同仁堂老乐家专行善事的印象。

2. 专用道地药材，绝不用次药，更不用假药

同仁堂素来讲究道地药材，制造丸散膏丹也按一定的方法，绝不含糊。在遵古炮制方面，按照祖训办理，丝毫不苟，在使用贵重药材方面，以宁缺毋滥为原则。譬如犀角，一定用暹罗角，其次用云南角，绝不用非洲角（即所谓广角），因为犀角取其凉性，广角虽然价廉，但是性热，作用完全相反，所以绝不采用。炼制紫雪丹，一定按古法，银锅放一百两赤金同煮。据研究化学的人说，赤金烧煮后会起化学作用，其表面上产生的化合物是自然的高锰酸钾，所以有一定的科学根据，并不能说单纯照古人旧法。又如制造万应锭，也有一定的操作要领，其中牛胆汁一味药，绝不能让它煮滚，如煮滚，吃的人必然呕吐。煮滚北方叫开锅，所以煮牛胆汁严禁开锅。总之，一切都以严格规程进行。有的药为了使其药效高，规定存放多年再行出售。该炮制的药也一定照规定泡够应该浸泡的时间。虎骨酒多放几年是为了使其去尽燥性，半夏炮制是为了去其毒性，都有一定的道理。乐印川为什么这样重视道地药材呢？用他自己说的一段话，把他的目的表白得一清二楚。他说："我们用药道地，看起来成本高，利润少，但是药效高，效力快，使用的人因为疗效好，就再来买，也介绍别人来买，卖得勤，卖得多，钱也赚得多，结果还是比那用次药的人家好许多。"在旧社会，标榜道地药材，其实质就是为了一个利字。所谓"薄利多销"，多销以后，许多薄利就积成了厚利。

3. "事事由东"，不请"掌柜"，不准兼营影响"善"名的行业

乐印川规定"事事由东"，从店铺的管理到采购、制造成药乐氏家族都得亲自参加。嫁到乐家的媳妇也得参加丸药裹金、称人参等工作。"有的药还包金，非常薄的……包金都是由家里人做……我奶奶、我母亲、我婶儿，她们来负责。金叶子是用非常薄的纸包着。拿来以后，把药搁在金叶子上一包，然后再送去，不让外人做……"也不用资方代理人，其目的是使乐家人亲自掌握，不至于受骗上当。因为当时北方有一伙人做掌柜（资方代理人）时专门搞"坑东灭伙"（坑害资方、陷害职工）的勾当，也不准兼营当铺、放高利贷、开饭馆。理由是当铺和高利贷都会影响"善"名，开饭馆要多杀"生"，也不是善事。其实乐印川是恐怕子弟不务药店这个本业，而且这三个行业都是会引起麻烦的行业。此外，因为北京人喜欢京剧，同仁堂每逢农历四月二十八日（药王生日）都会请北京名角演戏。演员们为了让"药王保佑"自己身体健康，在药王生日时总是认真演戏。在北京，各阶层人士都喜爱京剧，到时候都来看，这便替同仁堂做了深入的宣传。

20 世纪 90 年代，同仁堂实行企业改制，宁可亏损，仍按原价销售，换来社会、客户的永久信赖。汶川大地震时，震区药品需求量猛增，北京同仁堂的血毒丸因治疗皮肤病疗效显著，很快售罄。四川经销商刘先生请求同仁堂配货，但震区交通中断，无法送达，同仁堂最终决定空运。“这下完了，运输成本陡增，原售价还抵不上空运费，老百姓哪里买得起?”刘先生说：“没想到的是，同仁堂仍按原价卖，至少亏了100万元。”这不是同仁堂第一次主动赔本。早在“非典”时期，市民疯狂抢购中药“八味方”。在原材料价格疯涨的情况下，同仁堂公开承诺不涨价，累计向市民提供中药300万副，损失了600多万元。同仁堂大栅栏药店经理贾文生说：“从经济上讲，我们亏了，但我们没让老百姓买不到、买不起同仁堂的药，所以从信誉上说，我们赢了，赢在老百姓感受到企业的心诚、心善、心仁，对我们更信任了。”

如今，同仁堂不仅有“十大王牌”，而且形成了以“十大王牌”“十大名药”“十大新品种”“十大保健品”为代表的产品系列，从而赢得了国内外人士的广泛赞誉和青睐，其产品以“配方独特、选料上乘、工艺精湛、疗效显著”而享誉海内外，生产出了众多疗效显著的中成药，行销40多个国家和地区。“修合无人见，存心有天知”，同仁堂企业文化字里行间无不透出同仁堂人恪守诚实敬业的美好药德，若用一句话概括同仁堂的企业精神，那就是：“同修仁德，济世养生”，他们把行医卖药作为一种济世养生、效力于社会的高尚事业来做。可以说同仁堂的历史是文化和经济交相辉映的历史。

（资料来源：北京中医药大学博物馆编《北京老字号药店的传承文化》，定宜庄、张海燕、邢海欣《个人叙述中的同仁堂历史》）

长春堂

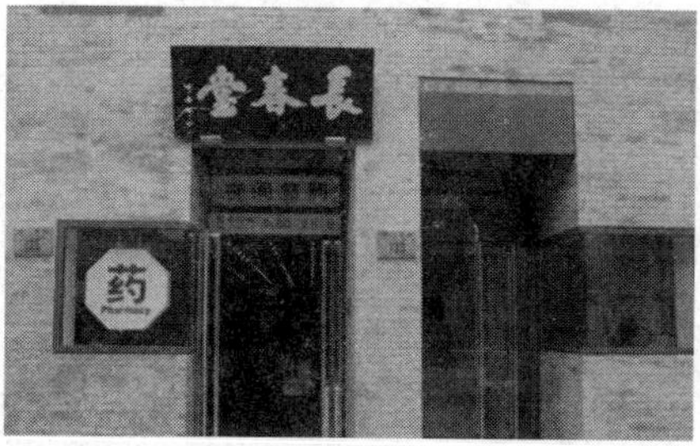

长春堂药店于1795年在前门大街长巷头条北口开张营业，距今已有两百余年的历史。

据记载，清乾隆年间，山东招远市人孙振兰，以走街串巷行医卖药起家，创办了“连家铺”（长春堂药店前身）。20世纪初，他的第三代孙崇善（号三明，因其做过道士，人们又称他为“孙老道”）积极组织力量研制了避瘟散和无极丹，深受国人喜爱，并远销泰国、缅甸、印尼等国，赢得了世人的赞誉。

1996年6月18日，长春堂在原址上进行了重建后开张营业。2008年8月1日，长春堂药店迁址至前门大街141号营业，建筑面积288平方米。作为一个以卖避瘟散为主业的小药铺，于20世纪二三十年代间突然发展到能与京城几个大中药铺比肩的规模，长春堂成为一段传奇。

长春堂在前一百多年里一直默默无闻，在前门外鲜鱼口里长巷下头条一间小门脸以卖闻药惨淡经营着，真正兴旺发达是在第三代传人孙三明先生逝前几年才开始的。先父大师兄尔仲元老先生说，他20世纪20年代初到这里时，不过师徒十数人而已。

孙三明本名孙崇善，号三明，祖籍山东招远市，生于1863年，也就是同治二年。他接过祖上的小买卖后，即对原先由桑叶、桔梗、薄荷、冰片、麝香等组成的比较简单的闻药进行了改革，研制出紫、绿、黄、白四种新的闻药。使用者可以根据自身需要来选择是治热感、是治湿邪、是治疮疡、是治暑秽。尤以紫色的为最好，品高味儿正。

孙三明娶妻生子后不久即在房山一所道观皈依道门，成为一名“火居道士”。从此，孙三明便蓄髻留须，身着道袍。当时庙宇宫观很多，出家或在家的各教人等并不新鲜，然而开中药铺的是一位老道，人们就有了好奇心，就想弄明白这家究竟卖的是什么“灵丹仙药”。

20世纪初，日本将大批日货倾销到中国来，其中最扎眼的就数它的清凉闻药“宝丹”和祛暑药“仁丹”了。孙老道对日货的泛滥非常反感，同时也进行了思考，认为自己的闻药卖不过日本的，说明自家的还有欠缺，应当在改进闻药质量上下大功夫。这之后的几年里，他不惜成本，请名师做实验，经多次研制，避瘟散终于来到世间。此药的研制成功不但可以和日本的“宝丹”抗衡，也为未来买卖的大发展奠定了实实在在的基础，为使长春堂成为真正的“老字号”，走出了至关重要的一步。

当时，长春堂的“避瘟散”在包装上也做了重大改进，就是孙三明将自己蓄髻留须身着道袍的形象印制在包装纸和包装袋上，而这个新形象就是一个双手端抱太极八卦图于胸前的上了年纪的老道，只不过太极图中的卦符换成了“长春堂太上避瘟散”几个醒目大字。老北京人都知道避瘟散。虽然避瘟散名气很大，却是相当地便宜，几个铜板就买一盒，深受民众喜爱。旧时代民生凋敝，医疗卫生条件很差，老百姓有病也看不起，也买不起大字号的名药，而避瘟散的配方里有檀香、木香、白芷、姜黄、朱砂、冰片、薄荷香、干松等，高档一级的还要加上麝香。这些药分别具有行气止痛、芳香开窍、清心醒脑、辟秽解毒、祛湿排脓、安神散暑之功效。避瘟散包装袋上的老广告词也登得很明白，主治范围：“感受瘟邪、霍乱吐泻、晕车晕船、嘈杂恶心、饮酒过度、感受煤气、瘟疫杂症、偏正头痛、口舌生疮、风火牙疼、咽喉肿痛、蝎蜇虫咬。”这样，小药走进了大众的生活中。

（资料来源：北京中医药大学博物馆编《北京老字号药店的传承文化》）

德寿堂

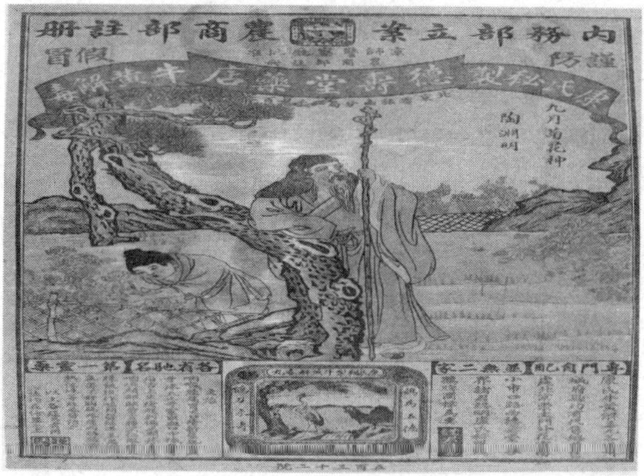

德寿堂始建于 1920 年。创办人康伯卿，字印春，号旭东，北京东郊半壁店人氏。康少年曾入西单怀仁堂学徒，他天资聪慧，勤奋好学，富于开创精神。数年后开始自制中成小药，并历经钻研实践，逐步有所成就自立发展，于 1920 年在崇文门外南小市开办了德寿堂药铺（总号）。1934 年在珠市口西大街 175 号开办了“德寿堂南号”，均以经营自制的丸散膏丹为主，后扩大了汤剂饮片。

德寿堂老药店从创办到发展，之所以能从众多药铺中脱颖而出，名噪京城，其关键是有自己的独特之处。其一是经营独特。德寿堂是前店后厂型药铺，其生产销售的药品由于选料精良，加工精细，质量可信，价格公道，因而在京城逐渐叫响了字号，赢得了信誉。尤其德寿堂依祖传秘方研发自制的“康氏牛黄解毒丸”面市后，以其配方独特和疗效显著，迅速成为闻名中外的名药精品，在20世纪30年代的南洋赛会上荣获奖章，在中南海国货精品展览会上获得褒奖，从而使德寿堂药店享誉全国。其二是宣传手段独特。其最有创意的是在德寿堂南号（现址）建筑的二层楼顶南侧外立面，设计安装了一个用燃油驱动，可穿过外立面开凿的涵洞，并沿环形轨道循环运转的仿真小火车。这一独具匠心宣传引得观者如潮，使德寿堂更加名声显赫。其三是建筑风格独特。德寿堂是一座中西结合式的建筑，前店是二层楼阁，后连二进院落极富特点，是目前北京市唯一完整保留店堂历史原貌的老字号中药店。新中国成立后，为保护好这座特色建筑曾对其进行过三次维修。1987年，原宣武区政府将德寿堂列为“区级文物保护单位”。2003年，北京市政府将其列为“市级文物保护单位”。

虽早已告别前店后厂的经营模式，但德寿堂仍然保留了前店二层阁楼、后连二进院落的形制。经理的办公室位于二进院正房内，30年前这里是制作丸药的生产车间。如今，康氏当年盛放原料的青花瓷瓶被有序地陈列在书柜内，老字号所内赋的传统也得以延续至今。他们有一个不成文的规定，就是“为了避讳，员工与顾客打招呼时不说‘你好’，只说‘您要什么药’，送客时不说‘再见’，只说‘慢走’”，药店文化体现在方方面面。

（资料来源：北京中医药大学博物馆编《北京老字号药店的传承文化》）

白塔寺药店

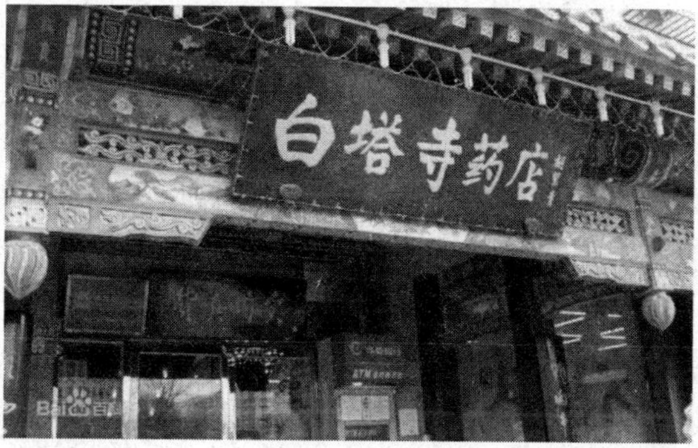

白塔寺药店的前身为旧北京的琪卉堂和大和堂。其由来还得从千芝堂说起。千芝堂开设于明代末年，据出版于清乾隆十年（1744年）的老店经营目录记述，当时经营成药15个门类、624种，并有饮片加工、炮制及批发业务。光绪七年（1881年），曾任宫廷太医的吴霭廷将千芝堂盘了过来，聘请王子丰担任掌柜。王子丰精明能干，买卖做得很有起色。1900年庚子事变时，王子丰低价收购有钱人手里的贵重药材，战乱后物价回稳，千芝堂赚了大钱。后来王子丰与吴霭廷产生矛盾，王子丰负气出走。吴霭廷和王子丰两家从此结为冤家，随即展开了一系列的商业竞争。

千芝堂自王子丰走后，吴霭廷请吴受臣打理。吴受臣也很善于经营，1915年在珠市口南开办了南山堂药铺，1917年又在阜成门大街白塔寺开办琪卉堂药铺。

王子丰离开了千芝堂后，筹资在崇文门外开办庆仁堂参茸庄。1918年南庆仁堂药店在珠市口开张营业，以后又陆续开设了虎坊桥西庆仁堂，东四北庆仁堂，阜成门白塔寺大和堂，前门大街庆颐堂等。不到十年，庆仁堂发展成为拥有七个联号的京城大药店。

白塔寺药店历史上公认的是由吴霭廷的琪卉堂，王子丰的大和堂合并而成。但开办的时间上，说法有出入。

1. 以诚敬业，突出经营特色

“药材地道、品质上乘、炮制精细、调剂规范”是白塔寺药店经营中药饮片的行为与准则；作为白塔寺药店特色经营中的“特色”——中药饮片，始终将“对消费者负责，向患者负责”当作经营中药饮片的落脚点。无论是在中药的种植、采购方面，还是鉴定、加工、调剂方面，白塔寺药店都始终如一地沿袭和继承了祖国中医药深邃的文化精髓，严格遵循传统中医药理论和原则。

白塔寺药店历来以“饮片精纯、质量上乘、药品齐全、服务优良”的特色享誉京城。白塔寺药店在青海西旱台拥有500亩绿色中药材种植基地，从源头上保证道地药材的品质，主要产品实现原料基地化生产；更是坚持用药地道的优良传统，黄芪、甘草务选其内蒙古所产，川贝、黄连必择于四川所出，突出了选料道地、加工精细，炮制适度的特色。

1999年，白塔寺药店被北京市卫生局确定为全市三家“中药饮片精品店”之一，前卫生部部长钱信忠为“中药饮片精品店”题写了牌匾。白塔寺药店依托自身在药材种植、采购、加工等方面的资源优势，通过专业技术人员热情周到的服务，细心规范的调剂，源源不断地把精制中药饮片送到患者的手中，赢得了广大消费者的信赖和好评，使“抓草药到白塔寺药店”成为北京乃至全国消费者的共识。

2. 敢为人先，解决“看病难”“找专家难”难题

为帮助顾客改变服药剂型，白塔寺药店率先打破了药品经营行业不加工自带药品的惯例，为顾客提供自带药加工，包括加工袋泡药茶、制作蜜丸、散剂、胶囊、鹿茸切片、即时打粉、熬制滋补煎膏和代客煎药等特色服务。此外，白塔寺药店还设立了家庭医疗器械维修部，提供完善的家庭医疗器械售后服务，受到了消费者的欢迎。

“看病难”“找专家难”是社会公认的难题之一。为了继承和发扬京城老字号药店的优良传统，白塔寺药店始终在解决“看病难”“找专家难”的问题上进行有益的尝试。

早在 1995 年，白塔寺药店就率先开设了京城首家国医堂专家门诊——白塔寺妙应堂中医诊所，聘请在京城中医界内声誉颇高的知名专家、教授，以及国家级名老中医的亲传弟子或后人。这些专家在诊断治疗、配伍用药上的独到之处，形成了在中医内科、中医妇科、中医儿科等诊疗特色，承袭了中医学完整的理论体系和有效的临床治疗效果。

2011 年，白塔寺药店妙应堂中医诊所积极贯彻落实医改及扶持中医药发展，鼓励名老中医开办诊所、多点执业等相关政策，邀请京城多名离退休肿瘤名中医加盟，成立了“白塔寺中医肿瘤诊疗康复中心”，并聘请名老专家坐诊。康复中心的成立，不仅方便了患者在药店享受名中医服务，缓解“看病难”“找专家难”的问题，也使老专家的学术思想和经验得到了进一步推广、传承。为给外地患者就诊后建立畅通的复诊及住院绿色通道，康复中心还与多家三级名院开展合作，建立了对接转诊机制。

（资料来源：https：//baike. baidu. com/item/% E7% 99% BD% E5% A1% 94% E5% AF% BA% E8% 8D% AF% E5% BA% 97/10792796？ fr = aladdin、http：//bj. wenming. cn/xc/xcqyw/201508/t20150828_ 2828261. html）

乐仁堂

樂仁堂®
LE REN TANG
SINCE 1935

乐仁堂药店原名乐寿堂药店，始建于1923年。由同仁堂第十代传人乐印川的曾孙乐佑申开办。乐佑申曾留学法国，精明强干，善于经营药业，用人有方，依靠其六叔的资金为本，于1923年选址西单北大街285号，开设了乐寿堂药店。乐寿堂药店借颐和园中乐寿堂之名以示其吉庆与气势。它是同仁堂乐家老药店在京的又一家分店，经营丸、散、膏、丹、汤剂、饮片等。

乐仁堂的房屋建筑设备均仿同仁堂的模式，为前后钩连各三间的新瓦房，细致、坚固、讲究，内部装修露木部分除柁、檩、椽头加以彩画外，其屋顶上的椽子均油漆成柿黄色，配衬适宜，一字形栏柜坚固耐用，柜堂外上脊处绘有聊斋彩色人物，中堂悬挂的黑匾上金色的“乐寿堂”三个字，是书法家祝椿年所书。匾额两边配有两根黑亮油漆立柱，各挂有木刻的金字对联，是名士朱云台所写。前面门窗都特意做成较小玻璃格，一切仿古。门外当中悬挂着从同仁堂拓来的“乐家老药铺”匾额，路人一看便知此乃同仁堂乐家药店的分店。门两边分南北高悬木刻白漆黑字，长条标牌，北边写：本店采购生熟地道药材，南边写：精制丸散膏丹汤剂饮片，桅下两旁还挂着木质药幌子，以示中药店。

1. 经营方式

乐仁堂采取“前店后厂”式的经营方式，所售药剂均为自己加工制作。制作上牢记“炮制虽繁必不敢省人工，品味虽贵必不敢减物力”的祖训，以“真材实料、加工精良、配方独特、童叟无欺”的经营之道，保持乐家老铺的信誉。

在经营方式上，乐佑申取同仁、达仁两家之长，在经营管理、药材使用和雇佣人等各方面又有独特的创举。

（1）在使用人上采取连环套、大环套小环的方法：如祖孙关系、父子关系、叔侄关系、兄弟关系、亲戚近友关系，乐佑申均喜用之。让大家自己管理自己，倘若在工作上或语言上有失误，便会牵连一大串，轻者被斥责，重者被辞退，因此职工无一不遵规守法，不敢越雷池半步。而且药业有行业公会，资本家互相通气，如若在这里被辞退，再要在本行业工作就很困难。乐仁堂药店所用之人都必须懂得一些药性知识，如阴阳表里、寒热虚实、名言十八反等基本知识。一些来店多年的老职工更是有着丰富的中药知识，被人称为半个大夫、药斗子。再加之他们热情周到的服务，颇受顾客欢迎。

（2）在待遇上比其他药店好：乐佑申注意改善伙计们的伙食，提高质量。固定工资，每人每月最高不超过5元（当时能买两袋面），零钱根据每日的销售额，按固定提成标准提取，由专人负责按月汇总结算（这指的是后勤工作人员）。

至于售货员的分配方法，按每个人推销货物的多少提成，根据盈利薄厚，按规定提成累计，每天晚上有专人负责分别结算，当日统一发给，总起来不少于同仁堂、达仁堂。这是一种提高职工积极性的办法。

（3）合畦鹿囿：为了满足本店的国药要求，乐佑申在南城原窑台南侧与宏仁堂合畦鹿圃一处，占地 20 亩，中间盖起房子将鹿圃辟为两部分，乐仁堂占南边。当时外购梅花鹿，雌雄共 50 余头，由技工进行喂养，逐年生产小鹿，最多头数达 1000 多只（两家合计）。春夏两季为公鹿锯茸三次，设有专人烫制，挤血保茸。同时还喂养乌鸡，专为制作乌鸡白凤丸所用。乐佑申还雇佣技工师傅种植各类鲜药材，如薄荷、枇杷叶、佩兰、天冬、麦冬、石斛、三七、鲜荷叶，随时可供应门市售用。

（4）生产加工精良：乐仁堂是前店后厂，设有制药房、斗房、北刀房、南刀房（料子房、酒库附属于药店）、细料室，每一部门都有一定技术水平的人员管理负责。药房负责炮炙和制作丸、散、膏、丹、药酒等各类成品药。细料室储有牛黄、麝香、冰片、羚羊角、朱砂、珍珠、人参等贵重药材，为配制成药和门市销售而备。北刀房负责切制各种药片和打水丸药。南刀房从南方邀请技工，他们自备精锐工具专切讲究的饮片，如明天麻、延胡索、清半夏等。从地道药材中挑选一级大个精品经过炮炙后，精细加工，切成如纸薄片，保持光亮润泽，不走原色。每一斤只出成品三两多，其余算损耗归料，供配各类药品用。乐仁堂药店员工牢记先祖遗训“炮制虽繁必不敢省人工，品味虽贵必不敢减物力”，以“真材实料，加工精良，配方独特，童叟无欺”的经营之道，保持了乐家老铺的信誉。

（5）分工负责，服务质量上乘：柜内有 2 名年龄较大、富有经营管理经验职工当查柜，对所抓汤剂进行查核，加盖本人印章后包好计算价格，交给顾客。外柜 1 人，负责接待。凡来店顾客，不论是达官贵人，还是平民百姓，都给予热情接待，并且负责药品咨询。设有参茸专柜，有专职人员负责管理工作。有欲购买者，由内查柜陪同到后柜客厅接待，由专门技术人员一一摆出药品进行介绍。

（6）优质产品：乐仁堂制造各类药酒，用料严格考究。酒选自京东著名的以粮酿制的上好烧酒，预定数千斤。秋后运到，先将酒倒进茶碗少许，用火点烧化验，确认为纯净标准良酒，再转运药房，倾倒酒库大缸内，封好，1 年后方可启用。

用这样的酒炮制的药酒，加上纯正地道药料，经过铜器蒸煮及各种加工后，倒出阴凉澄清，装瓶出售味正气香，疗效显著。

2. 特色药品

（1）茵陈酒：俗话说："正月茵陈，二月蒿。"所以每到正月，乐仁堂便派人到天坛朝阳处采取，晾晒一两天，取回接续泡做酒母。制茵陈酒必须取用 1 年后的酒母，配料后用酒蒸煮，质色适宜后取出，酒色清亮，绿色正，质纯气香。

（2）催生兔脑丸：每年先向农民预购数十只兔子，秋后准时如数送到药房，由工人剥头取脑，与早已预备好的原料面合研，再兑细料如麝香等加工成丸，再用生肉皮封存待售，用于催生无不生效。

（3）阳合解凝膏：如身染有红肿疙瘩，疼痛难忍，若无脓贴上此药可化解病毒。

3. 成功原因

由于乐仁堂所处地理位置优越，加上其货真价实的经营信誉和热情周到的服务态度，生意红火，在京城乐家老药店中，居第三位。与此同时，乐佑申还在天津开设了三家分店，意欲与达仁堂比高低。后来又在河北石家庄、保定、山西太原、河南开封开设了四家分店。另外乐仁堂还建了三个药厂。这样乐仁堂维持了长达 30 年之久的鼎盛时期。新中国成立后由于党和政府执行发展经济扶持工商的政策，乐仁堂又得到了发展。

一个药店抓不齐一个处方，让顾客东找西配，那是最大耻辱，群众也会说你不成个摊子。乐仁堂药铺非常注意品种的齐全，而又不忽视质量，特别讲求地道货。而且太原分店的从业人员皆是在总店工作过多年、技术熟练、经验丰富的老药工。他们根据销售情况和季节，加工丸药之多，竟达五六百种，并都遵守乐家传统炮制加工方法制造，一丝不苟，精益求精，实非他家所能比拟。这也是乐仁堂老药铺之所以生意兴隆、经久不衰的原因所在。

（资料来源：https：//baike. baidu. com/item/乐仁堂药店/3288521？fr = aladdin&fromid = 2133119&% 20fromtitle = 乐仁堂）

第五章
北京地区名中医和谐思想与和谐医患关系

京城“四大名医”

京城“四大名医”——萧龙友、施今墨、孔伯华、汪逢春，以其精湛的医术、高尚的医德，在20世纪30年代就享誉华夏。1935年，国民政府颁布中医条例，规定对所有中医实行考核立案。医术精湛、颇负盛名的萧龙友、施今墨、孔伯华、汪逢春作为主考官，负责命题与阅卷，从此即有京城“四大名医”之称。“四大名医”不仅医术高超，更因其普救含灵的仁心成为贫苦患者的救命人。萧龙友不愿为良相、但愿为良医，施今墨献世的医治顽疾的十大处方，孔伯华的擅治温热病与“石膏”绝技，汪逢春向无钱看病的患者施医舍药，无不体现了中医悬壶济世的大医精神。“四大名医”对近百年来中医界风云变幻的历史进程产生了举足轻重的影响。

萧龙友

萧龙友（1870—1960年），原名方骏，字龙友，号息园、息翁、息公、蛰蛰公、玄玄老人，后以字行。著名中医学家，临床家，教育家，文史学家，中国科学院生物学地学部学部委员。

1. 不开药方，实事求是

1924 年，孙中山北上共商国是的计划落空，孙先生忧心如焚，肝痛剧烈，病情严重，治疗十几天并没好转，宋庆龄暗自垂泪，托人找到了萧龙友。病榻上的孙中山，人消瘦了许多，然而眉宇间依然英气逼人。守在病榻旁的宋庆龄有些憔悴，显然一连几日没有睡好。萧龙友对孙先生钦仰久矣，他很想尽自己平生所学，为孙先生减轻哪怕一丝一毫的痛苦。然而为孙先生号过脉之后，他知道自己来晚了。他的诊断结果是孙先生的病根在肝，而且这个病至少已经有 10 年以上的历史了。萧龙友没有向孙先生隐瞒病情，如实地告诉孙夫人。宋庆龄听了，知道萧龙友所言不虚，忙问："可有什么灵丹妙药?"萧龙友悲哀地垂下了头："先生已病入膏肓，不是汤药所能奏效的。"周围有不少人都央求萧龙友开个方子，萧龙友果断拒绝了。宋庆龄明白了一切，她对萧龙友说了声"谢谢"，亲自安排人把他送回家。

1925 年 1 月 26 日，孙中山被送进协和医院手术室，被诊断为肝癌。萧龙友为孙中山诊病不开药方的事情传了出去，人们无不佩服他实事求是的医疗作风。

2. 医德高尚

前来投医的人很多，上午门诊，下午出诊，有时还要应邀去外地看病，终日忙碌不堪。他看病心正意诚，对待患者一视同仁，每遇穷苦患者，常不收诊费，或是解囊相助。萧龙友工作时，聚精会神，一句闲话不说，也不许家人打扰。每遇棘手之症，投药一时未效时，他总是反复思考，茶饭不香，甚至常于夜间翻阅医书，终宵不眠，直至考虑出更为妥当的治疗方案并有效果时，始感轻快。每于出诊遇重病患者，回家后常多次打电话或是其他方法联系，以了解病人服药后的反应及病情的变化，从而斟酌下一步的处理。总之，他的心中总是惦念着病人，他确实做到了“急病人所急，痛病人所痛。”

中国有一副传统对联，叫作“忠厚传家久，诗书继世长”。息翁老人出身诗书之家，早年行医出诊，路远多靠车马，路近总是步行。据说，有一天在出诊路上，突然有两个衣衫褴褛似乞丐的人跪地拦路，高呼：“先生救命。”随行管家抢前进行呵斥。老人见状，急忙拨开管家，然后蹲下，拉起病人手腕，竟凝神闭目，号起脉来。随后开出药方，自己掏出钱来，让管家代为抓药救治，并一再谆谆嘱咐管家说：“我们从医者，应唯治病为要，救人，是不该分贫富贵贱的。”

萧龙友曾撰文《息园医隐记》以述其志：“人必无所显而后得为隐。余显乎哉？余志在医国，浮沉宦海，数十年于国事毫无济，即以名位论，不过一中大夫耳。况当叔季之世，并此亦不能得邪？四顾茫茫，行藏莫测。内人告余曰：‘子非深于医者邪？既不能显达，出所学以医国，何不隐居行其术以医人。倘能舍彼就此，我闻医亦大夫也。医虽小道，亦自利利他之道也。如果是，吾将与子偕隐而终老。’”

萧龙友国学底蕴深厚，文化修养甚高，深明医史，熟谙中医理论及各家学说，融会贯通，誉满京华。提倡“道德为师仁义为友，礼乐是悦诗书是教”。萧龙友先生诗书画俱佳，与名画家溥心畬先生、齐白石先生均是好友。好多人就求不着他的字怎么办呢？就找他给人看病开的药方子，找那药方子拿回来给裱起来，挂到墙上当艺术品欣赏。萧龙友指出：“夫医者意也，意生于心，必心正而后意诚，意诚而后能辨证，而后能处方。大学所谓诚其意者，勿自欺也，即学医之要诀也。今之医能不自欺者有几人哉，自不能信而信于人，难矣！徒以糊口而已，诚意云乎哉。”

（资料来源：萧承悰《一代儒医萧龙友》，徐怀谦、李四平《京城四大名医》）

施今墨

施今墨（1881—1969年），原名毓黔，字奖生。著名中医学家、临床家、教育家、改革家。祖籍浙江省萧山区坎山镇施家台门。

1. 教书育人，中西兼授

施今墨一直刻苦研习中医，经多年诊疗实践，医术已有相当水平，在京师名声大噪，深得民众赞誉。同时他认识到，振兴中医关键在人，要有高质量的人才，必须办学。他说：“中医之生命，不在外人，不在官府，而在学术。学术之成否，当然在于学校。”1931年，施今墨筹办了华北国医学院。学院非常注重德育和智育结合培养人才，制定了“医戒十二条”，凸显“以德治教”理念。制定了《学生奖惩条例》，以德治学，达成培养德才兼备的育人目标。施今墨还以他高超精湛的医术和济世救人的高尚医德，身体力行地影响着学生们。有时他自己病了躺在床上，还对学生们说：“不要将远来的病人拒之门外，实在病重领进来我给看看”。他对同道非常敬重宽厚，从不贬谪他人。有患者拿前医处方请其评论，他则说：“方开得不错，各人有各人的路数，你也可以服我的药试一试……”他常对学生们说：“人家说我是名医，其实我这一辈子还是没见过的病多，看不好的病多。”还说：“我的经验都是从为病人治病中得来的，我要还给病人才对得起他们，才觉心安。”

施今墨对中医理论有很深的造诣，又是进行中医革新和中西医结合的先驱。他热爱祖国医学，但不讳中医之短，不嫉西医之长，大力提倡革新中医。他明确指出：“吾以为中医之改进方法，舍借用西医之生理、病理以互相佐证，实无别。”他把这一思想也贯彻到办学方针之中，为中医事业的发展和人才培养做出了不可磨灭的贡献，是近代中医的领袖人物之一。

2. 君子之风，山高水长

施今墨在行医之后将其“黔”字分开，改名为“今墨”，其寓意之一就是景仰墨子的“兼爱”精神，择医为业，对病人要有爱心，不分贵贱，一视同仁，可见其对于医德的重视。他曾写道：“经云：如保赤子之心，诚求之，虽不中不远矣。我辈医者对于病家也应如此。”认为对病者应有赤子之心。

施今墨对工作精益求精，每晚睡觉前，总要把当天看过的几十个甚至上百个病人，全部回忆一遍，一则检查一下是否有疏忽遗漏之处，二则提高医术；若有不足，第二天即让学生找到病家纠正；一有所得，马上坐起，拿笔记在小本上。施今墨尝谓：治疑难大症，必须集中优势兵力，一鼓作气，始能奏效。因循应付，非医德也。

施今墨医德极好，虽名扬海内外，但接人待事，谦恭诚恳，从不诽贬同道，专视他人之长，常忖个人之短。如对某病自己经验较少，即推荐病人至有专长的医生处诊治，甚至对学生的治疗经验，也常常接受使用。施今墨视为患者服务为最大的幸福，他在萧龙友去世时，曾写道：“我老而未死，仍能在岗位上为人民服务，这是最大的幸福。”施今墨把救死扶伤，为患者解除痛苦看作是自己的终生事业，这事业和自己的生命已融在一起，不可分割了。他强调做医生要如孙思邈所言，做到“胆愈大而心愈小，智愈圆而行愈方”，即使救不了病人的生命，也要尽医生的责任，不能只考虑个人的安危得失。

施今墨非常注意一些做医生的小节问题，如写字，他时常教导学生和子女：“当医生一定要把字写清楚，拿着‘天书’去药房，或抓错药，或药房不认识让回来问医生，来来回回给病人增加负担。”他在初出茅庐时，曾为当时一位名人看病，病人很多，忙乱中他把病人的性别写错了，开方后，那位名人把处方留在了桌上：“医生连男女都分不清，这样的药我不敢领教。”施今墨常向子女讲述这件事，要他们引以为戒。施今墨办事极为认真，如若有会诊或外出活动，他早早就做好准备，只要外面汽车喇叭一响，他三步并作两步，一溜小跑出去，生怕来接他的人等着，浪费人家时间。

施今墨一生读书极多，博通古今，才高八斗，但他并不是死记硬背，而是善于融会贯通，师古而不泥古，讲起医理既有古人流传的精华而又具有自己的领悟。施今墨写得一手好字，对待病人不论贫富贵贱，一视同仁，谦和有礼。对于医术，必须正心诚意，精益求精，一丝不苟。

（资料来源：李岩《北京四大名医研究》，萧承悰《一代儒医萧龙友》）

孔伯华

孔伯华（1884—1955 年），原名繁棣，号伯华，别号不龟手庐主人，祖籍山东曲阜。他精通文史，尤善岐黄，是我国著名的中医学家、温病学家。

孔伯华以善治温病著名，更以善用石膏一药，为医林所景仰。他少年时随祖父学医，秉承家学，刻苦钻研，对病患十分负责，日积月累，阅历增多，医术日益精湛，前来诊病者络绎不绝，而且对一些久治不愈的病患多有奇效，一时间孔伯华声名远扬。从早年任职外城官医院医官，到与萧龙友先生一起创办北平国医学院，再到中华人民共和国成立后上书毛泽东倡议建立中医学院，他为我国中医事业的发展做出了杰出贡献。

1. 取信百姓治鼠疫

1915 年，孔伯华在北京的外城官医院任医官，1917 年春夏之交，廊坊一带鼠疫又起，先生与杨浩如等人率队防治。当时疫情特别严重，有朝病而夕死者，闹得人人自危、户户恐慌，室室有号泣之哀，防疫驻扎于学校内侍诊，但无人前来。先生遂与同仁共同商量，分析原因，才知尚未取信于人，于是深入村庄，挨户访问，边宣传，边治疗，不辞辛苦，一心救助。不数日，百姓见治疗有速效，才竞相求治，痊愈很多，深受欢迎，获得很高评价。

2. 安老怀幼，济人于危

1923 年，先生即辞去医官，在京悬壶济世，投无不救。先生对孤贫患者，深切关怀，倍加怜悯，安老怀幼，济人于危，不但免收诊费，且常慷解义囊，助其药用等生活之资。

京城名医不仅具有忧国忧民的济世之心，亦有佛家慈悲普度之意。“五卅”运动后，孔伯华为了抵制日货，创制了避瘟宝丹，其效力高于日本的避瘟散，不仅畅销一时，更为中国人争了气。1929 年，汪精卫反动政府为了讨好洋人，意欲取消中医，孔伯华联络同道在京师创办了医药学会，奔走呼吁，被推举为联合会主席到南京请愿谈判，终于使政府取消了前议。同年，孔伯华与萧龙友共创中国第一所医学高等学校“北京国医学院”，邀请各地名医并肩作战，辛苦操劳，在沉重的中外当局压力下培养出了大批后辈中医人才，这些学生不负众望，也都成为栋梁之材，在其后中医元气大伤的情况之下，承担起了继承和发展中医的重任。

孔医堂始创于 2009 年，前身是孔伯华医馆。历史价值、文化价值和精神价值，给这个人文老品牌增添了传奇色彩。如今的孔医堂董事长孔令谦，是孔少华之子、孔伯华之孙。目前，孔医堂在北京有四家医馆，平均每年 20 万人次的接诊量，其中有 6000 人次的公益门诊。孔医堂一面锦旗都没有，孔令谦说，这是孔家的传统，我们靠的是信誉和口碑。“庆生全凭三指脉，寿延不属五阎王”。对中医文化的认同，在这些老中医的精准医道中不断延续。

（资料来源：孔令谦《孔伯华》，萧承悰《一代儒医萧龙友》）

汪逢春

汪逢春（1884—1949年），原名朝甲，字凤椿，悬壶北京时改名“逢春”。祖籍江苏吴县（今苏州市）。著名中医临床家、教育家和社会活动家。幼年受晚清名医艾步蟾真传，精究医学，博览群籍，虚怀深求，治病注重整体观念，强调辨证施治，在京悬壶，门庭若市，妇孺皆知其名。

1. 言传身教

汪逢春诊病严谨，对教学也十分严格，注重医德，收徒弟也十分谨慎，要求必须有古代文学基础，至少读过《论语》《孟子》《古文观止》等古书，还要写得一手好字。徒弟在拜师后，每天在跟随汪逢春学习的过程中，要抄写底方、病例，可这个工作不是谁都能做的，必须要有一定的资历，汪逢春才会允许，可见其对行医的严谨。汪逢春擅治时令病、胃肠病及妇科病，对于湿温病多有阐发。他教学注重实践，每月初一、十五都停诊，让徒弟们聚在一起讨论病例，培养出了一个又一个良医。汪逢春最佩服清代的医学名家徐灵胎，常以“故以脉为可凭，而脉亦有时不足凭”教导学生诊断时要谨慎，不要只重脉象，一定要四诊合参。汪逢春还带领徒弟实习制药过程，到窑台看锯鹿茸，到天坛复泰参茸庄去看制茸，他认为医生必明药物制法，这样才能做到心中有数。例如什么叫酒炒当归、吴萸制黄连，前胡为何用麻黄水炙等，明乎此，临证时才能得心应手。汪逢春言传身教，医者仁心。他每天必定留几个免费号给看不起病的穷人，不但挂号费、诊疗费分文不取，开好方子，签上字，穷苦病患可去同济堂免费抓药。虽是施诊舍药，也都是尽心尽力，绝不含糊。

2. 仁术救人

有一次，汪逢春刚送走一位老年患者，正望着窗外秋风里摇动的老槐树，静心回味自己刚才诊病、开方的细节。这时，一个痛苦和烦躁的声音从外面传来："痛死我了，这样下去不如死了。"

汪逢春抬头往外面看去，一个年轻人在家属的搀扶下摇摇晃晃地向诊室走来。他深深吸了口气，静静地看着他们走到面前，心里对患者的病情已经有了几分了解。

"汪大夫，快给我开几副药救救我，救救我。"患者看到他，像遇到了救星一样，充满渴望地恳求着。

"我会尽我的力量，你先告诉我，到底是怎么难受。"汪逢春语气平和又充满关切地问。

年轻人烦躁地看着他，不满意地说："你不是医术高明吗？我这么难受你怎么看不出来？你到底会不会治病？"

患者家属见此情形，马上对汪逢春说："汪先生，您千万别见怪，他这是让头痛给拿的，您大人大量，千万别和他计较。"

汪先生笑了笑："我知道，我知道，我先给他诊诊脉。他这样难受有多长时间了？"

汪先生一边静心地为患者诊脉，一边仔细地听着家属讲述患者的情况，还不时地微微点头。

接着，他又给患者进行了各种诊察，然后提笔在纸上写道：邢左，21 岁，身热头痛如裂，项强，一身拘挛，呕吐，大便七日未通。舌苔垢厚，两脉弦滑而数，重按无力。病甚重，势将痛至厥，姑以《金匮》法加减。备候高明政定。

患者家属看到"病甚重"几个字，都有点不知所措，连声问："汪大夫，您可千万要救他呀。"汪逢春沉思了下说："我现在就给他开药，今天回去吃了，明天再来，看看有什么变化。"

于是，他在处方笺上写起来：煨葛根一钱，鲜佩兰钱五，鲜藿香钱五（两味同后下），姜竹茹三钱……

看着患者在家属的搀扶下离开，汪逢春若有所思地自言自语："如果不是被庸医耽误，怎么会病成这样？"他转身回到卧室，又从书柜里找出几本书，坐在窗下研读起来。

第二天，患者在家人的搀扶下又来到诊所，他自己没有说一句话，家人却沉不住气了。"汪先生，回去就煎了药让他喝了，可是病症不仅没有减轻，反而更加呕吐不止。"

汪逢春仔细了解完病情，开始用心为病人诊病。病人家属紧张地看着汪大夫凝神诊病的表情，心里稍微踏实了一些。

"幸亏病人现在神志清楚，现在最要紧的是宣化通腑，用釜底抽薪的方法解决暑邪外袭的问题，先叫他的头痛缓解下来。"汪逢春说着，开始下药。

等到第七天，患者再来时，没有再让家属搀扶。

（资料来源：徐怀谦、李四平《京城四大名医》）

北京地区国医大师

国医大师是由人力资源和社会保障部、卫生部和国家中医药管理局在全国范围内评选出的国家级中医大师，均为我国德高望重、医术精湛的名医名家。2008 年 10 月首届国医大师评选活动启动，2009 年 5 月《关于表彰首届"国医大师"的决定》发布，共表彰了 30 位国医大师。2013 年评选出第二批国医大师 30 位，2017 评选出第三批国医大师 30 位。截至目前，全国共 90 名国医大师，其中北京地区 20 名。

（一）首届国医大师

王玉川

王玉川（1923—2016 年），男，汉族，北京中医药大学主任医师，教授，1943 年 3 月起从事中医临床工作，为首都国医名师。

1. 治学做人

采访王玉川是件很不容易的事，费尽各种周折。5 月的一天，他终于如约坐在了北京中医药大学的办公室。然而面对媒体，他还是不愿多说什么，好在事先采访过知情人。北京中医药大学鲁兆麟教授说："看过他书批的人，都很震惊。"

墙边立着一排书柜，信步走过去，翻出一本用 1984 年的日历装订的笔记本。日历背面写着一行行整齐小楷，红色、蓝色间杂铅笔，有的字下面画着重点号或横线，内容是关于孙思邈《外台秘要》的方药体会。再随意打开一本硬皮笔记，上面整齐地记着生物化学的内容，其中一页用极细的铅笔画着细胞 RNA 与蛋白质合成分解图，虽然时代久远，纸面泛黄，但双螺旋体和多肽链的结构依然清晰。

十几本笔记本的纸质都很粗糙，字体却都那么纤秀工整，有的字小得几乎看不清。可以想见王玉川当年是怎样地心细如发，这几十万娟秀小字承载着多少个安于清苦的日日夜夜。笔记内容有经典抄录，有个人思考。他很喜欢自制图表，比如为研究比较体质学说，他把巴甫洛夫神经类型、希波克拉底气质说，以及《内经》的阴阳五态人画在一个表格里，新颖而独特，给人启发。

王玉川治学注重独立思考，不迷信权威。在 1984 年担任

《健康报》振兴中医刊授学院顾问期间，他曾跟刊授学院的学生谈中医治学方法："没有独立自主的精神，做任何事情都不可能做出成绩。不要做教材的奴隶，要做教材的主人，这才能把前人的成就真正变成自己的知识。决不能像果戈理在《死魂灵》里描写的那位'死读书、读书死'的彼得尔希加，他辛辛苦苦读了一辈子书，到头来却什么知识都没得到。我们需要的是自己观察，自己思索，自己做主，那是一种独立思考的治学精神。"

这种独立思考的态度，使得王玉川在中医基础理论研究领域屡获开创性突破，正是因为不迷信权威，敢于对传统提出质疑，才使得研究深入下去，跨越了一个个学术高峰。

了解王玉川的人，对他的第一评价大多是"低调""不争"。然而这样一个不喜参政的人，却是全国政协四届委员，担任北京中医学院（现北京中医药大学）副院长多年，还有多项校内外职务，这似乎是种矛盾。

王玉川生性喜欢自由，他把这些称为"乱七八糟的事"。"当时没办法推，这也是种任务"。如果可以自己做决定，他断然不愿从熟悉的南方来到北方生活，更不愿从事行政工作。但是在其位谋其政，他在全国政协七届四次会议期间提出的"关于公费医疗费用不宜包干到医院管理"的提案，被评为优秀提案。任院长期间，他重视教学科研和学术建设，内经专业被列入国家中医药管理局首批重点学科，停刊 20 多年的《北京中医学院学报》（现《北京中医药大学学报》）于 1981 年恢复，成为学校及全国学术交流的重要阵地。

这种淡泊、低调，不是怕得罪人，也不是没有想法，他是位特立独行、生性高洁的人。采访中，王老说的频率最高的词就是"无所谓"。他说，人生几十年，没必要争名夺利。"人家说我好也行，说我不好也罢，都一样"。

2. 教育临床

虽然他反对师带徒的方式，但受他恩惠的年轻中医成百上千，至今很多毕业生都珍藏着他逐字逐句精心审阅过的论文。理论临床相得益彰，其深厚的理论功底令其临床疗效卓著。

列在王玉川名下的学生并不多，不过四五人，与师带徒相比，他更提倡现代学院教育。他认为，临床上从来没有相同的病人，好中医应该独自到临床去实践摸索。“倘若倾心而倒，一个老师的经验，用不了3天就能说完；相反，也可能临床跟师3年，还摸不到门儿”。

虽然如此，王玉川对所有的年轻中医都毫无保留，倾其所有，他甘为人梯、无私传授的风范使很多人受益终生。北京中医药大学第一届中医专业毕业生刘燕池教授，谈起一件往事。1962年他毕业分配到内蒙古讲《内经》课，没有经验的他返回母校寻求帮助。当时王玉川把历经一年刚誊完稿、尚未出版的《内经讲义》交给他，用作参考。刘燕池拿到这份原稿，心情澎湃，现在回想起来还常说“师恩难忘”。

他时时要求年轻学子做到言之有理，强调文以载道，每年审阅研究生毕业论文的工作，他从不敷衍，逐字逐句精心批阅，一本论文要修改几天。写满他整齐字迹的论文，经常被毕业生们珍藏。

王玉川一直强调理论和临床结合的重要性，并身体力行，长年坚持为普通百姓治病。他擅长治疗中医内科各种疑难杂症，如心血管疾病、风湿病、血液病等，临证时一丝不苟，疗效卓著，深受患者欢迎。

在临床传承教学中，王玉川常从古典医籍中总结用药知识以示后人。他认为临床不应为方证束缚，要勇于探索能治多病的方剂。以《千金方》中能治疗30多种病证的“芫花散”为例，孙思邈对此方赞赏有加，但也无法解释原理，只能在书中寄望于后人。王玉川指出，有些医家沉湎于辨证论治，对古书中许多同方治异病的例子不屑一顾。研究同方治异证的机制，对实现中医现代化也有很大意义。

王玉川名下的七九级硕士研究生陶广正教授得知恩师被评为“国医大师”，欣然提笔：“为人淡泊，不慕虚名。师出名门，有真才实学；学富五车，而无头角夸诞。虽非博导，而众多博导皆曾受教；未登讲堂，而授课讲稿竟出其手。著述不多，却不乏真知灼见；临床虽少，却每能一丝不苟。审查论文，从不敷衍；撰写书评，必中肯綮。尊为国医大师，谁敢谓曰不然！”

（资料来源：张镜源《中华中医昆仑第十一集》）

王绵之

王绵之（1923—2009 年），男，汉族，北京中医药大学主任医师，教授，1942 年 1 月起从事中医临床工作，为全国老中医药专家学术经验继承工作指导老师、首都国医名师，国家级非物质文化遗产传统医药项目代表性传承人。

1. 中医世家，侠骨仁心

王绵之，江苏省南通一个中医世家的第 19 代传人。据家谱记载，先祖曾为明代武将，解甲归田后，耕作之余为乡亲们治疗跌打创伤。此后世代相传，后代逐渐涉足内科、妇科、儿科。到清朝道光年间，王绵之的祖父王胪卿根据自己治疗脾胃病的经验，自创“王氏保赤丸”，王家因此而名声大振。王绵之的父亲王蕴宽天资聪颖，13 岁就随王绵之的祖父王胪卿学医。王蕴宽 16 岁时，当地时疫流行，他积极施救，救活了许多人，从此驰名乡里。他最擅长治疗内科、妇科、儿科疾病。他不仅医术高明，而且医德高尚，遇到贫困的患者，总是免费给予治疗。“医乃仁术，当以济世为先”是王家的家训。

王蕴宽教子非常严格，几乎苛刻。王绵之在父亲的监督下刻苦攻读《医经原旨》《草本从新》《医方集解》《温病条辨》《伤寒论》《金匮要略》《黄帝内经》《医宗金鉴》《济阴纲目》等中医经典著作。完成学业后，王蕴宽才让王绵之侍诊，侍诊的基本工作就是抄方。抄方熟练后再襄诊，襄诊合格后再试诊。在试诊阶段，王蕴宽经常让王绵之结合遇到的典型病例，联系所学中医理论进行串讲，并提出问题让王绵之回答。在王蕴宽“学医必精，为医必仁”思想的影响下，王绵之的医术进步很快。

王绵之治学严谨，勤求古训，注重临床，精研医术，在长期的医疗实践中，总结积累了许多宝贵经验。他是一个一身侠骨正气的中医大师，最能体现他侠气的举动，就是他无偿地将自己祖传的秘方奉献给国家。20 世纪 50 年代，他将祖传的小儿中成药王氏保赤丸处方和特殊制作工艺献给了南通市政府；1986 年又把自己研制的健脾消食丸献给北京同仁堂制药厂。1990 年，王绵之帮助解放军优生优育医药研制中心研制出产复康颗粒。王绵之所奉献的秘方，帮助天下无数普通患者驱走病魔，恢复健康，他不愧为一代中医大师，不愧为中医界的“大侠”。

2. 圆机活法，临床高手

纵观王绵之一生所取得的成就，其中之一就是创造一切条件为患者诊治，他的医术可谓圆机活法，曾治愈疑难杂病无数。

我们来看几个简单的记录：

1974 年，王绵之带学生到河北定县开门办学时，有一位 29 岁的农村妇女患中毒性痢疾已经高烧昏迷了 21 天，曾用各种抗生素和其他西药治疗，就是不见好转。一些医院用各种办法治疗无效，认为这个病人没救了，即使醒了也会因长期昏迷而失去语言能力。患者家属请求王绵之诊治，王绵之守在病人身旁数天，精心医治，随时视病人情况改方给药，半个月后，病人的神志清醒了；3 个月后，终于开口说话了。

1976 年春，内蒙古一位叫李振荣的 16 岁男孩，患了脑干肿瘤。父母带着他到处求医，最后在被北京的某大医院被宣判了“死刑”。王绵之为他医治半年，病情显著好转。继续服药两三年后，李振荣已能参加体力劳动，后来还做了某卫生所的化验员。

王绵之经验丰富，医术独到，不仅审病精细，辨证准确，而且用药精当，配伍巧妙，善于兼融西说，临床曾治愈多例顽固性哮喘、粟粒型和空洞型肺结核、慢性肾病、肝硬化、Ⅰ型和Ⅱ型糖尿病、脱髓鞘病、脑肿瘤、垂体瘤、椎体病及先天性免疫功能低下等难治病。

王绵之认为，经过几千年历代中医的不断继承发扬，现代的中医也借鉴了西医和其他学科的长处为中医所用，应该说现在的中医水平比过去要高。同时，中医通过辨证论治，可以有很大的空间去给病人配药，这是中医的优势。

一位做了肝移植 3 年的患者，服用王老配有人参的方子后，感觉效果非常好。而西医对待这样的器官移植患者，是不主张服用人参的，因为器官移植需要抑制免疫。对此王老解释说，单独使用人参可能是有弊病，但放在方子里用，有君臣佐使相互制约，可以克服弊病，扬长避短，提高疗效，这就是方剂学的学问。

王绵之常以“医乃仁术，当以济世为先”之古风家训自勉，对于病家，心存救济，见人之苦，若身受之。为人治病不分贵贱高低，上至国家元首，下至平民百姓，远为异国贵客，近到邻里街坊，无不一视同仁。

王绵之的病人常说，王老看病总是面带微笑，还不时说着风趣的话，让我们精神上很轻松和快乐，这是他的一个特点。这应该也是王绵之治病的一个手段。王绵之说，有些病人得病后难受，精神压力大，进了他的诊室，精神压力解除了，感觉轻松了许多，好像病痛也退了一些似的。所以，即使自己精神再不好，只要来了病人，必须马上打起精神来。王绵之就是这样心系病人的疾患，忧天下人之忧，乐天下人之乐。

王绵之在八十述怀中曾写道："幼承家学读岐黄，天生傲骨气不狂；禅参三指终有得，风雨十年幸无伤；辨证论治融新说，圆机活法有奇方；悬壶济世乃天职，我愿人人寿而康。"这首诗胸怀涵广，颇见傲骨仁心，是他简单而又不平凡一生的真实写照。大师已逝，风范长存。

（资料来源：张镜源《中华中医昆仑第十一集》）

方和谦

方和谦（1923—2009 年），男，汉族，首都医科大学附属北京朝阳医院主任医师，教授，1948 年 8 月起从事中医临床工作，全国老中医药专家学术经验继承工作指导老师、首都国医名师。

1. 大医精诚

方和谦幼蒙庭训，熟读经典，钻研灵素之学，潜心伤寒之论，奠定了深厚的理论基础。在其 60 余年的行医生涯中，积累了丰富的临床经验，不断创新，成就了独到的学术见解。将中医学视为哲理医学，重视人和自然的统一，形成"燮理阴阳，以平为期"的生理观；遵循治病必求于本的思想，强调正气为本，扶正祛邪的治疗观。他重视先后天之本的理论，长于运用补法、和法，提出"和为扶正，解为散邪"的独到见解，拓宽了和解法的应用范围。

他自幼立志"大医精诚"，一生行医以诚为本，遵循实事求是、精益求精的准则。在长期的临床实践中，他总结并创制了“和肝汤”“滋补汤”等有效方剂，广泛应用于临床治疗内、外、妇、儿等各科杂症，取得了显著的临床疗效。方和谦一生注重临床，熟读经典，以人为本，与时俱进。他说，医生的工作关乎患者的生命，一定要实事求是，决不能患足已不学，既学患不行。他治学的格言是“学然后知不足，度然后知长短”。

2. 润物无声

方和谦常教导身边弟子，“患者是我们的衣食父母”，“医乃仁术也”。患者不论职位高低、贫富亲疏，都要一视同仁、高度负责。方和谦 84 岁时，仍每周出 5 ~6 天门诊，每次要接待 30 个病人左右，其精神令年轻人钦佩。

他处方用药，药少力专，绝无大处方，很少用犀角、羚羊角、麝香等贵重药，力求简、便、廉解决问题，一副药通常才几块钱，最多十几块钱；方和谦用药特别注意顾护脾胃，每每加生稻芽、焦神曲等“保胃气，存津液”；开汤药时十分注重口感，太苦或太难闻的药尽量不用。病人称赞“方老的药药味少，味道不难喝，还解决问题”，“坐在这儿病就好了一半”。

在患者的口口相传中，方和谦渐渐赢得患者心中“京城大医”的称号。他被尊称为方老，其医术和人品为无数患者称道。北京许多综合医院在危重患者治疗无效时，还常请他会诊。方和谦运用独到的医术使许多疑难病患者起死回生，转危为安。

患者常说方和谦总是面带微笑还不时说着风趣的话，让我们精神上很轻松和快乐。走进他的诊室，精神压力解除了，好像病痛也退了一些。在方和谦的行医生涯中，处处体现着这种为患者着想的理念。方和谦常常早晨不到 7 点就到医院出门诊，为的是让患者早点拿药回家休息。遇到外地或病重的患者请求加号，他都尽量满足。他的专家门诊号常常由 20 个加到 40 个。因为物价调整，医院提出把挂号费由 50 元提高到 200 元，他坚决不同意。他说，很多百姓是冲着中药便宜才来看中医，挂号费太高他们会被吓跑的！很多患者患慢病需要调理的，他经常开足一个月的药量，并嘱咐患者如果病情平稳，服完 1 个疗程后，再挂普通号继续服用原方。方和谦临床用药的原则是“简”“便”“廉”“轻”，大都使用草药，很少用虫类药，所以药费非常便宜，一个疗程下来常常比挂号费还便宜，很多患者往往带着疑惑的神情离去，再满心欢喜地前来复诊，对他的信服无以言表。

有一次，方和谦带徒弟去给一位 93 岁左胫骨骨折卧床半年的老太太会诊。患者家住五层，没有电梯。方和谦当时已是 83 岁高龄，但他二话没说，抬脚就往楼上走。在他的妙手回春下，老太太竟然奇迹般地站了起来。

（资料来源：张镜源《中华中医昆仑第十一集》《中国卫生人才》2010 年 2 期）

李辅仁

李辅仁（1919—），男，汉族，北京医院主任医师，1941 年起从事中医临床工作，为全国老中医药专家学术经验继承工作指导老师、首都国医名师。

1. 专职保健医，主攻老年病

李辅仁一生好学，博采百家，勇于求索，勤于总结。在心血管系统、呼吸系统、消化系统、泌尿系统、内分泌系统，妇、儿科以及皮肤、五官和肿瘤等各科疾病的防与治方面多有建树。作为中央保健委员会保健专家小组中唯一的中医专家，李辅仁积 60 多年经验，总结出一套独特的治疗老年顽症的诊治方法和规律，且用药中正，杂而不乱，被称赞“用药得当，可以通神”。

数十年从事老年保健医疗工作，他一直本着“人之痛，己之痛”“己所不欲，勿施于人”的精神，尊敬和爱护就诊者。李辅仁临证时，不仅耐心细致，辨证严谨，用药精当，还常以年近九旬的丰富人生阅历及时疏导患者，劝导患者多与他人交流，丰富兴趣爱好，调节情绪，从而感受生活的美好，树立战胜疾病的信心。患者都特别愿意到李辅仁诊室，因为不仅是解决身体上的病痛，还能得到精神上的抚慰。

2. 从医有心得，第一是学习

李辅仁是一位成就卓著的医生，在被人问及从医心得和成功经验时，他总是笑着说：“第一是学习，第二是学习，第三还是学习。”李辅仁认为，首先要向书本学习，要研究掌握祖先们在漫长的行医实践中积累起来的看病经验和总结出来的医学理论。“读古籍，鉴真伪，古为今用，说说容易，要真的读起来、做起来就不那么容易了”。李辅仁曾经这样告诉他的徒弟们。

在李辅仁的行医观念里，医患关系被看得特别重要。治病要治本，度人先度心。他这样告诉弟子，中国古代讲“老吾老以及人之老，幼吾幼以及人之幼”，青年一代的医生应该知道，作为一个医生，不能把别人的痛苦当成自己的痛苦，就不可能认真研究怎么解决这个痛苦，他的医术就不会提高，就不会好到哪儿去。李辅仁常说，为医者，医术固然应求一流，而医德、医风更应高尚，不可有丝毫侥幸投机之心。

李辅仁说，自己尤其反对为迎合患者之需求，或为私心而取悦患者，开“人情方”，妄用贵重之品，他称之为“害人不利己”。处方选药要经得起考验和推敲，反思之而无愧悔。避免毒、副作用大的药，因为老人肝、肾功能减退，解毒、排毒作用降低，易致损伤；也忌“望而生畏，闻之刺鼻，食后作呕”及疗效不确之药。至于价格特贵之药，给国家、个人带来过重负担，也当力求避免。

李辅仁特别强调：“一视同仁，扶危济困，不是出口即逝的口号，而应该是终生不二的行动。医生之德与医术一样都是学来的。我行医几十年，其实一直都在学习。我之所以说第一是学习，第二是学习，第三还是学习，是因为时代在进步，医学在进步，我们怎么能止步呢。学无止境，做无终极。我要做一个活到老、学到老的医生。”

（资料来源：张镜源《中华中医昆仑第九集》）

陆广莘

陆广莘（1927—2014 年），男，汉族，中国中医科学院主任医师，1948 年 10 月起从事中医临床工作，为全国老中医药专家学术经验继承工作指导老师。

1. 勤求博采，超越包容

陆广莘先生是带着探究中西医论争的心理步入中医学殿堂的。他自幼好学，每年假期师从中文老师学习古文，尤其对《东莱博议》等论辩文字感兴趣。在 20 世纪初期，梁启超曾说过这样一句话：“中医尽能愈病，总无人能以其愈病之理由喻人。”胡适也曾断言：“西医，能说清楚他得的什么病，虽然治不好，但是西医是科学的。中医，能治好他的病，就是（因为）说不清楚得的什么病，所以中医不科学。”为什么一些著名人士对于中医学会有这样的论断，这成为他中医学术生涯中不断思考和探索的命题。

为了不断参悟中医学的精髓，陆广莘先生先后师从陆渊雷、章次公、徐衡之，关注勤求博采，但更强调卓然自立基础上的超越包容。这种思想，不仅体现在他的治学态度上，也体现在学术观点上。在学术上，他指出中医学与西医学本质上的不同，强调中医人应着眼于人类健康保健，立足于自身的优势和特色，尽职尽力做个好中医，超越包容西医，为人类的卫生保健事业做出应有的贡献。

他发表论文百余篇，有理有据，精辟独到。2001 年，人民卫生出版社将其学术论文 80 篇汇集为《陆广莘论医集——中医学之道》一书。研读这些文章，正如原中国民族医药学会会长诸国本所说："中医界人士读陆广莘的文章，有时感到陌生的'洋味'；哲学界读陆广莘的文章，有时感到新鲜的'土气'，但他确实为中医界讲清了许多难以讲清的问题。"的确，捧读这本书，必须荡涤心中浮尘，才能通过其融合中西医学、物理学、哲学等概念的语句和别具韵味的行文表述，随其跃动的思绪，进入探究中医学千古奥秘的时空隧道。

2. 道不远人，以病者为师

陆广莘说"中医学之道，道不远人，以病者之身为宗师。治病有效，最大的功劳在病者自身的生生之气。医学只能认识它，依靠它，帮助它，发展它，却不能包办代替生命的自主演化调节的生生之气，一旦病者自身丧失生生之气，那就是泡在药汤里也无济于事。中医药的疗效只是：生其自生，助其自主、助其自制、扶其'正祛邪'之势，因势而利导而已。"

"以病者之身为宗师"，以患者为"本"，是陆广莘临床诊疗中的写照。余云岫曾贬中医疗效只是"精神慰藉和贪天之功"。对此，陆广莘认为，余云岫只知西医学发现的是医药对抗的对象，不知道中医学实践论发现的是医学的依靠对象。粗守形而不守神，"一切邪犯者，皆是神失守位故也"，而"精神内守，病安从来"。贪天之功根本上是贪人之功，学习和依靠人的"生机 - 神机 - 气机 - 病机"和屏障功能的稳态调节抗病愈病机制，通过组合效应和因势利导，实现化害为利、化毒为药、化阻力为助力、化腐朽为神奇的“贪天之功”。治好病是病人自愈机制的功，医生只是没有犯错误而已，医学的错误却在于“目无全人”和“目中无人”。陆广莘临证强调因人而异，他常说每个病人都不同，这些个案很难重复，关键是诊疗的思维方式。

3. 恬淡从容，医德高尚

在当今中医界，他因为敢于提出尖锐问题、善于逻辑思辨和观点独具创见，而被誉为“中医界的哲学家”。但在生活中，无论何时他都总有一种恬淡和从容：在邻居眼中，他是和蔼慈祥的老者；在学生眼中，他是循循善诱、充满鼓励的老师；在患者眼中，他是亲切随和、不厌其烦的医生。与他相处总会令人想起“淡泊以明志，宁静而致远”的诗句。

陆广莘医德高尚，不少人患重病请他出诊，他不顾深夜依然前往；主张以小剂量的药物激发人体的抗病能力，用药以验、便、廉为主。他每每从社会、人文学等角度对病人的工作、生活环境进行全面分析，鼓励安慰病人，使其身心愉快，充分发挥机体的自愈能力。他引用病例，也经常强调机体抗病能力在机体恢复中的作用。

“天行健，君子以自强不息”；“地势坤，君子以厚德载物”。陆广莘在治学中坚持不懈，发愤图强，正直和顺，刚毅坚卓的精神和品德感染和感动着周围的每一个人。

（资料来源：《中医药文化》2012 年 5 期）

贺普仁

贺普仁（1926—），男，汉族，首都医科大学附属北京中医医院主任医师、教授，1948 年起从事中医临床工作，全国老中医药专家学术经验继承工作指导老师、首都国医名师，国家级非物质文化遗产传统医药项目代表性传承人。

1. 诊治认真，不计贫富

当年，贺普仁的诊所附近有很多有名的中医大夫，例如苗振平、沈大海、白守谦等，他在他们中间不免显得过于年轻。如何能让患者来找自己看病，贺普仁有自己的主意，那就是：一是要从技术上下功夫；二是病人无论白天晚上，何时来何时都要应诊；三是在诊费上不能太认真，有钱、没钱都得看。这3点说起来简单，做起来可就不容易了。但他每一点都做到了，尤其是第3点。他给我们算了一笔账，从端午节到中秋节，一个月他大约有600元没有收，100天，那就是有1900元诊费被他免了。这个数字在当时可是个天文数字了。

也就是凭着疗效突出，服务态度好，以及诊费上的不“认真”，他的名声越传越广。名气大了，他也没有骄傲，对老大夫仍然是相当尊重。这种态度使得不少有名的老大夫常把病人介绍到他那里去：“那里有位小大夫治得不错，你可以去找他。”从此，“小大夫”的名号不胫而走，许多远方病人慕名而来。

2. 救死扶伤，宅心仁厚

在医治过的这么多病例中，有些病例贺普仁记忆犹新。有一个姓贾的农村孩子，4岁时得了百日咳，后转为肺炎，住院后肺炎治好了，但双目失明了。当时，一家医院诊断为皮质盲，说治不了。家人在绝望之中找到了贺普仁。他也没有见过这种病例，但他大胆地给孩子进行了针灸，当时孩子就有了视觉，能看见东西，经过8次针灸，孩子的视力神奇地恢复了。

贺普仁不仅有精湛的医术，还有高尚的医德。当时，天桥地区是穷人的聚集地。翻翻当年普仁诊所的账本，欠账百元者有，欠账千元以上者也有，这从不收的陈年流水账，道出了芸芸众生，悠悠我心。这小本本有他为人的分量。

3. 一把雨伞一盏灯

86 岁高龄的国医大师贺普仁，满头银发，精神矍铄，思维敏捷。他每天看新闻，读报纸，关心中医发展，关注中医人才培养。谈到医德，贺普仁讲述了一把雨伞和一盏灯笼的故事。

古时候的老中医，在弟子满师时会送上两件礼物——一把雨伞和一盏灯笼。雨伞意在教育弟子看病要风雨无阻，无论天气如何，只要病人有需要，就要出诊；灯笼则是告诉弟子，看病不分白天黑夜，就算在深夜，只要有人求诊，医生就要应诊。贺普仁说，这个故事告诉我们，中医医德的核心是为人民解除病痛。一个医生，只要心里装着病人，关心他们，想着怎么才能解除他们的痛苦，就会心无旁骛地钻研医术，精益求精，不会计较个人的得失。他是这么说的，也是这么做的。

贺普仁原名叫贺述文，为了表达自己学习中医的强烈意愿和人生理想，他将“述文”更名为“普仁”。普是“普度众生”的普，仁是“仁义为怀”的仁。青年的贺普仁认识到医者仁心、医乃仁术是中医数千年传承下来的行医宗旨。为医之职有两个层面，即医术和医道，医术是一门技术，是医生的生计，是物质的、较低的层面，而医道则是医生追求的境界，是精神的归宿。医道的核心和根本，即是普度众生，仁求济世，将仁爱和精湛的医术贯穿于医疗工作之中，拯救生命于危机之际。

现在，贺普仁在家休养，但他心里仍然惦记着针灸事业的发展，对年轻医生充满了期待，希望他们静下心，刻苦钻研，真心实意地学习医术，树立为人民解除病痛的职业道德。

（资料来源：谢新才、王桂玲《国医大师贺普仁》）

唐由之

唐由之（1926—），男，汉族，中国中医科学院主任医师、研究员，1946 年起从事中医临床工作，为全国老中医药专家学术经验继承工作指导老师、首都国医名师。

1. 经年苦跋涉，创新越“禁区”

唐由之在上海、苏州以及杭州学医、行医期间，因经常接触到患白内障的老人，深知这些失去视力的患者的痛苦与无助。作为一名医生，如何彻底解除这种老年人的常见病，一直是他拳拳于心的夙愿。之后，他在勤求古训的基础上，在“睫状体平坦部”这一当时的“禁区”，进行探索。开始，用兔子做“金针拨障术”的动物实验。成功后，他逐步将该手术应用于临床，1959 年，22 例白内障患者全部重见光明。1963 年，唐由之即将改进后的“白内障针拨术”带到了广西和福建农村，为农民治病，并举办了多期学习班，为当地培养了许多眼科专业人员。

唐由之在临床治疗眼底疑难病方面积累了丰富的经验，重视气血辨证，认为气血理论与眼底病变密切相关，提出气血理论在眼科临床的应用，认为气血失调是贯穿眼底病整个病程的基本矛盾，总结了眼底疑难杂症从气血论治的宝贵经验。按照以调和气血为主的治疗大法，设立了从气论治、从血论治、气血双治、痰瘀同治等治法。对复杂多变的眼底疑难病的治疗具有重要意义。

2. 做事先做人，桃李满天下

唐由之不仅临床经验丰富，看病效果好，他的教学水平也是出类拔萃的。1958 年，北京中医学院刚成立，聘请唐由之代眼科课，他讲课生动活泼，深受学生的欢迎，经常被列为教学观摩课。以至于40 年后，唐由之当年的学生都还保留有上他课的教学笔记。

1978 年以后，唐由之从事中西医结合眼科研究生的带教工作，中西医结合是他最大特点。他认为，中医和西医各有千秋，所以他在临床上开药方的同时会耐心地告诉患者："西医的治疗不要断，配上我的中药，您的病会好得快一些。"

他给学生上的第一节课，就是要求学生做事要先学会做人。对自己的学生，他经常讲自己在科研和医疗工作中的挫折和教训，不以成绩去掩饰教训。他认为，在成绩和荣誉的背后，有着深刻的教训。他还不断猎取新知识，然后以最快的速度应用到临床，并告诉学生怎么应用到临床，目的是为了让学生少走弯路，吸取教训，避免失误。

唐由之待患者如亲人，特别是白内障手术患者，多是年老体弱、行动不便的老年人。对此，唐由之经常搀扶接送患者进行检查和治疗，有时还送患者上厕所，甚至为患者拿便器，倒尿盆。唐由之对待工作极端负责。不管是星期天，还是节假日，他很少陪家人休息，都要到病房探望病人，观察病情，几十年如一日。

唐由之总是把自己的才智、技术和本领视为人民的财富，在培养下级医师的过程中，他总是耐心教诲，循循善诱，手把手地、毫无保留地传授技术。他希望更多的人热爱中医药事业，更好地掌握中医眼科的技能，为防盲、治盲事业做出更大的贡献。唐由之的四大宏愿：建一所现代化的中医眼科医院和眼科研究所；组织成立中华中医药学会眼科分会；组织成立中国中西医结合学会眼科专业委员会；创办一流的刊物《中国中医眼科杂志》，现已一一实现。唐由之表示，他将继续为四大目标的最终实现而努力，充实内涵建设，建立起一支中坚骨干力量，培养顶尖科研队伍，利用现代科学技术，为中医眼科事业的继承和创新而奋斗不息。

（资料来源：张镜源《中华中医昆仑第十三集》；中医世家）

程莘农

程莘农（1921—2015 年），男，汉族，中国中医科学院主任医师、教授，中国工程院院士，1939 年 2 月起从事中医临床工作，为全国老中医药专家学术经验继承工作指导老师、首都国医名师。

1. 一根银针扬美名

程莘农认为，中医药之所以能成为国粹，当今又成为我国科学发展的软实力组成部分，是有其科学根据和道理的。针灸作为中医药科学的组成部分，自然也有它的科学依据。针灸疗效显著，能治疗多种疾病是不容置疑的。

访问中，程莘农介绍了数件令人难忘的病例，在深深感悟中医针灸神奇的同时，更令人对程莘农高超的针灸技术无限钦佩。

程莘农介绍说，在他几十年的看病过程中，各种各样的病人都能在诊室或乡下遇到。有的小病三针两针就扎好了，也有的接受治疗的时间较长，扎得次数较多。1980 年初，一位外地男性中年患者，瘫痪卧床多年，他听说北京东直门中医院有位程教授针灸很“神”，可以治好瘫痪，就由家人用担架抬着来找程莘农求治。经过两年针灸，几十个疗程，并辅以中药，患者的病一天天好起来。最后一次针灸后，病人竟能自如地下楼乘车回家。

程莘农说：“有一年，印度驻华大使馆的一位官员来到针灸研究所，替其国内的一位妇女咨询。当这位女患者从印度来到诊所我才知道，她患三叉神经痛已 17 年，为治病辗转世界十几个国家的数十所医院，都不太见效。我仔细询问和检查病情，决定给她分两个疗程治疗，每个疗程 10 天，中间休息 2 天，再进行下一个疗程。就这样，经过 20 天的精心针灸，折磨这位妇女17年的病痛奇迹般地痊愈了。这位妇女回到印度后，也没有复发。”

患者治愈后多次来函、来电表示要邀请程莘农到印度去，好让她们当地的医生亲眼见识一下中国的“神针”。两年后，程莘农一行受邀赴印度讲学，并为3所医院的医务人员进行短期培训。

2. “愿为良医”，心系患者

程莘农行医中，时时处处以“愿为良医”的祖训要求自己，无论是高官还是平民求治，都一视同仁，热情诊治。对实施治疗的场所和条件也没有什么特殊的要求，只要方便病人治疗就行。

1976年，程莘农随单位医疗队赴山西省稷山县送医下乡。他说，那时送医下乡，每天是在农民家里吃派饭，今天在这家吃，明天就去那家吃，每天3毛钱，1斤粮票。有一天，去一户农家吃午饭时，看到这家女主人擀面条时好像心不在焉，若有所思。问她：“你有什么困难吧？”她说：心焦啊！女儿一天到晚老是摇头，怎么治也治不好啊！唉……我就说给她扎扎看吧！头顶1针，脑后1针，就一顿饭的工夫，我吃完面条后给她起针，就去工作了，准备第2天有空再来给她扎。第2天，当我去另一家吃饭时，看见那个小姑娘和她妈妈已经在这家等我了。她妈妈高兴地告诉我说，昨天扎针后，她就没再摇头。我听后心里也很高兴，没想到会这么快就见效。就这样我抽空给小姑娘扎了3次，小姑娘的摇头病彻底治好了。

令人难以置信的是，程莘农从1976年恢复工作后的30多年来，患者到中国中医研究院专家门诊部看病挂程莘农的专家号时，挂号费始终是1元。按照国家关于医院门诊挂号费规定：主任医师5元，副主任医师3元，普通1元。当问及程莘农为什么要实行1元钱的普通挂号费价格呢？他表现出对患者的无限同情说："病人得病已经很痛苦了，减轻些负担总是好的！"一语道出了一位针灸专家的高尚医德。

（资料来源：张镜源《中华中医昆仑第十集》；中医世家）

路志正

路志正（1920—），男，汉族，中国中医科学院主任医师，1939 年 2 月起从事中医临床工作，为全国老中医药专家学术经验继承工作指导老师、首都国医名师，国家级非物质文化遗产传统医药项目代表性传承人。

1. 勤于临床，继承创新

路志正幼承家学，从伯父路益修学中医，拜山西盐城名医孟正已先生为师。在河北中医专科学校学习期间，路志正从经史子集到《素问》《灵枢》《伤寒论》《金匮要略》等中医学经典，无不系统学习，"背思相合"。在跟师过程中，一边侍诊，一边读书，既学习了知识，又在实践中对自己所学的知识进行检验。路志正一直坚持临床工作，行医七十余载。从事心肺疾病、急症、胸痹心痛、风湿病、中医疑难病的研究工作，以调理脾胃治疗胸痹心痛及慢性疑难病症作为长期研究方向。对眩晕、胆结石、风湿性和类风湿性关节炎、萎缩性胃炎、甲亢和甲状腺瘤、白塞氏综合征、干燥综合征、胸痹、不寐、多寐，以及妇科经带胎产、不孕等疑难病证，均有自己的独到见解。提出了脾胃和温病学说，临床重视湿邪，强调用药轻灵活泼，提倡疑难病综合治疗。

2. 因材施教，桃李满园

几十年来，他带出的一批批研究生、留学生、进修生、学术继承人，大多成为学术骨干和高级中医、中西医结合人才。他治学严谨，因人施教，奖掖后学，被传为美谈。

根据学生专业的不同，路志正分别提出指导性意见和指定阅读书目。对西学中的学生施某，让其钻研《伤寒论》，结合常见病、多发病，将中医宏观调控与微观检测相结合，整体与局部相结合，取长补短，探讨一些疑难病的中西医结合之法。对科班出身并在肺病专科有研究的中医学生王某，路志正要求他再读《赤水玄珠》和《理虚元鉴》，提高其临床辨治能力。一学生专攻脑病，路志正指导其编写《癫痫中西医诊治》专著，并亲自作序。

带领学生查房会诊时，除诊治疑难危重病人解决临床问题以外，路志正重在结合实际讲述医理，传授经验，这使年轻医生们受益颇多。路志正的广东省中医院弟子王小云大夫有 3 点体会：路老一是善于抓主证，其他略加考虑；二是药味少，药量小，有“四两拨千斤”之功；三是注重向患者交待清楚饮食起居以及注意事项。路志正时常告诫学生：“做学问要先学会做人，要淡泊名利，不尚虚荣，踏踏实实，耐下心来，虚心向学，不能有半点的马虎和浮躁，因为我们面对的是病人，命大于天呀！”

凡来找路志正求医者，他总是一视同仁，有求必应。对生活拮据者，他尽量少用贵重药，以减轻其家庭负担。27 岁的青海姑娘王某，19 岁时得了类风湿关节炎，四肢肿胀疼痛，无法走路。7 年来，求医遍及全国各大医院，几乎倾家荡产。经人介绍找路老诊治，一个月后，患者类风湿因子由原来的 74 下降到 18，病情明显好转。据姑娘的妈妈说，原来 1 个月要花 4000 元左右的医药费，现在最高才 600 元。记者看到姑娘手中的药方，7 副药共 53.1 元。如今，这位姑娘不仅走路没问题，还在一家学校学习电脑。

（资料来源：张镜源《中华中医昆仑第十集》；中医世家）

颜正华

颜正华（1920—），男，汉族，中共党员，北京中医药大学主任医师、终身教授、博士生导师。全国老中医药专家学术经验继承工作指导老师，首都国医名师，国家级非物质文化遗产代表性传承人。

1. 勤于临证

“医之本，精于术。”颜正华深谙医理，医术高超，精通药性，勤于临证，在中药教学的同时从未丢掉过临床。每次出诊，他均要详细记录每个患者的病情、诊断、用药，每个患者颜老都记挂在心上。遣方组药崇尚平和，通常达变，多有奇功。提倡“用药当知药，知药才能善用。”其总结开方用药经验为“巧用多效药，善用平和药，慎用毒烈药，分用同名药，不拘成方，因证遣药。”尤擅长呼吸系统、消化系统等内科病证的诊疗，治验甚众。

2. 德艺双馨

患者至上是颜正华教授高尚医德的体现。2003 年 4 月，“非典”肆虐，83 岁的颜正华仍然坚持出门诊。学生们劝他停诊几天，他却说：“作为一名医生，这点儿病就吓得不敢出诊，那我们的病人找谁看病?”一名本校学生发高烧，他仔细辨证施治后，使其病情得以控制。学生不久痊愈，而颜正华教授和家人却因此而被隔离。

颜正华是患者的知音，不仅给予患者心理安慰，处方开药也尽量减轻患者的经济负担，以治病需要为前提，不开与治疗无关的贵重药和检查单。

3. 淡泊名利

颜正华始终秉承“精于专业，诚于品德”的大医精诚风范，虽为名老中医，但他淡泊名利，对同事同仁谦让团结，共谋发展，学术不相诋毁，地位不相拼争，在荣誉地位面前向来很低调。

当年的青涩少年，如今已成为“国医大师”，他谦逊地说：“我就只是做了一名医生和教师应该做的工作，没想到得到很多荣誉。我有责任继续培养学生和医治患者，只要我的身体情况允许，就会继续工作下去。”颜正华身体力行的奉献精神，闪耀着国医大师的人格魅力，感染着身边的每一个人。

在颜正华的医案中，屡起沉疴的病例比比皆是。从行医伊始就乐善好施，所有患者不分贵贱长幼，无论病情轻重，他都仔细呵护，精心治疗。他经常不计报酬、延长门诊时间为患者服务，如此年复一年，日复一日，至今已九旬高龄的颜正华仍每周坚持临证，深受患者的尊重与信任。其良好的医德医风为后学之楷模。

（资料来源：张冰《中国百年百名中医临床专家丛书·国医大师卷——颜正华》）

（二）第二届国医大师

王　琦

王琦（1941—），男，汉族，北京中医药大学教授，主任医师，研究员。1958 年 7 月起从事中医临床工作，全国老中医药专家学术经验继承工作指导老师。

一日随王教授出诊，下午门诊来了一位男士，他体格修长，但却身材瘦削，皮都深陷在骨头里了。他眉目清秀，但却眼窝深陷，颧骨高耸。总之，就像是一位画师画好了一幅人物画的骨骼，但却忘了充实和丰满。像一位风格硬朗的雕塑家拿着刻刀，一笔一笔把人物雕刻成尖削、耸立的模样。一见到他，我的脑海里就被“瘦骨嶙峋”这个词充斥着，想着这个词真是太贴切了。

不过吃惊归吃惊，我还是要过来他的病历仔细地研究了一下。原来他在半年前偶有一次食多后出现胃脘部胀闷不舒，呃逆，后来就越来越严重，每天只要一吃点东西，例如吃两口馒头就很胀，吃了好多种助消化的中西药都没用，还伴有大便溏稀。去医院检查诊断为“反流性胃炎”。这就是简单的病历内容。看了病历后我仍然一头雾水，患者的症状、检查结果在我脑子里闪来闪去，也没能理出个头绪。

王琦老师却很耐心地继续问诊：“平时容易口干吗？”患者答道：“非常容易，总想喝水。”王琦老师又问：“有什么上火的症状吗？”患者答道：“上火是经常的，嘴里的口腔溃疡就没断过，总是起。”

问到这里我好像有点明白了，查其舌象，也是舌红、苔根黄的典型热象舌。王琦老师很和蔼地跟患者说：“没事了，我知道了。我们努力，让你长胖些。”问完后王琦老师心里便已经有了打算，提起笔来在处方纸上写了起来，药味很少，只有六味药。

处方：防风 15 克，滑石粉 10 克，炒栀子 10 克，炙甘草 10 克，藿香 15 克，黄连 10 克。

王琦老师是怎么归纳出病机特点，只有区区六味药，让患者从“两口”馒头的命运中摆脱出来呢？因为对患者“瘦骨嶙峋”的形象和只吃“两口馒头”也不饥饿印象深刻，我在跟诊结束后连忙向王琦老师请教，王琦老师非常耐心地给我们讲解了一下。

王琦老师讲道，患者虽有腹胀、纳差、便溏等一系列脾虚之证，但如果被现有症状蒙蔽了双眼，就会妄投补脾益胃之剂，结果会适得其反，因此必须细细诊察，不可妄补。通过询问我们得知患者有口干、易生口疮、舌红苔黄等一系列热象，证明不是单纯脾虚之证，而是脾经蕴热而致胃不受纳，故选用儿科方剂泻黄散加减来泻脾经蕴热，热除后自然就不会腹胀吃不进去饭了。

两个月后，我在门诊又见到了这位“两口馒头君”。这位先生感谢老师让他胖了不少，激动地说：“来找您看之前，我每天都不能吃饭，如果饿了就只能咬两小口馒头，然后就吃不进去了，每天很痛苦！现在已经能正常一日三餐，而且吃到正常饭量的六成了，我非常高兴！”王琦老师听后欣慰地笑了：“真的啊！太棒了！”

门诊结束，我一直在想着这位“两口馒头君”的病历，王琦老师的治疗让我感慨良多，能仔细审证求因，得知脾热引起胃不受纳为老师辨病之详；能归纳所有症状，总结核心病机是王琦老师辨病论治思想的集中体现；能根据核心病机选方用药，而不拘泥于古法表现了王琦老师思路之广。因此，我们一定要多读经典，多思考，多跟师学习，这样才能成为一名好医生。

（资料来源：《记一则反流性胃炎患者的求治故事》）

孙光荣

孙光荣（1920—），男，汉族，北京中医药大学主任医师、教授，1940 年 7 月起从事中医临床工作，为全国老中医药专家学术经验继承工作指导老师、首都国医名师，国家级非物质文化遗产传统医药项目代表性传承人。

曾用推拿加一个单方，挽回了溺水窒息者的生命；用 3 剂药抢救了垂危胃出血病人；7 剂方药使一个双腿交结 7 年难以屈伸、“周游列国”求治的小女孩基本能独自站立；用内服、外治、导引的方法，使多例脑胶质瘤患者转危为安；坚持用一个基本方挽救一位乳腺癌术后淋巴转移者，患者至今已存活30年……他就是孙光荣。

孙光荣是我国著名中医药文献学家和中医临床家，中医药现代远程教育创始人之一，北京同仁堂中医医院特聘专家，国家级非物质文化遗产北京同仁堂中医大师。他出身于中医世家，因自幼“刚正敦厚，循规蹈矩，天资聪颖，过目成诵”，5 岁即被父亲视为“可传衣钵之才”。他首承父亲的“丹溪学派”，继而拜全国著名中医药学家、湖南省中医药研究所所长李聪甫老教授为师，苦研“东垣学派”，侍诊近八年，得到李老的真传。

孙光荣常说：“要做一个真中医，当一个好中医，首先必须真正沉下去、悟出来，刻苦钻研，这是行医的第一要务。”行医数十载，他潜心钻研，逐步形成了自己“护正防邪，存正抑邪，扶正祛邪”的学术思想，临床时以“调气血、平升降、衡出入”为思辨特点，并创造了用“三联药组”按君臣佐使配伍而增强中药相须、相使、相畏、相杀功能的独特组方方法。这些学术经验虽然言词简洁，却是字字珠玑，意味深厚。以“调气血、平升降、衡出入”九字为例，铺展开来便有着无穷的奥妙。孙教授根据自身钻研和实践的体会，强调在诊疗中务必要坚持“中和”而做到“三善于”，一要善于调气血，二要善于平升降，三要善于衡出入。

孙光荣认为，中医治病最讲究两条：一是从病人的整体以及与外环境的关系来看病，要“因人、因地、因时制宜”，而不是头痛医头、脚痛医脚，不能用统一的“套餐”，不能用程式化的“套路”；二是中医治病不是运用对抗性思维，不是有细菌或病毒就只要消灭细菌或清除病毒，不是有病损的脏器或肢体就只要截断病损的脏器或肢体，而是“调”——调阴阳、调气血、调气机的升降出入，调到平衡。

“合则安”这是孙光荣一生奉行的法则。无论是为人治病还是自我养生，无论是处世持身还是待人接物，他都能保持平和豁达的心境。时至今日，孙光荣在中医药这座宝库中已徜徉了60余年，中医、中药情结早已融入了他的血液。“博大、精深、中和、仁爱”已成为他与中医药文化的共同写照。

（资料来源：王勇《要做一个真中医》，《光明日报》2011年9月25日）

刘志明

刘志明（1927—），男，汉族，中国中医科学院广安门医院主任医师。1940年9月起从事中医临床工作，全国老中医药专家学术经验继承工作指导老师，首都国医名师。

1. 出生岐黄，师承名医

刘志明出生于岐黄世家，其高祖是悬壶湘水两岸的名医，医术精湛，名闻遐迩，因出诊从不坐轿，常怀揣中药，步行出诊，被称作“刘四差马”。曾祖是国医刘碧泉，祖父、父辈都是当地的名医。刘志明就在这样一个中医氛围浓厚的环境中成长起来。

刘志明自幼聪颖，6岁上私塾，教书的老先生都是学问高深之人，属于一方名流。15岁，刘志明的叔父为让其拓宽视野，拜湘潭名老中医杨香谷为师。杨香谷当时年逾六旬，行医已四十余年，临症经验丰富，医术高明，为人正派。三年满师，杨香谷先生准其独立开业行医。在家族帮助下，刘志明在当地开了一家药铺，自此悬壶，踏上了行医的漫漫旅程。开业不足半年，就以高尚的医德、精湛的医术赢得了病人的信赖，在当地崭露头角、声噪湘潭。

1944年夏天，日寇侵华战火燃及湘中、湘西一带。平民士兵死伤无数，战区瘟疫横行，尤其是发热性疾病，更是疯狂肆虐。刘志明看在眼里，冒着生命危险，深入疫区，救治百姓。他凭借自身精湛的学术造诣和丰富的临证经验，以升降散与达原饮合方为基础，随证化裁，很快控制了疫情的蔓延。“刘志明善治热病”的声名不胫而走，誉满三湘。

2. 衷中参西，开拓创新

刘志明一直有一个为中医开拓创新的梦想，他认为，中医实现开拓创新的关键在于能否有效利用现代科学的理论与方法。

刘志明指出，现代科技并非为西医学所专用，中医学亦可将现代科学有机融入其中，以此来作为望、闻、问、切的延伸。若借助西医的先进诊查仪器及实验室设备，一方面可以及早发现疾病，弥补中医直观感觉的不足，提高中医疗效；另一方面也可以通过对检查结果的分析，进行微观辨证，丰富中医的辨证依据。此外，还可根据治疗前后检查结果的改善情况，为中医疗效的判定提供量化指标，打破传统中医仅凭症状、体征进行疗效的评价，为中医的有效性、科学性提供令人信服的客观依据。

“他绝对是一个以事业为重的人，一工作起来就停不下来。看到他救了那么多人，我们也觉得父亲很伟大!”听到女儿的赞叹，刘志明在一旁笑了。如今女儿作为他的首批学术继承人，将自己的事业传承下去，他颇感欣慰。希望女儿，还有徒弟们能够在自己的岗位上努力工作，为中医药事业的发展不断进取，做出自己的贡献。

（资料来源：杨柳《刘志明：精研岐黄术 横刀斩疫魔》，《中国中医药报》2015年3月25日）

陈可冀

陈可冀（1930—），男，汉族，中共党员，中国科学院院士，中国中医科学院主任医师、首席研究员、终身研究员。1956 年 4 月起从事中医临床工作，全国老中医药专家学术经验继承工作指导老师。

1. 先当杂家后当专家

“学到知羞处，方知艺不精。”陈可冀总是用这句话激励自己，再忙也不能忘记读书。如今，他依然保持着每日 3 ~ 5 个小时的读书看报时间。

在弟子眼中，陈可冀就是个博览群书的“知识青年”，“他每天都要阅读十余种中英文报刊中的重要文章，在办公室经常可以见到他上网检索各种资料，有时候发现一点有价值的消息，他就兴奋不已”。弟子们说，陈可冀敏锐的科学洞察力及善于挖掘的精神是他们跟师学习的最大感受。

陈可冀认为，读书要做到广博与精专相结合，由博返约，由浅入深，循序渐进；治学要先当杂家，后当专家。“当年刚开始学的是西医，后来学习中医时，感觉自己就像一个大口袋，里面什么都没有，空空的，所以跟着名老中医冉雪峰学习，我觉得什么都是新的，收获也很大。开始当医生需要拳打脚踢，读得杂有好处，要注意综合性、前瞻性和多学科性。”陈可冀回忆道，学习需要结合自己的专业选择经典书籍和教材，他当时学习中医的启蒙教材为老师指定的《黄帝内经》《伤寒论》《金匮要略》《脾胃论》等，一直以来，他都提倡经典与现代相结合，“广口径，厚基础，秦风汉骨，了解透彻，才能具有自己的学术特点”。同时，“四大经典”应联系相关国学著作精读；对各医学流派也应不存偏见，博采众长。

2. 追求中西医结合事业

得知老友屠呦呦获诺贝尔奖的消息，陈可冀很高兴。他用勤奋形容屠呦呦，认为正是好奇心和进取精神，让屠呦呦找到了提取青蒿素的钥匙。

在陈可冀看来，青蒿素研究获诺奖并不意味着中医中药这门学问获得世界的完全认可，但说明中医药值得“像宝库金矿一样去挖掘”，并需要结合现代科学技术方法继承和创新。接受南都记者专访时，陈可冀坦陈对中西医结合等争议问题的看法，建议国家继续提倡举办西医学习中医班，呼吁大家不要担心中医与现代医学结合，因为“中医不创新就难以很好发展”。

陈可冀指出，到目前为止，凡是得到国家奖的成果，如果认真查一下，还是以中西医结合的成果为多，所有国家批准上市的准字号的中成药，基本上也是中西医结合的成效。纯粹传统的中医也要认真传承，但中医真正要创新发展，还应重视进一步与现代医学结合，用现代科学技术的方法，这是最重要的途径之一。中医经过几千年发展，成就非凡，是中国灿烂辉煌文化的组成部分，积累了丰富的医疗经验，有独特的理论体系。但时代不一样了，要与时俱进，不能墨守成规，不要担心跟现代医学结合，它只会促进中医学术发展。青蒿素研究证明，中医与西医及化学方法结合，能够取得新成果。现代医学中的核医学、基因组学等都是学科交叉的成果。

陈可冀希望管理部门允许大家采用多元模式研究和发展中医药，可以用传统的方法，也可以结合不同的医学或非医学专业模式；不要拘泥于一种，要提倡互补，达到共赢和多赢。要提倡学术民主，发挥不同专业人员的作用。中医走向世界必须有共同的语言，中医有很多术语，很科学，很文化，但是外国人听不懂，要逐步调整适应。语言都不能通，怎么办？所以要做很多工作，我们大家现在在做中医的名词术语翻译，中医的辨证诊断的规范化、标准化，临床研究方法上怎么跟国际接轨等。这一系列的工作都很需要，大家也在做，不过难度还是很大的。

（资料来源：丁洋．陈可冀：让传统与现代共辉．中国中医药报，2015-07-23；商西．陈可冀院士：有人反对中医是因为不了解．南方都市报，2015-10-23）

金世元

金世元（1926—），男，汉族，中共党员，北京卫生职业学院主任药师。1940年2月起从事中医药工作，全国老中医药专家学术经验继承工作指导老师，首都国医名师。

1. 地道党参奇遇记

1988年的一天，金世元带着他的两个得意门生翟胜利、李京生到河南百泉药材市场参加药材大会，进行实践学习。药材市场里布满了各种奇药罕药，让人大开眼界。这里汇集了来自全国各地的医药专家和医药商人，药农更是忙着介绍，推销自己的药品。金世元和徒弟走走停停，往返于多家党参药商摊位，目的就是想寻找上好的党参，让学生在实践中加深印象，提高对中药材的识别和把握水平。

走着走着，金世元停下脚步，徒弟以为老师累了，就劝他找个空闲地方坐下歇歇，可金世元却兴奋异常，目不转睛地盯着前方几米远的一个商摊，摊位上摆着川贝母和党参两种药。两位高徒一下明白了老师的意思，他是被地道的药材吸引住了。

金世元让学生上前去问药农是不是甘肃文县人，药农有些奇怪，回答："是啊，您二位认识我？"

"我们不认识您。"学生笑着说。

药农正在诧异的时候，金世元走了过来，药农忙问："老先生也是我们甘肃文县人吗？"

金世元会心地笑了，用手指着摆在地上的党参说："小伙子，我不认识你，但我认识你的药，这党参是地道的甘肃文县党参，在四川北部的南坪等地也出产，是上等好药，党参中的精品。这参不太粗，不太长，支根少，全身有80%的横纹，一般都为扁形的，根头部有多数疣状突起的茎痕，俗称‘狮子盘头’。文县党参折断面呈粉白色，吃在嘴里甜度大，人送‘美人面’的美称。另外它还有一个特点就是主参上都有一个小洞，那是因为你们是穿起来晾晒的，能见到这样的上等好参，我们不虚此行呀！”

这时，摊位前已经聚集了十几个人，有人拿着党参观看横纹，有人品尝，还有人仔细在找那个小洞，药农更是听得目瞪口呆，连连点头称是。在场的人都佩服眼前这位白发苍苍的老先生，夸他太神了。金世元笑着说：“我不是神，我是勤，常言道：听过不如见过，见过不如干过，干过不如干坏过。”

金世元每年都要到许多地方参观调研，像这样的奇事实在太多，见过他的人虽不知他是国药泰斗，但敢肯定他是一位中医药奇人。

2. 火眼金睛辨贝母

金世元常说：“天有三宝：日、月、星。人有三宝：精、气、神，人活的就是一口气。”

他一辈子笑看人生变幻，享受平淡生活。生活中的金世元平易近人，和蔼可亲，而工作中的他却是一个较真的倔老头。

1990年夏天，在一次药材大会上，金世元问一位药商：“你这贝母是什么品种？多少钱一斤？”

药商自信地说：“老先生您遇到我算是遇到了好药材，我这是阿坝藏族地区正宗的松贝，您看这色泽，多白，800元一斤。”说着随手拣起一个递给金世元。

金世元接过来笑了笑说：“小伙子，你不实在呀，你这摊上一共有两种贝母，一种是东贝，一种是伊贝，就是没有松贝。你这稍大一点的贝母看着确实很像松贝，但它是浙江产的东贝，是在幼贝母时采集的，而且你还用硫黄熏过，所以才很白很亮。正宗的松贝产于四川阿坝藏族自治州的松潘、若儿盖、毛儿盖、黑水等地，过去集散于松潘，故称‘松贝’。松贝如豆如珠，又称‘珍珠贝’，外边有两个大鳞片，相互抱合，顶端开口，中间抱着一个小鳞片，人称‘怀中抱月’或‘观音坐莲怀抱子’，味道微苦。你的东贝母外层两个鳞片较肥厚，中间的小鳞片 2～3 个，且特别苦，所以绝不是松贝。那个小一点的也不是松贝，它是正宗的新疆伊犁哈萨克自治州霍城的幼小伊贝母，是酸的。还有……”没等金世元把话说完，小伙子就心虚了：“老先生您说的全对，可我还要生活呀，做生意卖点药不容易，这药我不卖您了，您到别家去买吧！”

金世元收起了笑容，倔强地说：“我做事对事不对人，我不但不会买，也不能让你把伊贝东贝当成松贝卖给别人，松贝 800 元 1 斤，伊贝东贝才 100 元 1 斤，药是治病救人的，你这样黑心不成啊，会误病伤人的！”

金世元的正气一下子镇住了这个药商，他灰溜溜地改了标牌上的价格，显出一脸的无奈，但也能看出他对老先生很服气，因为他遇到了高人，水平高，品德更高。

（资料来源：《首都医药》2005 年 5 期）

晁恩祥

晁恩祥（1935—），男，汉族，中共党员，中日友好医院主任医师、教授。1962 年 10 月起从事中医临床工作，全国老中医药专家学术经验继承工作指导老师，首都国医名师。

1. 大医精诚岐黄术，危难之际显身手

晁恩祥主张医精为业、心诚待人，他认为对中医要有诚心，对学术要有诚信，对患者要有诚意，特别崇尚大医精诚，也崇爱古希腊希波克拉底的《医师宣言》。曾两次在大型学术会上讲解医德医风，大医精诚。

晁恩祥青年时期的一次小感冒领略了中医药的神奇疗效，而后更是凭着几十年如一日临床诊治呼吸危重症患者积累的经验和扎实的中医温热病理论根基，怀着一股治病救人的责任心，不瞻前顾后护惜身命，疫疠之年勇挑重担，成为京城首位给“非典”患者诊病的中医专家。作为原卫生部突发传染病专家组成员及国家中医药管理局突发传染病专家组副组长，近十余年来一直在SARS、人禽流感、甲流等突发传染病的防控一线。参与了2003年SARS，2005年人禽流感和甲流、手足口病等传染病的防治方案研究和制定。曾随卫生部医政司赴香港、越南考察指导人禽流感防控。长期参加传染病医院的会诊工作、艾滋病患者的诊疗工作及红丝带活动。先后获得“全国防治非典优秀科技工作者奖”“抗击非典特殊贡献奖”“防治非典优秀共产党员”“全国中医药应急工作先进个人”“急症工作特殊贡献奖”和北京市“首都中医药防治H1N1甲流科技攻关奖”等荣誉称号。

2. 京城御医保国安，首都卫士促民康

晁恩祥是首届北京中医药大学本科毕业生，并曾在全国中医高级研究班跟名医学习，其熟研经书，博闻强记，更兼天资聪慧，勤奋好学，善于思考，奠定了扎实的中医理论根基。20年内蒙基层临床实践和30年中日友好医院的磨炼，使其既掌握了现代医疗技术，又提升了中医临床技艺，特别是在中医药诊治肺系病方面学术成就卓越。正是凭着深厚的理论造诣、丰富的临床经验、高尚的医德医风和坚定的政治信念，2001年至今被聘为中央保健委员会会诊专家，为国家领导人的健康保驾护航十余载，并于2006年荣获“中央保健工作先进个人”奖。

“上工治未病”，作为一名中医大家，深知“未病先防”的重要性，晁恩祥是北京市中医管理局聘请的首都中医药养生首席指导专家，在完成繁忙临床诊务之际，牺牲自己休息时间，为了百姓健康，开展各种形式的健康宣教、社区义诊等活动，为公众传播正确的健康养生知识。特别是SARS、禽流感和甲流等传染病流行期间，风声鹤唳、人心恐慌、谈病色变，市场上板蓝根、消毒液和口罩脱销的时期，晁恩祥在不同场所宣传科普传染病知识，对降低百姓恐慌情绪发挥了一定作用。晁恩祥是位现代老中医，古稀之年仍能熟练使用电脑网络、iPad、iPhone等工具了解大众对健康的需求，并借此宣传介绍中医药，提供保健知识，为护佑一方百姓安康继续做出努力。

晁恩祥在荣获“国医大师”称号后曾写了一首短诗：“从医济世慰万家，潜心精诚度年华，喜获大师非凡事，人生若水淡如茶。”

（资料来源：人民网健康全媒体平台）

（三）第三届国医大师

吕仁和

吕仁和（1934—），男，汉族，中共党员，北京中医药大学东直门医院主任医师、教授。1962年10月起从事中医临床工作，享受国务院政府特殊津贴专家，全国老中医药专家学术经验继承工作指导老师，首都国医名师。

1. 荤素搭配，均衡饮食

吕仁和认为，饮食非常重要，既不能饿着自己，也不能吃得太多，六七分饱为宜。饮食量以维持正常体重为目标，要控制体重。一个人的标准体重是身高减去105，比如身高180厘米，标准体重大概就是75kg，应该把自己的体重保持在标准体重上下10%的范围内。

吕仁和说，五谷为养，五果为助，五畜为益，五菜为充，气味合而服之，以补益精气。谷、肉、瓜、果、菜分别含有不同的营养素，均衡饮食，才能使人体获得充足的营养。但是均衡并非绝对等量。在均衡的原则下，提倡多食蛋类、奶类及蔬菜，少肉食，但并非无肉食，尤其对于长期喜食肉食者。鸡蛋、牛奶均富含优质蛋白质，鸡蛋含有人体所有必需的氨基酸，奶类含钙量丰富，且吸收、利用程度高，是极好的钙的来源；蔬菜热量低，膳食纤维丰富，可增加饱腹感。肉食肥甘厚腻，多食易困阻脾气健运，酿湿生痰，可加速肝脏脂肪堆积，增加肝脏负担，增加脂肪肝和肝细胞损害风险。

吕仁和每天都要吃3枚大枣、1个核桃。大枣益气养血，核桃仁补肾润肠。坚果富含不饱和脂肪、人体所需氨基酸及微量元素，在补肾健骨、活血化瘀的同时，可益智健脑、润肠通便，对老年人、便秘者及脑力劳动者较宜。吕仁和说，在三餐之间摄食少量坚果，在补充能量的同时，也避免由于饥饿感明显而在正餐时不自觉地增加热量摄取。

2. 自创功法，每日锻炼

吕仁和喜欢运动，因为运动在健康长寿、养性调神等方面具有重要作用。但他强调，每个人必须根据自己的实际情况选择适合自己的运动方式、运动量和运动时间。吕仁和说，有的人身体不太好，人家走1万步，他也走1万步，甚至更多，结果走得腰酸腿疼再也不运动了，反而适得其反。调息、缓慢起蹲、八段锦、五禽戏、太极拳等轻缓运动，以及双手十指交叉活动、手腕足腕活动、伸展活动、挺胸收腹活动等动作，同样能通经活络、行气活血、调理脏腑，帮助五脏改善功能，提高人体免疫力，促进健康。

业余时间，吕仁和将八段锦、太极拳和近代一些健身运动方法相结合，编制了一套“十八段锦”操功法，通过全身各部位轻缓而有力度的活动，起到健身防病的作用。

“十八段锦”共分初、中、高三级，每级为六段。根据锻炼肌肉、经络的不同，各段具有不同的作用，可根据情况辨证选择。初级功能理顺三焦、疏通经络、调和气血、补益肺气、益肾健脾、濡养筋骨；中级功可振奋元气，舒利关节，增加肺、脾、肝胆的功能，改善全身气血循环；高级功能加强并改善胸腹腔血液循环、固护腰肾、锻炼肢体肌肉、协调全身各系统组织器官等作用。每天早晨，吕仁和都会练一遍“十八段锦”，之后再吃早餐，这一习惯已经坚持了30多年。“十八段锦”运动量不大，但每次练完后，全身轻松而有力，很适合体质较弱、没有条件做大运动量锻炼的脑力劳动者，对糖尿病患者尤为适用。

3. 书法养生，心神统一

怒伤于心则肝应，思伤于心则脾应，忧伤于心则肺应，恐伤于心则肾应，喜伤于心则心应。中医学认为，喜、怒、忧、思、悲、恐、惊等情绪是导致疾病的重要原因。出门诊时，吕仁和常常叮嘱患者少着急、少生气。在日常生活中，他更是躬亲力行。他很推崇王蒙提出的两个说法，一个叫“智慧的沐浴”，就是用自己的智慧，把自己洗刷洗刷，看看自己有哪些问题，到底为什么情绪不好。另一个叫“思辨的快乐”，就是说既要勤于思考又要善于思考，通过不断思考、不断学习，使自己获得足够多的智慧，变得快乐，提高抵抗生活中不良刺激的能力。

在忙碌的临床、科研、教学工作之余，吕仁和闲暇时常练习书法。吕仁和说，书法是一门艺术，也是一种养生之道。笔墨可以养生，可以寄托情怀。书法可以帮人静心、怡情，达到宽容、知足的境界。书法能调节情绪，促进人的身心健康，陶冶人的情操，赋予生命积极向上的活力。书法能养神，养神能炼意，有效地减少或避免心理对于生理的干扰，使一切杂念全抛到九霄云外，这种全身心的投入，其作用不亚于练气功、打太极拳，形神共养，使书家形神一体，心身统一，从而健康长寿。

（资料来源：《国医大师吕仁和的三个独门养生秘方》）

许润三

许润三（1926—），男，汉族，中共党员，中日友好医院主任医师。1949 年 7 月起从事中医临床工作，享受国务院政府特殊津贴专家，全国老中医药专家学术经验继承工作指导老师，首都国医名师。

许润三是国家级名老中医，北京中医药大学硕士生导师，北京弘医堂中医医院出诊专家。临床上内、妇、儿、外兼擅，尤以善用经方治疗妇科疑难杂症著称。他推崇张仲景辨证与辨病相结合，方证对应相结合的理论思想，并在此基础上发扬创新，赋以新意。

在临床上，许润三积极利用现代化的诊断手段，他认为西医在解剖、生理、病理、诊断、抢救、判断预后等方面，都可以弥补中医学之不足。而治疗中，许润三则按中医辨证论治的原则遣方用药，保持和发挥中医特色，如输卵管阻塞性不孕、子宫内膜异位症引起的痛经、不孕，反复性流产等，并总结出相应的中医治疗体系。其中，他以中医中药治输卵管不通，免除了患者手术之苦，其确切的疗效和较高的成功率赢得了广大患者和同行的肯定。

除专业特长外，许润三还有自己的一套养生经。

保持好心态。许润三常说："活着就是胜利，生气自己吃亏。"他建议大家内心要平和、宁静，做好自己该做的事情。

许润三的中医思想纯正，方药引经据典，借鉴现代医学技术，与时俱进治疗发展中的病种。为人方面，许润三从未对人有苛责的要求，凡事自己先做好分内工作，让周围的人很自然地愿意向他学习。

饮食要荤素结合、粗细搭配。荤三素七、粗三细七是许润三比较常态的饮食结构。其中鱼类是他最热衷的荤类。在他看来，这是补充蛋白质的最好来源之一。此外，他还少量饮酒，认为每日可饮酒五钱至一两。

退休后要坚持工作。许润三主张“有所为才有所乐”，老年人退休后，不再工作，不再与社会接触，身体和精神都容易颓废。

常服保健药物西洋参和三七粉。西洋参有强壮心脏的作用，许润三70岁时开始服用阿司匹林预防心脑血管疾病，因阿司匹林有可能引起出血的副作用，故常服用有“止血、散瘀”作用的三七粉。其实，三七粉本身就有治疗心脑血管的功效，同时还能对抗阿司匹林可能出现的副作用。他主张，医生开药、患者服药都要留有余地，不要一下子就用到最好，否则大病、重病时就没药可用了。

了解许润三的人曾经这样评价：“诗书典籍以润屋，饱学大度以润身，救人治病以润德，这就是润三老人。”这种评价客观且形象。其实，许润三和其他年至耄耋的国医大师们一样，主要也是吸取了《黄帝内经》“天人合一”思想，按照自然规律生活、工作，有着共同的养生体验：淡泊名利，乐于奉献；饮食有节，以素为常；起居有序，不妄作劳；适度锻炼，动静结合；心胸宽阔，善待他人……其中最最重要的，也是强调“良好的心态”，即《内经》所说的“恬淡虚无，真气从之，精神内守，病安从来”。

（资料来源：《名老中医许润三的养生经》）

柴嵩岩

柴嵩岩（1929—），女，汉族，无党派人士，首都医科大学附属北京中医医院主任医师。1948 年 12 月起从事中医临床工作，享受国务院政府特殊津贴专家，全国老中医药专家学术经验继承工作指导老师，首都国医名师。

1. “为医是一种使命，必须有足够的学识、胆识和担当”

老家在辽宁省辽阳市的柴嵩岩，几乎是在北京长大的。经人介绍，1947 年，她来到中医伤寒大家陈慎吾门下，被收为入室弟子。

“看到老师讲解那些晦涩难懂的内容时旁征博引，信手拈来，举重若轻，深入浅出，我更加认识到打牢传统文化功底的重要性。”柴嵩岩说，那时，她除了认真听讲、反复复习，还积极包办了帮老师刻笔记、讲义蜡版、油印等工作，“因为这样能学得更深”。

进入新中国唯一一批由国家培养的中医学习西医班，她的班主任就是我国著名医学科学家、医学教育家、两院院士吴阶平。

“吴老师儒雅谦和但治学非常严谨，对我们的学风有很大影响。是他教会我们如何热爱科学、心怀善意。”柴嵩岩清晰地记得，有一次她作为助手跟着吴阶平和另一位外科专家李家忠教授做手术。“那是一个甲状腺手术，李教授让我过去帮着拉钩，我忘记自己正面是无菌区，应该背靠背过去，径直就朝着李教授过去了，违背了无菌操作原则，李教授一下就急了，直接让我下去。我也愣了，又是羞愧、又是尴尬，满脸通红地站在那里不知该怎么办。”柴嵩岩说，一片死寂中，吴阶平很小声地跟李家忠“央求”，“让她再加一件衣服上来吧”。

“我知道，吴老师这么做是为了不让我失掉这次机会，所以我非常感恩。李老师的严厉也让我终生难忘，那是对病人高度负责的理念。”柴嵩岩说，当年挨的那场骂、罚的那次站，对她影响极大。病人安全无小事，百分百执行规范、不打折锤炼技术，由此深深融入她的血液。

柴嵩岩说，如果让她总结中西医老师有什么相同点，那就是他们都把医学事业发展、病人健康视为己任。在他们眼中，为医是一种使命，必须有足够的学识、胆识和担当。这也成了柴嵩岩对自己职业的根本要求。

2.“中医在治疗妇女病方面有优势，越干越爱中医”

“我感觉中医在调经、治疗妇女病方面有优势。如果去搞妇科专业，应该还是能发挥作用的。”这一选，就选定了柴嵩岩一生的职业方向。

当时，北京中医医院名家荟萃，仅妇科就有刘奉五、王志敏等享誉京城。该院传承风气开明、浓厚，各科室、专家之间交流学术、交叉带徒也很普遍。柴嵩岩抓紧有利条件博采众家之长，广泛深入学习，诊疗水平提升很快。

“老大夫对我们都非常好，比如儿科的祁振华，有什么心得都跟我讲；贺普仁贺老，给我们讲治疗心脏病的独特方式；王乐亭王老用金针治疗淋巴结核，手把手教我怎么用针……”她以求知若渴的心情向名家学习、向病人学习，多临床、多跟师、多积累。典型病例、单方验方、前辈点拨、自身感悟，每有所得，就记载在随身携带的笔记本上，经年累月，这样的本子换了一个又一个，慢慢成堆。柴嵩岩边翻阅一个已经泛黄的笔记本边说，当时工作虽然很累，但只要有患者反馈治好了疾病，她就格外有干劲，越干越爱中医。

正是靠着勤于临证、善于总结，柴嵩岩开始慢慢有了自己独特的思想，多年以后形成了“柴嵩岩中医妇科学术思想及技术经验知识体系”。这一“知识体系”，从临床实用出发，完整而自成逻辑，分别在女性月经生理理论、中医病因病机理论、中医辨证思辨方法、舌诊脉诊认证技巧诸方面，充实、完善了现代中医妇科学理论。

3.“也有害怕的时候，也遇过焦躁的病人，但想帮助人的心总能克服一切”

柴嵩岩治人无数，从未停止过临床。看到现在沉稳、坚强、果敢的她，很多人想不到，初出茅庐时，她也有不淡定的时候。

“刚开始我也怕啊，尤其是拿不准的时候。比方说，给街坊的孩子看病，光听人家说还咳嗽就会害怕。开方的时候，药量拿不准，也怕。”她回忆，1958 年，第一次她被医院派到京郊房山的琉璃河公社为农民诊治。有个女病人因为第六胎分娩在土炕头，卫生条件不好，造成宫腔脓肿。“当时病人垂危，不能坐大车；又不能耽搁，只能放在量粮食的笸箩上，几个人轮流给抬到我这儿来了”。柴嵩岩坦言，当时自己 28 岁，“哪见过这情况，特别害怕。我跟她商量送到大医院，患者却不愿去，说你不就是城里大夫吗，你给看看呗”。柴嵩岩认认真真却战战兢兢地给患者开了两服药。对方前脚出门，柴嵩岩后脚就开始心里打鼓。

一天下来心神不宁，入夜也翻来覆去睡不着，实在搁不下，她就跟同住的护士长倾诉。正说着呢，有人敲门了。“我就害怕，往炕下缩，护士长问找谁，来人说我们来接大夫的，说吃了大夫的药好极了，能不能再去瞧瞧。我一轱辘爬出来就跟着去了。”说到这里，柴嵩岩笑了：“那个方子我现在还记着，但是觉得当时黄芪用得少了，如果再加 2 钱，会更好。”

在柴嵩岩看来，病人都是弱者，需要体谅担待。遇上经济状况不好的患者时，她还会出手相助。同事、学生中不少人都见过，柴嵩岩免去贫困患者挂号费的场景。曾经有医馆老板请她行医，得知需要给患者多开药开贵药时，她果断拒绝了。“我从来不开贵药，也不开量大。一般7味药就可以了，做医生的要想着给老百姓省钱”。柴嵩岩说自己特别喜欢帮助人：“现在想起来年轻时半夜三更爬起来，坐着‘小蹦蹦’，跑西郊给人看病，就觉得特有意思、特满足。”

（资料来源：《柴嵩岩：心怀慈悲·春暖杏林》《健康报》2017年3月17日）

薛伯寿

薛伯寿（1936—），男，汉族，中共党员，中国中医科学院广安门医院主任医师。1963年8月起从事中医临床工作，享受国务院政府特殊津贴专家，全国老中医药专家学术经验继承工作指导老师，首都国医名师。

薛伯寿行医50余载，精诚服务于民，他年过八旬，仍坚持每周6次门诊，以养生防病、解除疾苦、创新传承、博爱助人为乐。

圣人无常心，以百姓心为心；大医无私心，以患者心为心。他尊道贵德，追求奉献，看病极多且广，技术精益求精，每年回乡义诊日达80余人，曾五下医疗队为百姓健康护航。他追求少花钱治好病，常能以寻常药治愈顽疾。虽为名家，却保持“布衣中医”高贵品德，对高干、外宾与普通群众能做到一视同仁，认为医者心怀济世救人之心，不能轻此厚彼，心无杂念功利，方可临证。承担大量军政首长保健，从无私求，屡获特殊医疗贡献奖。在防治传染病方面有着突出贡献，首批被选拔赴非洲试治艾滋病，发表论文启迪后学；北京“流感”暴发，他拟定“速解流感饮”，被作为普济方广施病人，价廉效佳；“非典”肆虐，他彻夜赶写辨治八法及方药，由人民卫生出版社印成小册，赠给一线人员；对非洲埃博拉病毒性出血热，拟定辨证诊治方案，应对可能传播的疫情。

“治病难，治人更难”。他认为，医者首先必学会做人，真正达到思想高境界，方能倡导病人如何修身养性，调动主观能动性，才能从根本上解决“看病难、看病贵”的问题。他治病中不厌其烦讲清病因，告诫淡泊名利，讲究和谐，宣传“健康靠自己，不是靠医生”；引导“养生先养性”“饮食有节，谨和五味”“药补不如食补，食补不如精补”；讲明“膏粱之变，足生大丁”“流水不腐，户枢不蠹”之理。他自创了“修养四心饮”：心正忠信为君，心善和谐为臣，心慈奉献为佐，心仁大度为佐，上善若水为引，九转修炼，防治百病。研究中华养生，自创益智强身太极运动并推广，提高大脑形体健康水平，可促进疾病向愈。录制健康养生节目，人民网、新浪网、北京卫视等媒体进行了报道。振兴中医事业，致力于蒲氏学术再传承，他先后培养了数百名中医、中西医结合骨干人才，1986 年就被评为国家级突出贡献中医科技专家，享受国务院特殊津贴；获首届中医药特别贡献奖、薪火传承奖、岐黄发展奖、中医药成就奖等诸多荣誉。

（资料来源：《北京广安门医院薛伯寿：大医精诚·明德至善》）

北京地区首批全国名中医

王庆国

王庆国（1952—），男，汉族，中共党员，北京中医药大学主任医师、教授。1969 年 10 月起从事中医临床工作，享受国务院政府特殊津贴专家，全国老中医药专家学术经验继承工作指导老师。

1. 年少从医，耽嗜岐黄，主攻仲景之学

王庆国17岁习医，迄今47年，自1982年拜在刘渡舟教授门下之后，即以研习发展仲景之学为己任。经过深入学习领悟，终能熟谙《伤寒论》核心理论，深知伤寒学科的研究现状、发展方向及瓶颈所在，高屋建瓴地提出了卓有建树的学术观点以及发展思路，奠定了在仲景学说研究领域的引领地位。

2. 师从名家，勤求博采，成就经方妙手

读研期间，他曾得到任应秋、程世德、赵绍琴等名家授业，又得以随刘渡舟、王绵之、赵绍琴等侍诊，且能访学名家，得其教诲。如1989年曾访学四川十大名医之一的龚去非、郑惠伯，得其治疗秘旨，加之广读历代医家之书与民间经验，故医术精进。善抓主症，谨守病机，知守善变，将诸家经验与经方的因机证治有机结合，应用于临床多种复杂病症的诊治中，临床收效显著。

3. 穷经明理，勤于实践，拓展经方应用

多年来，呕心沥血，勤求博采，解决了仲景学说研究中诸如六经实质、经方与医经关系、仲景的诊治思维等众多难题，并创造性地提出了拓展经方应用的“五项原则”和“十二途径”，对临床扩大经方运用颇有裨益，深受好评。

4. 擅用经方，不薄时方，更能创制新方

王庆国喜用经方，不薄时方，多方采撷各取其长，并且在妙用经典古方的同时，融汇现代研究成果，创制了不少疗效卓著的新方。例如，治疗类风湿关节炎的穿青海甲汤，治疗浅表性、糜烂性及萎缩性胃炎的百合泻心汤，治疗过敏性鼻炎的双辛鼻鼽散等，经过长期临床验证，确有疗效，对临床有重要应用价值。

5. 知守善变，诊治广泛，不拘一病一科

学验俱精，知守善变，临床治疗范围十分广泛。不仅善用

"燕京刘氏伤寒学派"之学术经验治疗内科诸病，而且对某些妇科、儿科，以及皮肤科疾患，也取得了很好的疗效。例如以温经汤治疗宫寒血瘀之不孕、月经不调，以当归四逆汤治疗寒凝瘀阻之原发性痛经、雷诺氏症，以麻黄连翘赤小豆汤治疗湿热内蕴，表邪郁闭之湿疹、荨麻疹等。

6. 尊师重教，传承学术，光大燕京师门

在刘渡舟先生身边学习、工作 20 余年，深得刘老首肯，曾以"庆国贤契：胆大，心细，行方，智圆；守有道，知有礼，尊所闻，行所知"赞之。刘老仙逝后担负起"燕京刘氏伤寒学派"传承之责，申报并获批了北京市中医管理局——刘渡舟名家研究室，以及国家中医药管理局——"燕京刘氏伤寒流派传承工作室"。经过多年建设，现在已形成了由 400 余位成员组成的中医药学术传承平台、特色服务平台、人才培养平台、学术交流平台和文化展示平台。

（资料来源：北京中医药大学官网）

田德禄

田德禄（1938—），男，汉族，中共党员，北京中医药大学东直门医院主任医师、教授。1963 年 8 月起从事中医临床工作，享受国务院政府特殊津贴专家，全国老中医药专家学术经验继承工作指导老师。

1. 矢志中医，医研一体，薪火传承

田德禄一直工作在医教研一线，1983 年任北京中医药大学中医内科教研室主任、北京中医药大学东直门医院消化内科主任、消化研究室主任。1992 年获政府特殊津贴。2008 年被医院聘为脾胃科首席教授。北京中医药大学东直门医院脾胃科是国家中医药管理局肝病、脾胃病重点专科，田德禄为学术带头人。他提出了"疗效为核心，科研教学反哺临床""中医为本，衷中参西，兼收并取”理念。

在“八五”攻关项目中，田德禄创造性地提出“虚痞”病机，对《景岳全书》“虚痞”概念进行了重新认识，并在主编的《中医内科学》中修订“痞满”病。他提出甘平养胃法，创制了“消痞灵”，获北京市科学技术进步三等奖。该法已成为国内中医药治疗该病的主要药物。

1987 年田德禄在日本研修后，最早在国内开展了酒精性肝病的系统研究，创造性提出了“酒癖”概念，首次提出酒鼓三期论治，研制出解酒灵、慢肝消等，并将研究成果写入教材。

1973 年协和医院进修后，在国内中医界率先开展胃肠内窥镜，首次提出“内镜是中医望诊的延伸”理念，开创性提出消化性溃疡和溃疡性结肠炎属“内疡”理论，研制“愈疡灵”，开拓中医脾胃病临床实践和研究“衷中参西”新领域。

1973 年卫生部主持下拜董建华为师，成为其学术继承人。他协助董老完成了脾胃病学术经验整理；继承“通降理论”，并结合当代生活特点，提出诊治脾胃病“清降理论”，提高疗效。

作为国家第四批老中医药专家继承工作指导老师，北京中医药大学成立了“田德禄名医传承工作室”，北京市中医管理局建立了北京市薪火传承 3 + 3 工程“田德禄名医传承工作站”。他个人被聘为博士后导师，先后培养博士研究生 38 名，硕士研究生 26 名，博士后 2 名，传承博士后 4 名，带徒 5 名。

2. 创新教学理念，编写精品教材

创新性提出“院校与师承教育相互促进”“课堂与临床教学有机融合”教学理念和课堂教学“七三比例教学法”“三段教学法”、考核考试定性与定量相结合多指标体系，真正使中医内科教学成为连接教学与临床桥梁，有效解决院校教育与临床脱节，对全国中医临床教学有深远影响，获北京市优秀教师、北京市高教系统先进工作者、全国“中医药高等学校教学名师”等称号。

主编了适用各层次人才培养的《中医内科学》8 部，其中上海科技出版社教材是国家级精品教材，人民卫生出版社教材是北京市精品教材，高校规划教材 3 部。人民卫生出版社教材在全国中医院校使用，长达 10 年之久，为中医药教育做出了杰出贡献。

3. 学术著作及论文

总结董建华教授学术思想，共同主编了《董建华医学文集》。对胃痛、消化性溃疡、慢性萎缩性胃炎胃癌前病变、酒精性肝病等疾病深入研究，在北京中医学院学报、中国医药学报等学术刊物上发表多篇学术论文，体现了董老“从胃论治”、田德禄教授“内疡”“虚痞”“酒癖”三期论治、“清降理论”等学术观点，对于促进中医药理论的研究和发展做出了贡献。

（资料来源：北京中医药大学官网）

朴炳奎

朴炳奎（1937—），男，朝鲜族，中共党员，中国中医科学院广安门医院主任医师。1959 年 10 月起从事中医临床工作，享受国务院政府特殊津贴专家，全国老中医药专家学术经验继承工作指导老师，首都国医名师。

1. 大医至诚，虚怀若谷

朴炳奎虽然是一位享有盛誉的名医，但是在业务上仍精益求精，从不骄傲自满，真正以治病救人为己任。其医疗作风实事求是，能治者全力以赴，不能治者，亦不大包大揽。而且他对其他医生非常尊重，从不贬谤他人，还时时向学生介绍各位医生的独到之处，勉其学习。他与很多知名的中医西医都是志同道合的朋友，经常交流学术见解，尽管在临床上各有特点，各有专长，但为了治病救人常在一起会诊，这种高尚的品质，是值得后辈学习的。

他看病十分认真，即使病人很多，也从不马虎，不存在中西门户之见，他是西医出身，又从事了一辈子中医，深知中医、西医各有所长，主张一切以治疗病人为主，不但重视中医的四诊八纲，而且对来诊患者的化验单、影像学的片子及报告都逐一仔细查阅，并将异常及变化情况写在病历本上。他常告诫学生一定要看化验单，若碰见一些新的检验指标必嘱学生查阅资料交予他。经常是 7 点就开始出诊，下午一两点钟才结束。有时门诊刚结束，病房里的某些危重病人需要他会诊，也马上为之诊治。对外地远道而来的一些患者，在悉心诊完病后，为免患者长途跋涉之苦，常劝他们下次就在当地诊病，并亲自写信推荐给当地知名大夫，这种急人所难的行为，是十分难得的。

2. 承前启后，创立新说

朴炳奎认为，“正气内虚”是恶性肿瘤的发病学基础，强调“扶正培本”治则在防治恶性肿瘤中的主导地位，指出肿瘤之“虚”与机体细胞免疫、体液免疫等的失衡密切相关。通过深入研究扶正培本治则，调节机能免疫的作用机制，他认为此治则应成为中西医结合肿瘤的防治研究的重要切入点。

当前临床医学强调个体化医疗模式，这种模式的提出是基于人类基因组计划（基因分型和多核苷酸多态性）的发现以及新的医疗模式（生物 – 心理 – 社会 – 环境 – 精神）。中医临床实践是最典型的个体化医疗，已有上千年的历史。个体化诊疗是基于规范基础上的，而规范的制定需要建立在循证医学的基础上。目前，中医循证治疗肿瘤正处于探索阶段，基于循证医学基础上的中医临床指引，其本身的特点会与美国国家癌症综合网的指南有很大的不同。他倡导中医的规范的治疗应以中医治则治法为切入点，以最优的临床证据为制定的基础，涵盖辨证论治、扶正解毒在内的中医治疗肿瘤的基本理念并以符合循证医学的疗效评价为标准。

3. 呕心沥血，培养人才

朴炳奎认为，辨病与辨证的实施需要经过较高水平专科训练的医师，而目前治疗肿瘤的中医师水平参差不齐，许多医师没有经过肿瘤学的专业学习或培训，因此，他疾呼需加强中医肿瘤专业人才培养，对中医院校的学生有针对性地灌输肿瘤专业知识，中医肿瘤研究生需要注重临床研究，避免只搞基础研究缺乏临床经验的状况。他对自己的学生严格要求，悉心指导，讨论病例，不分中西，培养出了很多高徒，遍布全国各地，目前都是肿瘤界的骨干。

朴炳奎为我国中西医结合肿瘤事业倾注了毕生心血，取得了令人瞩目的成就，是我国中西医结合肿瘤学科早期重要的开拓与实践者之一。纵观其40余年漫长而艰辛的医学求索之路，他以其高尚的人格魅力、无私的学术奉献精神、敏锐的学术洞察力、严谨求实的治学风范、宏大而深远的学科发展观，引领并见证了我国中西医结合肿瘤事业迅猛发展的全程。他毕生倡导与不懈实践的“扶正培本”治则防治恶性肿瘤的应用与研究，经受住了实践的检验，得到了国内外学术界及社会的广泛认同，并在当今中西医结合学术界赢得应有的地位。

（资料来源：中医世家 http：//www. zysj. com. cn/mingyi/pubingkui/index. html）

危北海

危北海（1931—），男，汉族，中共党员，首都医科大学附属北京中医医院主任医师。1961 年 9 月起从事中医临床工作，享受国务院政府特殊津贴专家，全国老中医药专家学术经验继承工作指导老师，首都国医名师。

早在 1962 年，危北海应用中西医结合治疗慢性肝病，做出了开创性的研究工作，取得卓著的疗效。其后一直从事脾胃学说和消化疾病的临床和科研工作，是脾胃学说和脾胃疾病研究的开创者之一。危北海结合临床与科研，开创性地提出“脾虚综合征”学说。该学说提出了新的中西医诊断与治疗方法，为脾胃疾病的临床与科研提供了新的思路与方法，是中西医结合临床与科研的重大创举。在长期的临床实践中，危北海提出了以“益脾胃、调升降、通胃络、降阴火”为核心的治疗脾胃疾病的学术思想，取得了较好的临床疗效。

危北海主持了国家及北京市的“七五”“八五”“九五”等 10 余项科研课题，在脾虚证本质、脾主运化、癌前病变等方面共获得国家卫生部和北京市科委等科技进步成果奖 24 项，其中卫生部乙级科技进步成果奖 2 项，北京市科委科技进步成果奖 12 项。曾担任北京市文教卫生群英会特邀代表，参加北京市文教卫生群英会，获北京市劳动模范；曾任国务院全国文教卫生群英会代表，参加全国文教卫生群英会大会；获得中华人民共和国国务院颁发的政府特殊津贴。

（资料来源：北京市卫生健康委员会官网）

孙树椿

孙树椿（1939—），男，汉族，中共党员，中国中医科学院望京医院主任医师。1964 年 9 月起从事中医临床工作，全国老中医药专家学术经验继承工作指导老师。

1. 辨病辨证，相互结合

孙树椿认为，有病就有证，辨证才能识病，两者是密不可分的。临床诊治时，既要辨病，又要辨证，只有病证合参，才能选用适当方药、恰当的手法。辨病与辨证结合也包括了两个方面：一是中医辨病与辨证相结合，二是中医辨证与西医辨病相结合。辨病辨证相互结合，有利于进一步明确具体病位、病理和转归等，使治疗针对性更强。

2. 筋伤手法，轻巧柔和

孙树椿在继承刘寿山老先生经验的同时，运用现代的解剖生理学和病理生理学知识，对手法进行了规范整理，逐渐形成具有孙氏特点的筋伤手法。孙树椿认为，手法的疗效靠的是手法本身，孙树椿指出“筋喜柔不喜刚”，在手法运用上尤其强调轻巧柔和、外柔内刚，力量由轻渐重，治疗中使患者在并不感到痛苦的情况下即获得症状的缓解或痊愈。

3. 内治外治，相辅相成

孙树椿强调治疗要兼顾局部与整体，审证求因。由于筋伤疾病多以局部损伤为主，因此治疗时，既要注意局部，又要兼顾全身，然后选取相应的穴位和恰当的手法，借以舒筋活络，解痉止痛，这样才能兼顾局部与整体。孙树椿在手法治疗的同时，也很重视内治的调理，做到内治与外治相辅。在内治的同时，强调活血化瘀，通络止痛的原则。

4. 功能锻炼，动静结合

孙树椿认为，在筋伤的治疗中，动静结合也同样有着实际的临床意义。孙树椿指出，伤后经络受阻，气血瘀滞，血肿形成，引起疼痛和功能障碍。因此筋伤的愈合需要固定一段时间，以利于筋伤的修复，这即是“静”。同时，由于血肿形成，若瘀血不去，日久气血凝滞，血不荣筋，容易导致筋肉挛缩、疼痛、活动受限等并发症。因此，除一定时间的“静”外，也需要注重局部及全身的功能锻炼，使气血畅通，筋肉得养，这即是“动”。

（资料来源：国家中医药管理局中医药名词术语成果转化与规范推广项目）

李文瑞

李文瑞（1927—），男，汉族，中共党员，北京医院主任医师。1949年9月起从事中医临床工作，享受国务院政府特殊津贴专家，全国老中医药专家学术经验继承工作指导老师。

引领中西医结合辨病－辨症－辨证的诊疗思路；独辟“酸苦抑甘”治法，广泛用于糖尿病临证，收效甚佳；崇尚仲景学术思想，深谙辨证论治精要，师古不泥古，方小力专，屡起沉疴；博采众长，主张“扶正为本，祛邪为辅，平和调理，中病即止”，是老年病，特别是高干医疗保健对象的治则纲要；擅长中西医结合治疗糖尿病、肾脏疾病、老年病及男科病等。

创建卫生部“瑞东糖尿病中西医结合研治中心”，在国内首先引进正常血糖－高胰岛素钳夹技术，开展十余项糖尿病、代谢综合征的临床与科研工作；先后建立高果糖餐诱导胰岛素抵抗大鼠模型、高脂肪餐诱导代谢综合征大鼠模型；成为全国综合医院中医科第一个获批国家食药监总局临床试验机构中医糖尿病专业单位；研发治疗糖尿病的新药参地降糖颗粒，筛选出治疗糖尿病早期肾病的复方中药糖肾胶囊。

积极参与学科建设和人才培养，特别重视名老中医经验传承工作，北京市中医管理局中医药薪火传承“3＋3工程”项目—李文瑞名老中医工作室圆满完成建设内容，并获得优秀奖和持续资助；北京市科委“基于信息化数据采集和挖掘技术”

项目总结了李文瑞名老中医临证经验；2014 年“李文瑞全国名老中医药专家传承工作室”建立；数十年来共培养北京市级名老中医 2 名、中青年名中医 2 名、国家级临床优秀人才 2 名，带教西学中学员、研究生、进修生、实习生、青年医师、海外学生逾百人。

作为中国中日友好协会理事，精通日语，长期往返于中日之间进行学术交流，创办“东方日语培训中心”，担任副校长职务。20 年间在本中心学习的全国医护技人数共计 1101 人次，其中 21% 的学员（共 119 人次）赴日本研修或留学攻读学位；热衷于中医药对外学术交流，多次应邀赴日本、韩国、澳大利亚、美国、欧洲及港澳台等地参加学术交流，发表有关中医药知识专题讲座 50 余次，得到参会各国人士的一致认可，为中医药文化海外传播做出了开创性贡献。

总之，李文瑞同志秉承中医思维，汲取西学之长，中西汇通，学研俱丰；传道授业解惑，继承创新，人才层出不穷；弘扬国粹，广泛国际交流，多部译著，享誉海外；业医六十载，成绩斐然，堪称医者楷模。

（资料来源：国家卫生健康委员会官网）

余瀛鳌

余瀛鳌（1933—），男，汉族，中共党员，中国中医科学院中国医史文献研究所研究员。1958 年 5 月起从事中医临床工作，首都国医名师。

余瀛鳌秉承家学，并于 1956 年拜卫生部中医顾问秦伯未先生为师，遵师“多读书，多临证”之训。耕耘中医临床文献 40 余年，博览群书，勤于思考，尤致力于中医内科、妇科的文献研究和临床实践，并撰写多种中医学及辞书类著作。其于临证，博采诸家之长，不拘经方、时方，择善而从，或予融会应用于临床。余瀛鳌主张辨病（包括中西医病名概念）与辨证论治相结合，对于常见病，着意于探求“删繁就简”的证治规律，反对过于繁复的病证分型。并注重疾病的“通治方”研究，力求拟定切合病机和便于推广应用的通治效方，对某些病证的不同临床表现，用“通治方”加减以体现施治中的“同中之异”，便于学习、交流，也较易于寻觅一些疾病的证治规律。其于内科，对肝肾泌尿生殖系疾患、脑血管病、呼吸系统病、糖尿病、肺炎、癫痫等病尤为专擅。兼治妇科，长于崩漏、不孕等病证。其临床方治已被收入《名医名方录》（第一集）《当代名医证治汇粹》等多种医籍。是我国中医临床文献学科的带头人。

余瀛鳌著述丰富，早期有《（重订）内经类证》《金匮要略语译》等书，后又参与主编《常见病验方选编》《中医名词术语选释》《简明中医辞典》《中医大辞典》等书。领衔主编《新安医籍丛刊》《中国科学技术典籍通汇·医学卷》《中国传统医学大系》《中国古籍珍本提要》《现代名中医类案选》（日文版名《名医临床例选集》）《中医文献辞典》《中医各科通治方研究》《历代中医名著精华丛书》等。另有审订、点校之医籍多种。他所编撰的多种医书，其中《中医名词术语选释》获全国科学大会奖；《新安医籍丛书》获华东科技图书一等奖，《现代名中医类案选》获全国医史文献及医学工具书金奖。

（资料来源：《名老中医余瀛鳌经验集》）

陈彤云

陈彤云（1921—），女，回族，中共党员，首都医科大学附属北京中医医院主任医师。1950 年 12 月起从事中医临床工作，全国老中医药专家学术经验继承工作指导老师，首都国医名师。

出生于中医世家，父亲陈树人善治温热病而享盛名。其自幼爱好中医，每遇闲暇随父抄方。婚后随翁公哈锐川攻习皮外科。哈翁医道超群，名满京津。力学数载，尽得真传。1950年独立执业并筹建北京中医学会。1951年创办北京中医进修学校，任教务主任。1954年至1960年师从秦伯未、任应秋、陈慎吾、宗维新等。1956年3月筹办北京中医学院，当年9月开学，投身中医教育工作，传道授业解惑，为国家培养大批中医人才。陈彤云是北京中医药大学创校元勋中硕果累累的一位。

1966年陈彤云调至北京中医医院外科，从事临床至今，深得哈赵学术精髓，是燕京赵氏皮科流派代表性传承领军人。95岁高龄依然坚持每周两次在北京中医医院门诊及带教，次均诊治40～50位患者。陈彤云坚持中医的整体观，采用辨证论治的方法，重视皮肤病的“外病内治”，在治疗痤疮、黄褐斑等影响美容的“面子病”上形成了自己的特色，树立起了品牌。由此，慕名找陈彤云治疗皮肤病的患者也越来越多。无论面对的患者地位高低、财产贫富、年龄长幼，她都一视同仁，一贯耐心细致地认真对待每一位患者。在临床诊疗工作中，能够细心地体谅患者的内心感受，对患者的疾苦抱有深切的同情。她经常对自己的学生说：“皮肤病暴露于外，特别是长在脸上，不仅瘙痒、疼痛给患者生理上带来痛苦，更给患者心理上带来很大压力，所以医生耐心地疏导，细致地关怀，温暖体贴的态度，对于患者有时胜似良药。”

一生对他人宽厚仁慈，使陈彤云的面庞有一种典雅、高贵的气质。一生中无论身处逆境还是面对金钱和荣誉，陈彤云总是贫贱不移，荣辱不惊。她那种恬淡宁和的气质，超然静颐的风范，使得无论是身边的同事还是求医的患者，都深受感染。

所以很多人说，陈彤云身上有一种“气场”，不光是医术高超，就连她本身的仪态、言语，也给患者留下美好和深刻的印象，唤起患者自身抗病的勇气。很多学生及晚辈以她的风度仪表为楷模。

（资料来源：张镜源《中华中医昆仑第十集》）

聂惠民

聂惠民（1935—），女，汉族，中共党员，北京中医药大学主任医师、教授。1962 年 9 月起从事中医临床工作，享受国务院政府特殊津贴专家，全国老中医药专家学术经验继承工作指导老师，首都国医名师。

聂惠民教授倾毕生精力，致力于伤寒学术研究和经方临证 50 余年，学验俱丰，堪称当今国内伤寒研究领域第一人。数十年来，聂惠民笔耕不辍，撰写了大量的学术专著和论文。其中的《伤寒论》系列学术专著创新提出“伤寒学”的新理念；其代表著作《聂氏伤寒学》《伤寒论与临证》《经方方论荟要》《名医经方验案》等，从多个角度，全方位地对《伤寒论》的理论体系、六经辨证体系、经方应用规律等进行了深入研究，提出“伤寒学”的新理念。这些专著将她 50 余年研究《伤寒论》与经方应用的学术成就及宝贵经验传授世人。她的创新思维和独到见解，对于经典理论与经方应用于临床，具有重要的指导意义，是传承与发展《伤寒论》的宝贵财富。

聂惠民通过数十年的理论研究和临床验证，将仲景“合方”模式发扬光大，创造性提出“合方论治体系”。该体系对合方运用的方法、选择依据、应用法则、优势特色等进行了全面的阐述，丰富了经方辨治疑难杂病的内涵，拓展了经方应用的范畴，提高了疗效。对于发挥经方运用的优势，具有重要意义。她依据合方论治法则所创研出“四理汤”改善儿童体质，

“柴地合方”治疗抑郁症等，运用于临床，疗效满意，并取得多项科研成果。依据经方合方，灵活化裁，研制出柴胡解热汤、止咳平喘汤、爽胃散等经验方，疗效优良。

聂惠民心系祖国医学，重视培养人才。1991 年筹建并创立中华中医药学会仲景学说专业委员会，是该学会的创始人之一。为传承仲景学术，不忘提携后辈，聂惠民先后培养博硕士研究生、博士后共计 20 余人，学术继承人 10 余人。因在学术传承工作方面的突出贡献，曾多次获得全国和北京市级名老中医药专家学术继承工作优秀指导教师奖，并在 2007 年领奖时得到吴仪副总理的亲切接见。聂惠民教授的学生、徒弟遍布全国、海外，均已成为业务骨干。

聂惠民教授深谙经方运用精髓，辨治内外妇儿各科疑难杂症，均疗效甚佳。很多遍求于中西医无法获效的疑难病例，经聂老诊治而效若桴鼓。临证生涯中，救治疑难危重病患无数，屡起沉痾，广为病家所称道。她医德高尚，如今耄耋之年，仍坚持出诊，其仁心仁术，令人敬佩。

（资料来源：北京中医药大学官网）

钱　英

钱英（1937—），男，汉族，中共党员，首都医科大学主任医师、教授。1962 年 7 月起从事中医临床工作，享受国务院政府特殊津贴专家，全国老中医药专家学术经验继承工作指导老师，首都国医名师。

1. 师从名家得精髓

钱英是全国中医肝病名家关幼波的首位学术继承人，全面总结了关老临床经验，提出“治黄三法”等重要治法，出版《关幼波临床经验选》，主持“著名老中医关幼波对肝炎的辨证施治电子计算机程序的研究”为全国首创，获北京市科技成果一等奖。他从事中医临床、科研工作56年，在中医肝病方面积累了丰富的经验，临床疗效卓著，享誉海内外。

2. 中医肝胆领军人

钱英担任中华中医药学会内科肝胆病专业委员会主任委员30年，制定病毒性肝炎中医疗效判定标准、病毒性肝炎中医辨证标准、肝硬化腹水中医疗效判定标准三个行标，写入第六版全国《中医内科学》规划教材。组织研制乙肝清热解毒冲剂、乙肝益气解郁冲剂、乙肝养阴活血冲剂三个新药，在全国应用广泛，疗效显著。主编出版《肝炎的中医调治》《肝炎论治学》《肝病防治和食疗100法》《肝病中医治疗合理用药与常用中药肝损伤》四部肝病专著，对全国中医肝病的临床和学术发展起到重要的引领作用，成为中医肝病的全国领军人物。

3. 呕心沥血育英才

钱英坚持“学历教育与师承教育齐抓”的方针，精心培养优秀的传承人，先后担任硕士、博士研究生导师，任第三、第四、第五批全国老中医药专家学术继承工作指导老师、西学中高级研究班临床师承工作指导老师、北京市中医管理局首届复合型中医药学术带头人研修班师承工作导师等。建立了3+3钱英学术工作传承工作站、钱英全国老中医药专家传承工作室等，先后培养硕士、博士、学术继承人等各层次人才28人。

（资料来源：北京市卫生健康委员会官网）

翁维良

翁维良（1937—），男，汉族，中共党员，1937年3月生，中国中医科学院西苑医院研究员。1962年8月起从事中医临床工作，享受国务院政府特殊津贴专家，全国老中医药专家学术经验继承工作指导老师，首都国医名师。

1. 勤于临床

翁维良从医以来，始终抱着勤奋的工作态度。年轻时担任住院医师，严格执行当时推行的24小时住院医师负责制，随叫随到。由于当时提倡应用中医，所以从那时起翁维良便逐渐在临证过程中养成了“能中不西，先中后西”的诊疗习惯。1969～1971年中国中医研究院（现中国中医科学院）拟将西苑医院迁到山西稷山县筹建成立农村疾病研究所，便派翁维良到该所的农村医疗队工作。他边开展巡回医疗，边进行慢性支气管炎的防治与科研工作。当时农村地区医疗条件艰苦、药物缺乏，翁维良与同事只能运用针灸、草药等纯中医中药进行治疗，获得了当地百姓的认可。

2. 学术思想

翁维良从事中医、中西医结合临床工作，在心血管病和内科杂病的中医诊疗中，继承了郭士魁老中医“以通为补”的学术思想，擅用活血化瘀法治疗心血管疑难病。他自创四参汤、冠心3号方、冠心4号方、葛根天麻汤、安心方等系列方，取得了明显的临床疗效。在长期的心血管病临床实践中，他形成了自身鲜明的学术特色，尤擅长血瘀证的辨证论治。翁维良的学术思想主要体现在：认为“百病多瘀”“老年多瘀”“久病多瘀”“怪病多瘀”。心血管系统疾病病位在心，“心主一身之血脉”，心脉瘀阻不通，即出现胸痛等表现，强调活血通脉是治疗心血管系统疾病的基本治法。主张化瘀不单活血，当知常达变。在辨证论治基础上，他总结出“活血化瘀十二法”，用于临床疑难杂证的诊疗。

3. 医脉传承

翁维良治学严谨，富有敬业精神，主张“用心学习工作”“业精于勤”，跟随岳美中、赵锡武、郭士魁三位老中医学习长达十多年。他十分重视名老中医传承工作，承担了“十五”

国家科技攻关计划——“名老中医学术思想、经验传承研究”及“十一五”国家科技支撑计划——“名老中医临床经验、学术思想传承研究”项目，总结提炼了名老中医群体的学术思想、共性规律，研究当代名老中医的学术流派特点。

翁维良医科教并重，多次在国家级的研讨培训班中做重要讲座，先后培养博士后5名、博士12名、硕士10名，是第二批、第四批全国名老中医药专家学术经验继承工作指导老师，带徒4名。参与北京市中医管理局北京中医药薪火传承“3+3”工程项目“翁维良学术继承工作站”课题，获中华中医药学会“全国先进名医工作站”奖、北京市中医管理局北京中医药薪火传承贡献奖。

（资料来源：中国中医科学院西苑医院官网）

郭赛珊

郭赛珊（1938—），女，汉族，中共党员，中国医学科学院北京协和医院主任医师。1972年12月起从事中医临床工作，享受国务院政府特殊津贴专家，全国老中医药专家学术经验继承工作指导老师。

倡导中西医结合，辨病与辨证结合，认为中西医结合治疗优于单用西药和单用中药。坚持中西医结合诊治贯穿临证全过程，或衷中参西，或衷西参中，或中西并重，中西医有机结合。采用西医辨病、中医辨证论治相结合的方法，发挥中西医结合的治疗优势。强调舌诊为辨证的必备条件，以保证临床辨证的准确性。讲求治法，坚持“法随证立、方从法出、以法统方”，讲求药物的配伍应用，辨病、辨证与中药药理相结合，病机用药与治未病用药相结合。

长期致力于糖尿病及其并发症的中西医结合研究。1976年在全国率先成立了中西医结合治疗糖尿病专科门诊，任专业组长；特请中华医学会糖尿病学分会创办人、第一届主任委员池芝盛教授和名老中医祝谌予教授共同出诊，开启了中西医结合诊治糖尿病的新模式。1983 年，参与创建协和中医科病房，建立综合医院中医科病房中西医结合大查房制度。为协和中医科成为国家重点专科奠定了良好的基础。

重视传承工作，积极创造条件，保证第一、二批国家名老中医的学术传承工作顺利完成。2002 年被遴选为第三批全国名老中医药专家学术继承指导导师，承上启下，上承祝谌予的学术思想和临床经验，下启梁晓春、田国庆、潘明政、唐代屹、田爱萍、张孟仁、张晓阳等优秀后辈人才，硕博师承，薪火相传，在糖尿病及慢性并发症研究方面持续进行深入研究，同时重视在职人员的培养。1994 年成为中医科第一位博士研究生导师，共培养博士及硕士研究生 8 名。2009 年郭赛珊名医工作室获“全国先进名医工作室”称号。

积极开展糖尿病血管并发症的病理机制及有效方药的临床与实验研究，推动了中医中药治疗糖尿病及其血管并发症的研究发展，丰富了糖尿病中医药理论。曾获多项科学技术奖及中国中西医结合学会科学技术奖。

郭赛珊同志中西合璧，勤奋钻研，德艺双馨，先后获得国家政府特殊贡献津贴、中国中西医结合学会“中西医结合贡献奖”、中华中医药学会“首届中医药传承特别贡献奖”及北京协和医院杰出贡献奖等荣誉。

（资料来源：国家卫生健康委员会官网）

第六章
北京地区中医医院和谐医患关系实例

和谐医患关系的构建

新一轮医改已经开始，根据国务院发布的《“十三五”深化医药卫生体制改革规划》（国发〔2016〕78 号）和《关于建立现代医院管理制度的指导意见》（国办发〔2017〕67 号）的要求，医改的一项重要工作是构建和谐医患关系。北京中医药大学东方医院虽然建院时间不长（1999 年建院），但一直非常重视和谐医患关系的构建。尤其是 2014 年以来，医院采取多种措施，解决了既往存留的重大疑难纠纷，畅通了纠纷解决渠道。2017 年上半年与 2015 年上半年相比，医疗赔付金额下降 89%，投诉量下降 11%，获得了患者的一致好评。

1. 文化为先

医院高度重视文化建设，以“健康中国，梦圆东方”为愿景，坚持“精益求精，诚信为本，弘扬国粹，传承创新”的院训，凝练形成了“博极医源，仁者爱人”的核心价值观，编写的《东方医院核心价值读本》，被国家中医药管理局作为范本放在官网进行宣传学习。医院培育“东方有爱，爱在东方”的医院文化，增强职工对医院的认同感与归属感。职工对医院的认同感和归属感强了，就会自觉以医院为家、以患者为中心，从而提高服务理念，改善服务态度。

医院十分注重职工身心健康建设，举办了“我爱东方”主题论文征集、新员工入职培训等文化教育活动；每月举办职工生日会，共享祝福，培育感恩意识，增强集体友谊；成立了心灵家园，为职工心理疏导提供安静的场所；建立社团和兴趣小组近20个，围绕“丰富职工生活，注重身心健康”的主题开展文体活动，促进情感交流；组织“十佳十优”评选表彰活动，营造争先创优氛围。这些活动很好地缓解了医护人员在临床工作中的压力，减少了医疗纠纷的发生。

2. 制度为首

国务院《关于建立现代医院管理制度的指导意见》明确要求，医院要建立符合现代医院管理理念的制度，可见，制度建设对医院管理十分重要。北京中医药大学东方医院在2014年之前医疗赔付都是医院全额承担，没有一分钱落实到科室和个人，这直接导致医护人员对于赔偿没有任何畏惧心理，反正赔多赔少都与我无关。为此，医院制定了《北京中医药大学东方医院医疗损害处理办法》，于2015年1月以红头文件的形式正式颁布。该制度将医疗赔付追偿到科室和个人，并与个人的职称晋升直接挂钩，使医护人员意识到医疗赔付不仅仅是医院行为也是科室和个人行为。但上述制度只是针对有赔付的纠纷进行了细致的管理规定，日常投诉依然非常多。这非常不利于和谐医患关系的构建。为此，医院于2016年11月颁布了《北京中医药大学东方医院员工投诉管理办法》，对员工日常投诉进行管理。这两个文件从管理层面构建和谐医患关系，从制度上减少了医护人员投诉事件的发生，促进了和谐医患关系的建立。

3. 预防为主

除了从制度建设上构建和谐医患关系，纠纷预防宣教和培训也是构建和谐医患关系的必要一环。2017 年 1 ~9 月，医院已开展以纠纷预防为主题的丰台区继续教育项目两场，实习医生、规培医生、新入职员工纠纷预防讲座四场，科室纠纷预防讲座八场。这些讲座有的讲解科室历年投诉和赔付的形式，与科室医护人员互动以预防纠纷，避免投诉和赔付的再次发生；有的以医患沟通为主题，与将要进入临床阶段的实习医生们分享如何减少投诉的发生；有的以医学人文为主题，为医护人员讲解人文关怀在构建和谐医患关系中的重要意义。通过不同层次、不同形式的培训，全院的医生、护士、行政人员、规培生、进修生和实习医生都能意识到构建和谐医患关系的重要性。构建和谐医患关系涉及医院的方方面面，不仅仅是医护人员，也包括医院内的一切工作人员，如行政管理、各级各类转科学生。

4. 奖惩为辅

仅有制度是不够的，制度的落实和执行才是管理的核心环节。在纠纷赔偿的追偿方面，落实就显得尤为重要。科室以前从没有承担过纠纷赔偿，现在突然要追偿到科室，难免会有抵触情绪。我们与科室充分沟通，让医护人员明白这是对事不对人，所有科室都一样，处理了几个案子后大家就都能理解。对于仍然不接受追偿的科室，我们专门成立了医院安全管理委员会（简称“安委会”），每季度召开 1 次会议，有异议的科室可以将意见提交到安委会讨论，安委会委员通过匿名投票方式决定最终是否追偿至科室。安委会使科室获得了一个较为公平的申诉平台，最终的投票结果，科室基本无异议。对于单纯被投诉没有经济赔偿的员工，我们采取积分制，根据投诉类型不同积不同的分数，年底累计算分。得分多少不会对员工进行直接的经济惩罚，而是与员工的职称晋升、评优等挂钩。如果投诉有赔偿则有经济追偿，如果投诉无赔偿则有声誉追偿。对于全年无投诉的员工则建议优先评优。

5. 沟通至上

医疗属于高风险行业，发生一些投诉在所难免。这些投诉有些是因为患者对医疗行为的不理解所致，有些是因为发生了一些医疗过失，有些则是纯粹的医疗服务态度较差引起。无论哪种情况，与患者的沟通都非常重要。对于日常投诉，我们通过以下方式来加强与患者的沟通：首先不逃避。很多医护人员一听到投诉就有很强的排斥心理，其实国内外的诸多医院都将投诉视为改善医院管理的重要一环。我们应抱着欢迎的心态接受患者的投诉，这样患者通过医护人员的言行就能感受其真诚，加深双方的信任感，而获取患者的信任是解决投诉的必要条件。其次，要善于倾听。在解决投诉时，沟通的核心是倾听。有一半患者的投诉是针对服务态度的，这时良好的倾听能让患者感觉受到尊重。不少患者在诉说的过程中就能化解不忿情绪，最后自行离去，不再需要答复。另外，在倾听患者投诉的内容时要与患者有所互动，甄选出其投诉的重点和需求，进而针对性地答复患者，最终获得和谐的医患关系。

6. 快速解决

最后一点经验则是一个处理纠纷的技巧和原则。患者投诉是为了反映问题，目的是为了解决问题，所以从构建和谐医患关系的角度出发，处理投诉的最重要原则是快速解决。比如，患者投诉某医生停诊了却没有提前通知，这时除了详实记录以外，更重要的是马上与门诊办或者挂号室联系，看看同一科室有没有同一级别的医生在岗，建议患者挂另一位医生的号，不要因此耽误诊疗。再如，患者因门诊大厅路面过于湿滑摔倒在地，家属进行投诉，对此我们应第一时间建议患者尽快到骨科就诊，同时联系骨科医生关注此患者。如果患者病情较重需住院治疗则应开通绿色通道，让患者尽快入院，甚至不用交住院押金即先住院治疗，以此让患者及家属充分感受到医院对其负责任的态度，最后合理解决投诉，营造和谐的医患关系。

和谐医患关系的构建并非一朝一夕之功，需要纠纷处理科室重视每一个投诉案例，形成 PDCA（戴明环）的闭环管理模式，最终减少投诉；更需要全院的医生、护士，以及行政、后勤、保洁、保安等人员齐心协力，聚全院之力，构建和谐的医患关系。

（资料来源：北京中医药大学东方医院张涛静供稿）

把爱的阳光洒向京郊大地

2009 年 11 月底，北京中医医院夏淑文副主任医师刚刚结束在门头沟中医医院为期 1 年的“人才京郊行”挂职锻炼，12 月初，他的“患者粉丝团”就追寻到北京中医医院，送上八面锦旗、两封感谢信。其中一封有 24 名患者亲笔签名的感谢信这样写道：“请夏大夫接受我们广大患者心中的一首歌——你永远幸福，是我们最大的心愿!”

1. 医生的真心换来患者的真爱

“人才京郊行”活动是北京市委组织部落实科学发展观、统筹城乡发展的重要举措。作为首届“人才京郊行”活动的成员之一，北京中医医院针灸科夏淑文副主任医师自 2008 年 12 月开始，以院长助理的身份到门头沟区中医医院进行挂职锻炼。

夏淑文大夫到门头沟中医医院后，主动要求每周出三次专家门诊。为了不与本院针灸大夫“抢夺”空间和病源，他把门诊全部安排在相对清闲的下午。高尚的医德和实实在在的疗效很快就吸引了众多患者。

家住门头沟区石门营村的一位花甲老汉，4 年来右腿滑膜炎红肿热痛，皮肤呈紫黑色，扪之灼手，天天猫着腰蹭着走路，什么也干不了。老人心里也痛，每每就说："有大夫说，手术吧，要住院，几千元下来，可能还有反复。"他想不治了。结果夏淑文针灸配合汤药治疗 1 周，症状明显减轻；治疗 1 个月后，右膝肿胀彻底消退，紫黑色的皮肤也变正常了，走起路来大步流星……这位花甲老人还爬上树采来香椿，用双手捧着去感谢夏大夫。"几百元就治大病"，乡亲们传开了，半个村的人都来找夏大夫。就这样，患者们自发地形成了一个"粉丝团"，帮助他做广告，口口相传。远在几十公里外的清水、斋堂等门头沟深山老区的患者来了，远在海淀、宣武等城区的患者来了，远在昌平、顺义、通州的患者也来了。

一位年过八旬的老先生在感谢信中这样写道："我患静脉曲张已经五十多年了，得脉管炎也有几年了，就在 5 个月前又得了带状疱疹，走路已经十分困难。由于不慎，我摔了几跤，以致不能行走，只好坐上轮椅。经过夏大夫两个月的针灸和中药治疗，我终于又可以站起来了，并且可以走几米远。不但如此，我还突然发现，几十年的静脉曲张完全消失，肌肤也平坦如初了。这简直是一个奇迹！"

一位患有中度智障的 12 岁女孩，家住酒仙桥，每次都由奶奶带着坐几个小时的公共汽车来门头沟扎针。几次针灸治疗后，女孩的智力得到了明显的提高，而且心情变得特别好，总是想唱歌、跳舞，还带来自己画的画给医生看。孩子有了如此快的变化，奶奶逢人便说："夏大夫的针法太神奇啦！"

9 月 24 日北京电视台《健康北京》播出夏大夫事迹后的第一个出诊日，慕名而来的几十名患者挤满了诊室和走廊。夏大夫安慰大家不要着急，虽然当天床位已经排满了，但他答应第二天加个班为大家治疗。第二天，夏大夫准时来了，等候的患者十分感动，不约而同地鼓起掌来。

一位患者在感谢信中写道："夏大夫每周一、三、四下午开始针灸。一拨是十一个床位的患者，总共要针灸七拨，足有七八十人。有时忙得连口水都喝不上。因为每天都有新的患者前来求医，在床位少、时间紧、不允许再增加床位的情况下，面对新患者期待的目光和迫切的要求，夏大夫一再加班加点，将新患者一一接纳下来了。每天晚上9点多钟才能赶回家。"

由于长时间弯腰和站立，门诊结束的时候他每每感到腰酸腿痛。患者们看到他长时间弯腰工作，都心疼地说："我们的腰椎间盘突出被你一个个治好了，可是你的腰椎间盘快要突出了，多保重啊！"到了家，儿子也心疼地说："如果您腰疼得厉害，您就限号吧，每天二三十个病人就行了，身体最重要！"是啊，他们说得很有道理，但是夏淑文大夫真的不忍心拒绝郊区百姓渴望得到专家治疗的需求，看到病人的痛苦缓解了，他的心里比什么都高兴。

2. "授之以鱼"，还要"授之以渔"

挂职时间是短暂的，要让山里的百姓得到长期有效的治疗，就要培养一支扎根的过得硬的技术队伍。夏淑文大夫每周在中风病房进行一次主任查房，手把手教捻、转、提、插等针灸手法，讲解疑难病例，办专题讲座，从如何看懂头颅CT、头颅核磁共振等基础入手，到系统进行神经内科知识培训。过去中风病房没有医生扎针灸，夏淑文大夫来了以后年轻医生都主动找他学习，而且现在都可以独立针灸了。"服务为主、多做实事"是他这次"人才京郊行"的座右铭。他重新修订了《门头沟区中医医院中风病的诊疗规范》，提高了门头沟区中风病的诊疗水平；他积极搜集和整理各科的协定处方，组织专家审定，方便了临床应用；他帮助各科室开展了具有中医特色的诊疗项目，亲自制定了中药泡洗处方；针对病历检查存在的问题，他成功地组织举办了“门头沟区中医医院首次病历和处方展览”，极大地提高了医生正确书写病历和处方的意识。医院院长感慨地说：“这是我们这几年一直想做但没做成的事，现在终于做成了！不仅提高了医生的严谨意识，还使病历和处方书写得到了规范。”

门头沟区中医医院 1 ~ 10 月份针灸门诊量由 2008 年的 1000 多人猛增至今年的 1 万多人。门头沟区卫生局领导盛赞说，夏淑文大夫来这里时间不长，但门头沟区中医医院受益了，一个人才带动了一个科室，带动了一所医院，更重要的是中医进社区、进农村，城乡携手共进，让山里的百姓得到了真正的实惠。

（资料来源：北京中医医院官网）

一位皮科患者的诊室见闻

辗转了数家大小医院后，我于今年 5 月走进了中医医院皮科诊室。医生的外貌给我愁苦的脸上一线光亮：一张善良的脸上似乎写着正义、诚实、信任、宽厚，目光里充满智慧，那是日积月累的文化底蕴才会外溢成的儒雅气质。他言语不多，却周到细致，通过望、闻、问、切，诊断简单明了，精确到位。几分钟后，我带着汤药方子走出了诊室。

1. 不给号贩子加号

21 天的汤药果然抵挡了凶猛的病魔。我再次走进诊室，神情明快轻松了许多，对眼前的医生心怀崇敬。他的形象也愈加高大。医生照例温和地把脉问诊。突然，诊室里闯进一个男人，冲医生大吼：“怎么给他加号不给我加？”娄医生平静地说：“你没病我给你加什么号？”男人怒气冲冲回了一些脏话，摔门而去。我还没从惊恐中回过神儿来，却听娄大夫说："再伸舌头给我看。"之后继续看病，像什么也没发生过……

走出诊室才听一个老病友说那人是号贩子。坐在旁边的老人絮叨：早晨3点多坐火车从山西过来，没挂上号，又舍不得花钱给号贩子，听老病友说娄医生好心肠，就让娄医生加了号。号贩子没得逞，嚣张叫嚷后气呼呼地走了。

2. 不轻易给病人夸海口

又一个21天，我再次坐在诊室外等候。这时的我病情好转，手里拿着《中医理论基础》翻看着，等待不再那么漫长，尽管从9点等到了11点。娄医生7点多就已经开始给病号看病了，医生都不嫌累，我们有什么抱怨的。几次进京看病的经历使我开始对中医学感兴趣，墙上的李时珍老人像在纠正我们平时的不良习惯，告诉我们普通的食物也有药理作用……这时，一个声音传入耳中，转身望去，一位操着河南口音的妇女带着孩子走来，边走边大声道："我得问问大夫，我孩子的白发他能看好吗？"说着就带孩子冲进诊室。门开着，大家都往里看，她打断了医生的工作，又把话重复一遍。

娄大夫说："每个人的情况不一样，我不敢保证。"女人喊道："大家都说你能看好，你就得给我们看。"室外的人以为是吵架，我也跟着进去看个究竟。我劝她先出来，别耽误医生的工作。到了走廊里，她还在不停地唠叨。这时诊室里满是人，娄医生不温不火地说："怎么那么喜欢围观呀！"此语一出，大家都迅速散开。

几次接触娄医生，让我知道医生需面对不同的人，性情不同，修养不同。由于找他的人多，来自全国各地，都期望能让他看上病，有的甚至希望医生在自己身上多花些时间。面对这些，无论是性情急躁者的抱怨，还是感恩戴德者的锦旗，他总是一样的表情，不以物喜，不以己悲，那是一种以海一样的胸怀为后盾才会有的表情，是一种助人为乐、勇担责任的表情。

3. 嘈杂环境何以练就通达心性

每次看病回家，我都会对家人、同事发出这样的感慨："医生很敬业。""娄医生很辛苦。""医生很有涵养。""如果我们每个人都像他那样工作，我们的国家何愁不富强。""通达的境界、高深的修养果真能化解紧张与冲突。"

我们时常有这样的感觉，在吵闹的环境待时间长了容易烦躁，医生们每天工作在这人头攒动的医院里，如何练就了钢铁般的意志和柔软的心灵？该是"仁""术""勤""和"的人生境界和精神气象中开出的国粹奇葩，是长久的文化积淀充实的智慧才华，是博大胸怀流露出的仁爱之心，是高尚的品德从心灵中自然地散发的芬芳吧！

我领会了书中的一句话："中医是治有病的人，而不仅是治人的病。"医生靠自己高深的文化修养、朝气蓬勃的工作态度，成为我们心中最高明的智者。"上善若水，厚德载物"，这里的医生像一面旗帜，引领我们不断向前。

（资料来源：北京中医医院官网）

搭建医患"连心桥"

医患关系紧张是近些年来一个较为突出的社会现象，而急诊科则更易出现医患纠纷。

在行医近30年的北京中医医院急诊科主任姚卫海看来，医患之间沟通非常重要。他说："沟通不好往往会把病人看病的焦急心情变成了一个非常不好的情绪发泄出来。"而姚卫海就是一个善于与患者及患者家属很好沟通的医生。

一次，一个30多岁的病人来急诊科看病，说自己胸痛。值班大夫立即将他送去抢救室，严密观察并给他合理用药。可这个病人发生了猝死。这是一个很突然的事情，当时病人家属很不理解。家属来找了很多次医院，各个部门也出面协调。领导把这事交给姚卫海负责。

怎么能让家属理解医生的意图和当时的情景，姚卫海也是想了很久，最后跟家属去沟通。

“我非常理解你的心情，这样一个壮年的男子突然去世了，非常理解你的心情。但是病就是有突发的可能，这不是任何人、任何仪器可以完全预测的，总会有意外的变化。从我们的医生来说，他也是希望把每个病人救治好，这是我们的希望。病人的家属其实也是一样，他也希望医生把病治好。所以大家的心情都是一样的。出现这种情况，医生也是尽了全力。希望我们互相理解。”通过这样沟通，家属觉得有一定道理，最后家属还对姚卫海等医生表示了感谢。就这样，姚卫海通过良好的沟通化解了一起纠纷。

同样的病人来看病，急诊科不像其他科室讲究适应证，可以选择收或不收。“急诊科没得选择，只要病人来了，你没法拒绝他。不管有钱还是没钱，我们就得治疗。”姚卫海平静地说。

姚卫海经常就遇到没钱治疗的病人。对于这些人，在姚卫海看来，“那也得先治，稳定住了再说。”

繁重而辛苦的工作会使很多人感到枯燥厌烦，而姚卫海常常能在工作中获得欣慰和快乐。

“当我把病人救过来了，甭管我挣没挣到钱，休息没休息好，我都很高兴。医生的成就感不是一般人可以体会到的，有点像一个工匠或手艺人一样，把活做好了就会打心眼里高兴。这种快乐别人体会不到，是一种发自内心的自豪。”姚卫海以治好患者为乐，而这些被救的患者对姚卫海充满了发自内心的感激。

给姚卫海印象最深刻的是一个女患者。这个病人是慢性肾功能衰竭，做过乳腺癌手术。由于该患者的病情比较复杂，其他的医院不收他。“但我们觉得应该给她救治，因为她没处去。”姚卫海说。这名患者一直在急诊室住，姚卫海和同事为患者反反复复治疗了五年。这家人对大夫们也特别感激。

前些日子这个病人不幸去世了。之后，她的家属给科里送了锦旗。“我觉得这是一种发自内心的情谊。虽然是一面普通的锦旗，但这里面的含义是特别深的，是对我们医生付出的充分理解，因为这么多年了，他看到我们是怎样的一种工作治疗状况，我们怎么对待病人。我们急诊室要把病人服务好，不管是怎样的病人。”姚卫海感动地说。

（资料来源：《团结报》2015 年 5 月 5 日）

为肺间质病患者私人订制诊疗方案

2014 年 3 月，首都医科大学附属北京中医医院呼吸科来了一位从香港赶来的弥漫性肺间质病患者李女士，呼吸科主任王玉光为其制定了个体化的中西医治疗方案，患者病情基本稳定，凸显出中西医结合治疗肺间质病的优势。

王玉光向李女士解释病情：弥漫性肺间质疾病（DPLD）是目前 WHO（世界卫生组织）公布的呼吸系统疑难病种，主要表现为进行性加重的呼吸困难及顽固的咳嗽，症状无特异性，一旦肺组织广泛纤维化，肺功能严重受损时，预后甚差。

两年来，李女士咳嗽频繁，夜间几乎难于入睡，胸口如大石压顶，闷胀不适。曾在香港玛丽医院就诊多次，被告知需进行肺移植才有可能改善症状，并且只有 2 ~ 3 年生存期。由于病因复杂，目前该病的诊疗存在着较大“瓶颈”。

“当务之急是尽快明确诊断，为患者制订个体化的中西医治疗方案。”王玉光鼓励李女士，让她建立康复的信心，他介绍，北京中医医院将本病列为重点优势病种，与北京协和医院和北京朝阳医院联合，定期开展了弥漫性肺间质疾病多学科的会诊，极大提升了弥漫性肺间质病这一复杂疾病的诊断水平。

王玉光认为，根据病情不需肺活检，患者主要症状是咳嗽和气促，虽有应用糖皮质激素指征，中医药可以缓解这些不适。李女士开始服用中药，复诊时，气短症状已基本消失，活动耐力也已恢复到正常状态，但仍伴有咳嗽气促、口唇紫暗等表现。

为了更精准地把握李女士的疾病个体特征，王玉光建议李女士住院进一步治疗调养。住院期间，患者接受针灸、拔罐、中频离子导入等中医药综合治疗两周后，患者的咳嗽症状基本消失，气促症状也明显好转，原来暗紫的口唇重现了红润。

“近两年我们为150余名肺间质疾病患者私人订制了个体化的诊治方案，中西医结合的特色和优势越来越明显。”王玉光介绍，除了利用西医技术提高诊断水平之外，科室传承了许公岩、曹希平、周平安等名老中医学术经验，对结缔组织病导致的肺间质疾病、肺结节病、多系统血管炎等总结出以“益气活血、通络开痹”为核心治法的病证结合的中医药诊治方案。

谈及治疗的感受，李女士说，让她备感温暖的除了优秀的诊疗技术外，还有温馨的医患情。“把诊疗技术放在第一位，是我们处理医患关系的基石。”吃饭间隙依旧再看病例的王玉光说，在他看来，如果没有过硬的诊疗技术是无法取得患者信任的，没有信任也就没有好的疗效。

（资料来源：《中国中医药报》2014年6月26日）

北京中医医院构建和谐医患关系实践

近年来，北京中医医院依托创建“平安医院”活动，大力开展维护医疗秩序，构建和谐医患关系活动，弘扬和谐医患新风，切实提高患者的满意度和获得感，并取得积极成效。

1. 以患者为中心，不断提升医疗质量和服务能力

利用移动互联网技术，搭建完善京医通预约挂号平台，患者挂号、缴费更快捷，减少患者排队，明显改善门诊大厅拥挤现象。2016 年底我院已完全实现非急诊全面预约，关闭了门诊挂号窗口、开通了 114、京医通、医生工作站、医院微信平台等多种预约挂号渠道，并已于 2017 年 3 月实现自助办理京医通卡和自助缴费；同时考虑到我院就诊患者高龄老人比例较大，关闭窗口的同时为高龄、残障患者保留 4 个综合服务窗口。截至 2016 年年底，我院已全面推行分时段预约，合理安排患者就诊、检查时间，缩短了候诊时间。住院患者分时段预约检查比例已达到 100%，门诊患者分时段预约就诊者也已高于预约就诊患者的 50%，均提前达标。

为进一步改善患者就医体验，合理利用现有的就诊空间，我院综合考虑门急诊患者病种分布、各科室就诊患者年龄特点、各病种常规诊查流程等因素对就诊流程的影响，合理布局各专业诊室和医技检查室，减少患者动线距离，缩短就诊时长，例如将开具辅助检查较多的内科诊室与放射科、超声科、化验室等辅助科室位于同层、并就近分布。与此同时，各临床诊区和医技科室间均有无障碍设施连接，以方便高龄及残障患者就医。除此之外，我院在各楼层均设置挂号、缴费窗口，并摆放自助预约、挂号、查询一体机总计 20 余台，每处均有导医为患者提供服务，有效引导和分流患者，避免了患者为了加号、挂号、缴费、取药等流程反复奔波于楼层之间。

实行门诊化验全时段抽血和大型检查分时段预约，减少患者排队等候和往返奔波。为减少患者反复奔波于住址与医院之间的频率，降低就医成本，改善就医体验，我院实行门诊化验全时段抽血以及大型检查分时段预约制度，对所有门诊化验项目进行梳理、分类，并将抽血时间要求及注意事项逐一体现在患者手里的化验检查清单上，使患者对抽血化验相关事宜一目了然，不必再为“何时检查”“在哪抽血”“何时出结果”“检查前用做什么准备”的问题反复奔波于医院、科室之间，人手一单，信息详尽，内容充实。对于超声、核磁、CT 等大型检查实行分时段预约制，既合理安排了辅助科室的接诊检查时间，减少了机器损耗成本，又避免出现患者扎堆儿、等待过久等问题，节省了无谓的等待时间。此外，入院服务中心为患者提供安排床位、办理入院手续、出院预约结账等“一站式”服务，让患者从门诊到住院、出院全程无缝便捷服务。

推行专病及症状门诊，帮助患者精准就医。增加知名专家团队数量，引导患者三级医院内部层级诊疗，使疑难病患者通过转诊看上“大专家”。为充分发挥我院专病、专家、专术特色，更好地为患者服务，自 2015 年起，医院开始分批次开设专病/专症门诊。截至目前，已经实现所有临床科室全覆盖，开设专病数量达 63 个，位于北京市同级三甲医院前列，专病门诊所选病种均为该科室优势病种，治疗规范，手段多样，疗效显著。为了进一步扩大专病/专症门诊的影响，培养优秀医师团队，支撑临床科研，更好地为广大患者服务，拟于近期开通第 7 批专病十余种疾病的专病/专症门诊。

北京中医医院自 2015 年起开设疼痛科，包含疼痛门诊及住院部。针对偏头痛、关节疼痛等常见疼痛疾病特点，由相关科室专家坐镇为广大患者诊疗、制定科学合理的治疗方案，并定期输送年轻医师到专科医院进修学习，提高业务水平，深受患者好评。

北京中医医院依托专病/专症门诊建设，已经摸索出一套内部转诊诊疗流程，对于患者群体基数大、就诊需求量大的常见病种，引导患者到低年资医师处就诊，将更多“稀缺”的顶级专家资源留给确有疑难的病患，推动医疗资源的合理分配，让更多的患者享受到优质、有效的医疗服务。

2. 从幕后走向前台，药师服务增进医患和谐

早在2006年医院即为患者提供用药咨询服务，在不断总结经验的基础上，于2014年4月成立用药咨询中心，每年为数万患者提供免费的用药咨询服务。咨询药师均为主管药师以上职称，且多为中药学专业，充分体现传统中医药特色。用药咨询中心不仅能解答广大患者如何煎煮、服用中药汤剂、处理特殊饮片等中药煎煮使用过程中的常见问题，指导患者正确煎煮中药饮片、服用中药汤剂，也能为患者提供传统中药在食疗养生中的保健咨询服务。在用药咨询中心发放我院药师编写的各类合理用药指导单，组织传承药师编写院内制剂介绍及使用的相关材料，在合理使用的基础上促进我院院内制剂的传承与发展。另外，用药咨询中心与我院便民送药服务台相对而设，更是为便民送药服务保驾护航，确保患者用药安全。2017年医药分开综合改革后，用药咨询中心迁至门诊大厅醒目位置并进行扩建，为患者带来更好的咨询体验。

2016年6月医院开设药学部微信公众号，制定《微信公众号运营方案》，成立药学部微信公众号领导小组，组织药师撰写中医药养生、合理用药科普文章，定期在平台发布。至今累计推送科普文章54篇。组织药师参与京城药师微信平台运营工作，发布中医药特色中药养生科普文章。为患者提供专业的中药养生及各类中药知识，促进合理用药。

自2016年7月起在门诊大厅开设患者《合理用药课堂》，每月两次，共计讲授21次，累计参与患者近千人次。针对授课过程中患者关心的话题，2017年每季度增加患者《健康科普大讲堂》，一季度由我院资深主任药师毛克臣讲授《家庭常用贵重中药的真伪鉴别及应用》，收到患者欢迎。

为进一步提升药学服务质量，药学部在大厅候药区域设计患者理药台，并将于近期安装。理药台安装完成后，将配备笔、订书机等工具，方便患者整理药品，药盒包装等废弃物可就近丢弃至理药台下的废物箱。有效改善患者候药环境同时，提升患者就医取药时的良好感受。

2015年，医院与中国邮政速递物流公司（EMS）合作，开通了中药饮片药、代煎汤药、病历等特快专递服务。为了普惠于民，2016年9月起快递费从7副药28元降至15元，每天选择快递送药服务的患者从100人次升至400人次。为保证患者用药安全，医院在EMS服务台配备专职审方药师，对办理快递送药业务的处方进行审核，同时对患者进行用药指导，解答患者各类用药问题。两年间快递近10万件，极大地满足了患者的需求，尤其方便了上班族、老弱及外地患者。

3. 重视中医护理文化建设，“主题护理”构建和谐医患关系

北京中医医院积极开展形式多样的中医特色护理及延伸服务。改革与改善同步，把工作重点放在规范护理行为、改善优化服务流程、主动服务、方便病人，增加老百姓的获得感。门急诊开放绿色通道，护理志愿者帮助病人解决就诊中的问题；门诊实施365天全时段取血；开设“呵护静脉”静脉治疗维护门诊，2016年为740余位PICC置管患者进行维护并开设护理健康讲座。中医健康教育从病人最关切的问题出发，通过健康处方、宣传手册、健康讲堂、病友会和一对一等形式指导患者生活起居、饮食调养、康复锻炼、心理调护，教会患者自我按摩、熏洗、热熨等贴近家庭的护理技术和八段锦、关节康复操等科学锻炼方法，提高病人自我健康管理意识和获得感。

此外，中医特色责任制整体护理服务模式，提升了患者满意度。责任护士为患者提供全程、全面、个性化的护理服务。医院重视中医护理文化建设，各病区根据自己的专科特点开展不同形式的“主题护理”，如皮肤科的“肤慰心苑”，针灸科的“针馨家园”等，肿瘤科“心莲家园”通过APP为患者提供延伸护理服务。病人有感而发“你们的护理首先是专业的、同时也是暖心的让我们感动的服务”，2014～2016年全院护理满意度分别为94%、94.4%和98%。

肿瘤病房“心莲家园”于2010年成立，现在这个家园已经有300多位患者和100多位医生、护士。在“心莲家园”APP里，患者可以随时和医生、护士联系，咨询病情，问护理方法，解决心理的小困惑。老病友开玩笑说，咱们都成网友了！“心莲家园烘焙坊”会巧设主题手把手带领患者亲手制作糕点，通过团体活动对患者进行心理护理。在患者病重、家属无助、家庭陷入绝望时，医护人员会握住病重患者的手轻声安慰，甚至给哭泣的家属一个及时的拥抱，包含了仁心爱心的拥抱和握手既给家属以支持与力量，也给病患以希望与安宁。

在患者出院时，有微信平台APP、“心莲家园医患俱乐部”等迎接患者。在这个平台上，患者能够得到病友之间的鼓励、医护人员有针对性的康复指导等。在让人文关怀融入护理行为的同时，患者的回馈也让医务人员动容：有病人特意送上专门献给护士的锦旗；有离世患者的家属不顾失亲之痛送来感谢信，表达对在最无助时得到帮助的感激；更多的时候，是收到患者发来的如同家人般的问候。

肿瘤病房每年开展医患俱乐部活动2次、累计“心莲家园烘焙坊”活动6次、节日患者慰问多次。在艰难崎岖的肿瘤治疗康复道路上，“心莲家园”为患者提供一路的陪伴与支持。用仁心、爱心、耐心呵护患者，谱写和谐的医患情谊。

为方便对患者进行康复指导，肿瘤病房设立宣教资料袋。根据每名患者的情况，制定有针对性的饮食、用药、情志调理等康复宣教资料。护理人员还在治疗间隙利用小广播带领患者练习八段锦、太极拳等传统康复保健运动，使患者在治疗护理的全过程中体验中医特色，积极将中医护理操作的相关科研成果应用于临床。

“To Cure Sometimes, To Relieve Often, To Comfort Always”。特鲁多医生的墓志铭激励着一代又一代的行医人。肿瘤科病房是这句话最好的诠释。现有的医疗手段对于肿瘤的治疗效果远远低于患者和家属的预期。治愈希望渺茫，缓解也只是暂时的，唯有安慰无时不在。“用我手牵您手，共步治疗康复路；用我心换您心，共谱和谐医患情”是我们对自己的要求，更是对患者的承诺。

4. 以人为本，重视细节，管理再上新台阶

“值班院长”成为医患和谐新亮点。2015 年 3 月始，医院创新值班院长制度，在门诊大厅最显著的位置设立值班院长咨询台。职能处室处长及各党支部书记等几十名中层干部轮流担任值班院长。作为医院代表，值班院长为患者提供了更加快捷、直接、有效的投诉途径，帮助患者安抚情绪，解决矛盾，化解纠纷。对于不能当时解决的问题，做好相关记录，并在次日医院晨交班进行反馈，待院领导班子讨论研究后，批转或责成有关职能部门及时给予办理和答复。

两年多来，值班院长做到条条有记录，事事有回音，件件有结果。经统计，2016 年 1 月至 2017 年 3 月，总计解决事项 223 件，其中医疗服务流程相关事项占 55%。

2017 年 4 月 8 日，医院推行医药分开综合改革。值班院长担任“医改政策咨询员”，亲临一线，与患者面对面，既有利于及时传达、解读上级医改政策，进一步提升管理团队发现、解决问题的能力，也有助于了解、收集一线信息。改革期间，值班院长坚守岗位，延长工作时间，提供各种政策咨询及疑问解答，包括医事服务费、药品、医疗服务价格调整、医改过渡措施等，同时也收集患者对医改的意见、建议，掌握第一线资料。

2017 年 4 月 8 ~ 25 日，医改实施半个月以来，值班院长共解决各类事项 1021 件，其中医药分开综合改革相关事项占 89%，医疗服务流程相关事项则减少至 11%。从医改前后值班院长解决事项构成来看，医改前，值班院长解决问题多为医疗服务流程相关事项；医改后，患者反映医疗服务流程问题明显减少，医改相关问题占据主体地位，值班院长在释义医改新政方面充分发挥了积极作用。

患者投诉中心成为患者心灵的港湾。为了进一步加强医院投诉管理，畅通患者投诉和建议渠道，我院于 2016 年 9 月 1 日，在门诊大厅设立患者投诉中心，实行以患者需求为导向的医疗投诉与纠纷管理模式，实现门诊、住院患者医疗投诉与纠纷调解一站式服务。

患者投诉中心面向门诊、住院患者提供医疗投诉和纠纷的接待受理服务，负责患者投诉事由在全院相关责任科室进行协调、转办、督办、反馈、汇总及统计分析等。患者投诉中心自成立以来，时有就诊过程中因疑问、纠纷或者发现了问题前来进行医疗投诉、事件反映及向医院提出意见和建议的情况。很多患者反映，以前在医院就诊时也会遇到一些问题，想反映一些情况，但不知道应该向医院哪个部门进行反映。成立患者投诉中心之后，医院设立专门的患者投诉接待室，有专职的工作人员负责受理患者投诉，畅通了患者与医院沟通交流的渠道，表明了医院开放包容的态度，愿意积极听取患者的意见和诉求，能够及时为患者解决问题，有效化解医患矛盾，为维护和谐的医患关系起到了很好的促进作用。

患者投诉中心成立 9 个月以来，开通了现场接待、来信、电话等多种途径的投诉方式，受理患者来访投诉和上级转办投诉案件近 300 件，提供政策咨询服务、帮助患者协调解决各类非投诉问题近 200 件。患者投诉中心秉承竭诚为患者服务的原则，针对患者投诉的问题都尽力在最短时间内妥善处理，积极协调各个相关科室配合调查核实，从未出现过推诿患者的现象，投诉回复率达到了 100%。

一次，一位大爷气愤地冲进投诉中心，说要投诉医生乱收费，明明没有做的检查，为什么还要收 1000 多块钱的化验费。投诉中心工作人员安抚了患者情绪后，了解得知了相关情况。医生准备为患者开具过敏源相关检查，患者表示近期已经在外院做过，不用再做。随后医生将检查单撤回，但患者回家后发现依然收了过敏源检查费，故非常生气。投诉中心立即联系了当事医生，得知医生因工作太忙忘了在系统中删除医嘱，导致多收了费用。当事医生表示愿意配合投诉中心办理退费等。最终医院将费用退还患者，次日患者专门送来感谢信表示感谢。

由于患者投诉中心能够及时为患者解决实际困难，对投诉事由能及时给予答复，投诉中心也逐渐获得了患者的信任，它不再是一间仅仅用来受理患者投诉和纠纷的接待室，而更像是一个开放、倾听和包容的沟通窗口。不仅是对医院的投诉、表扬、建议，就是在生病过程中心理上的担忧和焦虑，患者也都愿意来投诉中心进行倾诉。不论事情最终是否能够得到圆满的解决，但至少患者会感到，在投诉中心他们可以发泄内心的负面情绪，可以诉说自己的苦衷，在心理上也能得到一种安抚和宽慰。患者投诉中心不仅为患者提供各种帮助，也成为患者心灵的港湾。

彩虹“译”站，架起“心”的桥梁：为配合“非急诊全面预约”工作开展，以及北京市医药分开综合改革政策正式实施，为让患者更好地了解新政，消除疑虑，轻松就医，我院组建了助力于医患沟通的、方便患者就医的“彩虹译站”。“彩虹译站”以彩虹桥之形，“译”取诠释、沟通、向导之意，旨在用真心架起医患间沟通的桥梁。招募志愿者，进行岗前培训。目前，在门诊各重点科室、功能区域设置岗位 13 个，组织协调机关职能处室人员、党支部书记等组成译站使者队伍，每天轮流排班，为患者答疑解惑、宣讲医改新政、进行情绪疏导。通过“彩虹译站”这一桥梁纽带，为患者服务到位、宣传到位、引导到位，助力医改期间医院各项工作平稳有序、扎实推进。

设立母婴关爱室，打造星级卫生间。医院门诊、病房在装修风格、色彩上，不仅充分体现中医药文化内涵，彰显浓厚的中医药文化氛围，还非常重视细节，为老年人、残障人等提供方便，体现人文关怀。近年来，医院持续投资对门急诊卫生间全部进行升级改造：统一安装卫生纸盒 49 个，长期提供免费厕纸；安装泡沫洗手液 49 个，及时补充；更换感应式水龙头 85 个，避免患者之间交叉感染。保洁人员每 30 分钟打扫 1 次卫生间。同时，改造卫生间通风口，安装防臭地漏，定时喷洒芳香剂，保证了卫生间持续无异味。在各楼层卫生间都配备洗手液，及时补充消毒用品，满足患者洗手卫生的要求。在蹲便器旁设置上下两个挂钩，满足个头高矮、物品多少的不同需求；蹲便器的内门上贴有新颖轻松的提示语；在脚踏冲水的地方，贴有提示标志，患者很容易找到冲水的脚踏钮；在台阶处，也贴有醒目的标志，提醒患者注意安全；卫生间内安装置物板，方便患者摆放小件物品。无障碍卫生间内安装报警按钮，报警灯分别设在门外和患者服务中心。患者如厕一旦突发意外，护士和保安人员会在第一时间发现，实施抢救。此外，医院还设立了母婴关爱室，方便哺乳妇女挤奶、为婴幼儿换尿布等，深受患者及家属的欢迎。

（资料来源：北京中医医院王阳供稿）

构建相互依存的医患共同体

患者周某，女，63 岁，于 2013 年 7 月，因甲状腺结节在我院内分泌科就诊，服用草药饮片及小金丹胶囊。10 月 4 日，患者自觉乏力来院复诊，因国庆节放假，未见到首诊医生，回家继续服用药物治疗。10 月 7 日节后就诊时，患者乏力明显，化验检查提示转氨酶、胆红素异常增高，已出现肝功能损害。患者及家属认为是医疗事故，要求在我院免费住院治疗。医务处立刻联系相关科室专家对患者进行会诊。考虑到患者转氨酶急剧升高，病情严重，为保障患者安全应立即住院治疗。因我院无肝病科病房，医务处及时向患者交代病情及治疗原则，建议由我院负责联系，马上转地坛或佑安专科医院治疗。对于患者提出的质疑，医院经医疗安全委员会合议后在 7 个工作日内会给出处理意见。目前，应以患者为中心，先保障治疗防止延误病情。患者本人及家属提出由于租住地和务工地离解放军三〇九医院近，选择去该院就诊。医院尊重患者选择，并保证无论患者在何处就诊，医院对事件的后期处理都会持续跟进。患者在外院治疗期间，我院医务处随时与患者及家属保持联系，关注患者病情变化。患者在三〇九住院期间，经过激素治疗，转氨酶恢复正常，但胆红素下降不明显。1 个月后转入解放军三〇二医院继续治疗。因患者被诊断为药物性肝炎，所以患者本人及家属一直认为我院存在医疗责任，按照医疗纠纷调解常规，应等治疗告一段落后方可启动调解程序。但患者及家属就治疗费用问题，一直向医院提出要求。

我院组织专家讨论认为：患者出现药物性肝损害可能与其自身体质敏感性相关。患者属于长期在外务工人员，生活起居具有诸多不确定因素，且长期未进行过身体检查。鉴于肝损害后果严重，在专科医院规范治疗后各项指标下降不明显，不符合普通的药物性肝损害症状，有潜在自身免疫性肝病的倾向，因患者在外院已使用激素治疗，化验检查失去客观性故不能明确诊断。医务处及时将讨论意见回复患者本人及家属，并告知如不认可院方意见，可通过北京市医疗纠纷人民调解委员会（简称“医调委”）进行第三方调解。事实证明，医调委给出的结论性意见与我院一致：患者诊断明确，用药合理，未发现诊疗行为存在过错。患者出现药物性肝损害原因不明，既往病史不清，不排除个体因素。

虽然医务处在首次接访后，就组织院内专家针对患者诊断用药进行了讨论，并积极配合申请第三方调解，结论出来后还多次与患者及家属进行沟通解释，患者基本认可调解结论，但一再强调高额的治疗费用令家庭难堪重负。虽然患者已不在我院继续治疗，且调解结论是医方无过错不涉及赔偿，按照医疗纠纷处理程序，我院调解工作可以就此结束，但医务处的同志一直与患者家属保持联系，了解到患者在三〇二医院治疗时使用了大量激素，骨质疏松严重，已多次发生肋骨骨折，完全丧失了劳动能力。出院后，尚需定期门诊复查，激素完全撤完还需半年到一年时间。患者本人也曾多次表示，三〇二医院费用高，每次就诊都花费过千元。当时，患者疗程已接近一年时间，与初诊时判若两人，基本生活都需要他人协助，治疗费用已将近 10 万元。考虑到患者家庭的实际困难，医务处领导、首诊医生、肝病科主任多次沟通后决定，让患者转我院肝病门诊，发挥中医药特色，配合中药撤激素，缩短疗程，降低医疗费用。同时与医调委沟通，告知患者实际情况，申请无过错损害赔偿。在此过程中，首诊医生表示个人出资以院方形式资助患者5万元以维系后续治疗。患者经过一年半治疗，情况恢复良好，已能正常生活，患者及家属还多次到医务处表示感谢。

通过此件事我们深刻体会到，医患关系的本质是利益共同体，相互尊重、相互配合、相互依存是医患关系的最基本特点。医患双方有着战胜病魔早日康复的共同目标，对抗疾病是双方共同的责任。医患之间，和则两利，伤则两害，构建和谐医患关系，才能使救死扶伤的崇高职业重现往日的纯净与温情。

（资料来源：中国中医科学院西苑医院于潇洋供稿）

小事背后是医德医风的大体现

近日，我院精神病合并躯体二科发生了一件事，这件事虽小，但背后体现了精神病合并躯体二科良好的医德医风。

患者方某，是该科一名住院患者，家属在规定的时间探视是正常的工作内容，可这次却不同以往。记得那是在精神病合并躯体二科护士尤强声小夜班刚接班不久，曹颖主任找到他说：“刚才有一位家属打电话来说稍晚些来探视方某，虽说不是正常探视时间，可是家属是一名华侨，回来一次不容易，对探视时间安排可能不太熟悉，探视完后还要赶今晚的飞机去国外，我们要给予必要的方便。”

众所周知，精神病区探视时间之所以没有夜间，是因为夜间值班人较白天少，主要考虑安全问题。然而面对着这位家属的特殊情况，科室领导充分理解并答应了家属这个“不合理”的要求。

大约18：30左右，这位家属才风尘仆仆地赶到科室，夜间值班护士专门抽出一人陪同探视。这位家属多年未回国，上次来医院探视还是四五年前的事，看到医院的发展建设，他不禁感慨地说："没有想到咱们医院现在发展得这么好。"

或许是着急，就在家属想要拿出手机给患者看一看她在国外的生活照片时才发现，手机落在出租车上了，而这时距她下车已半小时之久，出租车早就离开了。

目前，手机已成为人们生活的一部分，很多事情都离不开手机。更别提手机里的相关信息了，一旦丢失，要想再找回来是一件很难的事。再说，这位家属还要赶今晚的飞机，时间有限。

看到家属如此着急，尤强声护士便问她记不记得出租车的车牌号码，同时用自己的手机立即咨询114通过北京市出租车管理公司打电话查找。最终，经过多方联系，家属的手机总算找到了，出租车司机正好晚上跑一趟机场，会在那里等待家属来取。

为了这件急事，本来20分钟左右的探视前前后后忙乎了近一个小时。临走，家属对科室的工作和帮助表示万分感谢，同时将一个红包塞进了尤强声护士的口袋，并一再表示是为了感谢他的帮助，千万别嫌少，要收下。

红包尤护士并未收，且告诉家属，我们有工作纪律，帮助家属是我们不可推卸的义务。

临走时家属的一句话令科室的医护人员久久寻味。她说：真没想到现在国内医院是这么的好，家人在这里住院，我是真的很放心……

家属的话仿如春风拂面，温暖着躯体二科的医护人员。他们说："其实我们并没有过多地做什么，我们所做的仅仅是我们应该做的本职工作。"正因为医患的相互信任、尊重、理解和帮助，才有了上述一幕和谐的医患关系。

（资料来源：北京市昌平区中西医结合医院官网）

家庭医生工作室　温暖社区百姓心

什刹海社区卫生服务中心鼓楼社区卫生服务站坐落在古老的旧鼓楼大街的小巷深处。由于当地绝大部分是一些老旧的平房，并且住户中老年人口居多，故鼓楼社区卫生服务站于2014年5月成立了家庭医生工作室。为了更好地为辖区的居民百姓服务，鼓楼社区卫生服务站精心选派了具有丰富临床经验的全科医生李坚同志为患者提供诊疗服务。

鼓楼社区卫生服务站的李坚医生，与每一位来工作室就诊的患者签订了家庭医生服务协议，为签约居民提供上门看病、做健康检查、建立健康档案、预约就诊、居家养老管理等医疗保健服务。在医疗服务中，李坚医生以他的满腔热情与高超的医疗技术获得了患者的一致好评。

杨大妈是鼓楼社区卫生服务站辖区的一位普通居民。她经常来预约李坚医生给她看病。照她的话说，李坚医生看病认真负责，与去大医院排队2小时、看病10分钟相比，还是来医生工作室看病好。每次来看病，李坚医生不仅给她做例行的检查，还为她进行病情分析，找出病因，对症进行治疗，提出良好的预防措施，监督药物疗效，并提醒她定期做健康体检。对她提出的各种问题，李坚医生都耐心地进行解答。对此，杨大妈感到非常满意。

不管刮风下雨、天寒地冻、赤日炎炎，每月初的星期二，鼓楼社区卫生服务站的李坚医生都要去辖区的一名空巢老人家进行居家养老卫生服务指导。老人已经85岁了，老伴多年前已经去世，两个孩子都在外地工作，老人患有高血压病，但能够自理，就是有点孤独、郁闷。可是每当他看到李坚医生到来时，便高兴得合不拢嘴。他总对别人说，李坚医生来到他家，不仅是送来了健康知识，还帮他排忧解难，使他感受到了亲人般的温暖。

有一次，李坚医生来到他家走访，正赶上他犯高血压病。由于家中没有其他人，李坚医生立即对他进行了施治，亲自递水送药，密切观察血压变化。老人躺在床上，李坚医生就坐在小板凳上守护着他。直到晚上6点，他的病情平稳，李坚医生才放心地离开。临走时，李坚医生留下了自己的联系方式，并叮嘱老人，只要不舒服就给他打电话，他会及时赶到。第二天一大早，李坚医生又来到了老人的家，监测了血压，看望了老人。李坚医生的热忱服务令老人非常感动。老人不止一次地说，是家庭医生工作室为老年人提供了便捷、实惠、贴心的医疗服务，他由衷地感谢党，感谢政府，感谢鼓楼社区卫生服务站，是他们带给了他不一样的感动与温暖。

签约式服务，不光方便了患者，也能拉近医患之间的心理距离。它促进了医患之间的沟通与交流，便于对患者进行健康指导，提高患者的依从性，为更多需要家庭医生的人提供更好的医疗服务。这正是，小小医生工作室，温暖社区百姓心。

（资料来源：护国寺中医医院官网）

鼓楼中医医院
打造京城名医馆中医药文化品牌

在东城区豆腐池胡同13号，坐落着一座古香古色的院落，走进之后抬头便见“京城名医馆”的牌匾。京城名医馆始建于1993年，是北京市中医管理局批准的唯一一家公立性医疗机构。新馆以崭新的姿态于2012年5月12日落成揭幕，汇聚中医翘楚，并以“燕京医学”为核心将传统与现代完美结合。

作为北京市东城区“国家中医药发展综合改革试验区”试验基地，以及首批“北京中医药文化旅游示范基地”“北京健康促进示范基地”“东城区科普示范基地”的“京城名医馆”，同时承载着展现燕京医学、传播和普及中医文化、中医养生保健、健康科普的责任。在提供基础医疗服务的同时，还传播中医文化，从各个角度全方位介绍了燕京医学的悠久历史和繁荣景象，为国内外旅游者提供中医体验，为患者、辖区居民提供中医药特色鲜明的健康教育服务。

1. 以燕京医学为核心诠释中医文化

名医馆建设面积6000多平方米，一景一物处处显示着燕京医学发展枝叶茂盛的盛世繁荣景象。

“大医论道”名医雕塑群：它以燕京地区“太医院”为背景，甄选了燕京地区医学发展历史长河中出现过的部分中医大家，展现大医彼此探讨、求索中医大道，福泽百姓的情景。雕塑群由五十位燕京地区名医组成，清晰地展现了燕京医学从古至今做出过贡献的名医大师风采，又紧扣“京城名医馆”以古今名医为始，展现燕京医学群体的风姿风貌，集中展示了燕京医学枝繁叶茂的繁荣传承景象，雕塑侧面为名医馆记和名医记，背面为名医馆院训。

中药燕京八景：以中草药、复古红木雕花边框作为创作元素的中药燕京八景，运用不同形状、颜色的中药组合展现了燕京风情全貌，使得中医与地域文化交相辉映，同时宣传燕京文化与中医药文化。

燕京医学视觉展厅：采用六台专业投影仪，3台相应配置PC主机，来打造震撼的视觉效果以及保证视觉质量。三面墙为动态投影画面，片段形式表现燕京医学的典型历史事件。

燕京名医传承谱：清晰地展现燕京地区医学的发展盛况，

展现燕京地区名医辈出的繁荣景象，完整表现燕京医学一脉相承的历史特征。

洋画墙：二楼的洋画墙上有八段锦造型，模型眼睛部位有孔洞，洞内有画面，内容为燕京医学故事、名人等。此处融合了燕京地区古老的拉洋片、万花筒等特色创意元素，展示了燕京地区医学典故。

药食同源长寿墙：是中药知识与传统文化相互辉映，画面造像均为中国传统绘画风格，人物为中国传统文化养生长寿代表人物，展示中药延年益寿、养生益生的功效；天真可人的童子，造型也采自中国传统绘画百子图，活泼可爱憨态可掬。药屉内放置的是应季的中药，寓教于乐，教人们应时而食，顺时而膳，使中药养生惠及百姓，渗透到百姓的柴米油盐酱醋茶方方面面，真正深入百姓生活。

中医泥塑微景观：以微景观泥塑的手法，生动再现了燕京医学文化故事，中医采药、加工、炮制、制药过程，燕京医学治世故事以及宫廷医疗、古代药铺、拔罐、药浴、针灸、正骨等场景。

针灸长河：用上万针灸金银针具扎制成日晷造型。针灸讲究精准定穴，扎针到位，而日晷是中国有史以来古老的计算时间的器物，二者相契相合，名字定为针灸长河，表现的是针灸悠久的历史和几千年的生命，画面内容有十二生肖等天干地支、易经乾坤，而这些都是中国传统文化的重要组成部分，与中医紧密联系，基座部分有青龙、白虎、朱雀、玄武以及祥云、水波纹等传统美学装饰元素，底蕴丰厚。已拟申请吉尼斯世界纪录。

香汤美方：中医药浴文化展示区，运用彩绘与药浴方，画面四美象征春夏秋冬四季，周身点缀金木水火土五行抽象纹样装饰，画面两侧部分是药浴方的展示，可以让百姓誊抄学习，回家自己炮制，将养生融入百姓生活。

罐通古今：以砭石、玻璃、琉璃、陶、竹、硅胶等六种材质不同的大小罐制作成编钟形式，极富趣味性。

2. 以中医为载体厚德流光

中医药是中国的国粹，蕴含着博大精深的养生保健、防病治病的理念。为顺应国家“继承和发扬中华传统文化”“振兴中医”的难得历史机遇，依托北京的文化资源优势和政策优势，东城区获批成为国家中医药发展综合改革试验区。作为试验区的建设示范基地，名医馆作为北京中医药文化旅游示范基地，以燕京医学发展为脉络展现中医药文化底蕴，传播中医药知识，进行中医药健康宣教，已成为人民群众健康养生和教育培训阵地，备受关注。

名医馆已具较高的知名度，汇聚了大批国家级、北京市级的名老中医及名中医传人，比如陈文伯、余瀛鳌、梁贻俊、高忠英、王彦恒、赵恩道等老中医定期在名医馆出诊，涵盖了各个学科领域。为推进名医工作站、室的继承与创新工作，名医馆已有 4 个全国名老中医专家传承工作室，2 个北京市中医药“薪火传承 3 +3 工程”工作室（站），各工作室（站）目前均有 10 人以上常年在工作室工作。

自从建立医药适宜技术推广基地后，名医馆运用网络和微信平台一直承担着基层常见病、多发病中医适宜技术的宣传、推广工作。至今名医馆健康大讲堂已开设 33 期，受众人数达到 1220 人次。

自 2012 年至今，名医馆已接待 117 个国内外参观旅行团，共计 2449 人。每月定期组织出诊专家为百姓提供免费健康宣教，累计发放各种宣传资料 3000 余份，解答咨询 600 余人次。制作编写《中医健康指导手册》系列丛书，并与著名诗人彭俐、著名民俗画家杨信共同编撰出版了《诗画谱名医 · 燕京百位名医传》，从传统文化角度，对109位已故名医的生平、主要学术成就、临床特点进行整理，并在北京市第六届 地坛中医药健康文化节期间进行签售。

利用鲜药种植基地，推行药膳膳食，对职工进行健康管理。充分利用微信平台，开展预约、会诊、出诊、健康咨询、指导等，并逐步成为北京首屈一指的中医药文化旅游科普基地。

3. 诊室配置均为“一医一患式”

名医馆设独立的诊疗区，每个诊区设有单独的候诊小区，并配有候诊沙发及导医人员现场为患者服务。诊室配置均为“一医一患式”，以便医生在不受干扰的环境下进行诊疗工作，并充分保护患者的隐私。

对患者实行导医护士陪同服务；以“绿色通道”对患者所需的各种检查实行快捷服务；对疑难病症实行专家集体会诊或逐步通过远程会诊中心实现国内外专家会诊，并逐步实行名医预约就诊、上门就诊、健康咨询、养生指导服务等。

此外，名医馆将继续引进获得过国家或市级“名老中医”称号的新的名医，充实名医馆；并逐步建成培养中医高级人才的平台；建立对名老中医传授学术思想和临床经验给予支持和奖励的制度。

同时，名医馆二期中医文化改造正在筹划之中，将进一步弘扬燕京文化，展示更多的中医药文化知识宣传和体验；继续开发中医旅游示范基地，开发中医旅游产品，弘扬中医，宣传名医馆；继续做好“京城名医馆健康大讲堂”的活动，开设中药识别专台等。

（资料来源：《法制晚报》2016年12月6日A05版）

第七章

其　他

“中医中药中国行——中医药健康文化推进行动”在京启动

2017年7月1日，十二届全国政协副主席刘晓峰宣布“中医中药中国行——中医药健康文化推进行动”在京正式启动，国家中医药管理局、全国政协教科文卫体委员会、环境保护部、中央军委后勤保障部卫生局等有关领导和各省中医药管理局相关负责人出席。该行动由国家中医药管理局、全国人大教科文卫委员会、全国政协教科文卫体委员会、国家发展改革委、教育部、科技部、工业和信息化部等24个部门共同开展。

作为中医中药中国行的第三阶段活动，行动将围绕“传播中医药健康文化、提升民众健康素养”的主题，通过开展形式多样的中医药健康文化知识传播活动，推广中医药的理念、知识、方法和产品。国家卫生计生委副主任、国家中医药管理局局长王国强表示，在《中华人民共和国中医药法》正式实施的今天启动该行动意义重大。党的十八大以来，以习近平同志为核心的党中央高度重视中医药发展，把中医药提升到国家战略高度，作为健康中国建设的重要组成部分加以统筹推进，做出一系列重大决策部署，出台了《中华人民共和国中医药法》、印发了《中医药发展战略规划纲要》、建立了国务院中医药工作部际联席会议制度、发布了《中国的中医药》白皮书，认识高度、推进力度、实践深度都是前所未有的。

特别是习近平总书记在去年召开的全国卫生与健康大会上，提出了一系列发展中医药的新思想新论断新要求，对振兴发展中医药做出了全面部署，为在新的历史起点上推动中医药振兴发展指明了方向。尤其是习近平总书记强调，要把老祖宗留给我们的中医药宝库保护好、传承好、发展好，坚持古为今用，努力实现中医药健康养生文化的创造性转化、创新性发展，使之与现代健康理念相融相通，服务于人民健康。

为贯彻落实习近平总书记的重要指示要求和党中央、国务院印发的《"健康中国2030"规划纲要》的决策部署，主办方在深入总结以往活动经验的基础上，适时启动第三阶段活动——中医药健康文化推进行动。活动将深入基层，开展中医药健康教育，建设中医药健康文化知识角，普及具有中国特色的健康生活方式。活动还将走入学校，开展中医药文化进校园行动，帮助中小学生养成良好的健康意识和生活习惯。

此外，还将组织开展中医药健康文化知识大赛、中医药健康文化作品征集活动和全国悦读中医等活动，增进社会对中医药核心价值理念的认知、认同，营造全社会更加关心支持中医药事业发展的良好氛围。启动仪式结束后，中医药文化体育大型表演、中医药健康咨询和中医药文化展览展示等一系列中医药健康惠民活动再度点燃现场。

来自中国中医科学院广安门医院、西苑医院、望京医院、北京中医药大学东直门医院等32家医院的100余名副主任医师以上专家为市民提供权威、专业的中医药健康咨询。中医药文化展览展示区同样人头攒动，不少市民驻足观摩体验中药炮制技艺，跟随专家学习中医养生方法、养生操，咨询真假优劣药材的鉴别。

《中医中药中国行——中医药健康文化推进行动实施方案(2016—2020年)》提出，活动旨在普及中医药知识方法，促进民众养成健康的生活习惯，推动中国公民中医药健康文化素养提升10%。同时增进社会对中医药核心价值理念的认知和认同，营造更加关心支持中医药事业发展的社会氛围，并初步建立中医药健康文化传播体系和机制，打造一批中医药健康文化传播示范基地。

行动主要包括四方面内容：一是打造中医药健康文化推进平台，建设中医药健康文化知识角、实施中医药文化进校园行动、实施中医药新媒体建设工程、成立中医药文化科普媒体传播联盟、建设中医药健康养生文化体验场馆。二是传播中医药健康文化理念，开展中医药健康教育、创作推广中医药文化作品。三是倡导养成具有中国特色的健康行为，组织开展“服务百姓健康行动”全国大型义诊活动、组织开展中医药健康文化大型宣传活动、组织开展中医药健康文化知识大赛、组织开展全国悦读中医活动、组织开展中医药文化科普巡讲活动。四是建立中医药健康文化推进保障机制，建立中医药健康文化素养监测机制、建立健全中医药文化传播人才培养机制、建立跨部门工作机制。

中医中药中国行自2007年正式启动以来，已经走过十年征程。十年来，活动走遍了31个省（区、市）、新疆生产建设兵团和香港、澳门、台湾地区，走进了军营，共举办366场，直接参加现场活动的群众达160多万人，成为由我国政府部门举办的规格最高、规模最大、影响最广、百姓欢迎的大型中医药科普宣传活动。

（资料来源：中青在线官网）

中医药养生文化园打造健康新生活

走进北京东城中医药养生文化园，这里有各种小型雕塑，有关于养生的文化标识，有叫不上名字的花草树木，还有林林总总的健身器械。在这里可以呼吸新鲜空气，可以学习中医养生知识，可以健身锻炼，更可以领略祖国中医药文化的博大精深。地坛中医药养生文化园的建成，借助地坛皇家园林的古老神韵，集中展示了中医养生保健的精华，不仅是弘扬中医药文明的窗口，更是让市民了解中医，享受中医的良好场所。

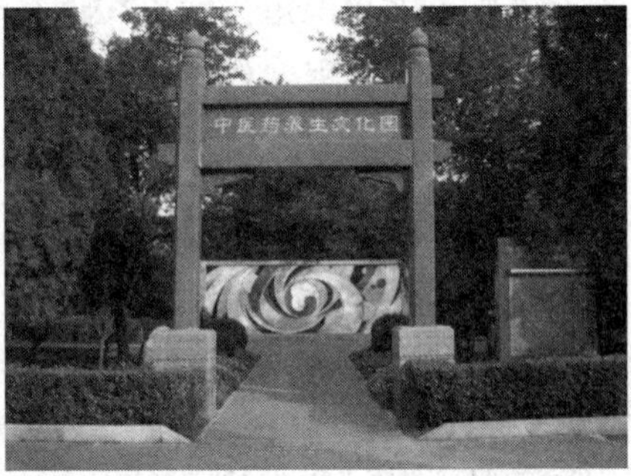

地坛中医药养生文化园是我国第一家以中医药养生文化为主题的特色园区，它位于地坛公园内，占地面积约 2. 5 公顷。

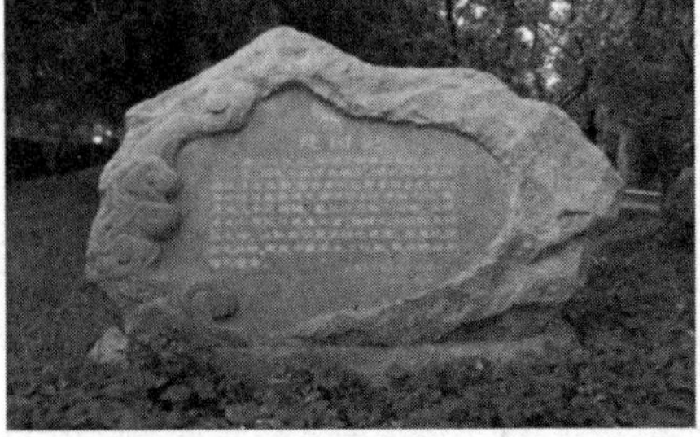

以弘扬华夏文明之瑰宝，达惠民强国之目标，建此中医养生文化园，塑造健康和谐之首善。

中医药养生学博大精深，在设计过程中运用了大量中医哲学，园内还可以看到各个区域内的宣传栏、养生箴言及穴位的铺装，听到悠扬的五行音乐，处处精致，处处用心，让游客在游玩、娱乐、休息的过程中，潜移默化地了解和学习中医药养生文化知识。

作为中华传统文化的精华之一，中医文化可以当仁不让地成为世界文明遗产的重要组成部分！中医文化有责任在新时代为福泽人类的健康，做出更加卓越的贡献！

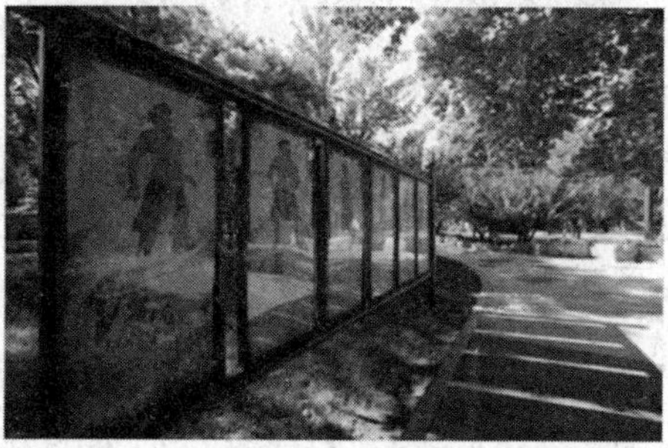

园区以肝、心、脾、肺、肾五脏为主要分区，配以五行、五色、五方的内涵，以水栖和陆路为经脉经络，将全园连接成一个完整的生命形体。园内有各类树木三千多株，还有近百种中草药和可入药的植物。

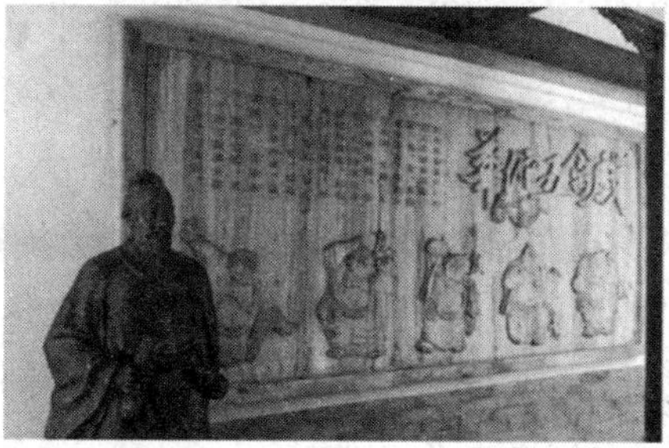

长廊墙壁上有彩绘壁画“生生之道”、木雕八段锦、木雕五禽戏、彩绘壁画“融合共进”、中医运动养生展板。还有中医养生适宜技术展示，包括拔罐、艾灸、刮痧、药枕、药浴等，以贴近大众、通俗易懂的语言传达了中医药的保健技术。

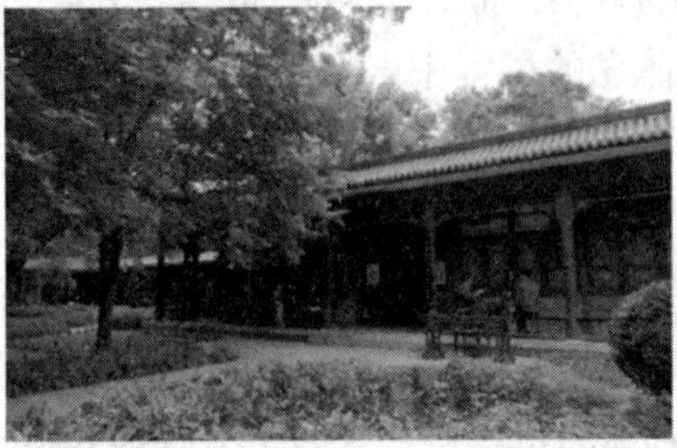

养生坊门庭两边，挂“健行天地兼修内外七分养，康度春秋融贯古今百岁生”的对联。养生坊是集养生保健、互动演绎及售卖为一体的综合区域，给大众传达养生之道、养生之法和养生之源。

地坛中医药文化养生园是我国国内首屈一指的以中医药养生文化为主题的公园。公园一直注重传播中医健康文化理念，定期举办中医药文化活动，融中医药养生文化于园林景观之中，处处彰显博大精深的中医药文化底蕴。

自 2009 年至今，一年一届的中医药文化节一直是地坛中医药文化养生园的亮点。活动汇集了多家国内外知名的中医医疗机构、科研院所和中药企业，举办中医药非遗文化展示、中医药精品图书荟萃、民族与国际医药大观、中医药养生技术指导、中医药文化科普长廊、中医药健康博览大道、义诊咨询、文化大讲堂等形式多样的主题活动，致力于传播集传统和现代、民族特色与国际传播相结合的中医健康文化理念。地坛中医药健康文化节已成功连续举办了三届，每年都有数万名群众到现场感受博大精深的中医药文化。

特别是每年地坛庙会期间，庙会组委会还会邀请医学专家，每天上下午在地坛中医药文化养生园各举办一场中医科普健康讲座，以内科、骨科、针灸科等各科的常见病为主题，普及中医药常识，并就民众关心的健康问题答疑解惑，得到游客的热烈欢迎和积极参与，每年都有四五百人前来聆听讲座。

除了举办丰富的中医药文化活动，把中医药养生文化应用到园林环境中，也是北京地坛中医药养生文化园的一大特色。地坛中医药养生文化园以水溪和陆路为经络，联系五个特色区域，即金、木、水、火、土五个区，传达时间养生和脏腑养生的理念和方法。游人游览全园的同时，可以观赏 40 多种中草药及近 20 种可以入药的乔灌木和各个区域内的宣传牌、养生箴言及穴位的铺装，倾听悠扬的五行音乐，可谓是养生之旅，在游玩、娱乐、休息的过程中，学习源远流长、内涵丰富的中医养生文化知识。

（资料来源：北京市东城区园林绿化局官网）

春风化雨　不负韶华
——北京中医药大学思想政治教育成果

2017 年 9 月 14 日，北京电视台推出重磅的节目《春风化雨 不负韶华》，连续 4 天报道了北京中医药大学思想政治教育成果。

1. 传承中医智慧，增强文化自信

2014 年 11 月 17 日，澳大利亚首都堪培拉，在国家主席习近平和澳大利亚总理阿伯特的共同出席和见证下，北京中医药大学和西悉尼大学在澳洲正式建立中医中心。这无疑是我国中医药对外合作史上一次里程碑式的事件。在今天的中国，一批又一批的莘莘学子正在传承和弘扬中医药学的道路上努力前行，作为全国中医药学最高学府的北京中医药大学成为帮助他们实现梦想的摇篮。

“凡大医治病，必当安神定志，无欲无求，先发大慈恻隐之心，誓愿普救含灵之苦……”读经典，悟妙道，1000 多年前，药王孙思邈写下《大医精诚》一文，这位生在唐朝的古人不会想到，在 21 世纪的中国，医科生们仍然秉记着他“悬壶济世、医者仁心”的从医理念。

始建于 1956 年的北京中医药大学前身是北京中医学院，岁月峥嵘，在中医药学高等教育的道路上，北中医并非一帆风顺，如今的良乡新校区“五老上书”的雕塑静静矗立在教学楼前的草坪上，仿佛在诉说着过去难忘的一幕。1962 年，针对高等中医药教育初期出现的西化偏差，在学校任教的秦伯未、于道济、陈慎吾、任应秋、李重人五位教授心急如焚，联名向卫生部上书呼吁中医教育要坚持中医主体，应当强化中医和传统文化教育。这一事件在当时引起重大反响，得到了国家的极大重视和肯定，这一中医教育史上著名的“五老上书”至今影响深远。在后来的办学实践中，注重传统文化和中医药经典著作教学成为北中医的教学根基，与此同时提出“早临床、多临床、反复临床”的中医临床教学理念。

2. 薪火相传，矢志攻关

从炎帝神农氏尝遍百草，到《黄帝内经》医学体系形成，从华佗到李时珍，名医辈出，万象纷纭。中国医学有许多的独特发明和创造，中药、方剂、针灸、经络、导引、养生，博大精深，北京中医药大学成立 60 周年来，薪火相传，矢志攻关，汇聚各方力量，研发出以清开灵注射液为代表的一批重大科研成果。

2005 年 10 月，神舟六号载人飞船圆满遨游太空，在这次汇聚着无数科研人员努力的航天征程中，有着一份来自我国中医药研究领域的贡献，英雄航天员费俊龙、聂海胜在五天飞行过程中，身体健康，表现出色，没有出现明显的身体重力变化影响。殊不知，其中有北中医人在为他们保驾护航。国医大师王绵之教授和他的博士生运用中医药理论组方而成的太空养心丸为航天员提供了中医药保健，也证明了中药在载人航天任务中的良好效果。面向国家重大战略需求，北中医及时抓住历史契机，先后组建了航天中医药学和航海中医药学两个重点学科。近年来，中国海军装备已然进入大国海军行列，中国海军的脚步也从黄水走向深蓝。与此同时，与深蓝相关的科学研究每天都在北京中医药大学的实验室里进行。

国人熟悉的针灸是中医最传统的一种治病方法，具有疗效明显、操作方便、经济安全的优点，针灸疗法现已遍及全球多个国家，但长期以来中医针灸却缺乏统一的国际标准，一定程度上也影响了针灸的治疗效果和推广。2012 年，北京中医药大学针灸推拿学院院长赵百孝作为第一负责人主持起草了艾灸器的国际标准，共有 20 多个国家参与，在赵百孝看来，这也是中医药国际地位和竞争力的展示。

2015 年 11 月，艾灸器国际标准顺利颁布实施，这也是继针灸针之后第二个中医领域的国际标准。探索中医药科技创新的路径和方法，既要从古代经典医籍中寻找创新灵感，也要善于学习借鉴先进科学技术，并让科技成果转化为现实生产力。

从 20 世纪 80 年代开始，北京中医药大学一直致力于中药系列产品的研发，由大学主研并上市的产品有清开灵注射液、清开灵口服液、乳块消片、儿童清咽解热口服液、参仙生脉口服液等国家级新药，其中清开灵注射液曾两次获得国家科技进步奖，被列为医院急诊必备药品。

进入新世纪以来，北京中医药大学已发展成为全国中医药院校中国家级重点学科与省部级重点学科数量最多、涵盖专业最广的院校。2013 年，在教育部学科评估中，北中医中医学和中西医结合两个学科排名全国第一。2015 年，在 ESI 最新学科排名中，北京中医药大学的临床医学学科已经进入全球前百分之一的机构排名。

3. 健康中国，服务人民

60 多年来，北京中医药大学始终坚持面向人类健康需求和经济社会发展，积极开展医药卫生保健服务，国医大师王琦教授几十年潜心研究，创立了《中医体质辨识法》，2009 年纳入《国家基本公共卫生服务规范》，实现了中医药首次进入国家公卫体系。与此同时，北中医几家附属医院突出特色，苦练内功，在国家重大卫生事业面前负责任，有担当，心系百姓，服务于民。

北三环东路、和平街北口，在一片绿树影映下，有一排既朴素又典雅的平房式建筑，北京中医药大学的医疗基础和对外窗口，中医门诊部国医堂就坐落在这里。始立于 1984 年的国医堂，云集了一大批著名的中医学家和中青年专家，74 岁的国医大师王琦就是其中一位，在他出诊期间，许多病人不远千里慕名而来。

基于看病要以人为中心的辨证用方思想，王琦教授几十年潜心研究，创立了《中医体质辨识法》，2009 年纳入《国家基本卫生服务规范》。作为北京中医药大学终身教授的王琦，连续三次评选为国家名老中医，先后培养博士后、博士、硕士、学术经验继承人 113 名，已逾古稀之年的他仍严格地要求自己。

名老中医严谨敬业的风范深深感染着北中医的学子们。1983 年，北中医岐黄志愿者协会成立，这是一支主要以硕士和博士为主组成的志愿者队伍。从那时起，志愿者们走向社会，以中医药专业特色为优势，以义务咨询健康为主题，为百姓送去实实在在的服务。

北京中医药大学岐黄志愿者说：“我们是医学院校的学生，特别希望能够将我们日常的所知所学，能够真的转变到实际中来，用心去服务大家。”

2003年，一场突如其来的“非典”席卷中华大地，时任北京中医药大学附属东方医院中医内科主任的张允岭主动报名第一批进驻到长辛店“非典”定点医院，担任重症区主任，直接负责危重病人的监护和抢救工作。在隔离区危险的28天里，张允岭在两个病区63例“非典”患者中采用随机对照方法，进行中西医治疗“非典”的临床研究，取得了中医药治疗“非典”的第一手资料和可喜效果。

张允岭说：“一组是用中药的，一组是不用中药的，选例是严格按照标准进行的，用中药（治疗）的疗效，我可以这么说，无论是从死亡率的降低，还是从恢复的周期上，都是明显好于不用中药组。”

“非典”结束后，中医药治疗“非典”的研究成果，被世界卫生组织确认为同类研究中最有价值的工作之一。60年来，北京中医药大学始终坚持面向人类健康需求和经济社会发展，积极发展医药卫生保健服务，几家附属医院突出特色，苦练内功。

北京中医药大学第一临床医学院院长王耀献说：“（医院）一定要把公益放到第一位，过去我们的工作流程制定是围绕着自己方便，现在的工作流程制定是围绕着患者方便，比如医院开设了方便门诊，因为很多患者到医院就是为了开个化验单，抄个方子，这样就不用排队了。”

北京中医药大学第三附属医院党委书记杨晋翔说：“我们医院有三个领军团队到延庆，在延庆的基层服务中心，开展中医药诊疗，为延庆的百姓提供中医药服务。这是一项长期的工作，我们从去年到今年一直在做，并将一直延续下去。”

4. “一带一路”，中医药文化走向世界

2016巴西里约奥运会上有个新潮流，在飞鱼菲尔普斯身上就能看到，他背部神秘的一圈圈黑紫印让外国人特别疑惑，可中国人看着十分亲切，这不就是中医传统拔罐留下的印子吗？

北京中医药大学国医堂主任石琳说：“中医扬名海外，绝不仅仅是从菲尔普斯（拔罐）开始的，其实这种传统疗法进入美国主流社会已经四十多年了。就国医堂而言，我们学校就有留学生，他们也到国医堂来见习、实习，他们亲眼见证了针灸、拔罐这种非药物疗法的神奇疗效。”

早在1957年北京中医药大学就成立了留学生办公室，直接教授外国人学习正宗的中医，成为新中国最早接受外国留学生攻读中医学位的高等中医药院校。21岁的阿廖沙来自俄罗斯，目前是北中医2016针推专业的学生，讲到为什么选择到北京中医药大学就读，阿廖沙有着自己的一份情结。她说：“在我的国家中医特别受欢迎，我就想来中国留学，特别是学习中医，希望大学毕业之后，成为一名中医（医术）好的医生。”

北京中医药大学2016级针灸推拿班比利时留学生陈雅媛说：“三年前我的奶奶膝盖疼，然后我们就去找中医，看到这么小一个针能刺激膝盖，且很有用，我就觉得学针灸也很好，也想要把中国的（中医）文化传到比利时。”

除了上课听讲，留学生们也会跟着老师出诊开方子，之后他们将会回到自己的祖国，从事与中医有关的专业。据教育部统计，2016年到中国学习中医的留学生有1.3万人之多，占全部留学生的3%，“一带一路”合作倡议之后，来华学中医的留学生一直呈增长态势，仅北中医，2016 年已经达到 1026 人。

北京中医药大学国际交流与合作处处长唐民科说："特别是在'一带一路'政策的指引下，中医药在国外的认可程度不断提高，很多当地国特别是沿线国家，对中医药的政策非常友善，很多学生回去后，既可以进政府部门的医院工作，也可以在当地医院开一些规模比较大的私人诊所。"

作为人文交流的先行者和对外合作的探索者，从 20 世纪 90 年代起，北京中医药大学开始与多家海外大学合作办学。1997 年与英国国立密德萨斯大学合作，在西方大学里，建起第一个五年制中医本科专业。2016 年与西班牙巴塞罗那医学院合作开办的第一个中医官方硕士学位项目，成为首个获欧盟认可、进入西方主流医学的教育项目。2014 年，北京中医药大学又开创性地提出在海外建立集教育、医疗、研究、文化交流为一体的海外中医中心，目前已经在俄罗斯、美国、澳大利亚各建立了 1 所。

原北京中医药大学国际交流与合作处处长张立平说："随着中国综合国力的提升，人们越来越渴望了解中医，学习中医。我们中医也要思考，除了为我们自己的人民服务之外，如何为全球的人民提供更好的医疗。"

2016 年 8 月 24 日，《2016"一带一路"与联合国可持续发展目标高峰论坛》在美国纽约联合国总部隆重召开，北京中医药大学终身教授、国医大师王琦在论坛开幕式上发表演讲。他说："实际上'一带一路'重要的一个问题就像我们国家政府一样，是以惠及他人为目的的，而不是一个独立的输出。我们的脑子里要装一个世界地图，这个民族是何种图像，就代表这个民族具有什么特点，容易得什么病，有什么气候、地理环境，当你在惠及他人的时候，也就赢得了他人对你的支持。”

经过60年的办学实践，北京中医药大学已与30多个国家和地区的108所正规大学和研究机构建立了国际合作关系，为世界94个国家和地区培养了两万余名中医药专门人才。

北京中医药大学校长徐安龙说：“大国风范除了在国际舞台上展示中国经济发展的一面，我们还把中国悠久文明的历史和文化的积淀带到世界去，这样才能助推我们在世界话语权的软实力，从这个角度上说，我觉得中医是中国文化的最核心之一。”

（资料来源：北京中医药大学官微）